U0307740

中醫和調思想與疑難病診治

李庆生　编著

全国百佳图书出版单位
中国中医药出版社
·北京·

图书在版编目（CIP）数据

中医和调思想与疑难病诊治 / 李庆生编著 . — 北京：中国
中医药出版社，2021.1
ISBN 978-7-5132-6406-8

Ⅰ . ①中… Ⅱ . ①李… Ⅲ . ①疑难病—中医治疗法
Ⅳ . ① R242

中国版本图书馆 CIP 数据核字（2020）第 169747 号

中国中医药出版社出版

北京经济技术开发区科创十三街 31 号院二区 8 号楼
邮政编码　100176
传真　010-64405721
三河市同力彩印有限公司印刷
各地新华书店经销

开本 710×1000　1/16　印张 29.5　彩插 0.5　字数 532 千字
2021 年 1 月第 1 版　2021 年 1 月第 1 次印刷
书号　ISBN 978-7-5132-6406-8

定价　138.00 元
网址　www.cptcm.com

社 长 热 线　010-64405720
购 书 热 线　010-89535836
维 权 打 假　010-64405753

微信服务号　zgzyycbs
微商城网址　https：//kdt.im/LIdUGr
官 方 微 博　http：//e.weibo.com/cptcm
天猫旗舰店网址　https：//zgzyycbs.tmall.com

如有印装质量问题请与本社出版部联系（010-64405510）

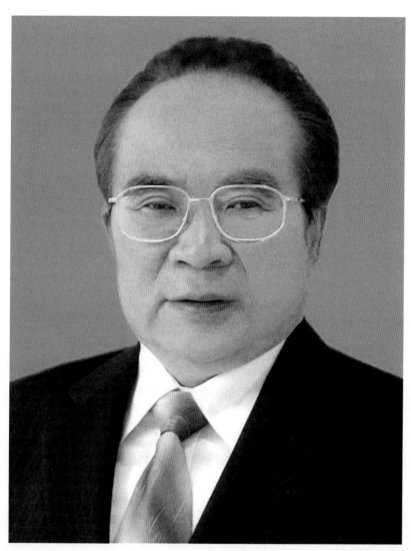

李庆生教授

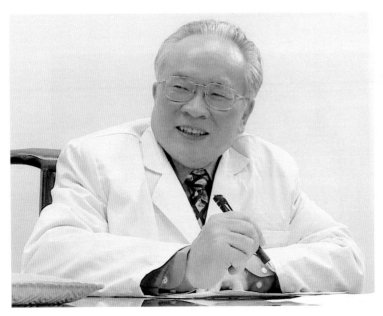

李庆生教授在诊病

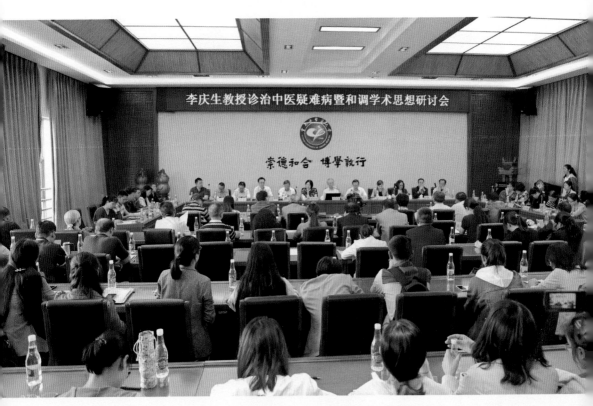

李庆生教授诊治中医疑难病暨和调学术思想研讨会

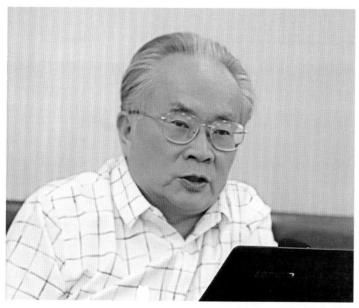

李庆生教授在诊治中医疑难病暨和调学术思想研讨会作主题报告

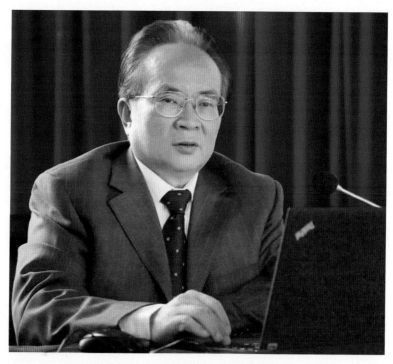

李庆生教授作学术报告《重视和调思想提高诊疗水平》

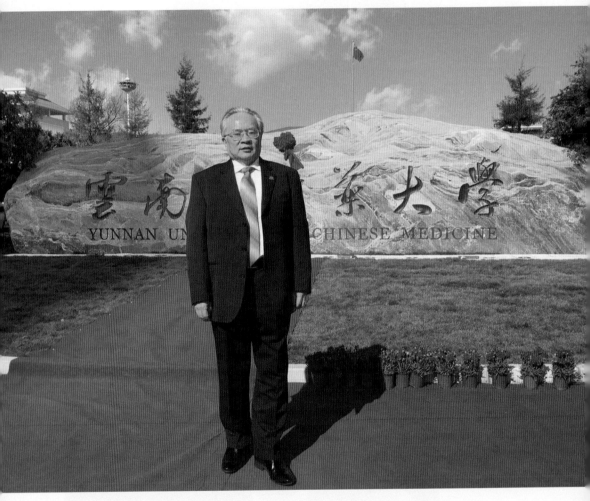

李庆生教授出席云南中医药大学更名揭牌仪式

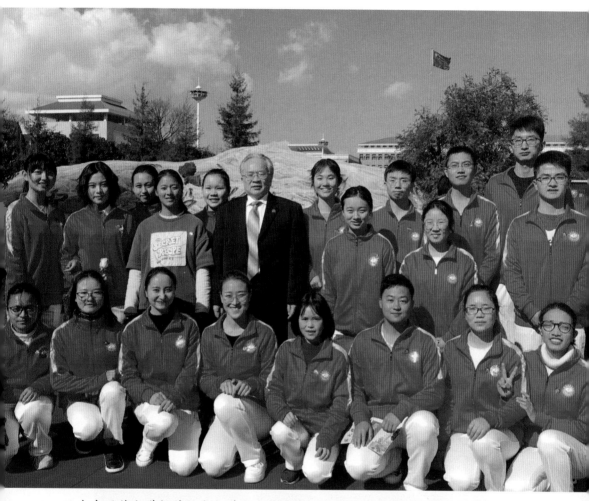

云南中医药大学揭牌仪式与学生志愿者在一起（二排中间为李庆生教授）

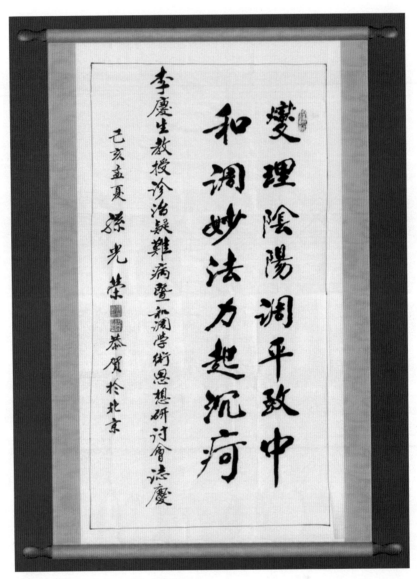

變理陰陽調平致中
和調妙法方起沉疴

李慶生教授診治疑難病暨和調學術思想研討會誌慶

己亥孟夏 孫光榮 恭賀於北京

国医大师孙光荣手书贺词墨宝

内容简介

　　本书以作者诊治中医疑难病证的效验及感悟为基础，研习经典，溯源畅流，系统研究中国传统哲学及文化的"和"思想，以中医"和"思想与"和法"为核心，提出并探讨"和调"思想，用其指导诊治"不和""失和"的中医疑难病证。

　　全书分为三篇，上篇阐述"和调"概要及其源流，中篇探讨"和调"的基本应用，下篇分析"和调"思想诊治疑难病概览及举隅。书中还整理编录和调方剂（和剂）172 首（含自拟方）与药对 143 个。

　　本书具有较好的文献回顾、理论探讨与实践价值，可作为中医临床医生、理论研究者较好的参考资料，也是广大中医药爱好者及中国传统哲学文化研习者了解中医的参考书目。

　　本书是作者已出版的《庆生诊治中医疑难病验案集粹》及《庆生诊治中医疑难病医理探真》的姊妹篇。

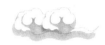

作者简介

李庆生，字仁和，号笑翁，男，汉族，1954年生；中医疑难病诊治专家，云南省名中医，二级教授，硕士、博士研究生导师，湖湘欧阳氏杂病流派第四代传人；师从我国已故著名的现代中医辨证论治研究专家、中医诊治疑难病证名家、湖湘欧阳氏杂病流派第三代传人欧阳锜先生。

1970年参加工作。1983年7月，云南中医学院（现云南中医药大学）中医专业（五年制）本科毕业，获学士学位；1985年8月，湖南省中医药研究院中医内科硕士研究生毕业，获硕士学位。

1990～1991年，在加拿大多伦多大学作访问学者。

1987年9月，评定为讲师；1992年3月破格晋升副教授，1998年8月破格晋升教授。2005年12月，获"云南省名中医"称号。

为云南省有突出贡献优秀专业技术人才，云南省政府特殊津贴专家，中共云南省委联系专家。

曾任云南中医学院"临床中药学"及"中西医结合基础"硕士研究生导师；广州中医药大学"临床中药学"博士研究生导师，解放军昆明总医院博士后联系导师，云南大学"生态学"博士研究生协助导师。国家中医药管理局及云南省省级重点学科"临床中药学"、云南省省级重点学科"中西医结合基础"学术带头人。曾任国内外学术机构或团体负责人及顾问70余个。

历任云南中医学院副院长（1996年10月至2000年10月）、院长（2000年10月至2010年5月），昆明医科大学副校长（正校级）、二级教授，云南省政协教科文卫体委员会副主任（正厅级）。

从事中医辨证论治的理论暨临床研究和疑难杂病的诊治，擅长诊治过敏性疾病、代谢性疾病、心身性疾病、病毒感染性疾病、呼吸系疾病；力主并研究中医和调思想与方法。

主持省部级以上科研项目11项；获省部级成果奖7项。

在国内外公开发表中英文论文近100篇，英文科技译文20多万字，主编

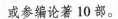

或参编论著 10 部。

中国中医药出版社出版的《生命科学与中医药学》（2003 年）、《庆生诊治中医疑难病验案集粹》（2012 年）与《庆生诊治中医疑难病医理探真》（2014 年）为其代表性专著。

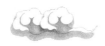

序 一

　　贵中尚和，即贵和谐、尚中道，这是中华文化的基因，深深植根于中国古代社会科学和自然科学之中——尤其堪称中医药学理论和实践的基础——在中华民族生存发展的历史进程中一直发挥着十分重要的作用。在全国奏响中医药事业大发展"传承精华、守正创新"的主旋律之际，坚守中和之道而传承创新中医药的理论和方术，是一个很好的选择。云南省名中医李庆生教授新著《中医和调思想与疑难病诊治》，就正是这一选择的最新范例：

　　一是作者在精读春秋战国至秦汉之际的传统文化与哲学著作的基础上，归纳、提炼出中华传统文化中深具哲理的"和"思想，概括为天地之道、哲思之理、生命生存、修身养性、人文伦理、治国之道、社会安宁七个方面，并系统研究整理了自《黄帝内经》肇始，至民国初年有代表性的相关中医典籍，撮其精要，以辨析中医"和"思想方法的历史源流与主要论点，肯定了以中医"和之""和解"为代表的和法之要，也客观地分析了历代对和法的歧义纷争，为弥合或减少这些纷争，扬长避短，创新发展地提出包括狭义与广义和法之要的"和调"思想方法；系统查询、研究了当代医家及学者关注"和法"及"和"思想的文献，从多个不同角度，较为广泛地探讨和法研究的认识与临床各科的诊治经验，又汇集了作者所秉持的和合天下所长、调护民众健康的宗旨，承续了我国传统文化哲学的"和"思想概念及中医之和、和法的精髓要义，探索、阐释并应用和调之义的临床经验，集中展示如何应用和调思想方法诊治中医疑难病证，由此整理研究并推出了中医和调思想方法，从而明确指出：和是目的与最终状态，调是方法、手段与过程。和调是和与调的辩证对立统一的关系体，可以指导中医的藏象认识、诊断、治疗及和谐医患关系的建立。因为，"和"在一定程度上概括并反映了中医药学的本质特征。

　　二是此书理论联系实际。一方面溯源畅流、纵横比较，将中国传统文化哲学思想与中医和思想、和方法进行了深入的综合性研究，传承精华；另一方面将和思想、和方法应用于中医诊治疑难病的临床之中，撰写为理论研究与实践操作一体化的新专著，致力于守正创新。

三是作者长期坚持"学科基础在临床、学术生命在疗效"的信念，始终以中医临床疗效为核心，从事中医辨证与辨病论治结合研究及疑难病证诊治工作，具有若干自身特点的思想与认知。在前已出版的《庆生诊治中医疑难病验案集粹》及《庆生诊治中医疑难病医理探真》的基础上，推出本书，较为完整地反映出作者的学术观点与临床经验。

宋·朱熹谓"问渠那得清如许？为有源头活水来"。1983年，作者在云南中医学院中医专业五年制本科毕业之际，报考湖南省中医药研究院（原湖南省中医药研究所）欧阳锜先生的中医内科硕士研究生。统考初试时，其总分及专业分均为第一，经实地考核，确为致力德业双修之青年才俊，经过多年苦学精炼，终能继承其师心法而发扬光大。

中医之学，博大精深；中医之道，深邃明远；各家学说，各有千秋。但究其底蕴，本质在于"中和"。所以，我力主中和思想、中和辨治、中和组方，李庆生教授在《中医和调思想与疑难病诊治》中提出"以和为目的与最终状态、以调为手段方法与过程"的和调思想方法，在哲学基础、理论内核、诊断治疗思维、治则治法等方面，均与"中和"相通，可谓异曲同工。有所阅、有所思、有所感，爰为之序。

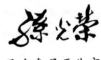

己亥冬月于北京

【序言作者】孙光荣，国医大师，中央保健专家组成员，全国中医药杰出贡献奖获得者；北京中医药大学主任医师、研究员、教授；本书作者录取为硕士研究生时的面试老师和攻读硕士研究生学位时的授课教师。

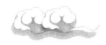

中医药事业之发展，当以学术发展为先导为要；中医药学术之发展，则需理论研究传承创新为基础。当今，中医药事业迎来了前所未有的机遇，必须遵循中医药学发展规律，传承精华，守正创新，中医药理论研究必须有所突破及创新发展。

《中医和调思想与疑难病诊治》一书，反映了李庆生教授长期从事中医辨证与辨病论治结合研究，为民诊治疑难病证，又取得经效与创新；能理论与实际紧密结合、基础理论与临床诊疗一体，整理推出中医和调思想方法及其系列见解和理论，充分表达了其中医药理论研究的新成果，可喜可贺！

作者在本书"导论"中开宗明义地指出：中医学是以健康为导向的整体、动态、功能态医学，以维护或恢复人的健康为己任。中医认为健康是人体内外和谐、阴阳自和、脏腑和调、气血和平的"和"状态，是通过不断"调整""调顺"失和、不和的不健康状态而实现的。作者还指出：和调思想，重在和合，和为目的；和调之法，关键在调，调为方法，执中调平，重在有度，中和为要。

这些思想认识，来源于作者系统研读古代的传统文化与哲学著作，深入研究其中的"和"思想的心得；深入系统地研究中医经典著作，尤其是《黄帝内经》与《伤寒杂病论》等集中医之"和""和法"大成的原著，不断积累感悟，以及结合自己长期诊治中医疑难病的体验，用心总结的理性之思。这也是作者熟谙古今医典，汇通中西文化，勤学博学多思的体现。

在20世纪80年代，我主持中医证候学专题研究时，即得识李庆生教授。彼时，其作为中医内科硕士研究生，在湖南省中医药研究所（现湖南省中医药研究院），师从我的同道挚友欧阳锜研究员，深得欧阳老的厚望与倚重。20世纪80年代中期，其学成返昆工作时，也参加了我的证候学研究的有关工作。

他是云南省中医界后起之秀，难得之人才，谦虚好学、勤思精进的学人，为云南中医药事业，尤其是高等中医药教育事业尽心尽力，作出了贡献。

　　此书稿之撰成，确非一日之功。其历来重视"和"思想，能够一以贯之地应用到各个方面工作中，其主政云南中医学院（现云南中医药大学）时制定的校训"崇德和合、博学敦行"（2007 年），即是其和思想的集中体现。我赞成其提出的，和调思想不仅是中医理论的精华，而且是指导临床诊治工作、建立和谐的医患关系的方针；还赞赏其长期坚持中医"学科基础在临床、学术生命在疗效"的理念，始终以中医临床与疗效为基础，系统进行临床与理论研究工作，有效诊治中医疑难病患者等。

　　因此，特为之序！

国医大师

云南省中医药研究院资深研究员

张震

年秩　九十有二

己亥冬月　于昆明

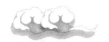

自　序

　　吾习医从医四十余载，日益深切地体悟到：中医药学作为以健康为导向的整体、动态、功能态医学，以维护或恢复人的健康为己任与目的，经数千年传承发展而历久弥新、生机无限；其理论体系、基本原理、诊治方法博大精深、深邃丰富，临证疗效卓越神奇、救急延寿。吾始终坚持认为中医"学科基础在临床、学术生命在疗效"，一切临床诊疗与理论研究工作，都必须坚持以中医临床与疗效为基础与核心；临床疗效是中医的生命之源，生存之基，发展之力。

　　通过多年的国内外求学、研习与实践，得到先恩师欧阳锜先生的厚望与指教，秉承先生病证结合诊治疑难病证之精要，吾在诊治中医疑难病证领域渐有心得，帮助无数患者消除病痛，恢复身心健康，重树生活信心，重享美好生活。

　　在此过程中，吾逐渐悟识到：中医疑难病证，多为病情深重、多因交织、病机复杂、病性错杂、病势危重之病证；其诊治，必须辨病辨证相结合，抓住其病机"不和""失和"的本质与关键；合理确定治则治法，以经方及其主旨为基，加减化裁，"多法协用"并"多方（方义）协同"，充分应用蕴含着和解、和调、中和、和合、缓和、调和、调解、调整、调理、调顺之理的"和调"思想与方法。

　　与此同时，吾研习经典，从我国的传统文化哲学与中医经典著作中，学习体悟到不少关于和调的认识与论述。理解、领悟这些先贤之论及思想，坚定了吾深化研究和调思想与方法的意志，更加清晰地认识到："和"是我国传统哲学与文化的核心思想，主要集中凝练为和合、中和、和调之义，即：和合，和谐合力；中和，持中致和；和调，为和而调，以调达和。

　　吾以为：只要勠力溯源畅流，把握沿革脉络，传承经典精要，尽览先贤精华，遵从临床需要，结合个人感悟，秉持并传扬和合、中和、和调之义，终能理清并顺成和调思想方法。

吾在研习中医"和"思想与"和法"经典文献中发现，千百年来，历代医家在重视并推崇中医治疗大法"八法"之一"和法"的同时，又一直对和法的内涵与外延歧义纷争，莫衷一是。吾以为：对于和法的千年争议，有着客观的原因，需要加以克服或弥合；应该在传承和与和法核心要义的基础上，探讨并完善和调思想方法。"和"是目的与最终状态，"调"是方法与过程。和调必须以中和为度，将"和"的目的、要求与"调"的过程、方法相统一。

据此认知，吾秉持和合天下所长、调护民众健康的初衷与宗旨，面对并诊治疑难病患者时，心中诊察有序而不慌，用药处方有度而不乱，多能斩获佳效；以爱善之心应诊，以精进之术诊治，经年累月，诊治病患越来越广，体悟所获越来越多，遂整理深化个人所思，录下零金碎玉之想，聚沙成塔，汇己之言，终成是书。以仁心厚德、和调万方之意，呈报个人对中医和调思想方法的认识，以及和调思想方法诊治中医疑难病证的心得体悟。

本书与吾已出版的《庆生诊治中医疑难病验案集粹》（2012 年）及《庆生诊治中医疑难病医理探真》（2014 年）相参，完整地体现出本人之愿及是书立题之意。

吾之企望虽如是，能否达愿，尚祈同道达人不吝赐教！

是书既是新的理论探讨，又是个人实践经验认识的再升华，研究与撰写甚为艰辛。所幸的是，吾得到国医大师孙光荣教授、张震研究员的鼓励支持并为之作序；得到家人的理解、支持、鼓励，能够潜心、静心、安心地研究与撰写；得到弟子凡婕妮、文华兵、邢海晶、彭建琼、梁珍等协助收集相关资料。在此，吾恭向孙光荣教授与张震研究员等前辈、吾之家人及众弟子致以衷心感谢！

李庆生 谨识

己亥冬月

于昆明 仁和斋

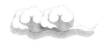

目　录

导论 / 1

上篇　"和调"概要及其源流

第一章　中医和调思想概述 / 3
　第一节　"和调"的基本词义 / 3
　　一、中医"和调"词义的肇端及实例 / 3
　　二、辞书注释及"和调"的语义 / 4
　第二节　"和调"思想方法览要 / 8
　　一、基础与源泉 / 8
　　二、要义概述 / 11
　　三、主要特点 / 13
　　四、基本原理与依据 / 15
　　五、和调思想的应用 / 19
　第三节　关于"和调"的其他认识 / 22
　　一、对"和"与"和调"的深度分析 / 23
　　二、和调思想与传统和法的关系 / 28
第二章　中医和调思想源流研究 / 32
　第一节　传统哲学文化"和"思想的启迪与影响 / 32
　　一、天地之道的"和"思想 / 33
　　二、哲思之理的"和"思想 / 34
　　三、生命生存的"和"思想 / 35
　　四、修身养性的"和"思想 / 36
　　五、人文伦理的"和"思想 / 37
　　六、治国之道的"和"思想 / 39

七、社会安宁的"和"思想 / 40

第二节 中医"和"思想的形成及其标志 / 41

一、《黄帝内经》的奠基作用及贡献 / 41

二、《黄帝内经》关于中医"和"思想的论述及要义 / 42

三、《难经》关于中医"和"思想的论述及意义 / 52

第三节 中医"和法"及"和调"的形成与发展 / 52

一、"和法"的沿革概貌 / 52

二、"和法"的代表性医家及专著 / 55

三、历代医家对"和法"的专论 / 63

四、"和调"的主要脉络 / 71

第四节 "和"及"和法"的当代研究简况 / 76

一、综合认识 / 76

二、治则治法 / 84

三、方药研究 / 88

四、历代对"和法"的异议简析 / 92

中篇 "和调"的基本应用

第三章 以和调思想指导诊断 / 97

第一节 诊断应当辨别"和"关系及状态 / 97

一、诊断思想以"和"为要 / 97

二、依据"和"思想分析发病相关因素 / 101

三、诊断重在抓住"和"关系 / 105

第二节 从"和"的关系辨病因病机 / 105

一、失和病因病机的基本脉络 / 105

二、关键性的失和病机关系 / 108

三、失和病因病机关系归类 / 113

第三节 从"和"的关系辨病辨证 / 114

一、辨病中的和调思想方法 / 114

二、辨证中的和调思想 / 117

三、病证结合中的和调思想 / 123

四、辨适宜和调之病证 / 128

第四章 以"和调"统筹治疗 / 129

第一节 逐机而治和调为要 / 129

一、阴阳失调当和调阴阳 / 129

二、脏腑失调当和调脏腑 / 130

三、经脉失畅当通经和脉 / 132

四、气血失和当和调气血 / 132

五、津液失和当和调津液 / 132

六、气机失畅当和畅气机 / 132

七、内外失和当和调内外 / 133

八、痰瘀互结当涤痰化瘀 / 136

九、寒热错杂当和调寒热 / 136

十、虚实夹杂当攻补兼施 / 137

十一、心身失调当和调心身 / 137

十二、和调解除证候转化真假之病机 / 138

十三、和调中注意辨病势分标本而治 / 139

第二节　以"和"立治调顺为用 / 139

一、和调治则 / 140

二、和调治法 / 145

三、常用和调治法举隅 / 147

第三节　依"和"遣方协同为度 / 151

一、和调组方的立方之要 / 151

二、和调选方用方之要 / 156

三、和调和剂 / 158

第四节　为和用药协同择药 / 159

一、和调用药之要 / 159

二、药对是和调用药之基 / 161

三、药对与辨病辨证论治 / 163

第五节　治已病与护未病协同 / 164

一、治已病促愈防变和调养护 / 164

二、护未病固护正气防病于前 / 167

三、养心调摄强身健体阴阳和 / 168

第五章　"和调"的医患关系 / 171

第一节　把握医患的相关情况 / 171

一、患者就诊时的基本情况状态 / 171

二、患者就诊时的特殊心理状态 / 172

三、患者对自身病情的认知程度 / 174

四、患者病情病势缓急轻重顺逆 / 175

五、医者接诊条件能力的适应性 / 175

第二节 "和调"的医患关系的要求 / 176

一、医者接诊应有的素养 / 176

二、患者就诊应有的状态 / 178

三、医患应做有效的交流 / 179

第三节 医患互动和顺和谐 / 179

一、仁心仁术和谐医患 / 179

二、建立信任医患互动 / 180

三、心理疏导体恤病患 / 180

四、医患协同周全诊治 / 181

五、释疑宁心周详医嘱 / 181

第六章 常用和剂及药对举隅 / 183

第一节 常用和剂举隅 / 183

一、和调表里类 / 183

二、和调脏腑类 / 191

三、和调阴阳类 / 199

四、和调气血类 / 202

五、和调津液类 / 205

六、和调寒热类 / 211

七、和调虚实类 / 213

八、和调气机类 / 215

九、和调情志类 / 222

第二节 常用药对举隅 / 224

下篇 "和调"思想诊治疑难病概览及举隅

第七章 中医"和调"思想诊治疑难病提要 / 285

第一节 疑难病诊治的难点 / 285

一、对疑难病的基本认识 / 285

二、多种因素导致人体"不和""失和" / 286

三、诊断不易 / 288

　　　　四、治疗较难 / 290

　　第二节　疑难病诊断的关键点 / 290

　　　　一、辨清人体的失调、失和、失畅 / 291

　　　　二、抓住疑难病总体性的病因病机 / 291

　　　　三、病证结合辨明"不和"的病证 / 292

　　第三节　疑难病治疗的关键点 / 293

　　　　一、"和其不和"以求"阴阳和" / 293

　　　　二、"和调"指导辨病与辨证论治结合 / 293

　　　　三、针对失和病机确立治则治法 / 294

　　　　四、遣方用药重在"和调" / 294

　　　　五、据"和调"思想确定治疗护理方案 / 294

　　　　六、以"和调"的医嘱引导患者配合治疗 / 295

　　　　七、医药结合多方法多角度"和调" / 295

第八章　内外失和类病证的和调之治 / 297

　　第一节　难治性发热 / 297

　　　　一、概述 / 297

　　　　二、高热日久不退 / 298

　　　　三、体虚而热 / 301

　　　　四、特殊热势及特定部位发热 / 302

　　　　五、情志郁热或气乱而热 / 305

　　第二节　顽固性疼痛 / 307

　　　　一、概述 / 307

　　　　二、躯干（四肢、腰脊、骨骼）疼痛 / 307

　　　　三、局部疼痛 / 312

　　　　四、特殊痛势 / 318

　　　　五、脏腑疼痛 / 321

　　　　六、心身不适疼痛 / 326

　　第三节　过敏反应 / 327

　　　　一、概述 / 327

　　　　二、过敏性皮肤病 / 328

　　　　三、过敏性鼻渊（鼻炎）/ 331

　　　　四、过敏性眼结膜炎 / 333

　　　　五、过敏性咳喘 / 334

六、过敏性肠炎 / 335

七、过敏性关节炎 / 336

八、过敏反应之危象 / 336

第九章　脏腑失和类病证的和调之治 / 338

第一节　运化失常 / 338

一、概述 / 338

二、水肿 / 338

三、癃闭 / 340

四、痛风 / 341

五、消渴 / 342

第二节　感觉失和 / 344

一、概述 / 344

二、口中异味 / 344

三、视物不清 / 349

四、头胀 / 351

五、眩晕 / 352

六、耳鸣（脑鸣）、耳障、耳聋 / 354

七、嗅觉失常 / 355

八、肢厥 / 356

九、身体发麻 / 357

第三节　气息失和 / 359

一、概述 / 359

二、夜鼾气憋 / 359

三、气短 / 360

四、咳嗽、哮鸣、喘促 / 361

五、喑哑失声 / 362

六、呃逆、嗳气 / 364

第四节　动作失和 / 365

一、概述 / 365

二、震颤麻痹（帕金森病） / 366

三、颤抖 / 367

四、痫病 / 369

五、足履不稳 / 371

六、肌肉瞤动 / 372

七、痞积异动 / 373

第十章 气机失畅及身心失和类病证的和调之治 / 375

第一节 气机失畅 / 375

一、概述 / 375

二、气肿 / 376

三、身胀 / 377

四、胸腹胀满 / 378

五、全身走窜不适 / 378

六、肠腑气结（肠结）/ 379

七、里急后重 / 380

第二节 身心失和 / 380

一、概述 / 380

二、不寐 / 381

三、心悸（惊悸）/ 383

四、健忘 / 384

五、抑郁 / 385

六、心乱 / 387

七、神乱 / 387

八、神蒙（呆傻、呆痴）/ 389

第十一章 皮肤及形体失和类病证的和调之治 / 391

第一节 皮肤异常 / 391

一、概述 / 391

二、口糜 / 392

三、唇烂 / 393

四、白斑（含白癜风）/ 394

五、肤暗肤黄 / 395

六、黑化症 / 397

七、瘢痕挛缩 / 397

八、银屑病 / 399

九、红斑狼疮 / 400

十、狐惑病（白塞综合征）/ 401

十一、鱼鳞病 / 403

第二节　形体异常 / 404

一、概述 / 404

二、肥胖 / 404

三、消瘦 / 406

四、肌肉萎缩 / 407

五、皮痹肌痹（硬化症）/ 408

六、指（趾）甲回缩 / 409

第十二章　其他失和类病证的和调之治 / 411

第一节　非典型性包块 / 411

一、概述 / 411

二、皮下多发性痰核 / 412

三、气性包块 / 413

四、痰瘀结滞包块 / 413

五、乳房包块 / 414

六、颈部包块 / 415

七、少腹瘀肿包块 / 417

第二节　女科及男科部分疑难失和病证 / 418

一、更年期综合征 / 418

二、经行紊乱 / 420

三、不孕不育 / 422

四、男子阳挺 / 425

第三节　儿科部分疑难失和病证 / 427

一、小儿疳积 / 427

二、小儿自闭 / 428

三、小儿湿疹 / 429

第四节　部分杂病之失和病证 / 430

一、汗出异常 / 430

二、结石 / 432

索引

常用和剂名目 / 435

一、和调表里类 / 435

二、和调脏腑类 / 435

三、和调阴阳类 / 436

四、和调气血类 / 436

五、和调津液类 / 437

六、和调寒热类 / 437

七、和调虚实类 / 437

八、和调气机类 / 438

九、和调情志类 / 438

常用药对名目 / 439

主要参考文献 / 442

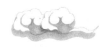

导　论

中医学是以健康为导向的整体、动态、功能态医学，以维护或恢复人的健康为己任与目的。中医学认为健康是人体内外和顺、阴阳和平、脏腑和调、气血和谐的"安和"状态，是通过不断调和、调整、调顺"失和""不和"的不安和、不健康状态而实现的。"若五脏元真通畅，人即安和。"（《金匮要略·脏腑经络先后病脉证第一》）

人体要"安和"，就需要"和调"。因此，"和调"是中医学的主要思想与方法，有着悠久的历史渊源与实践积淀。这是中医学的内在规定性所决定的，也是笔者在长期诊治中医疑难病的临床实践中得出的感悟。

疑难病，中医常言其为疑难杂病（疑难病证、疑难杂证），往往是病情复杂或危重，临床表现特点不典型，疑似病证较多，诊断不易，治疗较难。同时，这些病证的诊治，大多既无现成的理论可以应用或指导，也无清晰的规律可循，也多缺乏系统的经验可资借鉴。

笔者在临床工作中，深切地感到：中医疑难病证多病情深重、多因交织、病机复杂、病性错杂、病势危重；诊断必须全面诊察，四诊合参，辨病辨证，抓住其病机"不和""失和"的本质与关键；治疗常常需要以经方及其主旨为基，加减化裁，"和调"为要，协同化地"多法互用""多方（方义、主药）协用"，如攻补兼施、寒温并用、表里同解、脏腑同调等，方可逐一地解除复杂而"结网"的病机，最终治愈疑难病证。这个过程、思路及治法的核心，就蕴含了和解、和调、中和、和合、缓和、调和、调解、调整、调理、调顺之理的和调思想与方法。和调之法最基本的原理与效用，就是通过整体调节而使人体整体和谐协调，功能和畅稳定，保持或恢复健康安和的稳定状态。

和调思想及方法以中医传统认识的"和"及"和法"为核心与基础，强调"和"是目的与最终状态，"调"是方法与过程，必须将"和"的目的、要求与"调"的过程、方法相统一；必须执中而和，中和有度。

笔者以为，欲理清并顺成和调思想，需要勤力溯源畅流，把握和法沿革脉络，传承经典精要，尽览历代精华，遵从临床需要。为此，笔者系统研读春秋战国至秦汉之际的相关传统哲学文化著作及中医经典，学习体悟到不少关于"和调"的认识与论述。

中医先贤们将"和调"的文字学语义与中医药学内容完整结合，形成了中医药学和调思想的概念。这就是笔者整理、升华和调思想的理论基础与依据。同时，明清时期的一些医家论和法，重在广义和法，实际也已蕴含了和调之理，为本研究提供了相关的理论支持。

在此过程中，笔者逐步明确了相关认识。"和"是中国传统哲学的重要原理及传统文化的核心思想，主要集中凝练为和合、中和、和调之义，即：和合，和谐合力；中和，持中致和；和调，为和而调，以调达和。"和"思想是中医药学的重要思想；以中医"和"思想为核心的"和法"，是中医药学重要的治则治法及思想。

以往，人们比较熟知的中医学之和，主要是中医治则治法中的和法。学界历来比较公认的和法、和解法的代表，是《伤寒论》用小柴胡汤治疗邪在半表半里的少阳经病证。但是，在《伤寒论》中，尚无"和法"之语，也无"和解少阳"之说，该书言明"和解其外"并"和之"的是桂枝汤的应用。"吐利止，而身痛不休者，当消息和解其外，宜桂枝汤小和之。"（《伤寒论·辨霍乱病脉证并治第十三》）

至金代，成无己著《伤寒明理论》，以治法的概念，实体性归类《伤寒论》"和解"的内容，明确提出小柴胡汤的应用及其治法是和法的起源。张仲景用小柴胡汤治疗邪在半表半里"少阳证"的"和解少阳"之法，逐步成为世人所公认的临床应用的和法之先河。

千百年来，历代医家在重视并推崇中医治疗八法之一"和法"的同时，又一直对和法的内涵与外延歧义纷争，莫衷一是。

在纵览历代医家所论之长的基础上，综合历代医家及当代学者的高见，结合自己诊治中医疑难病证的实践感悟，笔者研究并主张和调思想与方法，是为了弥合或减小历代对和法的歧义纷争，在传承"和"与"和法"核心要义的基础上，将和法中"和"的和谐、平和、中和的目的、状态与"调"的调和、调整、调顺的方法、过程分开认识，并进行辩证统一的综合应用，则其内涵更为全面，应用范围更加广泛。举凡调整、调和、调顺两个以上相互联系却又相互对立要素的关系，使其重新达到"和谐""和平""和顺"状态的思路与方法，均可归为"和调"范畴。

和调思想及方法传承并发展了和法，成为中医学的一个重要思想与方法，在调整并建立良好的医患关系、指导临床诊断与确定治疗用药中，起着十分重要的作用。

和调思想认为：阴阳以平和为要、脏腑以和顺为重、气血以调和为贵，气机以畅为佳；人体之健康，是阴阳气血整体和合的功能态处于稳定和谐的状态；阴阳失和、脏腑失调、气血失和，是人体病变之宗；"和其不和"并达到"和者则平""以和为期""以平为期"，是诊治之目的和核心。这些观点，是和调思想的立足点、诊治的出发点与归宿。

和调思想，重在和合，和为目的；和调之法，依和而调、以调达和，关键在调，调为方法；执中调平，重在有度，中和为要。

和调之用，诊断以"辨和"，治疗要"求和"，医患需"和合"，治未病（护未病）为"安和"，养生重"自和"。

和调的"和其不和""以和为期"与"谨察阴阳所在而调之，以平为期"在本质上是一致的。和调的"以和为期"重在恢复功能态的和谐、平和思想，也是实现并服务于动态平衡的"以平为期"的。

从基本原理看，和调的作用机理在于：其一，《黄帝内经》认为人体有着"阴阳和"固有的、稳定的、本质的内在要求和态势，《伤寒杂病论》认为人体可以"阴阳自和"，阴阳气血和谐，人乃健康长寿；阴阳气血失和、不和，则百病由生。因此，治病求和是中医药学的最高法度，即"因而和之，是谓圣度"（《素问·生气通天论》）。其二，中医学是整体、动态、功能态医学。诊断的主要依据是人的整体及功能失和、不和的状态及其临床表现——藏象，治疗的原理及目的就是通过调整、调顺、调平而实现"求和"，恢复或保持人体功能的和谐稳定状态。"象思维"是应用"藏象"原理诊治疾病的思维方式与思想方法。其内在逻辑及其依据，就是人的功能状态及其内在联系，蕴含着"和"与"调"的基本原理。其三，医事活动，是医患双方相互依赖、配合及调节的双向互动过程，需要双方的高度信任、配合、协调与协同。

研究和调思想与方法，需要溯源畅流明条缕，理论临证成一体，诊断治疗能对应，执其精要治病证。

整体化地研究和调思想与方法，需要梳理其历史源流，研究中国文化哲学中的"和"思想，全面把握中医经典中的"和"思想及"和法"之和解与调和、当代中医"和法"研究简况等情况。

理论与临证结合地研究和调思想与方法，需要研究中医和调思想之要义、和调思想与临证诊断、以和调思想统筹治疗、和调医患关系等内容。

执其精要地应用和调思想与方法，需要研究分析若干疑难病证、病状的

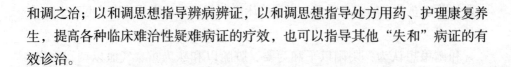

和调之治；以和调思想指导辨病辨证，以和调思想指导处方用药、护理康复养生，提高各种临床难治性疑难病证的疗效，也可以指导其他"失和"病证的有效诊治。

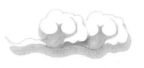

上 篇

"和调"概要及其源流

中医和调思想是中医传统"和法"的传承与发展。它以我国传统哲学及文化的"和"思想为营养源，是中医"和"思想的主要组成部分与延续发展，有着悠久的历史积淀与现实意义。

中医对疑难病的诊治，需要重视并用好和调思想与方法。这不仅是一个理论问题，更是一个在临床诊治中需要切实解决的实际问题。

在中国传统哲学与文化中，"和"蕴含着重要的哲学原理与人文内涵，是传统文化的核心思想。

中医理论体系中的"和"思想，来源于中国传统文化与哲学思想，并在历史发展过程中互为借鉴、共同发展。

以开先河的《黄帝内经》为标志，"和"在中医经典中得到进一步的丰富与发展，与特定医学内容结合，形成独特的中医"和"思想，成为中医指导诊断治疗的重要思想与方法。

以张仲景的《伤寒论》为代表的"和法""和解法"，历来是中医临床治疗体系中治则治法的重要内容。

千百年来，经历代医家不断实践发展，充实凝练，和法已成为中医治则治法体系纲领"八法"中的核心治法之一。历经两千多年的发展，延至当代，医家学者们逐渐共识：以"和"思想为核心的"和法"，实际已囊括了攻补兼施，或寒温并用，或表里同解，或脏腑同调，或内外同治，或上下同调等具体治法。其核心在于：临床治疗时，面对病机复杂交织、病因难辨、病势危急、难辨难治的疑难病证，需要审证求因，逐机而治，辨病辨证，执中求和，"多法协用""多方（方义、主药）协同"。这些认识，都包含了和解、和调、中和、和合、缓和、调和、调解、调整、调理、调顺之理。因此，需以此原理与治法把握治疗的经纬、统筹遣方用药的法度。

溯其源流，可以清楚地看到：和调思想及其应用，肇端于秦汉之际的传统哲学文化与中医经典著作之中，其后随着中医"和"思想的发展完善及"和法"的演进而发展，有着较为完整的发展历程，逐渐成为中医重要的思想方法。

第一章　中医和调思想概述

以深邃的中国文化与哲学思想为营养源，随着中医"和"思想及"和法"的不断发展与完善，起始于秦汉之际的中医和调思想与方法代有所进，渐有所丰，逐步成为一个较为完善的理论及方法体系，有着深厚的历史积淀与现实意义。

中医和调思想与方法，具有自身独特的学术基础与源泉，有着确切的文字学语义及特有的医学内容，秉承中医"和"思想及"和法"的核心内涵与禀赋特质，综合形成和调思想理论、和调辨治病证、和调药对组方、和调医患关系、和调维护未病的体系。

它切实地指导着临床四诊、病因病机分析、辨病辨证，统筹着临床的治则治法、遣方用药、选用药对，保证治已病与护未病的有机衔接，指导建立和谐的医患关系，确保临床疗效。

第一节　"和调"的基本词义

一、中医"和调"词义的肇端及实例

"和调"作为词组及其相关词义的联合应用，肇端于秦汉时代的传统哲学文化及中医经典之中。

传统哲学文化经典用"和调"者，如：汉代，刘向的《韩非子·扬榷》言："形名参同，上下和调也。"荀子的《荀子·富国》论："君国长民者欲趋时遂功，则和调累解，速乎急疾。"

稍早于《韩非子》的汉代刘安《淮南子》，采用分论而合用的语言逻辑，将"和"与"调"合用，论述同一个道理："德优天地而和阴阳，节四时而调五行。"（《淮南子·第一卷·原道训》）"和者，阴阳调"。（《淮南子·第十三卷·氾论训》）这从语义逻辑上阐释了"和调"词组的相关之义。

中医"和调"词组及其概念的应用，首见于秦汉之际的《黄帝内经》："荣者，水谷之精气也，和调于五脏，洒陈于六腑。"（《素问·痹论篇》）"五脏坚

固，血脉和调"。(《灵枢·天年第五十四》) 其后，明代缪希雍所著《神农本草经疏》，亦从语义逻辑上阐释了中医"和调"词组之义及其应用："调者，和也。逆则宜和，和则调也。"(《神农本草经疏·卷一》)

二、辞书注释及"和调"的语义

"和调"是一个有着特定文字语义与语言逻辑含义的词组，以"和"与"调"的基本字义组合而成。它们不仅需要拆分为"和"与"调"两个字来理解，而且更需要作为一个完整的词组来把握。

笔者特选取我国学界公认的、各历史阶段的代表性汉字辞书作为词语释义之书：东汉的《说文解字》，清·康熙年间的《康熙字典》，《辞源》(第三版)，《辞海》(普及本)，《现代汉语词典》(第六版)。

(一)"和"的辞书注释

1.《说文解字》

和 𠱫 相譍也。和，相应和。

2.《康熙字典》

(1) 和 古文咊 龢 hé：《廣韻》：顺也，諧也，不堅不柔也。

(2) 和 hè，《禮運》：五味，六和，十二食，還相爲質也。

3.《辞源》

(1) 单字之义

和 hé：聲音相應，說文："和，相應也。"泛指和順，諧和；指和睦，引申指和平；溫和，調和，交易。

和 hè：應和。

(2) 词组之义

【和平】心平氣和；戰亂平息，秩序安定；樂聲和順。

【和成】和暢而有所成。

【和同】和睦同心。

【和合】和睦同心，調和，順利。

【和旨】醇和甘美。

【和柔】溫順。

【和順】和協順從。

【和解】寬和；平息紛爭，重歸於好。

【和樂】(-lè) 和睦安樂，(-yuè) 和協的音樂。

【和緩】平淡舒緩，指醫和、醫緩。

【和谐】协调。

4.《辞海》

（1）和［hé］

①单字之义

温和，和缓，谦和；和谐，协调，如：和睦，调和，和衷共济；连带；跟，与；连，表示强调，同；中国传统思维的一个重要理念。

②词组之义

［和蔼］　性情温和，态度亲切。如：和蔼可亲。

［和合］　和谐合好。

［和缓］　平和舒缓。

［和辑］　和睦。

［和解］　不再争执，归于和好。

［和睦］　相处融洽，不争吵。

［和平］　与"战争"相对，温和，和顺。

［和齐］　协力齐心。

［和气］　温和，谦和，如：待人和气；和睦。

［和洽］　和睦融洽。如：相处和洽。

［和亲］　和睦亲爱。

［和胜］　病愈。

［和同］　和睦同心。

［和谐］　配合得适当，和睦、融洽。

［和煦］　温暖，如：春风和煦，和煦的阳光。

［和中］　治疗脾胃不和的方法。

（2）和［huó］，在粉状物中加水搅拌揉弄，使有黏性。如：和面，和泥。

（3）和［huò］，混合，使粉状或粒状物掺和在一起，或加水搅拌使成较稀的东西。如：和药，和稀泥。

5.《现代汉语词典》

（1）单字之义

和 hé，平和，和缓；和谐，和睦。

和 hé，连带：～盘托出；引进相关或比较的对象：他～大家讲他过去的经历；表示并列关系，跟，与；表示选择关系，常用在"无论、不论、不管"后。

（2）词组之义

［和畅］hé chàng　温和舒畅。

［和缓］hé huǎn　平和，缓和；使和缓。

［和平］hé píng　指没有战争的状态；温和；不猛烈。

［和顺］hé shùn　温和顺从。

［和谐］hé xié　配合得适当；和睦协调。

（二）"调"的辞书注释

1.《说文解字》

調（调）𧪻　和也。从言，周声。徒辽切（tiáo）。

2.《康熙字典》

調　𧪻　tiáo《唐韵》徒遼切。《说文》：和也。《玉篇》：和合也。

3.《辞源》

（1）单字之义

調tiáo 徒聊切，平，瀟韻，定。幽部。调和，調節。

（2）词组之义

【調和】和 hé。和合，協調；調味。

【調理】調和；調治療養。

【調達】和諧通暢。

【調節】協調，調整。

【調燮】調和元氣，諧理陰陽。

4.《辞海》

（1）单字之义

调［tiáo］：协调，调和；调解。

（2）词组之义

［调处］调整使均衡合用；调停。

［调和］和谐，配合得适当；和合，融洽；烹调，调味。

［调节］调整，使适合要求；使曲调合于音律。

［调理］调和；调护治疗。

5.《现代汉语词典》

（1）单字之义

调（調）tiáo　配合得均匀合适；使配合得均匀合适；调解；调整。

（2）词组之义

［调和］配合得适当；掺和并搅拌；排解纠纷。

　　[调剂]把多和少、忙和闲等加以适当的调整。

　　[调节]从数量上或程度上调整，使适合要求。

　　[调协]调和；协调。

　　[调谐]和谐。

　　[调养]调节饮食起居，必要时服用药物，使身体恢复健康。

　　[调匀]调和使均匀；调和，均匀。

　　[调整]改变原有的情况，使适应客观环境和要求。

（三）"和调"中"和"与"调"的词义

　　依据辞书对"和"与"调"的主要注释，结合传统文化哲学之"和"及中医学"和"思想的有关语义，我们对"和调"中"和"与"调"的主要词义，做以下分析与选取。

　　1."和"的相关词义

　　和[hé]

　　和一、和平、和成、和同、和合、和旨、和洽、和柔、和解、和蔼、和缓、和睦、和齐、和气、和胜、和谐、和中、和畅、和缓、和气、和声、和顺。

　　和[huó]，在粉状物中加水搅拌揉弄，使有黏性。如：和面，和泥。

　　和[huò]，混和。

　　2."调"的相关词义

　　调，通和、通合、通求。

　　常用之义：调和、调整、调理、调节、调达、调顺、调燮、调解、调处、协调、调剂、调协、调谐、调养、调匀。

（四）"和调"的语义

　　在中医和调思想中，和调作为一个词组的主要语义，包含了目的、状态、手段与过程。

　　1.关于目的与最终状态的表述

　　和谐、和一、和平、和合、和中、中和、和成、和同、和解、和顺、和畅、和利、和缓、和睦、和蔼、和气。

　　2.关于手段与过程的表述

　　和解、和顺、和齐、和胜、和中、和畅、和缓；调和、调整、调理、调节、调达、调顺、调燮、调解、调处、协调、调剂、调协、调谐、调养、调匀、混和。

第二节 "和调"思想方法览要

传承并应用传统哲学原理与文化核心的"和"思想，先贤们天才般地将"和"思想与中医药学结合，创立并逐步完善了中医药学的"和"思想与"和"法。在"和"法的发展历程中，逐步衍生出"和调"思想方法。"和调"思想方法在和谐医患关系、临床诊断与治疗用药中，起着十分重要的作用。

一、基础与源泉

和调思想作为孕育并发端于传统和法，需要进一步系统完善的理论体系，探究其基础与源泉，有着十分重要的理论与实践意义。

（一）以先贤的"和调"语义及思想为主旨

在一些传统哲学文化及中医经典中，应用了不少的"和调"及"和""调"字词。其所蕴含的相关语义及思想，是中医和调思想语义逻辑的主旨。其要点在于秉持并传扬我国传统哲学与文化的"和"思想，传承其核心内涵的和合、中和、和调之要义及其内在逻辑关系，即：和合，和谐合力；中和，持中致和；和调，为和而调，以调达和。

1. 春秋战国至秦汉之际的经典著作论述

一如传统哲学文化经典所论："德优天地而和阴阳，节四时而调五行。"（《淮南子·第一卷·原道训》）及"天地之气，莫大于和。和者，阴阳调。"（《淮南子·第十三卷·氾论训》）这些论述，揭示出"和"与"调"的基本关系，二者相辅相成、密不可分，各有效用；和是目的，是最终状态；调是手段，是方法。为和而调，以和引调，重在有度。

"忠信调和均辨之至也。故君国长民者欲趋时遂功，则和调累解，速乎急疾。"（《荀子·富国》）"君操其名，臣效其形，形名参同，上下和调也。"（《韩非子·扬榷》）二者均是基于哲学及管理学原理，对相关事物关系相互影响的描述，更是对协和并调整这种相互关系的方法做出的判断。同理，对于上下、表里、内外、脏腑、气血等关系之不和，均可用和调之法"和"之。

再如中医经典所论："荣者，水谷之精气也，和调于五脏，洒陈于六腑，乃能入于脉也。"（《素问·痹论篇》）"五脏坚固，血脉和调……各如其常，故能长久。"（《灵枢·天年》）此用"和调"之词，是从藏象关系的角度，明确指出人体脏腑气血的运行需要和调。

"调者，和也。逆则宜和，和则调也。"（《神农本草经疏·卷一》）其要义在于：调是方法，目的在和；逆而不和，皆需和调；和的过程，就是调整。

《黄帝内经》及《神农本草经疏》所用"和调"及"和"与"调"之意，赋予了中医药学内容，明确了中医"和调"的基本语义，形成了中医和调思想的基本概念，与哲学文化经典《淮南子》《韩非子》及《荀子》的文字语义完全一致。

这些认识，将"和"的目的性要求、最终状态与"调"的方法、过程的作用适度分开认识，并将它们统一协调起来，协同应用，在逻辑上是可行的，在实践中是有效的。

2. 后续历代医家关于这种关系及效用的论述

在东汉张仲景的《伤寒杂病论》中，和法的应用，除了和解少阳、调和营卫等法之外，还有不少的条文论述应用其他方剂施以调和、中和，以寒热并用、补泻兼施、表里双解、调和气血等广义和法进行治疗。其实质就是蕴含和调、和顺、调和之理的和调思想。

金·张元素的《医学启源》，以"和"与"调"的关系论述脏腑功能。如："三焦者……灌体周身，和内调外，荣养左右，宣通上下……三焦之气和则内外和，逆则内外逆也。"（《医学启源·卷之上·五脏六腑除心包络十一经脉证法》）其点明，"和"与"调"是协同共用的。

明·张景岳《景岳全书》言："凡病兼虚者，补而和之。兼滞者，行而和之。兼寒者，温而和之。兼热者，凉而和之，和之为义广矣。"其中的补、行、温、凉等法，即为调整、调和之法，最终达到和之目的与疗效。

清·戴天章《广瘟疫论》所叙"寒热并用之谓和，补泻合剂之谓和，表里双解之谓和，平其亢厉之谓和"的寒热并用、补泻合剂、表里双解、平其亢厉等法，均属于调（整），为的就是最终达到和。

清·程国彭《医学心悟》言："清而和者，有温而和者，有消而和者，有补而和者，有燥而和者，有润而和者，有兼表而和者，有兼攻而和者。和之义则一，而和之法变化无穷焉！"其所论均是围绕着"和"的目标，以清、温、消、补、燥、润等"调"（调整、调解）之法，最终达到"和"（和谐、平和）。

（二）以传统中医之"和"及"和法"理论为源泉

和调思想，延续并应用了传统中医理论"和"及"和法"的主要核心内容。

1. 坚持并以《黄帝内经》的"和调于五脏""血脉和调""因而和之，是谓圣度"为原则，以张景岳的"和者之制，和其不和也"为基本方法及要求，追求重新恢复或达到"致中和""阴阳自和""以和为期""和者则平"的整体、动态、功能态协调和谐的安和稳定状态。

2.坚持中医学天人合一的整体观、天地人和合的生命观、阴阳五行运动变化的辩证观、藏象一体五脏为核心的中心论、阴阳气血津液运行濡养人体的功能态、邪正发病关系的病证发展变化模式。

3.竭力维护或激发人体"阴阳和""阴阳自和"的自稳自调自平能力，据此辨别并抓住人体阴阳、气血、脏腑"不和""失和"而发病的主要病机关系。

4.综合运用和法的全部有效方法，以广义和法的内涵为主，进一步完善、创新并提高和调思想。

5.注重历代医家的珍贵经验与论述，注意和调方法应用的适应证与禁忌证。

（三）借鉴纷争长短而成长的新思想方法

尽管"和调"的语义及思想早有历史渊数，却未能在中医理论中形成较为独立完整的体系。历代医家对"和法"的纷争与讨论，尤其是对广义和法的探讨，越来越多的思想与案例展示出"和调"的内涵与重要性。和调思想的整理与发展，就是从历代的歧义纷争中得到启发与提高的。

从中医临床实践需要及历史发展的角度分析，关于和法的很多分歧及争议已经逐渐失去再争论的意义。应本着扬其长、避其短、创其新的初衷，研究整理并凝练完善和调思想与方法。

经过较长时间的研究整理，我们可以说，和调思想是有着历史积淀，有历代医家探索实践经验及理性思维支撑的，是应用较为广泛的中医治法。

（四）"和"的目的性与"调"的方法论的辩证统一

和，既是一种思想方法，也是一种思维方式，最主要的是思想方法。

就思维方式而言，和思维方式是指以和为中心概念思考问题，即：以和为中心的角度、方式和方法来看待事物。中医学的和思维方式，贯穿并主导着其他的思维方式，思考关于人的生理、病理、诊断、治疗、预防与养生等。

就思想方法而论，从和的原理及本质看，"和"反映并代表着状态、关系、方法及目的。即"和"是相关事物发展变化处于稳定和谐有序时的状态，是具有关联性的若干事物之间的关系，是调整、调节相关事物关系的方法和最终目的。

"调"是方法、手段与过程，是以"和"为指导，实现"和"的目的、状态的工具。

和调思想的应用过程，是一个"和"的和谐平和的目的、状态及结果与"调"的求和调和方法、手段及过程辩证、协同、统一的过程。二者相互协同、协调，又各有侧重，切不可将其对立或截然分开。

（五）诊治中医疑难病实践感悟的升华

笔者在长期诊治中医疑难病证，研究并实践病证结合诊治疾病的过程中，深切地感到：第一，中医疑难病证的诊断，必须全面诊察，四诊合参，抓住其病机不和、失和的本质，辨病辨证，才能适应并解决其病情深重、多因交织、病机复杂、病性错杂、病势危重的特殊情况；第二，疑难病证的治疗，多需协同化地"多法互用""多方（方义、主药）协用"，如攻补兼施、寒温并用、表里同解、脏腑同调等，方可逐一解除复杂而"结网"的病机；第三，医患关系是否和谐，直接决定并影响着诊治的过程与疗效，需要本着"和"的态度与出发点，以温和、和睦的方式"调"，建立和谐、信任、互动的良好医患关系。

学习古代先贤们关于"和调"的定义及"和"与"调"关系的论述，精研张仲景及历代医家应用和法的认识，逐步领悟其中蕴含的和调之意。笔者坚信，应用和调思想诊治中医疑难病，必定有着广阔的前景，有助于提高临床疗效。数十载以来，笔者重视"和"思想的指导，多用广义和法，以和调为主诊治疑难病证，每获佳效。

二、要义概述

（一）基本概念

"和调"是以"和"的关系、状态为目的，以"调"的方法与过程为手段，整体协同、互为条件、辩证统一的思想方法与思维方式；通过调和、调整、调节、调理、调顺、和解，将人体不和、失和、失畅的病变状态调整恢复到阴阳自和、阴平阳秘、和者则平、以和为期、以平为期的和谐、平和、中和的正常功能状态。

"和调"是中医维护人体健康、诊断与治疗疾病、协调医患关系、治未病（护未病）与养生康复的指导思想与方法，是中医治疗疾病的主要治则治法。"和调"的对象，是病变时相关联的"不和""失和"的两个或多个病理对立面。对其从对立面的相互"关系"入手调整人体功能，使之归于平复与和谐。以"和调"治则治法为指导的临床遣方用药，治疗力度要缓和，用药不能峻猛，组方选药要阴阳配对，相反相成，或是相辅相成。

和调思想，包括了传统的广义、狭义"和法"以及创新性的"综合和调"的理论原则与方法。其以中医"和"思想及传统"和法"为基础与核心，运用"和调"的综合思辨进行诊治，结合并调整医患关系、临床诊断与治疗（辨病辨证、病机分析、治则治法、遣方用药、协同药对等）的需要而逐步形成。

和调思想，可以广泛用于指导建立和谐医患关系、周全临床诊断、协同临床治疗、协调防治未病。

（二）以和为度

"和调"之用，"中和"为度，诊断重"辨和"，治疗重"求和"，医患重"和合"，治未病（护未病）重"安和"，养生重"自和"，均是以"识和辨不和"及"和其不和"为要领，依和而调，以调达和，执中调平，重在有度；中和为要，消除一切不和、失和、失畅的病机及其病变状态，恢复或实现"和"的状态。

应用"和调"，须注意不可不及，也不可太过，尤其要注意把握其适应证，规避禁忌证。

凡是病机关键为不和、失和、失畅、失衡的病证，均可以应用和谐、中和、和平之"和"的状态、目的与要求进行分析。根据不和、失和、失畅、失衡的病机症结，选择确定以"和"为目的之具体治则治法，根据治则治法而遣方用药，进行调整、调和、调顺等的"调"，最终实现或恢复和谐、和平、和合、中和、安和、和畅、和利。

可以选择的"调"的方法与手段：和解、和顺、和畅、和缓；调和、调整、调节、调理、调达、调燮、调解、调顺、协调、调谐、调养。

（三）基本构成

从结构要素看，和调思想由"和机"之理与"和法"之法两个部分构成，集中整合为"综合和调"。

1. "和机"

"和机"之理，就是和调思想的机理、道理、原理、原则，也是其思想理论部分。其主要作用是应用这些机理、道理、原理，从基本目的、状态、关系及原理的角度指导分析诊断与治疗。如：从藏象学说及病因病机的角度分析辨别，人健康时阴阳气血和顺、和谐、和畅；病变时阴阳气血则不和、失和、失畅、失运。诊断，就是要辨别并抓住这种和与不和的关系。

从诸要素相关的联系体的关系看，治疗就是在该联系体中的诸要素关系出现不和、失和的状态时，需要以"和"的目的为要求，采取各种"调"的方法进行调节，使其重新回归和谐、和睦、和顺的状态。和调医患关系，也属此列。

2. "和法"之法

"和法"之法，就是和调思想的手段方法，也是调整、改变事物关系的具体方法。其主要作用是遵循"和"的机理、道理、原理,将"和"的原则细化为具体的"调"的方法,进行和解、和谐、中和、调和、调顺等的调整,使病变之人恢复"以和为平""以和为期""以平为期"的正常状态。

需特别指出的是:从内在逻辑关系看,"和的机理"重在思想,反映出"和调"的思想内涵及其应用价值,主要用于指导和调病证辨治,分析病证的病因病机关系、调整建立和谐和睦医患关系、教学关系(即"教"与"学"的关系应以"和"为目的,以"调"的方法、过程为手段,实现教与学、师与生的和谐、和顺而教学相长),指导"和"的理性分析与应用;"和法"重在方法,是选择确定具体治则治法及遣方用药的措施与手段。

3. "综合和调"之要

"综合和调"囊括了狭义"和法"与广义"和法",并以广义"和法"为基础,按照"和调"的内在逻辑及思想方法,进行综合性的"和调"。

狭义"和法",针对邪在"半表半里"之证,以"和解"方法为主体,包括"和解少阳"的小柴胡汤证及"调和营卫"的桂枝汤证为其代表。

广义"和法",针对多个病因相杂、多种病机交织、多种病性并见的病证,如"表里同病""寒热错杂""虚实夹杂"等,以"调和"方法为核心,采取"表里同治""寒热并用""扶正祛邪(攻补兼施)"等治则治法而施治,根据具体辨证而遣方用药。

"综合和调"具有明显的创新性。凡是可以调整、调和、调顺两个以上相互联系、却又相互对立的要素的关系,使其重新达到"和谐""和平""和顺"状态的思路与方法,均属此范畴。

"综合和调"根据具体辨证或患者特点,综合应用狭义"和法"或广义"和法"的方法及方药,针对一切主要病机为"不和""失和""失畅"的病证,将"医患关系""诊断治疗""护未病(治未病)""病后康复"等关系综合考虑,坚持并做到"依和而调、以调达和",多种"和调"治则治法及使用方药协同而用,重视"身心同调",治"身(体)病"与"心(理)病"并重。

从治疗学的角度而言,"综合和调"就是针对两个以上的"不和""失和"点的关系,通过"调"而达到"和"的治则治法。其在具体应用时,往往是以"和"为目的,将两个以上单一(简单)的治法综合应用。

三、主要特点

中医和调思想,是以传统哲学文化"和"思想为营养源,以中医"和"

思想与"和法"为核心及基础的中医理论方法；是哲学思想、方法论原理与中医诊治疾病原理、方法及具体内容高度结合的思想方法，有着自身的特质与特性。

1. 特质

和调思想，包括思想与方法两个方面。

和调作为一种思想，坚持并应用"和"的核心要义和谐、中和、和平、和合、安和、和同、和缓、和睦、和胜、和顺、和利的内在逻辑关系，指导人们正确分析把握人与自然环境、社会环境的关系，分析把握医患关系、诊断治疗中的各种关系，选择治疗的具体方法。

和调作为一种方法，应用和思想的核心要义及主要内在逻辑关系，根据实际需要，选择确定具体的以"和"为目的的和解、和畅、和缓、调和、调整、调理、调节、调达、调燮、调解等方法，分析辨别人的藏象、生理病理、病因病机、辨病辨证诊断；以"和"的核心要义为目的要求，确定实施治疗调整的具体方法，指导辨病辨证施治，选定治则治法，确定治疗方案，遣方用药，建立良好和谐的医患关系。

2. 特点

从理论与逻辑、实践与经验的角度看，和调思想具有六个特性。

（1）综合性

①和调针对并应用的对象，均是具有双边或多边关系的一组关系体。如：医患关系；病因病机的多要素构成，多网结联系关系；病证的多证多病相兼、夹杂等。

②和调方法的应用，必须综合考虑医患关系、辨病辨证诊断结论、治则治法选取、遣方用药诸多要素、施治与调护衔接的协同协作与和谐调整。

③应用和调方法的切入点，往往是多角度切入、多关系把握的综合运用，而不是单点式、单一性的应用。

（2）整体性

①"和"与"调"是一个整体，应用时不可偏废。"和"是目的、出发点与最终归属，"调"是手段、方法与过程；"和"引导或确定"调"的方向与目标；"调"服务于"和"的要求，实现或达到"和"的目的。

②"和"是治则与治法的统一，既可以从治则的角度提出原则性要求，也能够从具体治法出发选定"调"的角度与切入点；"调"是按照"和"治则的要求，以具体的调整、调和、调节之法实施治疗。整个实施过程与关系是一体化的。

（3）包容性

①和调思想具有的综合性及整体性，使得其在具体应用过程中，可以兼容那些和谐平顺的相关要素。

②凡病，均是"不和"所致，和调治法的基本原理均是为"和"而调。就此而言，和调具有巨大的包容性及广泛适应性。

③和调思想涵盖吸收传统和法的所有具体方法，囊括狭义和法及广义和法的全部精髓，以广义和法为主，又有自身的创新与发展。

（4）多线性

①在诊治病患时，医者必须同时把握医患关系、诊断中病因病机不和失和的情况、治疗方案的和调路径等。

②诊断时，需要从不同的角度与关系，辨别病因病机不和、失和的关键点与辨病辨证诊断结论的多种关系。

③确定治疗方案并施治时，必须把握治则治法的确定、遣方用药的和调主线，以及辨病辨证施治与护理调护措施的协调联系。

（5）多维性

应用和调方法，需要注意医者、患者及其家属、治疗方案及其施治条件三个方面的协调情况，也可以称为三维条件。

（6）协同性

①和与调的目的要求与方法过程必须高度协调、协同应用，切不可分割或有所偏重。

②医者、患者及其家属、治疗方案及其施治条件三个方面必须协同，三维条件必须整合为一个整体，协调发挥作用。

四、基本原理与依据

（一）整体功能态医学需要和调

中医学以健康为导向，而不以疾病为导向；以功能态的调整修复为主，而非形质结构的修补恢复为主。这一特点，来源于中医诊治疾病的基本科学原理与学科属性。

从总体上看，中医学属于自然科学，与社会科学、人文科学、环境科学的内容及特质高度融合。它是整体医学而不是局部医学，是动态医学而不是静态医学，是功能态医学而不是形态（解剖）医学，因而有着自身独特的诊治及预防疾病的原理。[1]

根据中医学科属性及其原理，中医诊察了解疾病，以人体"藏于内，现于外"的"藏象"作为依据与信息源。这种信息反映的主要是机体的功能状态，而不是组织器官形质的变化；简言之，就是构成人体的脏腑、阴阳、气血的和谐、和平、和畅或不和、失和、失畅的状态。应用"藏象"理论诊治疾病的思想方法与思维方式，人们称之为"象思维"。"象思维"所依据的人体状态，就是功能态。"象思维"的内在逻辑，就是人的功能状态及其内在联系，蕴含着"和"与"调"的基本原理及其关系。

中医治疗疾病，以调节并恢复人的功能态稳定有序平衡为主，"以和为期""和者则平""以平为期"，重新实现"阴平阳秘，精神乃治"；使人体紊乱或失调的疾病状态重新恢复，或达到整体、动态、功能态协调平衡的稳定状态，使机体气畅血和，气血运行有力有序，五脏六腑和调有节，正气充胜，邪气不侵；祛邪不伤正，扶正不碍邪，以使正气存内，邪不可干，内外和谐，体健神清。

（二）维护阴阳自和功能的和调

人体具有"阴阳和"的生理功能。病变时，经过调治，培护正气，人体能够实现"阴阳自和"的自稳自调自平。这是中医疾病预防、诊断治疗以及养生康复极为重要的基础。阴阳气血和谐，人乃健康长寿；阴阳气血失和、不和，则百病由生。人体患病之时，需要通过各种措施与方法，保护或激发人体"阴阳和""阴阳自和"的自稳自调自平能力；以和调之法激发或调动人体的正气，增强抗病力，抵御或祛除病邪，使人体紊乱或失调的疾病状态重新恢复到整体、动态、功能态协调和谐的安和稳定状态。

（三）解除失和病机网结的和调

从和调思想的适用对象看，凡是处于失和病变状态的人，均会出现相应失和、不和、失畅的病机，形成某个病证的病机"网结"，如阴阳失和、气血失和、气机失畅、情志失宁、功能失调等。

要解除失和病机的网结，需要循其联系的脉络，抽丝剥茧，解其网，消其结，方能最终解除其病机而治愈病患。这种循其脉络、抽丝剥茧、解网消结的方法，就是和调之法。

（四）辨病辨证结合论治的和调

从方法学的角度看，辨病就是要抓住过程性，把握线性发展的联系性，辨清失和的基本矛盾（主要矛盾）；辨证就是为了抓住阶段性，把握症结性、网结性，辨清失和的主要矛盾（或矛盾的主要方面）。

辨病论治与辨证论治结合，就是把握"线"的联系与针对症结"节点"关键的结合，抽丝剥茧消解"网结"的诊治模式与过程。只有把握并消除病的

"线"性联系，才能较好地解决疾病前后联系的基本矛盾。针对并解决证的症结"节点"，才能消除疾病在此时此阶段的主要矛盾或矛盾的主要方面。二者相合，才能有效地解决病机的"网结"。这种消"线"、除"症结"、解"网结"而恢复或重新实现"和"的方法与过程，就是和调原理的应用。

在此，我们以消渴病为例。

按传统的中医理论认识，消渴病的基本矛盾（总病机）为燥热津伤。若其治之罔效或不力，燥热津伤至极，则会出现肾阴受损，进而阴阳俱损而阴阳两亏，终致阴阳离决而亡。

在燥热津伤的基本矛盾、总病机（线性联系）的影响下，消渴病的不同阶段有不同的主要矛盾（症结、节点），可以形成不同的证。上消时病位在肺，其主要矛盾是肺热津伤；中消时病位在胃，主要为胃热炽盛，胃阴受损；下消时病位在肾，燥热津伤而肾阴亏损，继而阴损及阳终致肾的阴阳两虚。

各阶段虽有不同的主要矛盾及其证型（症结、节点、网结），但燥热津伤的基本病机、基本矛盾（线性联系）始终为其根本。故其治，当注意辨病机特点，以养阴清热生津为要，以甘寒之品为主，多用芦根、粉葛、知母、石膏、天花粉、玉竹等药养阴清热生津；而不宜以苦寒之药为主，少用或慎用苦寒之黄芩、黄连、黄柏、栀子、大青叶等药。因为，甘寒之品清热生津，苦寒之药清热伤津。消渴之病，本已燥热津伤，若再过用苦寒，津伤更甚，则犹如火上加油。在根据疾病"线性"特点主用甘寒药清热生津的基础上，再结合辨证"节点"特点用药，分别施以清泄肺热，或清泄胃热，或滋阴清热，或阴阳双调之方药。

因此，辨病论治与辨证论治的有机协同，就是和调原理最典型的体现。

（五）治则治法的和调

在中医的诊治链条中，治则治法是承前启后的重要中间环节。它上承诊断，下启治疗；也是布阵方略的经纬，统筹遣方用药的法度。

中医治则，即是治病的原则，主要为：求和而调、治病求本、守机以和、逐势而和。关键点，在于"求本"与"和调"。求本，就是求"阴阳和""阴阳自和"之本。求和而调、以调求和，即是"和调"之要义；守机以和、逐势而和，则是"和调"的具体方法与路径。如：扶正与祛邪、虚与补、实与泻、寒与热、热与寒、表与解（开）、里与清（除），均是应用属性对立相反的关系要素，解除病变状态，最终达到和谐稳定状态的方法。这就是以"和"为目的，以属性相反的要素、手段，消除病变状态属性的"调"的原理。

中医治法，公认可用汗、吐、下、和、温、清、消、补"八法"概括之。

"八法"之中，汗、吐、下、清、消之法为清解驱邪之"攻法"，扶正补虚概称为"补法"。温法，若是大温大热之品直驱寒邪，似可归为"攻法"；若以温阳、助阳之药温阳散寒，似可属于"补法"。"和法"为居中和调、独立之法。"攻法"与"补法"，为诊治典型的邪气实盛或正气亏虚的代表治法。在实际的临证中，病证往往是虚实间杂并存，寒热错杂并见，表里同病同见，很难用典型而简单地从一个角度就能"一法而解"，常常需要若干具体的治则治法，如阴阳双调、攻补兼施、扶正祛邪、祛邪扶正、和解少阳、表里同解、寒温并用、调和脏腑、双调气机（益气与理气并行）等。这就是"和调"。

诚如清·戴天章《广瘟疫论》所言："凡此和法，虽名为和，实寓有汗、下、清、补之意，疫邪尤有宜和者。"（《广瘟疫论·卷四·和法》）明·张景岳《景岳全书》也指出："和方之制，和其不和者也……其于补泻温凉之用，无所不及，务在调平元气，不失中和之为贵也。"（《景岳全书·德卷之四十九·德集》）

（六）遣方用药关系的和调

遣方用药，据治则治法而定。有和调之治则治法，必有依据和调之理确定之方药。临床应用方剂，依和调而定，通过君臣佐使，使其具有扶正祛邪、祛邪扶正、和解少阳、表里同治、寒温并用等不同的多重作用及和调效用。

明·缪希雍的《神农本草经疏》指出："独用谓之药，合用之谓剂……类良医剂量群药，以成治病之功……凡和剂者必本乎是。"（《神农本草经疏·卷一·论十剂本义》）

清·唐笠山的《吴医汇讲》点明："君、臣、佐、使，制方自有定法，然品味不可拘泥……故有正用，亦有反用，有独用，又有兼用，并有活用、借用之不同……微行消导，大可和中。"（《吴医汇讲·卷三·傅学渊》）

宋代的《太平惠民和剂局方》也言："凡药有君臣佐使，以相宣摄合和……凡此七情，合和视之。"（《太平惠民和剂局方·卷上·论用药法》）"凡合和汤药，务在精专，甄别新陈。"（《太平惠民和剂局方·卷上·论合和法》）

（七）理顺诊疗关系需和调

临床诊疗是一个系统工程，涉及医疗机构、医者、患者及其家属，还包括诊断的方法与过程、治疗方案的制定与实施、治疗后的护理等要素。这些要素，就构成了一个相互关联的多要素的联系体。只有以和谐、和睦、协调为目的要求，应用恰当的"调"的方法，使这些要素之间形成协调、和谐、配合、互助的关系，才能获取最为全面、真实、准确的病情资料，才能形成正确、符合实际的诊断结论及精确有效的治疗方案，才能被患者接受与理解，最终取得良好的诊治效果。

五、和调思想的应用

和调思想，既是思想指导原则，又是具体方法手段，在中医药的各个工作方面，尤其是临床工作中，发挥着全面而重要的作用，有着较为广泛的应用前景。

（一）调顺医患关系

现实的医患关系存在着许多不良因素，与医患双方，乃至社会环境等，皆有关系。应用和调思想，可以较好地解决现实的医患关系中不和谐、不和睦、不和顺的情况，调整建立和谐、和顺的医患关系。

医者应以关爱病患、体恤病患的医德，以高超的医技医术诊治病患，与患者进行最有效或最直接的沟通，获得患者的接受、信任与配合，才能获取最为全面、真实、准确的病情资料，才能获得患者对诊断结论和治疗方案的接受与理解，产生积极的心理效应，进而产生最佳的治疗与护理效果。

这个过程与方法，就是以和谐、和平、和睦、和顺为目的与出发点，通过多种接诊技巧、心理疏导等调的方法，建立和谐的医患关系的和调方法及应用过程。

（二）指导周全诊断

应用和调的思想、方法与观点指导四诊收集病情资料，进行有效的病因病机分析，全面地辨病与辨证，紧紧把握人体阴阳、气血、气机的失和、不和、失合、失畅的状态与关系。

诊与断，既需要医者与患者交往互动，更需要医者的思维分析判断。这是一个既相互配合衔接，又各有特点要求的工作过程，需要诊与断、协调、和谐地进行。

中医诊断，以望、闻、问、切"四诊"诊察病情、收集资料；通过逻辑思维分析辨别"四诊合参"、病因病机分析、辨病辨证结合、逻辑证明的结果，最后得出辨病或辨证，或病证结合的诊断结论。中医诊断过程的多要素、多环节的联系及衔接配合，完全蕴含并体现出和调思想具有的综合性、整体性、多线性、多维性、协同性。

"审证求因""辨病辨证分析""病因病机分析"，都是中医分析判断疾病的基本方法。其核心原理是"审证求因"，就是依据功能态与不和的状态信息，反推导致其不和、失和的原因。

（三）指导合理治疗

中医治疗，以调整并恢复人的功能态和平、和谐、中和、平衡稳定为基本准则。

一是恢复功能，和调执中为要。中医治疗疾病的手段与方法是多种多样的，有方药、针灸、推拿、导引等。从总体看，基于中医学是整体医学功能态医学的特质，不论何种治疗方法，其基本原理均为：整体调治，恢复功能；驱逐邪气，固扶正气；调其不和，和顺为要；和调有度，执中求和；泻其太过，补其不及（不足）。

二是逐机而治，抓症结致中和。遵循《素问·至真要大论》所言："谨守病机，各司其属；有者求之，无者求之；盛者责之，虚者责之；必先五胜，疏其血气，令其调达，而致和平。"

三是治而有度，平和中和为期。确定治疗方案，均以"和其不和"为目的，把握"圣度"，无不及、无太过；采用多种治疗方法，或药物，或针灸，或导引；或内病外治，或外病内治，"以和为期"。

四是根据诊断结论，确定治则治法。其中道理，诚如相关的历代医家经典所论："在表治表，在里治里，表里之间，则从和解。病有是证，证有是药，各有司存，不相越也。"（《神农本草经疏》）"七损八益云者，调阴阳也。当注重'调'字，不当注重'用'字。"（《群经见智录》）"有者泻之，无者补之，虚者补之，盛者泻之，令上下无碍，气血通调，则寒热自和，阴阳调达矣。"（《冯氏锦囊秘录》）

五是确立治则治法，依和遣方用药。依据和调之法选择方药，必须以和为目的及中心，选择多组多种属性对立相反，却又可相互协同的方药，解决不和、失和、失畅之病机关键网结；依照君、臣、佐、使的配伍关系，用好药对，发挥协同效用，注意适应证与禁忌证。

六是依据治则治法，配套调护措施。治疗与调护，是中医诊治疾病链条中重要而相互呼应支撑的两个环节。调护措施，是中医诊治疾病必不可少的内容，也是诊治疾病链条的末端。依据治则治法，确定合理配套的调护措施，需要注意护理措施、患者及其家属的理解配合、心理疏导，或者是必要的运动康复措施。

（四）协调预防康复

诊治疾病，治疗与预防、康复密不可分。中医预防疾病的基本原理是调养阴阳、固护正气；基本要求是通过养生调理，学会并保持心志宁静、气血和畅、起居有常，从而使得正气存内，邪不可干；内核就是以和谐、和平、和顺、和睦、和畅、和合、中和、安和为目的与要求，通过多种有效的调的方法措施，调和、调整、调节、调理、调顺、调养人的脏腑、阴阳、气血、气机，固护正气。

中医药学预防疾病，强调和坚持调养阴阳、固护正气，通过养生调理，学会并保持心志宁静、气血和畅、起居有常，从而使得正气存内，邪不可干。

（五）多学科协同研究应用

中医学融古代多学科知识而成，理论体系具有高度的包容性、开放性及综合性；在应用于指导预防、诊治疾病时，有着极为广泛的兼容性、适用性与协同性。和调思想对于多学科协同的作用与意义，主要集中反映在医药结合、药食协同及传统学科与现代学科结合方面。

1. 医药同源协同的医药结合

医药结合，基础在于数千年的"医药同源""药食同源"实践。医药同源、药食同源的初衷、出发点与目的，都是为了能够较好地生存生活、治病求和。肇端于医药同源的中医药学，医药结合及医药结合论治是其最重要的基础与方法，也是和调思想的重要基石。

医药不可分家，擅医者，必须通晓药理方术；从药者，必须熟谙医道医理。在中医药发展史上，懂医擅药者，灿若群星。如：唐代名家孙思邈，人们尊其为"药王""药圣"，他提出了医药结合的"三方证治"。明代药物学家李时珍，所著《本草纲目》名垂青史，还著有论述中医诊断学的专著《濒湖脉学》。清代医药学家赵学敏，服务于民间乡野，走街串户，通晓各科，颇有现代"全科医师"之风采，著成《串雅内编》《串雅外编》。

2. 药食协和互助的药食协同

内服或外用方药，是中医治病最主要的手段与方法。中医所用方药，即是中药及其方剂。中药的来源，虽有矿物、动物、植物之不同，但最主要的还是来源于植物与动物。

作为中药使用的动物与植物，称为动物药、植物药。它们中的大部分，都是先为食品而食用之，渐被获知其特殊效用，专项用于治病而成为中药。药食同源、药食协同，也是和调而治的重要内容与来源。

在临床中，将这些动物与植物作为药物集中使用时，需要依据辨病辨证结论而确定的治则治法，遣方用药，按照君、臣、佐、使的关系制为方剂而用。

当将其作为预防或调护或康复措施，而需长时间服用之时，则作为食物而久食。如：怀山药，其具健脾益气之力，在治疗脾虚泄泻之时，即作为药物而入健脾止泻之方；平素则可作为食材久服，用于脾虚纳呆、大便稀溏、带下清稀之人。现代更认为其对消渴病（糖尿病）有较好的调治作用，常与黄芪、天花粉同用。

3.传统学科与现代学科结合

和调思想的综合性、协同性，还可以指导并体现于传统学科与现代学科的结合工作中。换言之，在现代条件下，传统中医学的发展，离不开与现代学科的结合。和调思想以"和"为目的要求，以"调"为方法的内涵，对二者寻找相似、相通的结合点，并由此及彼、由点及面、触类旁通地进行研究与合作，有着极为重要的指导意义。对此，笔者在数十年的中医学与现代多学科的研究中，颇有体会与感悟。

应用和调原理，在中医与中药结合工作中，笔者提出了临床中药学的学科特点、属性与任务，强调临床中药学应当坚持医药结合。[2-4]

在中医学与现代多学科结合研究方面，笔者在与某综合性大学生物学科的合作中，从方法论原理出发，在20世纪末至21世纪初，选定"中医邪正发病学与微生态平衡的相关性"课题进行研究，在人体上呼吸道微生态状态与中医证候证型的协调性、一致性方面，获得成功与收获。我们的团队弄清了这些科学事实：在人体健康和谐的状态下，上呼吸道菌群微生态呈现出菌群种类较多，多样性丰富，有益优势菌为主，有害劣势菌群较少，人体无肺系典型的病证；在人体发生呼吸系疾患而失和的情况下，上呼吸道菌群微生态呈现出菌群多样性被破坏，种类减少，有害劣势菌群为主，有益优势菌群减少，人体出现肺气失宣或肃降之证；中医的"正气"与"邪气"的盛衰与上呼吸道菌群微生态的变化具有密切的相关性。[5-8]

（六）适宜及禁忌范围

应用和调方法，尤要注意其适宜病证与禁忌病证。

适宜病证，主要是病机为不和、失畅、失衡之病证，常见为脏腑失调、阴阳不和、气血失和、气机失畅、表里不和、营卫不和等。

禁忌病证，主要为病因明确而较为简单，病机关系较为单一，邪气盛实危急，或正虚至极，病势危急之病证，如：邪气盛实而正气郁闭的"闭证"，正虚至极而亡阴亡阳的"脱证"。该类病证，应当机立断而施治，切不可拘泥于兼顾协调各方的"和"或者"和调"，以免延治误治。

第三节　关于"和调"的其他认识

经过文献研究分析，我们可以较为清楚地看到："和"是中医理论的核心思想与基本原则，"和法"是中医治则治法的重要内容与方法。以历代医家对和法的应用经验与纷争为鉴，我们应当坚持并发扬"和"思想，秉承"和法"的主要内核，抛却不必要的争议，科学地传承完善并发展"和法"。

笔者以为，对于和法，之所以一直存在争议，其主要原因有三：一是对于和的认识尚不全面。二是对于和法内涵或外延的认识还需深化，尤其需弄清"什么和""和什么""怎样和""为什么和"。三是对于和法的目的、过程、方法的逻辑关系认识还不够清晰。基于这样的问题，我们确有必要对和与和法进行再思考。

应该在传承和与和法核心要义的基础上，将和法中"和"的和谐、平和的目的、状态与"调"的求和调和的方法、过程分开认识，进行辩证统一的综合应用。

一、对"和"与"和调"的深度分析

由于治则治法的重要性，也由于"和法"的特殊重要作用，人们多认为"和"的主要作用体现在治法之中，"和"即"和法"；往往忽略了中医经典著作，尤其是在首用"和法"的《伤寒杂病论》中，"和"具有多种义项及用法。

（一）全面认识"和"

和，既是一种思想方法，也是一种思维方式，最主要的是思想方法。

就思维方式而言，和思维方式是指以和为中心概念思考问题，即：从和为中心的角度、方式与方法来看待事物。中医学之和，包含了和的思维方式，贯穿并主导着其他的思维方式，思考关于人的生理、病理以及疾病的诊断、治疗、预防与养生等。

从思想方法而论，综合而言，从和的原理及本质看，和反映并代表着状态、关系、方法及目的。

1."和"是相关事物处于稳定和谐有序时的状态

"和"是相关事物发展变化处于稳定、有序而和谐的状态，"不和"是无序而混乱的局面。和谐、和睦、中和、安和、平和，均是表达或描述若干运动变化中的事物，整体或相互处于有序、和谐而稳定时的状态。这就是"什么是和"，换言之，"和"是和谐而稳定的状态，是某个联系体中相关要素和谐的稳态，关键在于"度"。

"度"的最佳状态就是"中和"。若中和的度被打破，就是若干相关事物的秩序、平衡稳定被破坏，则属于不和、失和、失宁、失衡、失畅。

从中医学的角度看和所反映的人的状态，和就是人处于安和健康状态，不和就是人处于非健康状态。

（1）天地人之和与不和：人合于天地，与天地相应，与四时相合，天地人和，体泰康健，是人与自然界处于整体协和，和谐平和的状态。

天戾地害人疾，是天地人不和，人与自然界的稳定关系遭到破坏，天灾人祸，疾病流行，人有疾患的状态。

（2）阴阳之和与不和：人法于阴阳，和于阴阳，调于四时，阴平阳秘，精神乃治，阴阳相和，人体健康；阴阳自和，人体自健，说明人体有着极强的自我修复和稳定能力。

阴阳失和，阴胜则阳病，阳胜则阴病；阳胜则热，阴胜则寒，阴阳破败，阴阳相逆，是人体疾病发展变化的病变状态；甚者，阴阳离决，精气乃绝，终致生命消亡。

（3）气血之和与不和：气血相和而生。阴阳相合，筋脉和同，骨髓坚固，气血顺之；气和而生，津液相成；血和则经脉流行，营复阴阳，神乃自生。反之，血气不和，百病乃变化而生。

（4）气机运行之和与不和：人体生命活动的正常运行，全赖气机的有力、通畅、有序，即气机之和。若气机不和，气动无力而气机不运，或气运失调、受阻而气机不畅，甚或气行紊乱，必致气血津液运行失常失和，阴阳之和遭到破坏，病变由生。气机不和失畅，主要反映出病变时人的机能异常、功能失调、状态失和，是中医诊治疾病最为重要的诊断内容和依据之一。

（5）脏腑经脉之和与不和：脏腑经脉和谐、和顺、平和的状态，是人体维持生命，保持健康的重要基础。如：肺和则鼻能知臭香，心和则舌能知五味，肝和则目能辨五色，脾和则口能知五谷，肾和则耳能闻五音。脏腑经脉失和、失畅的状态，就是人体脏腑功能失调而病。有道是：五脏不和则七窍不通；六腑不和则留为痈。

（6）内外之和与不和：人体内外和谐、调和并协和的状态，就是内外相和、真气从之的安和健康状态。如：和于阴阳，调于四时，处天地之和。正气存内，邪不可干；虚邪贼风，避之有时，恬淡虚无，真气从之，精神内守，病安从来。

内外失和，内外合邪，则易使人体处于疾病状态。如：夫百病之所始生者，必起于燥湿寒暑风雨，阴阳喜怒，饮食居处，气合而有形，得脏而有名。

（7）情志的和与不和：情志和畅、心境宁和的状态，也是人体保持身心健康的重要基础。如：志闲而少欲，心安而不惧，形劳而不倦，气从以顺，各从其欲，皆得所愿，即能年皆度百岁而动作不衰。智者之养生，必顺四时而适寒暑,和喜怒而安居处,节阴阳而调刚柔。

所愿不遂、情志失和、心境不和的状态,则是人体身心俱病,心神不宁而情志不畅的致病主因。如:五脏化五气,以生喜怒悲忧恐。喜怒伤气,寒暑伤形,暴怒伤阴,暴喜伤阳。心者,五脏六腑之主,悲哀愁忧则心动,心动则五脏六腑皆摇。

2. "和"是具有关联性的若干事物之间的关系

当若干相关联的事物或要素发生联系时,它们就构成了相关联系体,相互之间就存在着一定的相互关系。和的关系,就是具有关联性的若干事物之间处于和谐、顺和、中和、平和的相互联系;不和、失和的关系,就是这些具有关联性的事物之间出现失和、不和谐、不顺畅、偏颇。

这种和的关系,就是应用和法解决"和什么"的关键(对象)所在;换言之,和法就是用来调整、调节某个联系体中相关要素之间关系的方法。

(1)中医之"和"所关注的基本关系:①天地人的关系。天地人的关系平和和谐、时令风调雨顺、社会和谐安宁,人们就健康长寿。反之,天地人的关系逆乱失和、五运六气亢害、社会动荡不安,人们则多病折寿。②阴阳的关系。阴阳的关系和谐、平衡,阴阳自和,阴与阳相互依存、互根消长、对立转化,阳消阴长,阳收阴藏。阴阳的关系失和,阴阳盛衰变化,阴胜则阳病,阳胜则阴病;阳胜则热,阴胜则寒,阴阳破败,阴阳相逆;其关系失和至极,则阴阳离决,精气乃绝。③气血的关系。气与血关系和谐、和顺、中和、平和,则血气相和,百病不生;气为血之帅、血为气之母,气化则生血,血濡则养气,气血和而生,津液相成,血和则经脉流行,神乃自生。气与血关系失和、不和、失调,则血气不和,百病乃生。气不能化,则血不能生;血失于濡,则气失于养;气虚而血虚,血虚累气虚,甚而气血两虚;气虚、气滞、气结,皆可致血瘀;血瘀也可致气滞、气结,或耗气而致气虚。④脏腑经脉的关系。脏腑经脉和谐顺接,五脏六腑和顺相衔,则体健而安和。五脏六腑关系和谐,水谷精微入于胃,胃受纳腐熟,脾运化精微,肺朝百脉,敷布精微于全身,五脏六腑得养,四肢百骸得濡。反之,亦然。

(2)中医之"和"所反映的病证诊治关系:中医是多种多元要素构成的相关联系体,各种要素的关系极其复杂。对于临床诊治疾病而言,最为重要的是三组关系。

一是整体观及藏象各要素之间的关系,以利于四诊及四诊合参。整体观强调的是天人合一,天地人和,适四时,遵五运,脏腑相和、气血同和、理法方药一致,还有医患相谐等。其中,均存在着和与不和的关系。

藏象所涉，是"藏于内之藏"，必有"形于外之象"，反映着人体生理病理的各种变化，也是人体五脏六腑、十二经脉、阴阳气血津液、气机升降出入运动变化的客观反映。这些变化，也必然存在着和与不和的若干关系。

二是邪正发病及病因病机关系，以客观准确地辨病辨证。正与邪"邪正相争""邪正消长""邪盛则实""正衰则虚""邪胜则病进，正胜则病退"的关系，是中医发病学最重要且最有价值及特色的理论，也是病证诊断必须把握的基本关系。

三是逐机而治及遣方用药中各要素的关系，以利于正确的治疗。紧扣病机之关键，逐机而治并确定治则治法，需要针对构成该病机的各个要素之间的关系，确定需要调和、调整而和的是寒热关系，还是表里关系，或是脏腑关系，甚或是虚实关系。

根据治则治法而选择方剂之义，依据方义而选药组方，需要把握并处理好药物之间的君臣佐使、药性的四气五味关系等。

以和的观点看待分析这些关系，用和法来调整调节这些关系，涉及医患关系、临床诊断、治疗工作等多个方面。

3. "和"是调整调节调和相关事物关系的方法

调和、和畅、和顺，也是"和"的自有之义，反映着"和"具有调整调节调顺的作用，即：调整调节调顺一个关系联系体中若干要素的相互关系，使之达到或维持和的状态。这个作用，就是方法的作用，具体手段的应用。因此，"和"也是方法。和法作为治则治法，体现并展示了"和"的这一特质，就是体现"怎么和"的内在要求。换言之，就是怎么应用和法来调整某个联系体中相关要素的关系。

"和其不和"，就是用"和"的方法，将两个以上不和谐的要素关系调整为和的状态，即"因而和之"。这是和法的基本原理及关键之点，也是"和"作为治则的基本点。

在"和"的治则之下，指导选择应用具体的治疗方法，即是治法。如：和解少阳、调和营卫、调和阴阳、寒温并用、攻补兼施、调和脏腑、调和肝脾、调和脾胃。以治则治法统筹遣方用药，煎药调服，则是和法之下若干具体的实施手段。

4. "和"是调整调节调和相关事物关系的最终目的

通过判断事物和的状态，弄清"和"的关系，应用"和"的方法，最终实现或达到事物新的"和"的状态，就是"和"的目的。这种目的，就是"为什么和"。换言之，就是应用和法达到什么样的目的，获得什么样的结果。

《黄帝内经》认为无论何种病证，在辨治过程中，只要使机体阴阳能够逐渐趋于协调和谐，就可以恢复"阴平阳秘，精神乃治"，实现"阴阳和"，把治病求和作为最高法度与最终目的。"因而和之，是谓圣度"，正是蕴含了此理。

（二）全面认识"和法"与"和调"

"和法"与"和调"都是治疗方法，既是治疗原则，更是具体治法。"和调"是传统"和法"的延伸与发展，囊括了广义与狭义和法的主要内容，又有自身新的发展与内容。它以"和"思想为核心及基础，采用调和调节调整的方法，调整病证病机要素之间的关系，使之达到或恢复和谐、和顺、和畅的状态。要正确地应用和调方法，应当弄清并把握以下几点。

1. 坚持"和"思想核心及方法

全面坚持"和"的核心之义，重视或分辨人体"和"与"不和"的状态，抓住并把握其"和"与"不和"的关系，有针对性地采取相应的调整、调节、调和、调顺、和畅、和顺方法，使不和、失和的状态调整恢复为和谐、和顺、和畅、中和、安和、平和。

2. 把握目的与结果、手段与过程的辩证关系

在应用和法时，必须弄清并分清以下关系。"和"是状态、关系与目的。在面对不和、失和的病变状态时，通过应用和的调整、调节、调和、调顺、和畅、和顺等方法，使不和、失和的病理状态及关系恢复和的健康状态及关系时，和就是应用和法的目的与结果。

"和"是方法、手段与过程。在以上过程中，"和"蕴含的以调为代表的调整、调节、调和、调顺、和畅、和顺等方法及其应用，就是应用和法的实际应用。

和调方法的应用过程，是一个目的与结果、手段与过程统一的辩证应用过程，既要注意其中的相互关系，也切不可将其截然分开，同时，还必须注意度，把握执中求和。

3. 注意综合和调

和调方法是以传统"和法"为基础与核心发展而来的，它既包括了传统"和法"的广义和法与狭义和法，更有着自身创新性的"综合和调"。

对于典型而明确的半表半里、表里不和、邪在少阳、营卫不和之证，宜以狭义之和法，即：和解少阳的小柴胡汤，或调和营卫的桂枝汤治之。

对于病机要素关系复杂或错综交织的病证，阴阳失和、寒热错杂、虚实并见、脏腑失调、标本俱缓或俱急等，则宜以广义之和法治之，或调和阴阳，或寒温并用，或攻补兼施，或调和脏腑，或标本同调。

对于医患关系、诊断与治疗的协同协调和谐，以及病机更为错综复杂、罕见而诊治困难的疑难病证，则需应用"综合和调"的方法。

（三）"和调"是整体调节的系统思想方法

和调是在"和"与"和法"的基础上发展完善的。坚持"和"的内涵，从状态、关系、方法、目的、过程的角度看，和调以把握事物的状态，抓住并调整事物的关系为基础与核心，集中于方法的应用。应用和调的关键，在于正确认识并处理好"和"与"调"的协调配合。

1."和"与"调"需要协调统一应用

"和"与"调"是一个密不可分、互为条件的统一体。"和"是目的状态及要求，"调"是方法手段及过程，贵在有度而中和为要。和调，是目的与过程、要求与方法辩证、协同的统一体，是"和"与"调"密切联系配合，不可分割的应用过程。二者相互协同、协调，又各有侧重，切不可将其对立或截然分开。

"和"注重目的、状态与关系，是"调"的出发点与归宿；"调"的方法与过程，是"和"的具体手段与切入点。二者相互协同、协调，又各有侧重，切不可将其对立或截然分开。没有"和"的目的与状态要求，"调"就是盲目而混乱的；没有"调"的方法与过程，"和"就仅仅是愿望或理想。

2."和调"的应用是系统整体化思维与思想的实施过程

"和"与"调"协调统一应用的过程，是一个对相关要素联系体进行整体调控的系统工程。

依据"和"的原理，用"和"的眼光分析不和、失和的病证状态（出发点），辨析其病机相关要素的关系，确立通过"调"的方法、手段，达到或恢复人体和的状态（目标与结果）。这就是运用和调的出发点与归宿。

按照"和"的目标与结果要求，通过"调"（调整、调节、调和、调顺、和畅、和顺等）的方法的应用，诊断与治疗协同，遣方用药有据，理法方药一致，执中调平，重在有度，最终实现达到或恢复人体"和"的状态。

和调思想，重在和合，和为目的；和调之法，关键在调，调为方法；执中调平，重在有度，中和为要。

二、和调思想与传统和法的关系

（一）传统"和法"与"和调"的内在联系

1."和调"是"和"思想及传统"和法"传承演进的必然产物

通过"和法"沿革的回顾研究分析，我们更为清楚地看到：要传承并发扬中医学理论的核心——"和"思想，必须传承并用好中医重要的治则治法——"和法"；也应当看到，千百年来存在的关于和法的争议与歧义，反映出人们对于"和"及"和法"的认识和实践，还有需要进一步深化、完善与发展的地方。我们必须坚持和发扬"和"思想，秉承"和法"的主要内核，抛却不必要的、不影响"和法"主体之用的争议，综合形成新的"和调"之法。

2．"和调"以"和"思想及传统"和法"为基础与核心

"和调"是传统"和法"的传承与发展，是"和法"的拓展，综合了狭义与广义"和法"的精要，必然以"和"思想及传统"和法"为基础与核心。

3．"和调"是中医疑难病证诊治的客观需要

笔者长期研究并诊治中医疑难病证，在实践中深切地体悟到：在中医疑难病证的诊治中，需对传统的和法进行传承、创新、完善与发展；中医疑难病证诊治时，必须抓住其病机不和、失和的本质；针对疑难病证常常难以"一法而解""一方即效"的瓶颈，协同地"多法互用""多方（方义、主药）协用"，解除错综复杂而"结网"的病机，最终消除不和、失和的病变状态，治愈疾病。这个过程、思路及治法的核心，就是和调思想与方法。

（二）和调思想对和法的传承

1．坚持"和"与"和法"的核心与基础作用

和调思想发端于传统的和法，传承精要，坚持整体联系的和谐、和平、和合、中和、安和、顺和、平和的思想与要求，坚持和解、调和、调解、调整、调解并用、兼施等方法与手段，围绕恢复或达到和的状态为目标，实现和的最终目的。

2．全面继承并使用"和法"

和调思想坚持全面应用和法，不论是狭义或广义和法的具体治法，只要经过辨病辨证，确实需要使用适宜的具体的和法，均可使用。

3．注意"和法"应用的宜忌

和调方法在选择或使用具体的和法时，坚持其病证的宜忌。适宜应用和调之法时，果断应用；不适宜应用和调之法，或有明显的禁忌证时，必须摒弃不用。

（三）和调思想对和法的发展

1．理顺和法的内部逻辑关系

通过深入全面地对和与和法进行再认识，明确了应用和法的相关要求。

一是厘清并明确：和，既是一种思想方法，也是思维方式；最主要的是思想方法。

作为思维方式而言，和的思维方式是指以和为中心概念思考问题。

从思想方法而论，从和的原理及本质看，和反映并代表着状态、关系、方法及目的四个特征。和是相关事物发展变化处于平衡稳定时的状态，是具有关联性的若干事物之间的关系，是调整调节相关事物关系的方法，是调整调节相关事物关系的最终目的。

在应用和思想方法指导解决具体问题时，必须高度关注和的这四个本质特征，才能使和法主要为"方法、手段"的治法的本质特征发挥最好的效用。

二是明确：和法以和思想为核心及基础，通过相应的具体治法，调整病证病机要素之间的关系，使之"和谐""和顺""调和"。强调应用和法应当坚持和思想的核心，弄清目的与结果、手段与过程的辩证关系，把握广义与狭义之和法，把握适应证，规避禁忌证。

2. 深化并细化"和调"相关语义的应用

应当进一步深化并细化先贤们提出的关于"和调"及"和"与"调"关系的思想与论述，加强推广与应用。

把握"德优天地而和阴阳，节四时而调五行"（《淮南子·原道训》）的语义逻辑关系，将"和"与"调"综合应用，系统调节、调治而和。

秉持"天地之气，莫大于和；和者，阴阳调"（《淮南子·原道训》）的精髓，以和调思想全面指导并推进中医药工作，和顺教育教学工作，调顺医患关系，提高临床诊治水平与质量。

依据"形名参同，上下和调也"（《韩非子》）的认识，和调方法可用于调整各种事物关系，譬如：上下、表里、内外、脏腑、气血之不和，均可用和调之法"和"之。

遵循"荣者，水谷之精气也，和调于五脏，洒陈于六腑""五脏坚固，血脉和调"的原理，全面理解、应用并发展和调思想，尤其是用好相关的理论认识，全面指导临床诊治工作。

遵从"调者，和也；逆则宜和，和则调也"的原理，清晰地得出认识：调是方法，目的在和；逆而不和，皆需和调；和的过程，就是调整；和调有度，贵在中和。

这样，就将"和"的目的性要求及最终状态与"调"的过程及方法的作用适度分开认识，并将它们统一协调起来、协同应用，在逻辑上是可行的，在实践中是有效的。

这些认识与观点，在前人的有关论述中，早已有了揭示与印证。如：清·程国彭《医学心悟》所言"……和之义则一，而和之法变化无穷焉！"其中之义，均是通过"调"（调整、调解），最终达到"和"（和谐、平和）的目的。

3. 拓展和法的应用领域

客观地看，和调思想与方法的应用，不是仅集中或局限于治疗环节的治法，而是关注并指导解决当今颇为棘手的医患关系，指导建立和谐并良性互动的医患关系，确保有效的诊断；指导或帮助医者更好地进行诊断分析，四诊合参，辨病辨证，抓住不和、失和的病机关键；指导确立合理并正确的治则治法，正确的遣方用药。综合而言，即是：形成和调思想、和调病证辨治、和调药对组方、和调医患关系、和调维护未病的体系。

第二章　中医和调思想源流研究

溯源畅流，研究分析传统哲学文化的"和"思想，系统回顾《黄帝内经》"和"思想，可以把握"和法"的沿革变化，明晰"和调"的发展脉络，有助于更好地理解、把握并应用中医和调思想。

第一节　传统哲学文化"和"思想的启迪与影响

"和"是中国传统哲学的重要原理及文化的核心思想之一，影响着我国数千年的历史与文化进程，也直接影响了基本上同一时代诞生的中医药学，促进了中医药理论与文化体系的形成与发展。在中医药学的相关经典著作中，随处可见这些思想的影响。

春秋战国至秦汉时代，是我国古代思想发展史上极为重要的时期，诸子蜂起，百家争鸣，学派纷呈，思想潮涌。在这些思想宝库里，"和"是最为核心与璀璨的思想之一。相关的传统文化与哲学著作《周易》《周礼》《国语》《山海经》《尚书》《论语》《孟子》《庄子》《乐记》《荀子》《老子》《礼记》《淮南子》《韩非子》等，记载了古代先贤们的真知灼见，论述了大量关于"和"的认识。其后的思想家们，也在不断地丰富并充实"和"思想。

在中国传统哲学思想与文化内涵中，"和"具有天地人和合、万物生长相谐、自然与社会和谐等基本原理与特点，存在于天地之道当中，体现出生存之理，具有本源哲思之理，指导调节着人文伦理，调节促进着社会和谐。

同时，"和"思想还与不少内涵相近的中国传统文化思想同频共振，体现并渗透在中国传统文化与社会生活的方方面面，起着积极的催动与内化作用。"和"与"中和""中正""中合""平衡""平和"思想在中国传统哲学与传统文化中，呈现共生互见、相辅相成、相助互释的关系。

一、天地之道的"和"思想

（一）经典论述

1. 道为万事万物之本源且贵在和

"道，可道，非常道；名，可名，非常名。无，名天地之始；有，名万物之母。"（《老子·一章（论道）》）

"道生一，一生二，二生三，三生万物。万物负阴而抱阳，冲气以为和。"（《老子·四十二章（论道）》）

"天通于天地者，德也；行于万物者，道也。"（《庄子·天地》）

"夫虚静、恬淡、寂漠、无为者，天地之平而道德之至……夫明白于天地之德者，此之谓大本大宗，与天和者也；所以均调天下，与人和者也。与人和者，谓之人乐；与天和者，谓之天乐。"（《庄子·天道》）

2. 和合是道的至高之境

"大哉乾元，万物资始，乃统天……乾道变化，各正性命。保合大和，乃利贞。首出庶物，万国咸宁。"（《周易·乾卦》）

"天地之气，莫大于和。和者，阴阳调；日夜分而生物。"（《淮南子·第十三卷·氾论训》）

3. 道的特质与特点

"一阴一阳之谓道，继之者善也，成之者性也。仁者见之谓之仁，知者见之谓之知。"（《周易·系辞上传》）

"道，常无名，朴……故道大，天大，地大，人亦大。域中有四大，而人居其一焉。人法地，地法天，天法道，道法自然。"（《老子·论道》）

"夫道者，宏大而无形……道无双，故曰一。"（《韩非子·扬榷》）

"天行有常，不为尧存，不为桀亡。应之以治则吉，应之以乱则凶。"（《荀子·天论》）

"有无相生，难易相成，长短相形，高下相盈，音声相和，前后相随，恒也。"（《老子·治国》）

"反者，道之动；弱者，道之用。天下万物生于'有'，'有'生于'无'。"（《老子·论道》）

（二）启示与影响

关于天地之道的"和"思想，揭示了道生万物，万物负阴而抱阳，冲气以为和的规律；指出了一阴一阳之谓道，天地者形之大，阴阳者气之大的道理；揭示出万物各得其和以生、各得其养以成，以及精神生于道、形本生于精、万物以形相生的原理；警示人们注意人法地，地法天，天法道，道法自然的自然法则；指出"和合"是道的至高之境，提出均调天下，与人和者，谓之人乐；与天和者，谓之天乐的规律。

有了这些思想，中医学得以建立其以"气"一元论及阴阳五行为核心的理论框架，形成了整体观、天人合一等一系列理论；强调人与天地相通，必须注意天地人协调和合；天地均有阴阳，人也有阴阳并能实现"阴阳和"及"阴阳自和"。

二、哲思之理的"和"思想

（一）经典论述

1. 事物对立统一转化的辩证法

（1）事物的对立统一与变化

"曲则全，枉则直，洼则盈，敝则新，少则得，多则惑。"（《老子·修身》）

"是以圣人和之以是非，而休乎天钧，是之谓两行。"（《庄子·齐物论第二》）

"刚柔相推，变在其中矣……刚柔者，立本者也；变通者，趣时者也……天地之道，贞观者也；日月之道，贞明者也；天下之动，贞夫一者也。"（《周易·系辞下传》）

"和顺于道德而理于义，穷理尽性以至于命。"（《周易·说卦传》）

"高者抑下，下者举之；有余者损之，不足者补之。"（《老子·治国》）

（2）事物的内部多元因素相互作用而达到和谐统一，则其生生不息

"夫和实生物，同则不继。以他平他谓之和，故能丰长而物归之；若以同裨同，尽乃弃矣……是以和五味以调口，刚四支以卫体，和六律以聪耳……周训而能用之，和乐如一。夫如是，和之至也。"（《国语·郑语》）

（3）万事万物的位置与作用都是对立统一并相互依存

"天尊地卑，乾坤定矣。卑高以陈，贵贱位矣。动静有常，刚柔断矣。方以类聚，物以群分，吉凶生矣。在天成象，在地成形，变化见矣。"（《周易·系辞上传》）

（4）要达到目的必先做好对立方面的工作

"将欲歙之，必固张之；将欲弱之，必固强之；将欲废之，必固兴之；将欲取之，必固与之……柔弱胜刚强。"（《老子·治国》）

（5）用自然法则调和对立的是与非

"何谓和之以天倪……是不是，然不然。是若果是也，则是之异乎不是也亦无辩……化声之相待，若其不相待，和之以天倪，因之以曼衍，所以穷年也。"（《庄子·齐物论》）

（6）做事要注意快与慢、大与小的辩证关系

"无欲速，无见小利。欲速则不达，见小利则大事不成。"（《论语·子路》）

2. 中和平衡规矩为要

"中也者，天下之大本也；和也者，天下之达道也。致中和，天地位焉，万物育焉。"（《礼记·中庸》）

"终日号而不嗄，和之至也。知和曰常，知常曰明。"（《老子·修身》）

"喜怒哀乐之未发谓之中，发而皆中节谓之和。"（《礼记·中庸第三十一》）

"不以规矩，不能成方圆。"（《孟子·卷七·离娄上》）

（二）启示与影响

具有哲思之辩析原理的"和"思想强调：要注意事物对立统一转化的辩证法，注意事物之间或其内部多元因素的相互作用。通过这种相互作用，使事物之间或同一事物中多元因素达到和谐统一的状态；对于偏颇失和的状态，需要"以他平他谓之和"，通过调节而达到和谐平衡；还要注意中和平衡规矩为要，"中"是天下万事万物的根本，"和"是天下万顺通达的规律；中正平和，关键在于"致中和"。

这些思想，为中医药学提供了思维思辨分析的工具，能够很好地认识并阐释阴阳相互对立、互根、消长、转化的辩证对立统一及"阴阳和"的关系，为病因病机分析，辨证论治及辨病论治提供了很好的思辨工具与方法。

三、生命生存的"和"思想

（一）经典论述

1. 遵从自然和合

"合生气之和，道五常之行，使之阳而不散，阴而不密，刚气不怒，柔气不慑，四畅交于中而发作于外，皆安其位而不相夺也。"（《乐记·乐言篇》）

"德优天地而和阴阳，节四时而调五行。"（《淮南子·第一卷·原道训》）

2. 人要顺应并适从天养

"精神生于道，形本生于精，而万物以形相生。"（《庄子·知北游》）

"饮食自然，自歌自舞，见则天下安宁。"（《山海经·卷一·南山经》）

"凡和，春多酸，夏多苦，秋多辛，冬多咸，调以滑甘。"（《周礼·食医》）

"以天产作阴德，以中礼防之。以地产作阳德，以和乐防之。以礼乐合天地之化。"（《周礼·春官宗伯第三·叙官》）

3. 延年益寿在于心静和养调和

"必静必清，无劳女形，无摇女精，乃可以长生。"（《庄子·在宥》）

"万物各得其和以生，各得其养以成。"（《荀子·天论》）

"治气养心之术：血气刚强，则柔之以调和；知虑渐深，则一之以易良。"（《荀子·修身》）

（二）启示与影响

生命生存的"和"思想提示人们：要遵从自然和合的规律，要顺应适从天养，要延年益寿，就要心静、得和、得养，还要注意调气血、养身心、重调和。这些思想观点，全面地影响着中医学的健康观、疾病观、诊治观、养生观、康复观，较为完整地体现在中医的藏象学说等理论中。

四、修身养性的"和"思想

（一）经典论述

1. 进退有度不失其正

"知进而不知退，知存而不知亡，知得而不知丧。其唯圣人乎？知进退存亡而不失其正者，其唯圣人乎！"（《周易·乾卦》）

"忠信调和均辨之至也。故君国长民者欲趋时遂功，则和调累解，速乎急疾。"（《荀子·富国》）

"君子居必择乡，游必就士，所以防邪僻而近中正也。"（《荀子·劝学》）

"故大巧在所不为，大智在所不虑。"（《荀子·天论》）

2. 有礼有节则生和谐

"凡用血气、志意、知虑，由礼则治通……由礼则和节，不由礼则触陷生疾……故人无礼则不生，事无礼则不成，国家无礼则不宁。"（《荀子·修身》）

"中正无邪，礼之质也。"（《乐记·乐论篇》）

"以五礼防万民之伪而教之中，以六乐防万民之情而教之和。"（《周礼·地官司徒》）

"君子有三乐，而王天下不与存焉。父母俱存，兄弟无故，一乐也；仰不愧于天，俯不怍于人，二乐也；得天下英才而教育之，三乐也。"（《孟子·卷十三·尽心上》）

"君先而臣从，父先而子从，兄先而弟从，长先而少从，男先而女从，夫先而妇从。"（《庄子·天道》）

3. 中庸自明则事成

"中庸之为德也,其至矣乎! 民鲜久矣。"(《论语·雍也篇》)

"不自见,故明;不自是,故彰;不自伐,故有功;不自矜,故长。夫唯不争,故天下莫能与之争。"(《老子·修身》)

4. 遵天道养德性

"静漠恬澹,所以养性也;和愉虚无,所以养德也。外不滑内,则性得其宜;性不动和,则德安其位。养生以经世,抱德以终年,可谓能体道矣。"(《淮南子·第二卷·俶真训》)

"不仁者不可以久处约,不可以长处乐。仁者安仁,知者利仁。"(《论语·里仁》)

"尽其心者,知其性也。知其性,则知天矣。存其心,养其性,所以事天也。殀寿不贰,修身以俟之,所以立命也。"(《孟子·卷十三·尽心上》)

5. 体静心静以无为而治

"圣人之静也,非曰静也善,故静也;万物无足以铙心者,故静也……水静犹明,而况精神……夫虚静、恬淡、寂漠、无为者,天地之平而道德之至……休则虚,虚则实,实者伦矣。虚则静,静则动,动则得矣。静则无为,无为也,则任事者责矣……夫虚静恬淡寂漠无为者,万物之本也。"(《庄子·天道》)

"无欲而天下足,无为而万物化,渊静而百姓定。"(《庄子·天地》)

（二）启示与影响

修身养性的"和"思想提醒并启示人们:生命有限而知识无限,要知进退存亡得失,处人当有节有度重和谐,中庸有度则事成,修身养性要尊天道守仁德,体静心静以无为而治。这些思想丰富并充实了中医学关于七情五志的情志观、情志致病理论、养生康复理论等。

五、人文伦理的"和"思想

（一）经典论述

1. 和合为德

"古之治道者,以恬养知……知与恬交相养,而和理出其性。夫德,和也;道,理也。"(《庄子·缮性第十六》)

"自作不和,尔惟和哉;尔室不睦,尔惟和哉。"(《尚书·周书·多方》)

"水火有气而无生,草木有生而无知,禽兽有知而无义,人有气、有生、有知,亦且有义,故最为天下贵也。""义以分则和,和则一,一则多力,多力

则强，强则胜物。""人生不能无群，群而无分则争，争则乱，乱则离，离则弱，弱则不能胜物。"(《荀子·王制》)

"恻隐之心，仁之端也；羞恶之心，义之端也；辞让之心，礼之端也；是非之心，智之端也。人之有是四端也，犹其有四体也。"(《孟子·公孙丑上》)

"礼之用，和为贵。先王之道，斯为美，小大由之。有所不行，知和而和，不以礼节之，亦不可行也。"(《论语·学而篇》)

2. 君子之道

"天行健，君子以自强不息""君子以成德为行，日可见之行也""夫'大人'者，与天地合其德，与日月合其明，与四时合其序""'利'者，义之和也；'贞'者，事之干也。君子体仁足以长人；嘉会足以合礼；利物足以和义"。(《周易·乾卦》)

"其难其慎，惟和惟一。"(《尚书·商书·咸有一德》)

"富贵不能淫，贫贱不能移，威武不能屈，此之谓大丈夫。"(《孟子·卷五·滕文公上》)

"恭敬，礼也；调和，乐也；谨慎，利也；斗怒，害也。故君子安礼乐利，谨慎而无斗怒，是以百举不过也。小人反是。"(《荀子·臣道》)

"君子和而不同，小人同而不和……君子泰而不骄，小人骄而不泰。"(《论语·子路》)

"君子矜而不争，群而不党。"(《论语·卫灵公》)

3. 做人之道

"平者，水停之盛也。其可以为法也，内保之而外不荡也。德者，成和之修也。德不形者，物不能离也。"(《庄子·德充符》)

"水静则明烛须眉，平中准，大匠取法焉。"(《庄子·天道》)

"水至平，端不倾，心术如此象圣人。"(《荀子·成相》)

"爱人不亲，反其仁；治人不治，反其智；礼人不答，反其敬。行有不得者，皆反求诸己，其身正而天下归之。"(《孟子·卷七·离娄上》)

"(德与贤)斯二者，天也。顺天者存，逆天者亡。"(《孟子·卷七·离娄上》)

"是故丘山积卑而为高，江河合水而为大，大人合并而为公……五官殊职，君不私，故国治；文武殊能，大人不赐，故德备；万物殊理，道不私，故无名。"(《庄子·则阳》)

（二）启示与影响

人文伦理的"和"思想引导并教育人们：和谐是德，君子之道在于合德谦和，识人与人相处之道在和，天下之事需合力合作，有所为与有所不为是相辅相成的。这些思想，对于中医的医德修养、医业建树、医技精进、治则治法、方剂组方原则、养生理论、情志为病等的认识，均有着极大的指导意义。

六、治国之道的"和"思想

（一）经典论述

1.遵天地之道而本中和

"以道观言而天下之君正，以道观分而君臣之义明，以道现能而天下之官治，以道沉观而万物之应备。故通于天地者，德也；行于万物者，道也。"（《庄子·天地》）

"克明俊德，以亲九族。九族既睦，平章百姓。百姓昭明，协和万邦。"（《尚书·今文尚书·虞书·尧典》）

"正德、利用、厚生、惟和。"（《尚书·古文尚书·虞书·大禹谟》）

"无依势作威，无倚法以削，宽而有制甲，从容以和。"（《尚书·古文尚书·周书·君陈》）

"端好恶以示人，本中和而立政。"（《续资治通卷·宋纪·宋纪》）

2.君臣之间应和顺和谐

"君操其名，臣效其形，形名参同，上下和调也。"（《韩非子·扬権》）

"朋党相和，臣下得欲，则人主孤；群臣公举，下不相和，则人主明。"（《韩非子·外储说左下》）

3.以"和"治国富国

"懋乃攸绩，睦乃四邻，以蕃王室，以和兄弟，康济小民。"（《尚书·周书·蔡仲之命》）

"庶政惟和，万国咸宁。"（《尚书·周书·周官》）

"守时力民，进事长功，和齐百姓……寒暑和节而五谷以时孰，是天下之事也。"（《荀子·富国》）

"百姓昭明，协和万邦。"（《尚书·虞书·尧典》）

"汝游心于淡，合气于漠，顺物自然而无容私焉，而天下治矣。"（《庄子·应帝王》）

4.天时地利人和则万事宜

"天时不如地利，地利不如人和……得道者多助，失道者寡助。寡助之至，亲戚畔之四；多助之至，天下顺之。"（《孟子·卷四·公孙丑下》）

"万物得宜，事变得应，上得天时，下得地利，中得人和，则财货浑浑如泉源，汸汸如河海田，暴暴如丘……万物失宜，事变失应，上失天时，下失地利，中失人和，天下敖然，若烧若焦。"(《荀子·富国》)

5.内政邦交均需和谐和平

"比长各掌其比之治。五家相受、相和亲，有罪奇邪，则相及。"(《周礼·地官司徒·比长》)

"以和邦国，以谐万民，以安宾客，以说远人，以作动物。"(《周礼·春官宗伯·叙官·大司乐》)

"使和诸侯之好，达万民之说。掌邦国之通事，而结其交好。"(《周礼·春官宗伯·叙官·掌交》)

6.亲民善民和顺民心

"乐行而志清，礼修而行成，耳目聪明，血气和平，移风易俗，天下皆宁，美善相乐。故曰：乐者，乐也""且乐也者，和之不可变者也"。(《荀子·乐论》)

（二）启示与影响

治国之道的"和"思想提示人们：治国当遵天地之道而守中和，君臣之间应和顺和谐，治国富国需和谐，万事得宜须天时地利人和，内政邦交均需和谐和平。

这些思想，对于中医诊治疾病，遣方用药借鉴运用"兵家"谋略，颇具启迪与指导意义。从方法论原理看，治则治法的确立，遣方用药的思路与谋略，均与治国之道异曲同工，同出一辙。

七、社会安宁的"和"思想

（一）经典论述

1.正气正声有助社会和谐安宁

"正声感人，而顺气应之；顺气成象，而和乐兴焉。倡和有应，回邪曲直，各归其分。"(《乐记·乐象篇》)

"乐中平则民和而不流，乐肃庄则民齐而不乱。民和齐则兵劲城固，敌国不敢婴也……唱和有应，善恶相象。"(《荀子·乐论》)

"小大相成，终始相生。倡和清浊，迭相为经""是故情深而文明，气盛而化神，和顺积中而英华发外"。(《乐记·乐象篇》)

"乐……君臣上下同听之，则莫不和敬……长幼同听之，则莫不和顺……父子兄弟同听之，则莫不和亲。故乐者审一以定和，比物以饰节，节奏合以成文。"(《乐记·乐化篇》)

2.天地之"和乐"有助于社会安宁

"乐者，天地之和也。礼者，天地之序也。和，故百物皆化；序，故群物皆别。""大乐与天地同和，大礼与天地同节。和，故百物不失；节，故祀天祭地。"（《乐记·乐论篇》）

"乐者，天地之命，中和之纪，人情之所不能免也。"（《乐记·乐化篇》）

"故乐者，天下之大齐也，中和之纪也。"（《荀子·乐论》）

3.乐动于中而因其德感人

"故乐也者，动于内者也；礼也者，动于外者也。乐极和，礼极顺，内和而外顺。"（《乐记·乐化篇》）

"其爱心感者，其声和以柔""故礼以道其志，乐以和其声，政以一其行""钟鼓干戚，所以和安乐也"。（《乐记·乐本篇》）

"乐文同，则上下和矣。"（《乐记·乐论篇》）

（二）启示与影响

社会安宁"和"思想的意义强调：多法合用可保社会和谐安宁，各方协同而能天地同和、天地有序、百物不失、百物皆化。这些思想，影响着中医学强调整体观，注重整体协同与协调，强化理法方药一致等逻辑要求，指导中医更好地认识并处理好医患关系、合理用药等。

第二节　中医"和"思想的形成及其标志

在秦汉时代，中医先贤经过长期的医事药事实践，积累了大量经验事实，汲取当时诸子百家的"和"思想，与医药学内容结合，形成了中医药学的"和"思想。其集大成的标志性著作，就是《黄帝内经》。紧随其后，进一步诠释《黄帝内经》的《难经》，也做了相关的论述。

一、《黄帝内经》的奠基作用及贡献

（一）开中医"和"思想之先河

成书于秦汉之际的《黄帝内经》，是中医学开理论之先河的巨著。《黄帝内经》秉承中国传统哲学与文化中的"和"思想，将其与中医药实践的经验事实及理论相结合，创造性地提出了若干蕴含"和"思想的理论认识，从整体联系、系统组成、动态变化、功能状态的相关关系入手，对中医药学的"和"思想与方法做了全面的论述与阐释，形成了完整的理论体系。

（二）系统论述并形成中医"和"思想

《黄帝内经》对于"和"之义，做了最具代表性的论述。如："阴阳和，故能有子。"（《素问·上古天真论》）"凡阴阳之要，阳密乃固，两者不和，若春无秋，若冬无夏，因而和之，是谓圣度。"（《素问·生气通天论》）是书还从天人合一、天地人相和、整体观、阴阳气血津液、五运六气、藏象、病因病机、治则治法等方面，全面论述了"和"思想，阐明了"和"所反映并代表的和谐状态、关系、方法等，认为：人体具有"阴阳和"的自调自稳自愈能力，人的健康状态是正气存内而内外和谐、阴阳平和、气畅血和、脏腑和谐、五脏坚固、血脉和调等的结果；若阴阳失和、气血不和，则病变由生；诊察治疗，就是要看人体"失和""不和"的状态，"因而和之，实为圣度"。

（三）首用"和调"词组及其语义论中医理论

《黄帝内经》从论述藏象的角度，多处应用并论述"和调"一词及其应用。如："荣者，水谷之精气也，和调于五脏，洒陈于六腑，乃能入于脉也。"（《素问·痹论》）"五脏坚固，血脉和调……各如其常，故能长久。"（《灵枢·天年》）

对于"和"与"调"词义的协同应用与逻辑统一，更是不计其数。如："和于阴阳，调于四时。"（《素问·上古天真论篇》）"阴阳和平之人，其阴阳之气和，血脉调。"（《灵枢·通天》）"和喜怒而安居处，节阴阳而调刚柔。"（《灵枢·本神》）"疏其血气，令其调达，而致和平。"（《素问·至真要大论篇》）"和气之方，必通阴阳。"（《灵枢·终始》）"调气之方，必别阴阳。"（《素问·至真要大论》）

"和"与"调"协同应用的逻辑统一，还体现在《黄帝内经》"藏象"的"阴中求阳、阳中求阴"，以及"气为血帅、血为气母"的相互依存及变化关系中。在临床治疗时，和调阴阳、和调气血，均当注意和谐和顺阴与阳、气与血的关系，如"治其阳者，必调其阴，理其气者，必调其血"之论，即蕴含了"和调"的内在逻辑关系。

二、《黄帝内经》关于中医"和"思想的论述及要义

（一）和谐共生的自然观

1.经典论述

"夫四时阴阳者，万物之根本也，所以圣人春夏养阳，秋冬养阴，以从其根。故阴阳四时者，万物之终始也，死生之本也，逆之则灾害生，从之则苛疾不起，是谓得道。"（《素问·四气调神大论》）

"阴阳者，天地之道也，万物之纲纪，变化之父母，生杀之本始，神明之府也。治病必求于本。"(《素问·阴阳应象大论》)

"敷和之纪，木德周行，阳舒阴布，五化宣平，其气端，其性随，其用曲直，其化生荣，其类草木，其政发散，其候温和。"(《素问·五常政大论》)

"与天地相应，与四时相副，人参天地，故可为解。"(《灵枢·刺节真邪》)

"道上知天文，下知地理，中知人事，可以长久。"(《素问·气交变大论》)

2.要点要义

自然界由四时阴阳构成，人身处于其中，必须适应四时阴阳之变化，遵从自然界与生命的根本。同时，阴阳处于不断变化之中的论断，与老子"道生一，一生二，二生三，三生万物。万物负阴而抱阳，冲气以为和"的思想一脉相承。人受自然节律的约束，自身的生物节律也要与"树天之度，四时阴阳"相合；要懂得并适应上知天文，下知地理，中知人事，才能与自然界和谐共生。这个思想，与荀子"万物得宜，事变得应，上得天时，下得地利，中得人和"的认识完全一致。

（二）天地人和的生命观

1.经典论述

（1）天地之气相合而为人

"天覆地载，万物悉备，莫贵于人，人以天地之气生，四时之法成……人生于地，悬命于天，天地合气，命之曰人……人生有形，不离阴阳，天地合气。"(《素问·宝命全形论》)

"天地者，万物之上下也；阴阳者，血气之男女也。"(《素问·阴阳应象大论》)

（2）天地人和而生精有神

"天之在我者德也，地之在我者气也。德流气薄而生者也。故生之来谓之精；两精相搏谓之神；随神往来者谓之魂；并精而出入者谓之魄；所以任物者谓之心；心有所忆谓之意；意之所存谓之志；因志而存变谓之思；因思而远慕谓之虑；因虑而处物谓之智。"(《灵枢·本神第八》)

"以母为基，以父为楯；失神者死，得神者生也……血气已和，荣卫已通，五脏已成，神气舍心，魂魄毕具，乃成为人……五脏坚固，血脉和调，肌肉解利，皮肤致密，营卫之行不失其常，呼吸微徐，气以度行，六腑化谷，津液布扬，各如其常，故能长久。"(《灵枢·天年》)

（3）人之脏腑应合天地

"人之合于天地道也，内有五脏，以应五音、五色、五时、五味、五位也；外有六腑，以应六律……此五脏六腑之所以应天道。"（《灵枢·经别》）

"夫十二经脉者，内属于脏腑，外络于肢节，夫子乃合之于四海乎……人有髓海，有血海，有气海，有水谷之海，凡此四者，以应四海也。"（《灵枢·海论》）

"春生、夏长、秋收、冬藏，是气之常也，人亦应之。"（《灵枢·顺气一日分为四时》）

2.要点要义

人是天地间最为宝贵的，人的生命来源于天地人和。人以天地之气生，四时之法成，阴阳合体而有血气、男女；天地人和而生精有神，血气和，荣卫通，神气舍心，魂魄毕具，五脏坚固，血脉和调，合于天地之道，各如其常，就能健康长久。

（三）内外和谐的健康观

1.经典论述

（1）内外和合真气从之则健康

"虚邪贼风，避之有时，恬惔虚无，真气从之，精神内守，病安从来。"（《素问·上古天真论》）

"正气存内，邪不可干。"（《素问·刺法论（遗篇）》）

"邪之所凑，其气必虚。"（《素问·评热病论》）

"百姓无病，上下和亲，德泽下流，子孙无忧，传于后世，无有终时。"（《灵枢·师传》）

（2）遵守自然之道并和谐相处则长寿

"上古之人，其知道者，法于阴阳，和于术数，食饮有节，起居有常，不妄作劳，故能形与神俱，而尽终其天年，度百岁乃去……中古之时，有至人者，淳德全道，和于阴阳，调于四时……有圣人者，处天地之和……以恬愉为务，以自得为功，形体不敝，精神不散，亦可以百数。"（《素问·上古天真论》）

（3）人的生长壮老已具有和顺之规律

"女子七岁，肾气盛，齿更发长；二七而天癸至，任脉通，太冲脉盛，月事以时下，故有子；三七，肾气平均，故真牙生而长极；四七，筋骨坚，发长极，身体盛壮；五七，阳明脉衰，面始焦，发始堕；六七，三阳脉衰于上，面皆焦，发始白；七七，任脉虚，太冲脉衰少，天癸竭，地道不通，故形坏而无子也。丈夫八岁,肾气实,发长齿更;二八,肾气盛,天癸至,精气溢泻,阴阳和,故能有子;三八,肾气平均,筋骨劲强,故真牙生而长极;四八,筋骨隆盛,肌肉满壮;五八,肾气衰,发堕齿槁;六八,阳气衰竭于上,面焦,发鬓颁白;七八,肝气衰,筋不能动;八八,天癸竭,精少,肾脏衰,形体皆极,则齿发去。"(《素问·上古天真论》)

"人生十岁,五脏始定,血气已通,其气在下,故好走。二十岁,血气始盛,肌肉方长,故好趋。三十岁,五脏大定,肌肉坚固,血脉盛满,故好步。四十岁,五脏六腑、十二经脉皆大盛以平定,腠理始疏,荣华颓落,发颇斑白,平盛不摇,故好坐。五十岁,肝气始衰,肝叶始薄,胆汁始减,目始不明。六十岁,心气始衰,若忧悲,血气懈惰,故好卧。七十岁,脾气虚,皮肤枯。八十岁,肺气衰,魄离,故言善误。九十岁,肾气焦,四脏经脉空虚。百岁,五脏皆虚,神气皆去,形骸独居而终矣。"(《灵枢·天年》)

(4)精气神和谐源于阴阳气血和合相依

"是以圣人陈阴阳,筋脉和同,骨髓坚固,气血皆从。如是则内外调和,邪不能害,耳目聪明,气立如故。"(《素问·生气通天论》)

"五味入口,藏于肠胃,味有所藏,以养五气,气和而生,津液相成,神乃自生。"(《素问·六节藏象论》)

"气得上下,五脏安定,血脉和利,精神乃居,故神者,水谷之精气也。"(《灵枢·平人绝谷》)

"阴阳和平之人,居处安静,无为惧惧,无为欣欣,婉然从物,或与不争,与时变化,尊则谦谦,谭而不治,是谓至治。"(《灵枢·通天》)

"血和则经脉流行,营复阴阳,筋骨劲强,关节清利矣;卫气和则分肉解利,皮肤调柔,腠理致密矣。志意和则精神专直,魂魄不散,悔怒不起,五脏不受邪矣;寒温和则六腑化谷,风痹不作,经脉通利,肢节得安矣。"(《灵枢·本脏》)

(5)五脏相通,移皆有次,和则顺达

"五脏受气于其所生,传之于其所胜,气舍于其所生,死于其所不胜……五脏相通,移皆有次,五脏有病,则各传其所胜。"(《素问·玉机真脏论》)

"五脏常内阅于上七窍也。故肺气通于鼻,肺和则鼻能知臭香矣;心气通于舌,心和则舌能知五味矣;肝气通于目,肝和则目能辨五色矣;脾气通于口,脾和则口能知五谷矣;肾气通于耳,肾和则耳能闻五音矣。五脏不和则七窍不通;六腑不合则留为痈。"(《灵枢·脉度》)

"夫心者,五藏之专精也,目者其窍也,华色者其荣也,是以人有德也,

则气和于目。"(《素问·解精微论》)

"人受气于谷，谷入于胃，以传与肺，五脏六腑，皆以受气，其清者为营，浊者为卫，营在脉中，卫在脉外，营周不休，五十而复大会，阴阳相贯，如环无端。"(《灵枢·营卫生会》)

（6）五行相生，亢害承制而和合化生

"寒暑燥湿风火，在人合之奈何？其于万物何以生化……东方生风，风生木，木生酸，酸生肝，肝生筋，筋生心。"(《素问·五运行大论》)

"亢则害，承乃制。制则生化，外列盛衰；害则败乱，生化大病。"(《素问·六微旨大论》)

（7）气血津液的运行在于权衡而平和合和

"荣者，水谷之精气也，和调于五脏，洒陈于六腑，乃能入于脉也。故循脉上下贯五脏，络六腑也。"(《素问·痹论》)

"食气入胃，散精于肝，淫气于筋。食气入胃，浊气归心，淫精于脉。脉气流经，经气归于肺，肺朝百脉，输精于皮毛。毛脉合精，行气于腑，腑精神明，留于四藏。气归于权衡，权衡以平，气口成寸，以决死生……合于四时，五脏阴阳，揆度以为常也。"(《素问·经脉别论》)

"五谷之津液，和合而为膏者，内渗入于骨空，补益脑髓，而下流于阴股。阴阳不和，则使液溢而下流于阴，髓液皆减而下，下过度则虚。"(《灵枢·五癃津液别》)

"胜有微甚，复有少多，胜和而和，胜虚而虚，天之常也……夫阴阳之气，清静则生化治，动则苛疾起。"(《素问·至真要大论》)

（8）气机升降出入有序而和合

"气之升降，天地之更用也……高下相召，升降相因，而变作矣……夫物之生，从于化，物之极，由乎变，变化之相薄，成败之所由也……成败倚伏，生乎动，动而不已，则变作矣……出入废，则神机化灭；升降息，则气立孤危。故非出入，则无以生、长、壮、老、已；非升降，则无以生、长、化、收、藏。"(《素问·六微旨大论》)

"气相胜者和，不相胜者病；重感于邪则甚也。"(《素问·气交变大论》)

（9）六气应五行，天地之气相合子甲

"六气应五行之变……天气始于甲，地气始于子，子甲相合，命曰岁立，谨候其时，气可与期。"(《素问·六微旨大论》)

"欲通天之纪，从地之理，和其运，调其化，使上下合德，无相夺伦，天地升降，不失其宜。"(《素问·六元正纪大论》)

"上下相遘，寒暑相临，气相得则和，不相得则病。"（《素问·五运行大论》）

2. 要点要义

内外相和，真气从之则健康安和。遵守自然之道并能和谐相处则长寿。

人的生长壮老已有着和顺之自身规律。如：以天癸的来与去为标志，可反映出人之肾气的盛衰。当肾气盛，机体强的时候，人体具有"阴阳和"的自稳自调能力。反之，阴阳不和，百病由生。

五脏坚固血脉和调，阴阳气血和合相依，内外和调则邪不能害。气相得则和，不相得则病。血和则经脉流行，营复阴阳，筋骨劲强，关节清利。志意和则精神专直，魂魄不散，悔怒不起，五脏不受邪。

五脏相通，移皆有次，和则顺达。五脏有病，则各传其所胜。

五行相生，亢害承制而和合化生。如：亢则害，承乃制，制则生化，害则败乱。

气血津液的运行在于权衡而平和合和。如：荣者，水谷之精气，和调于五脏，洒陈于六腑。气得上下，五脏安定，血脉和利，精神乃居。五谷之津液，和合而为膏者，内渗入于骨空，补益脑髓。

气机升降出入有序而和合。气相胜者和，不相胜者病。出入废，则神机化灭；升降息，则气立孤危。故非出入，则无以生、长、壮、老、已；非升降，则无以生、长、化、收、藏。

（四）心志宁和的情志观

1. 经典论述

"是以志闲而少欲，心安而不惧，形劳而不倦，气从以顺，各从其欲，皆得所愿……所以能年皆度百岁而动作不衰者，以其德全不危也。"（《素问·上古天真论》）

"智者之养生也，必顺四时而适寒暑，和喜怒而安居处，节阴阳而调刚柔。如是，则僻邪不至，长生久视。"（《灵枢·本神》）

"人之有不可病者，至尽天寿，虽有深忧大恐，怵惕之志，犹不能减也，甚寒大热，不能伤也……五脏皆端正者，和利得人心；五脏皆偏倾者，邪心而善盗，不可以为人，平反复言语也。"（《灵枢·本脏》）

2. 要点要义

情志畅达，心身健康，需要心志宁和。志闲而少欲，心安而不惧，形劳而不倦，气从以顺，各从其欲，皆得所愿。智者之养生，必顺四时而适寒暑，和喜怒而安居处，节阴阳而调刚柔。五脏皆端正者，和利得人心。

（五）失和失衡的疾病观

1.经典论述

（1）阴阳失和而病

"阴胜则阳病，阳胜则阴病；阳胜则热，阴胜则寒……故重阴必阳，重阳必阴。"（《素问·阴阳应象大论》）

"故阳强不能密，阴气乃绝……阴阳离决，精气乃绝。"（《素问·生气通天论》）

"阴阳不和，则使液溢而下流于阴，髓液皆减而下，下过度则虚，虚故腰背痛而胫酸。"（《灵枢·五癃津液别》）

"阴阳喜怒，饮食居处，大惊卒恐，则血气分离；阴阳破败，经络厥绝，脉道不通；阴阳相逆，卫气稽留，经脉虚空，血气不次，乃失其常。"（《灵枢·口问》）

"阴阳气道不通，四海闭塞，三焦不泻，津液不化。"（《灵枢·五癃津液别》）

"故邪在腑则阳脉不和，阳脉不和则气留之，气留之则阳气盛矣。"（《灵枢·脉度》）

（2）血气不和，百病由生，皆有虚实

"百病之生，皆有虚实……五脏之道，皆出于经隧，以行血气。血气不和，百病乃变化而生。"（《素问·调经论》）

"（脉）从其气则和，违其气则病。不当其位者病，迭移其位者病，失守其位者危。"（《素问·五运行大论》）

（3）脏腑失和则病

"心者，君主之官也……十二官者，不得相失也……主不明则十二官危，使道闭塞而不通，形乃大伤。"（《素问·灵兰秘典论》）

"肝受气于心，传之于脾，气舍于肾，至肺而死。心受气于脾，传之于肺，气舍于肝，至肾而死。脾受气于肺，传之于肾，气舍于心，至肝而死。肺受气于肾，传之于肝，气舍于脾，至心而死。肾受气于肝，传之于心，气舍于肺，至脾而死。此皆逆死也。"（《素问·玉机真脏论》）

（4）天地之气（六气）不和而病

"天气不足，地气随之，地气不足，天气从之，运居其中而常先也。恶所不胜，归所同和，随运归从而生其病也……甚则位易气交易，则大变生而病作矣。"（《素问·六元正纪大论》）

"夫百病之所始生者，必起于燥湿寒暑风雨，阴阳喜怒，饮食居处，气合

而有形，得脏而有名。"（《灵枢·顺气一日分为四时》）

（5）气交（气运）不和则病

"气交有变，是为天地机……有升之不前，降之不下者，有降之不下，升而至天者，有升降俱不前，作如此之分别，即气交之变，变之有异，常各各不同，灾有微甚者也。"（《素问·本病论（遗篇）》）

"未至而至，此谓太过，则薄所不胜……至而不至，此谓不及……苍天之气，不得无常也。气之不袭，是谓非常，非常则变矣。"（《素问·六节藏象论》）

"谨候其时，病可与期；失时反岁，五气不行，生化收藏，政无恒也。"（《素问·六元正纪大论》）

（6）情志失和而病起

"人有五脏化五气，以生喜怒悲忧恐。故息怒伤气，寒暑伤形，暴怒伤阴，暴喜伤阳。"（《素问·阴阳应象大论》）

"心者，五脏六腑之主也……悲哀愁忧则心动，心动则五脏六腑皆摇，摇则宗脉感，宗脉感则液道开，液道开故泣涕出焉。"（《灵枢·口问》）

"是故怵惕思虑者则伤神，神伤则恐惧，流淫而不止。因悲哀动中者，竭绝而失生。喜乐者，神惮散而不藏。愁忧者，气闭塞而不行。盛怒者，迷惑而不治。恐惧者，神荡惮而不收。"（《灵枢·本神》）

2.要点要义

血气不和，百病由生，皆有虚实。从其气则和，违其气则病；天地之气（六气）不和而病，气交（气运）不和则病。

阴阳失和而病，阴胜则阳病，阳胜则阴病；阳胜则热，阴胜则寒。阴阳离决，精气乃绝。阴阳气道不通，四海闭塞，三焦不泻，津液不化，血气分离；阴阳破败而逆，经络厥绝，脉道不通。

脏腑失和则病。如：心病，心为君主之官，主不明则十二官危，使道闭塞而不通，形乃大伤。脾受气于肺，传之于肾，气舍于心，至肝而死。肺受气于肾，传之于肝，气舍于脾，至心而死。肾受气于肝，传之于心，气舍于肺，至脾而死。

情志失和而病起。人有五脏化五气，以生喜怒悲忧恐。怵惕思虑者则伤神，神伤则恐惧，流淫而不止。

（六）和为圣度的诊治观

1.经典论述

（1）诊治疾病必以和为要

"凡阴阳之要，阳密乃固，两者不和，若春无秋，若冬无夏，因而和之，是谓圣度……阴平阳秘，精神乃治。"(《素问·生气通天论》)

"阴阳和平之人，其阴阳之气和，血脉调。谨诊其阴阳，视其邪正，安其容仪，审有余不足，盛则泻之，虚则补之，不盛不虚以经取之。此所以调阴阳，别五态之人者也。"(《灵枢·通天》)

（2）察病当明标本而调气

"标本之道……察本与标，气可令调，明知胜复。"(《素问·至真要大论篇》)

"故治有取标而得者，有取本而得者。故知逆与从，正行无问，知标本者，万举万当，不知标本，是谓妄行……谨察间甚，以意调之，间者并行，甚者独行。"(《素问·标本病传论》)

（3）谨守病机、逐机而治，令其调达而致和平，以平为期

"谨守病机，各司其属，有者求之，无者求之，盛者责之，虚者责之，必先五胜，疏其血气，令其调达，而致和平。"(《素问·至真要大论》)

"气归于权衡，权衡以平。"(《素问·经脉别论》)

"平治于权衡，去菀陈莝。"(《素问·汤液醪醴论》)

"谨察阴阳所在而调之，以平为期……知其要者，一言而终，不知其要，流散无穷。"(《素问·至真要大论》)

"气之复也，和者平之，暴者夺之。皆随胜气，安其屈伏，无问其数，以平为期，此其道也。"(《素问·至真要大论》)

"泻者迎之，补者随之，知迎知随，气可令和。和气之方，必通阴阳，五脏为阴，六腑为阳。"(《灵枢·终始》)

（4）治疗当和调其中外

"虚则补之，药以祛之，食以随之，行水渍之，和其中外，可使毕已。"(《素问·五常政大论》)

"气之盛衰，左右倾移。以上调下，以左调右。有余不足，补泻于荥输。"(《素问·离合真邪论》)

"高者抑之，下者举之，有余折之，不足补之，佐以所利，和以所宜，必安其主客。"(《素问·至真要大论》)

"法天则地，合以天光……得时而调之。"(《素问·八正神明论》)

"从内之外者，调其内；从外之内者，治其外；从内之外而盛于外者，先调其内而后治其外；从外之内而盛于内者，先治其外而后调其内；中外不相及，则治主病。"(《素问·至真要大论》)

（5）方药重和调，君臣佐使重协同

"气可令和。和气之方，必通阴阳，五脏为阴，六腑为阳。"（《灵枢·终始》）

"辛甘发散为阳，酸苦涌泄为阴，咸味涌泄为阴，淡味渗泄为阳。六者或收或散，或缓或急，或燥或润，或软或坚，以所利而行之，调其气使其平也。"（《素问·至真要大论》）

"主病之谓君，佐君之谓臣，应臣之谓使，非上下三品之谓也……调气之方，必别阴阳，定其中外，各守其乡。"（《素问·至真要大论》）

"经络以通，血气以从，复其不足，与众齐同，养之和之，静以待时，谨守其气。"（《素问·五常政大论》）

（6）治未病而防病于未然

"是故圣人不治已病治未病，不治已乱治未乱，此之谓也。"（《素问·四气调神大论》）

"自古通天者，生之本，本于阴阳。天地之间，六合之内，其气九州、九窍、五脏、十二节，皆通乎天气……谨和五味，骨正筋柔，气血以流，腠理以密，如是则骨气以精，谨道如法，长有天命。"（《素问·生气通天论》）

"圣人之为道者，上合于天，下合于地，中合于人事，必有明法，以起度数。"（《灵枢·逆顺肥瘦》）

2. 要点要义

诊治必须以"和为圣度"，用"和"统筹临床诊断与治疗，涉及藏象、病因病机、辨证论治与辨病论治、治则治法、遣方用药、康复护理等方方面面。

治疗必须谨守病机、逐机而治，令其调达而致和平，以平为期。

和其中外，从内之外者，调其内；从外之内者，治其外；从内之外而盛于外者，先调其内而后治其外；以上调下，以左调右，和以所宜。

方药重和调，君臣佐使重协同。气可令和，和气之方，必通阴阳；调气之方，必别阴阳；经络以通，血气以从，养之和之。

治未病而防病于未然，谨和五味，骨正筋柔，气血以流，腠理以密，则骨气以精，长有天命。

三、《难经》关于中医"和"思想的论述及意义

战国时代扁鹊所撰《难经》，作为《黄帝内经》的传承者和姊妹著作，也延续性地论述了"和"的有关内容。

1. 经典论述

"五脏不和，则七窍不通，六腑不和，则留结为痈……邪在六腑，则阳脉

不和，阳脉不和，则气留之，气留之，则阳脉盛矣。邪在五脏，则阴脉不和，阴脉不和，则血留之；血留之，则阴脉盛矣。"（《难经·三十七难》）

"调气之方，必在阴阳者，知其内外表里，随其阴阳而调之。"（《难经·七十二难》）

2.要点要义

《难经》深入论述了"和"思想的有关内容。如：五脏不和，则七窍不通；六腑不和，则留结为痈。邪在六腑，则阳脉不和，阳脉不和，则气留之等。

第三节　中医"和法"及"和调"的形成与发展

秉承秦汉之际《黄帝内经》的"和"思想，东汉《伤寒杂病论》开中医"和法"之先河，明代《景岳全书》全面系统阐释"和法"，金元、明清时期医家集中探讨狭义与广义"和法"。先后历经千年，"和法"逐渐成为中医的重要治则治法，成为治疗"八法"的重要一法。

"和法"在两千多年的实际应用中，不断充实与发展，也产生了一些异议。随着"和法"的发展完善，"和调"思想方法也随之而发展完善，逐渐显现其作用与价值。

一、"和法"的沿革概貌

（一）以《黄帝内经》的"和"思想为基础

1."和"思想方法与临床诊治结合而产生"和法"

《黄帝内经》的"和"思想，体现并展示为以"和"为核心与主线的自然观、生命观、健康观、情志观、疾病观、诊治观，全面而深刻地影响着中医药学的各个方面，孕育并催生了"和法"。

《黄帝内经》"和"思想的论述，多处应用与"和"相关的字词，以"阴阳和"为要为纲，阐释天人合一、天地人相和、整体观、阴阳气血津液、五运六气、藏象、病因病机、治则治法的相关原理。

《黄帝内经》的"和"思想，为中医临床诊治疾病提供了思想方法，也为"和法"的产生夯实了基础。张仲景的《伤寒杂病论》传承并发展了该思想，在其首创的辨证论治体系中，认为经过辨证施治，可以达到"阴阳自和"的状态（"阴阳脉自和者，必自愈"《伤寒论·辨发汗吐下后病脉证并治》）；同时，提出"和解"之义及相关方证。明代张景岳则言："培养正气为主，则阴阳将

自和矣。"(《景岳全书·卷之一》)

《黄帝内经》所用的"和调""调和""和利"字词及"和""调"联用等，是其"和"思想方法的主要元素，也是"和法"的主要营养源。应指出的是，在《黄帝内经》中，尚未见到后世推崇之狭义和法的"和解"一词的应用。

2. 确立"和为圣度"的原则与法度

"和为圣度"是《黄帝内经》的重要思想，也是"和法"的基本原则与法度。"凡阴阳之要，阳密乃固，两者不和，若春无秋，若冬无夏，因而和之，是谓圣度。"以求"谨察阴阳所在而调之，以平为期""谨守病机，各司其属……，疏其血气，令其调达，而致和平"(《素问·至真要大论》)。"和气之方，必通阴阳。"(《灵枢·终始》)

（二）"和法"的标志及代表

以传统文化的"和"思想为营养源，依据《黄帝内经》"和"思想，中医创立了以治则治法为主体内容的"和法"。《伤寒杂病论》为其标志及主要代表。

1. "和法"的理论与临床自成一体

和法作为一个理论与临床一体的治则治法，具有以下特征与内涵。

（1）阐释原理：对于外邪入侵而病之证，"当消息和解其外，宜桂枝汤小和之"(《伤寒论》)。诊断与治疗，为的是"和其不和者也"(《景岳全书》)。

（2）具体诊治："和法"，主要针对的是半表半里之少阳证（小柴胡汤证）、营卫不和之表虚证（桂枝汤证）。

（3）系列方药：和解少阳之小柴胡汤、调和营卫之桂枝汤。

（4）理论内涵："和法"的内涵与外延，随着时间的推移与临床的深入，不断发展完善。后世概括并公认，小柴胡汤证之"和解"法，属于狭义和法；在此基础上发展完善的广义和法，则成为治疗"八法"中的主要之法。

2. "和法"的代表性医家及著述

历代公认的"和法"的代表性医家及著述为：东汉·张仲景的《伤寒杂病论》（现存为《伤寒论》与《金匮要略》），金·成无己的《伤寒明理论》，明·张景岳（张介宾）的《景岳全书》，清·戴天章的《广瘟疫论》，清·程国彭的《医学心悟》。此外，笔者以为，清·叶天士所著《临证指南医案》，以典型医案论临证之要，示人指南，也应为临证善用"和法"之代表。

（三）"和法"概念的形成

东汉末年，张仲景著述《伤寒杂病论》创立辨证论治体系，在阐释病证及治疗之理时，多次论及"和"并提及"和解"，开先河地形成并应用了"和法"的概念。但其所言"和解",是桂枝汤的"小和之"。金·成无己则明言:"不外不内,半表半里,既非发汗之所宜,又非吐下之所对,是当和解则可矣。小柴胡为和解表里之剂也。"(《伤寒明理论》)

至此,"和法"的概念完整地得到表述,代表着"和法"基本确立。至明·张景岳提出"和方之制,和其不和者也"(《景岳全书》),进一步完善了"和法"的概念。

(四)狭义与广义"和法"

在成无己明言"小柴胡为和解表里之剂"后,历代医家对"和法"进行了更为深入的探讨,逐步形成共识:小柴胡汤证的"和解"所代表的"和法"为狭义"和法";在此基础上,"和法"有着更为广泛的外延及适应病证,应属于广义"和法"。明·张景岳指出:"和之为义广矣"(《景岳全书》),清·戴天章的《广瘟疫论》及程国彭的《医学心悟》等,也都对广义"和法"做了深入论述。

(五)当代对"和法"的研究

当代,不少学者从基础理论、多学科研究、临证实践等方面入手,全面研究并应用"和"与"和法"。该方面的报道及论述也可谓是百花齐放,百家争鸣,丰富多彩;既有历史沿革的探求、学术源流的梳理、异议纷争的交流,更有各种应用的心得与收获、临床诊治有效病例的经验总结与报道。

本章专列"第四节'和'及'和法'的当代研究简况",从多个方面做了收集整理,此处不再赘述。

(六)"和法"沿革简评

千百年来,"和法"在中医临证诊治中起着极为重要的作用;另一方面,又始终伴随着不断的争论与异议。这一现象与事实的客观存在,说明"和法"对于中医药学十分重要;同时,其自身的系统性、逻辑性还需进一步的完善并发展之。

1. "和"与"和法"蕴含的思想及其原理,影响并渗透进中医药学的各个领域,在各个方面都起着极为重要的指导作用。

2. "阴阳和""阴阳自和"揭示了人体维护自身健康最重要的规律及状态;阴阳、气血、脏腑之不和、失和是人体发生病变时最主要的病机关系;"和其不和"是治则治法最根本的切入点,也是确定具体治法的关键之处。因此,和法是中医治则治法中最重要的基本原则与方法。

3. "和法"对临床治疗学及方药的应用起着重要的作用。以"和法"为统领而形成的"和剂",就是"和法"思想方法与临床治疗的方药学紧密结合的最佳典范。

4. 由于传统"和法"始终伴随着争论，孕育、促进并催生了更为广泛使用的"和调"思想方法的诞生，以丰富并发展传统"和法"的系统性、逻辑性及实用性。

5. 根据文献回顾分析，可以看出："和法"的影响深刻，应用广泛。"和法"及其相关方药的现代研究及其应用，几乎涉及所有临床各科，尤其在诊治复杂疑难病证及新发现疾病的防治中，"和法"起着十分重要且不可替代的作用。

二、"和法"的代表性医家及专著

（一）《伤寒杂病论》的"和"思想与方法

1. 简析

东汉末年，张仲景著《伤寒杂病论》，为"和法"概念开先河之作。综观并研究《伤寒杂病论》可以发现，其使用并涉及"和"的内容，应当有三个方面：一是治法之和，二是病因病机之和，三是方药调治机理及方法之和。

在《伤寒杂病论》中，"和"在阐释"和法"机理的同时，更为广泛的意义是"和谐、调和、和顺、和平、中和"等，主要用于论述阐释生理病理、病因病机及治疗之理。譬如：

一是阴阳气血协调和谐的健康安和的生理状态。如：《金匮要略》指出"若五脏元真通畅，人即安和"以及《伤寒论》多处指出的"胃气和""身和""口中和""腹中和""荣气和""营卫和"等。具有特殊意义和价值的是：《伤寒论》在《黄帝内经》"阴阳和"的基础上，强调并提出人体具有"阴阳自和"的自我修复、自我调整及自稳态能力。"脉自和者，不死""凡病，阴阳脉自和者，必自愈"。

有学者指出：安和即是健康状态，是张仲景对人体精气充足、运行和畅，脏腑功能燮和与统一状态的描述，也就是健康状态。[9]

二是与和相反的病态的失和、不和。如："睛不和""胃不和，烦而悸""病常自汗出，此荣卫不和也"。

三是方药调治机理及方法之"和"，主要体现在和解、温和、和畅、和缓、调和、平和等治疗原理及具体方法中。如："当消息和解其外，宜桂枝汤小和之""以小承气汤，少少与微和之"。

2. 主要论述

（1）治法之"和"：在《伤寒论》的"和"法中，调和营卫的桂枝汤方证与和解少阳的小柴胡汤方证及其所代表的治则治法，是《伤寒杂病论》辨证论治体系对中医治则治法的最大贡献，也是后世医家对于和法及和解法争议最多的地方。

《伤寒论》中涉及治法之"和"的内容，大致可以分为以下四类：

①调和营卫之和法

"吐利止，而身痛不休者，当消息和解其外，宜桂枝汤小和之。"（《伤寒论·辨霍乱病脉证并治》）

"病常自汗出，荣卫不和也，发汗则愈，宜桂枝汤。"（《伤寒论·辨太阳病脉证并治》）

②和解少阳治法

"伤寒五六日，中风，往来寒热，胸胁满，不欲食，心烦喜呕者，小柴胡汤主之。"（《伤寒论·辨太阳病脉证并治》）

"伤寒中风，有柴胡证，但见一证便是，不必悉具。"（《伤寒论·辨太阳病脉证并治》）

③以小柴胡汤方之"和"调治太阳经、阳明经、厥阴经病证的综合性和法。

"太阳病，十日以去，脉浮细而嗜卧者，外已解也。设胸满胁痛者，与小柴胡汤。"（《伤寒论·辨太阳病脉证并治》）

"阳明病，胁下满，不大便而呕，舌上白胎者，可与小柴胡汤。"（《伤寒论·辨阳明病脉证并治》）

"阳明病，发潮热，大便溏，小便自可，胸胁满不去者，与小柴胡汤。"（《伤寒论·辨阳明病脉证并治》）

④具有"和之"之理的其他治法

"伤寒汗出，解之后，胃中不和，心下痞硬，干噫食臭，胁下有水气，腹中雷鸣下利者，生姜泻心汤主之。"（《伤寒论·辨太阳病脉证并治》）

（2）病因病机之"和"

"若五脏元真通畅，人即安和……如身和，汗自出，为入腑则愈。"（《金匮要略·脏腑经络先后病脉证》）

"时气不和，便当早言。"（《伤寒论·伤寒例》）

"胃和则愈，胃不和，烦而悸。"（《伤寒论·辨少阳病脉证并治》）

"若自下利者，脉当微厥，今反和者，此为内实也。"（《伤寒论·辨太阳病脉证并治》）

"病人脏无他病，时发热，自汗出而不愈者，此卫气不和也。"（《伤寒论·辨可发汗病脉证并治》）

"凡病,若发汗,若吐,若下,若亡血,无津液,阴阳脉自和者,必自愈。"(《伤寒论·辨发汗吐下后病脉证并治》)

"黄疸腹满,小便不利而赤,自汗出,此为表和里实。"(《金匮要略·黄疸病脉证并治》)

（3）方药调治机理及方法之和

"……宜桂枝汤小和之。"(《伤寒论·辨霍乱病脉证并治》)

"发汗后,恶寒者,虚故也;不恶寒,但热者,实也,当和胃气,属调胃承气汤证。"(《伤寒论·辨发汗后病脉证并治》)

"太阳病,发汗后,大汗出,胃中干,烦躁不得眠,欲得饮水者,少少与饮之,令胃气和则愈。"(《伤寒论·辨太阳病脉证并治》)

"病痰饮者,当以温药和之"。(《金匮要略·痰饮咳嗽病脉证》)

（二）《伤寒明理论》的认识

东汉张仲景之后至金元前,对"和"法进行专门探讨的医家并不多。金元以后,诸医家对"和"法的论述呈现方兴未艾之势。[10]

金·成无己著《伤寒明理论》,首次提出"和解剂"的概念并将小柴胡汤作为代表。后世沿袭成氏之说,多公认小柴胡汤"和解少阳"治疗半表半里的少阳证,是"和法"的起源,也公认张仲景的《伤寒杂病论》最先使用并记叙了"和"法。

"伤寒邪气在表者,必渍形以为汗;邪气在里者,必荡涤以取利;其于不外不内,半表半里,既非发汗之所宜,又非吐下之所对,是当和解则可矣。小柴胡为和解表里之剂也。"(《伤寒明理论·伤寒明理方论·小柴胡汤方》)

"往来寒热,属半表半里,而当和解之。"(《伤寒明理论·寒热》)

（三）《景岳全书》的"和"思想

1. 简析

明·张景岳是一位理论与实践能力俱佳的医学家。后人称其为系统论述"和法"第一人。[11]

张氏系统研究《黄帝内经》,以条分缕析的分类法,对《黄帝内经》全文进行归类整理并做注解,著成《类经》,对中医药学的哲学思想方法做了较深入研究;所著《景岳全书》,全面记叙了他的理论认识及临证经验,以内伤杂病为临床主要研究内容,于虚损性疾病的诊治预防颇有心得,理性思维及认识颇丰。

《景岳全书》对"和"及"和法"做了较为系统而全面的论述,专设治则治法的"和略"及方药的"和阵",从更为广泛的角度探讨了"和"及"和法";阐述分析了和法的概念、适应范围、应用原则及具体方剂。他提出的"和其不和"思想体现了中医整体治疗观念。其主要观点可简要概括为如下几点:

重视机体的"阴阳自和"。天地阴阳之道,本贵和平,气令调而万物生,此造化生成之理;以培养正气为主,阴阳将自和。

揭示囊括"和法""和方"的"和略"要领在于:"和方之制,和其不和"。

明确提出广义"和法"之义,并指出其要领是"中和"。补泻温凉之用,无所不及,务在调平元气,不失"中和"之为贵也。

强调方药合宜当有法度而且宜变通。药不执方,合宜而用;方以立法,法以制宜。用药处方,最宜变通,不当执滞。

认为方药当列为"八阵","和阵"为其中重要之阵。其选古方之得宜者若干首,列为"八阵";犹有未尽,复又制"新方八阵"。其强调"和阵",病有在虚实气血之间,补之不可,攻之又不可,欲得其平。警示用"和法"当知用药禁忌。

有的学者认为:通过"和阵"的方剂分析可以看出,与成无己提出的"和解少阳"法不同,张景岳运用"和法"具有针对病邪以痰饮水湿为主、重视调气、重视脾胃的特点,大致包括和化痰饮、调和脾胃或肝脾、和气止痛三个方面。其论述对于"和法"范围的拓展具有决定性的作用,对于后世运用"和法"治疗内科杂病也有着深远的影响。[11]

2. 主要论述

(1)治疗当求阴阳自和

"天地阴阳之道,本贵和平,则气令调而万物生,此造化生成之理也……正气不能主持,则阴阳盛负,交相错乱,当以培养正气为主,则阴阳将自和矣。"(《景岳全书·卷之一人集·传忠录上·阴阳篇(二)》)

(2)方药合宜须有法度

"药不执方,合宜而用,此方之不必有也。方以立法,法以制宜,此方之不可无也。夫方之善者,得其宜也。得其宜者,可为法也。方之不善者,失其宜也。"(《景岳全书·卷之四十九·德集·新方八阵·新方八略引》)

"用药处方,最宜变通,不当执滞也。"(《景岳全书·卷之七·须集·伤寒典上·论古法变通》)

(3)"和其不和"的"和略"之要在于"中和"

"和方之制,和其不和者也……其于补泻温凉之用,无所不及,务在调平

元气，不失中和之为贵也。"（《景岳全书·卷之四十九·德集·新方八阵·新方八略引·和略》）

"和阵，病有在虚实气血之间，补之不可，攻之又不可，欲得其平，故方有和阵。"（《景岳全书·卷之五十一·图集·古方总目·附古方条序》）

（4）和法当知用药禁忌

"故凡阴虚于下而精血亏损者，忌利小水，如四苓、通草汤之属是也。阴虚于上而肺热干咳者，忌用辛燥，如半夏、苍术、细辛、香附、芎、归、白术之属是也。阳虚于上，忌消耗。如陈皮、砂仁、木香、槟榔之属是也。阳虚于下者，忌沉寒。如黄柏、知母、栀子、木通之属是也……不知此义，又何和剂之足云。"（《景岳全书·卷之四十九·德集·新方八阵·新方八略引·和略》）

（5）方药"八阵"列有"和阵"

"选古方之得宜者共若干首，列为八阵。"（《景岳全书·卷之四十九·德集·新方八阵·新方八略引》）

"卷之五十·德集·新方八阵：补阵、和阵、攻阵、散阵、寒阵、热阵、固阵、因阵。"（《景岳全书·卷之五十·德集·新方八阵》）

在《景岳全书·卷之五十》之新方八阵中，列出新拟和阵方药，和法之方共20首，主要有：金水六君煎、和胃二陈煎、苓术二陈煎、大和中饮、小和中饮、小分清饮、解肝煎、二术煎、廓清饮、十香丸、芍药枳术丸、苍术丸、贝母丸、括痰丸、神香散。

在《景岳全书·卷之五十三》之古方八阵中，列出古方之"和阵"方药，广泛收录此前各医家著述"和法"之方，计376首方剂。

（6）《类经》的相关认识

张氏在其所著《类经》中指出："人气应之以生长收藏，即天和也。"（《类经·第八卷》）

（四）《广瘟疫论》的认识

1. 简析

清·戴天章著《广瘟疫论》，较为详细地论述了和法的含义，尤其对广义"和法"进行了全面论述。如：寒热并用之谓和，补泻合剂之谓和，表里双解之谓和，平其亢厉之谓和。凡此和法，虽名为和，实寓有汗、下、清、补之意，疫邪尤有宜和者。

戴氏还指出"和法"之变通：凡热不清，用清凉药不效，即当察其热之所附丽。于清热诸方加入何药，效始能捷。

戴氏还列载了宜和之证：寒热往来，盗汗，口苦，咽干，头眩，舌强，等等。凡此表、里、虚、实、寒、热相兼者不可枚举，引此数端，可以类推。

2. 主要论述

"寒热并用之谓和，补泻合剂之谓和，表里双解之谓和，平其亢厉之谓和。所谓寒热并用者，因时疫之热夹有他邪之寒，故用此法以和之也。凡方中有黄连与生姜同用，黄芩与半夏同用，石膏与苍术同用，知母与草果同用者皆是……凡此和法，虽名为和，实寓有汗、下、清、补之意，疫邪尤有宜和者。"（清·戴天章《广瘟疫论·卷四·和法》）

（五）《医学心悟》的认识

1. 简析

清·程国彭著《医学心悟》，首论中医治疗"八法"并详论"和法"。其依据辨证之"八纲"，系统归类整理中医治法，概括为"八法"：汗、和、下、消、吐、清、温、补。同时，从分析治法之理的角度，全面分析论述了"和法"的应用原则及原理。

程氏对"和法"的适应证及宜忌做了探讨："伤寒，在半表半里者，惟有和之一法焉，仲景用小柴胡汤加减是已。然有当和不和误人者，有不当和而和以误人者。有当和而和，而不知寒热之多寡，禀质之虚实，脏腑之燥湿，邪气之兼并以误人者，是不可不辨也。"

程氏也对广义"和法"做了分析：有清而和者，有温而和者，有消而和者，有补而和者，有燥而和者，有润而和者，有兼表而和者，有兼攻而和者。和之义一，和之法变化无穷。

2. 主要论述

"论治病之方，则又以汗、和、下、消、吐、清、温、补八法尽之。盖一法之中，八法备焉，八法之中，百法备焉。病变虽多，而法归于一。"（《医学心悟·医门八法》）

"伤寒在表者，可汗；在里者，可下；其在半表半里者，惟有和之一法焉……然有当和不和误人者，有不当和而和以误人者。有当和而和，而不知寒热之多寡，禀质之虚实，脏腑之燥湿，邪气之兼并以误人者，是不可不辨也……由是推之，有清而和者，有温而和者，有消而和者，有补而和者，有燥而和者，有润而和者，有兼表而和者，有兼攻而和者。和之义则一，而和之法变化无穷焉！"（《医学心悟·医门八法·论和法》）

（六）《临证指南医案》的认识

1. 简析

清·叶天士所著《临证指南医案》，是一部专门记叙临证诊治经验及典型医案的巨著。全书共 10 卷，涉及内科、外科、五官科、妇科及儿科等临床各科病证医案。所记周详，征引广博，以典型医案论述临证之要，善用"和法"辨治各科病证，示人指南。

2. 主要论述

（1）以"和"之理辨析病因病机及辨证

"肝为刚脏，非柔润不能调和也。"（《临证指南医案·卷一·阳升热蒸液亏》）

"脾宜升则健，胃宜降则和……古人云：九窍不和，都属胃病。"（《临证指南医案·卷四·便闭·病退胃不和》）

"胃易燥，全赖脾阴以和之；脾易湿，必赖胃阳以运之。"《临证指南医案·卷六·嘈·肝阴虚》

"故一阴一阳，互相表里，合冲和之德，而为后天生化之源也。"（《临证指南医案·卷八·胃脘痛》）

"夫天地间，只有六气，气平则为和气，不平则有胜复。胜复至极，则为厉气，为瘟疫气、瘴气，更有道涂中秽浊气。"（《临证指南医案·卷十·痘》）

"痛为脉络中气血不和，医当分经别络。"（《临证指南医案·卷八·诸痛·肝肾奇经脉络不和》）

"气逆填胸阻咽，脘痹而痛。病由肝脏厥气，乘胃入膈。致阳明经脉失和。"（《临证指南医案·卷八·胃脘痛》）

"疡症虽发于表，而病根则在于里……因郁则营卫不和致气血凝涩，酿成疡症。"（《临证指南医案·卷八·痔》）

（2）善用"和法"辨治病证：叶天士善用和法，多为"和阳""和阴""和肝""和胃""和中""和气血"及其他之"和"。

①和阳：和阳治法，是谓以阴和阳，用养阴滋阴之药，调和阴阳，治阳之亢盛或热盛。

"欲固其阴，先和其阳。"（《临证指南医案·卷三·阴虚湿热》）

"阳动消烁，甘缓和阳生津。"（《临证指南医案·卷六·三消·肝阴虚》）

"今者气热，当午上冒，经络痹痛亦减于平日。主以和阳甘寒，宣通经脉佐之。"（《临证指南医案·卷七·肝胆风热》）

"肝阳内扰，风木乘土。法当酸以和阳，咸苦坚阴。"（《临证指南医案·卷九·淋带·风阳乘土》）

"肝胆阳气，夹内风上腾不熄；心中热，惊怖多恐；进和阳镇摄方法。"（《临证指南医案·卷一·风阳扰神》）

"肝为刚脏，胃属阳土。姑议柔缓之法，冀有阳和风熄之理。"（《临证指南医案·卷一·头风·胃虚风阳上逆》）

"久发阴亏，仍有内损之忧。宜养肺胃之阴以和阳。"（《临证指南医案·卷二·血络痹阻》）

②和阴

"胸痹不舒之痛。栝蒌苦润豁痰，陷胸汤以之开结，半夏自阳以和阴，茯苓淡渗。"（《临证指南医案·卷八·胃脘痛·自阳以和阴》）

③和阴阳

"和协阴阳，使人得尽其天年而已。"（《临证指南医案·卷三·脱·阴阳并虚（华岫云批注）》）

"和阳固阴，诸病大减。"（《临证指南医案·卷九·崩漏·阴虚阳亢》）

"胃虚益气而用人参，非半夏之辛，茯苓之淡，非通剂矣；少少用附子以理胃阳，粳米以理胃阴，得通补两和阴阳之义。"（《临证指南医案·卷三·木乘土·肝胃》）

"厥后惊惕汗泄，阳风无制，都缘阴枯不主恋阳。议用六味，益阴和阳。"（《临证指南医案·卷七·痉厥·奇脉虚风阳动》）

"阳气过动，当填阴和阳。"（《临证指南医案·卷八·目·肝肾虚》）

"阳上巅为眩晕。八脉无气……以暖下柔剂和其阴阳，可得小效。"（《临证指南医案·卷九·淋带·奇脉虚》）

④和肝

"烦动嗔怒，都令肝气易逆，干呕味酸，木犯胃土，风木动，乃晨泄食少，形瘦脉虚。先议安胃和肝。"（《临证指南医案·卷三·木乘土·肝胃》）

"如下焦阴虚，及肝肾虚而成痿者，用河间饮子、虎潜诸法，填纳下焦，和肝熄风为主。"（《临证指南医案·卷七·痿》）

"世俗所称慢惊风者，治宜急顾本原，扶土生金，安胃和肝。"（《临证指南医案·卷十·吐泻》）

⑤和胃

"胃宜降则和者，非用辛开苦降，亦非苦寒下夺，以损胃气，不过甘平，或甘凉濡润，以养胃阴，则津液来复，使之通降而已矣。"（《临证指南医案·卷三·食伤（华岫云批注）》）

"气阻脘中……忌用燥热劫津，治以平肝和胃。"（《临证指南医案·卷三·木乘土·肝胃》）

"情怀不适，阳气郁勃于中，变化内风，掀旋转动，心悸流涎，麻木悉归

左肢……议两和肝胃。"(《临证指南医案·卷三·木乘土·肝胃》)

"脉左弦，少寐，气从左升。泄肝和胃。"(《临证指南医案·卷三·木乘土·肝胃》)

⑥和中及和正

"湿胜脾胃，食物不化。向有聚积，肠腑不通，热气固郁，当进和中。忌口勿劳，不致变病。"(《临证指南医案·卷四·积聚》)

"热深厥深，病中遗泄，阴伤邪陷；发表攻里，断难施用。和正托邪，是为正法。"(《临证指南医案·卷七·痉厥·疟厥》)

"经闭两月，脘痹呕恶。此气窒不宣，胃阳碍钝使然。当用和中为主。"(《临证指南医案·卷九·胃阳不运》)

"阴伤阳乘。消渴喜凉饮，不可纯以外邪论。和营卫调中，甘缓主治。"(《临证指南医案·卷九·崩漏·营阴伤脏燥热》)

"肝胆相火犯胃过膈纳食自少，阳明已虚。解郁和中，两调肝胃。"(《临证指南医案·卷一·滋肝和胃》)

⑦和气血

"肝病先厥后热也……今春半天令渐温，拟两和气血，佐以宣畅少阳太阴。"(《临证指南医案·卷三·木乘土·肝胃》)

⑧其他"和法"

"二气散越，交纽失固，闪气疼痛，脘中痞结，皆清阳凋丧。无攻痛成法，唯以和补，使营卫之行，冀其少缓神苏而已。"(《临证指南医案·卷一·营虚》)

"薄味以和上焦，气热得清，病患可却。"(《临证指南医案·卷二·吐血·冬温》)

"起情怀抑郁，由气郁化热……肝胆相火内寄，非凉剂无以和平。"(《临证指南医案·卷九·崩漏·郁热》)

三、历代医家对"和法"的专论

(一)概述

除上列代表性医家的论述之外，历代还有不少医家从各自角度出发，对"和"与"和法"也有不少高论，内容丰富，各有所长，既有理论辨识之思，更有实践经验总结。较有代表性的医家及论点举隅如下：

清·唐笠山著《吴医汇讲》，汇各家之说从多个角度阐释论述"和"与"和法"。其论"太和之气"与中和、调和之道，"人能保护元阳，则太和之气充满于身""中之为道，无所不涵，无所不彻，推之医理，尤不可忽。盖万病由于乖戾，用药惟以调和"。其辨病辨证从和而治，涉及"辨汗""木郁之证""伤于情志"等证。其论治则治法及方药认为：用针通其外，由外及内；用药通其里，由内及外，以和气血。

清·冯兆张分析经典论方药议"和"与"和法"，著《冯氏锦囊秘录》，分别分析注释《黄帝内经》经典32篇及19篇，多处论及"和"。其代表性论述如："明阴阳气和，乃能生成其形体，故七岁肾气盛，齿更发长。阳动应合而泄精，二者通和，故能有子。气脉调和，故志达畅。"

在和法的研究与应用过程中，自宋代及金元时期开始，不少医家均重视和法方药的研究与应用，并产生"和剂"与"和药"的概念。

如：宋·钱乙著《小儿药证直诀》中专列若干用"和"之法的"和方"。宋·王怀隐等著《太平圣惠方》专列"卷第十三·治伤寒后脾胃气不和诸方"，共11方。金·李东垣力主脾胃，用药多注意脾胃之和，"和调"气血而"和中"，在《脾胃论·卷上·湿热成痿肺金受邪论》条目之下列出11方，言明"和中"者3方，"和调"气血者3方。元·危亦林著《世医得效方》，"卷第一·和解"专列和解方药。

至明清之际，关于"和法"方药的系列论述及代表性和方更为丰富。如：清·费伯雄之《医方论·卷二》专列和解方药。清·汪昂在《医方集解》中专列"和解之剂"并指出"宜和解"之病证。

此外，清·唐容川的《血证论》，全面强调治血当注重和与和法。其以和法为第一良法，也可谓之和血法，可为治疗血证之总则，用于治疗所有血证；善用小柴胡汤加减，形成治血证之四法：止血、消瘀、宁血、补血，和法之意均贯穿每法之中。

以上列医家之论为代表，"和法"在中医治疗八法中自成一体，根深叶茂，枝展荫泽。此外，还有不少历代医家致力于用和法、论和法、展和法，譬如：清·吴又可的《瘟疫论》提出"疏利开达"法，清·俞根初的《通俗伤寒论》提出"和解三焦"法等。

（二）主要代表性论述

1."和法"之理

"阴阳者，一气所分，宜平宜合，忌偏忌离……阴阳得其正，则平若权衡；阴阳失其和，则反如冰炭。"（《吴医汇讲·卷十一·阴阳常变论》）

"阴阳以平为和，而偏为疾。"（《素问玄机原病式·屈伸不便，厥逆禁固》）

"中之为道，无所不涵，无所不彻，推之医理，尤不可忽。盖万病由于乖庚，用药惟以调和，益其不足，损其有余，温凉攻补，必归于中而后可……医之中道，非不寒、不热，不补、不泻之谓，中病即是中，中病而毫无偏倚，毫无过不及，即是至中。"(《吴医汇讲·卷十一·中道说》)

2. 藏象及四诊

（1）辨识藏象需合于脏腑

"欲知其内者，当以观乎外……故望其五色，以青黄赤白黑，以合于五脏之脉，穷其应与不应……惟其察色按脉而不偏废，然后察病之机，断之以寒热，归之以脏腑，随证而疗之。"(《丹溪心法·能合色脉可以万全》)

"肝藏血，若腑脏气血调和，则目精彩明净。"(《诸病源候论·卷之二十八·管候》)

（2）阴阳气血宜平和

"阴阳气和，乃能生成其形体……男女有阴阳之质不同，天癸则精血之形亦异，阴静海满而去血，阳动应合而泄精，二者通和，故能有子。"(《冯氏锦囊秘录·卷首上·内经纂要·上古天真论》)

"阴阳调和，二气相感，阳施阴化，是以有娠。"(《备急千金要方·卷第二·妇人方上·求子》)

"阴搏阳别，谓之有子。此是血气和、阳施阴化也。"(《备急千金要方·卷第二·妇人方上·妊娠恶阻》)

"人阴阳顺理，荣卫调平，神守则强，邪不干正。"(《外台秘要·第二十八卷·中恶方》)

"阴气和平，阳气闭密，则精神日益治也。"(《冯氏锦囊秘录·卷首上·内经纂要·生气通天论》)

"阴阳合，合则气和，气和则不致病。和气者即春之温暖，秋之清凉也。"(《瘟疫论·卷下·〈伤寒例〉正误》)

（3）脏腑和顺为要

"胃气和平，荣气上升，始生温热。"(《脾胃论·卷下·脾胃虚则九窍不通论》)

"五脏调和，则荣卫气理，荣卫气理，则津液通流，虽复多饮水浆，不能为病。"(《诸病源候论·卷之二十·寒疝积聚候·癖候》)

"腑脏和平，则水液下流宣利。"(《诸病源候论·卷之十六·心痛多唾候》)

（4）三焦"和内调外"可闻不可见

"三焦者……灌体周身，和内调外，荣养左右，宣通上下，莫大于此也。

又名玉海水道……三焦之气和则内外和，逆则内外逆也。"（《医学启源·卷之上·三、五脏六腑，除心包络十一经脉证法》）

"夫三焦者……合而为一，有名无形，主五脏六腑，往还神道，周身贯体，可闻不可见，和利精气，决通水道，息气脾胃之间。"（《外台秘要·第六卷·三焦脉病论》）

3. 病因病机

（1）气失其平

"气皆属于肺……若冲击横行于脏腑间，而为痛、为痞满、为积聚等病者，气失其平也。"（《杂病源流犀烛·卷二》）

"其气冲和则气为血之帅，血随之而运行；血为气之守，气得之而静谧。气结则血凝，气虚则血脱，气迫则血走，气不止而血欲止不可得矣。"（《医学衷中参西录·前三期合编第二卷·治吐衄方·寒降汤》）

"气之来也，即以极而成灾；则气之乘也，必以复而得平。物极则反，理之自然也。大抵寒暑燥湿风火之气，木火土金水之形，亢极则所以害其物，承乘则所以制其极。然则极而成灾，复而得平……此亢则害承乃制之意。"（《丹溪心法·亢则害承乃制》）

"其构同类，相生之气则和，不同类相制之气则病也。"（《冯氏锦囊秘录·卷首下·内经纂要·五运行大论》）

（2）时令不和则病

"以冬时非节之暖，牵合而为病原。不思严寒酷暑，因其锋利，人所易犯，故为病最重。至于温暖，乃天地中和之气，万物得之而发育，气血得之而融和。"（《瘟疫论·卷下·诸家温疫正误》）

（3）脏腑阴阳气血失和而病

"夫热劳者，由心肺实热，伤于气血，气血不和，脏腑壅滞，积热在内，不能宣通之所致也。"（《太平圣惠方·卷第三十一·治热劳诸方》）

"夫劳伤气血，阴阳不和，津液减少，上焦生热，故令口舌干燥而渴也。"（《太平圣惠方·卷第三十一·治骨蒸口舌干渴诸方》）

"夫脏腑不和，气血虚弱，风冷之气伏留在内……故令胸中痹闷而噎塞也。"（《太平圣惠方·卷第四十二·治胸痹噎塞诸方》）

"夫胸痹短气者，由脏腑虚弱，阴阳不和，风冷邪气攻注胸中。"（《太平圣惠方·卷第四十二·治胸痹短气诸方》）

"劳伤之人，五脏不安，六腑不调。"（《诸病源候论·卷之三·虚劳呕逆候》）

"风热痰饮渍于脏腑，阴阳不和，肝气蕴积生热，热冲于目，使目睛疼痛。"（《诸病源候论·卷之二十八·目珠子脱出候》）

"噫气由中气不和，胃气上逆。"（《吴医汇讲·卷五·何桂岩·辨医书音义》）

"大便难者，由五脏不调，阴阳偏有，冷热虚实，三焦不和，则冷热并结故也。"（《外台秘要·第二十五卷·大便难方》）

"积聚者，由阴阳不和，腑脏虚弱，受于风邪，搏于腑脏之气所为也。"（《诸病源候论·卷之十九·积聚候》）

（4）脏腑不和而病痈疽疮疡

"五脏不调致疽，六腑不和生痈。"（《外台秘要·第二十四卷·痈疽方》）

"疽者，五脏不调所生也……阴阳不和，则五脏不调。"（《太平圣惠方·卷第六十二·疽论》）

"痈者，由六腑不和所生也……阴阳不调，则六腑不和。"（《诸病源候论·卷之三十二·痈候》）

（5）小儿脏腑不和而病

"小儿百日巳后，五岁巳前，乳食渐多，不择生冷，好食肥腻，恣食甘酸，脏腑不和，并生疳气。"（《太平圣惠方·卷第八十六·小儿五疳论》）

"小儿五脏不和，三焦不调，有寒热之气客之则令乳哺不消化，结聚成癥痕也。"（《太平圣惠方·卷第八十八·治小儿癥痕诸方》）

"小儿惊者，由血气不和，热实在内，心神不定，所以发惊，甚者掣缩变成痫。"（《诸病源候论·卷之四十五·惊候》）

"少小所以有痫病及痉病者，皆由脏气不平故也……亦由乳养失理，血气不和，风邪所中也。"（《备急千金要方·卷第五上·少小婴孺方上·惊痫第三》）

4. 辨病辨证论治

"辨汗……惟有阳明邪并来，热气薰蒸毛窍开，汗出溱溱常不止，但宜凉解得和谐。"（《吴医汇讲·卷五·薛公望·拟张令韶《伤寒直解》辨证歌》）

"伤于情志，和肝、开心、醒脾、解郁为主，然必缓治。"（《吴医汇讲·卷三·孙庆增·石芝医话》）

"故养血和肝，使火不上炎，则心气和平，而百骸皆理。"（《冯氏锦囊秘录·卷一·乙癸同源论》）

"胃气不和：面㿠白无精光，口中气冷，不思食，吐水。当补脾，益黄散主之。"（《小儿药证直诀·卷上·脉证治法·胃气不和》）

"邪气拂郁于经,表未解也,当得汗解。如未得汗,以柴胡清燥汤和之。"（《瘟疫论·卷上·战汗》）

5.治则治法

"邪之所中,各有其地。在表治表,在里治里,表里之间,则从和解。病有是证,证有是药,各有司存,不相越也。"（《神农本草经疏·卷一·脏气法时并四气所伤药随所感论》）

"七损八益云者,调阴阳也。当注重'调'字,不当注重'用'字。"（《群经见智录·卷二·七损八益第十五》）

"有者泻之,无者补之,虚者补之,盛者泻之,令上下无碍,气血通调,则寒热自和,阴阳调达矣。"（《冯氏锦囊秘录·卷首下·内经纂要·至真要大论篇》）

"于阴阳、表里、虚实、寒热、标本、先后之间,因病施治,即于岁气天和之道,无不合矣。"（《吴医汇讲·卷五·薛鹤山·痘出同时论》）

"随,谓随之,安之。制,谓止制。平,谓平调。夺,谓夺其胜气也。治此者,不以数之多少,但以气平和为准度耳。"（《冯氏锦囊秘录·卷首下·内经纂要·至真要大论篇》）

"能令郁结开通,气液宣行,流湿润燥,热散气和而愈。"（《素问玄机原病式·吐下霍乱》）

"用针通其外,由外及内,以和气血;用药通其里,由内及外,以和气血,其理一而已矣。"（《吴医汇讲·卷八·唐立三（再续）·摄生杂话》）

6.和调方药

（1）方药配伍

"凡合和汤药,务在精专,甄别新陈,辨明州土,修制合度,分两无差,用得其宜,病无不愈。"（《太平惠民和剂局方·指南总论·卷上·论合和法》）

"剂者,从齐从刀,用以齐不齐,而成所以齐也。夫独用谓之药,合用之谓剂。而其才有长短、大小、良毒之难齐,故用有相益、相剂、相畏、相恶、相忌、相制之不同,则剂有宣、同、补、泻、轻、重、滑、涩、燥、湿十者,对治之各异……类良医剂量群药,以成治病之功……凡和剂者必本乎是。"（《神农本草经疏·卷一·论十剂本义》）

"君、臣、佐、使,制方自有定法,然品味不可拘泥……大可和中。"（《吴医汇讲·卷三·傅学渊·管见刍》）

"凡药有君臣佐使,以相宣摄合和,宜用一君二臣三佐五使,又可一君三臣九佐、使也……凡此七情,合和之时留意视之。当用相须相使者良,勿用相恶相反者。若有毒者宜制，可用相畏、相杀者，不尔勿合用也……凡此七情，合和视之。"（《太平惠民和剂局方·指南总论·卷上·论用药法》）

"药虽众，主病者专在一物……所谓君者，主此一方，固无定物也。《药性论》乃以众药之和厚者定为君，其次为臣，为佐，有毒者多为使，此谬论也。设若欲攻坚积，则巴豆辈岂得不为君也。"（《医说·卷八·疾证·药用君臣》）

（2）中和方药

"气之性善升而易散，育与固，养气之妙法，惟静存守中，善养气者矣。血之性善降而易凝，和与温，养血之妙法，惟运动调中，善养血者矣。"（《吴医汇讲·卷三·孙庆增·石芝医话》）

"和以甘淡，补养阴血，阳自相附，阴阳比和。"（《局方发挥》）

"寒热相杂，亦用甘草，调和其性也；中满者禁用。"（《医学启源·卷之上·主治心法·随证治病用药》）

"凡合和汤药……若调和得所，虽未能治病，犹得安利五脏，于病无所增剧。"（《备急千金要方·卷第一·合和》）

（3）系列和方

不少医家及方药学专著，均有关于和法方药的系列论述及代表性和方，较为著名的医家有李东垣、张景岳，专著如《太平圣惠方》《太平惠民和剂局方》《小儿药证直诀》《医说》《医方论》《医方集解》等。

①小儿系列和方：宋·钱乙著《小儿药证直诀·卷中·记尝所治病二十三证》，专列若干用"和"之和方：和中散、理中丸、附子理中丸、调中丸。

②李东垣和脾胃系列方药：李东垣力主脾胃为人体之要，其用药多注意脾胃之和，和调气血而"和中"，即便是治疗非脾胃之病的病证时，也注意和调脾胃及气血。如：其在《脾胃论·卷上·湿热成痿肺金受邪论》条目之下列出11方：清燥汤、助阳和血补气汤、升阳汤、升阳除湿汤、益胃汤、生姜和中汤、强胃汤、温胃汤、和中丸、藿香安胃散、异功散。依据方解，在此11个方中，言明"和中"者3方：助阳和血补气汤、生姜和中汤、和中丸；"和调"气血者3方：升阳汤、升阳除湿汤、藿香安胃散。同时，助阳和血补气汤、生姜和中汤、和中丸也具和调气血之功。

③治伤寒后脾胃气不和诸方：宋·王怀隐等著《太平圣惠方》，专列"卷第十三·治伤寒后脾胃气不和诸方"，共十一方：白术散方、大腹皮散方、木香散方、丁香散方、人参散方、半夏散方、木香散方、人参散方、白豆蔻散方、桔梗圆方、人参圆方。

④《世医得效方》和解之方：元·危亦林之《世医得效方·卷第一·和解》中收载和解方药：香苏散、香葛汤、参苏饮、冲和散、小柴胡汤、神术散、二香散。

⑤《医方论》和解之方：清·费伯雄之《医方论·卷二》，专列和解方药，主要有：小柴胡汤、黄连汤、黄芩汤、芍药甘草汤、栝蒌薤白白酒汤、温胆汤、逍遥散、藿香正气散、姜茶饮。

⑥《医方集解》和解之剂：清·汪昂在《医方集解》中，专列和解之剂及"宜和解"之病证，指出："当和解之证，汗之不得汗，和解之力到，汗自出而解，慎勿错认作死证也。由是观之，和解之剂用以分理阴阳，调和营卫。"

其书所载和解之剂，主要有：小柴胡汤、黄连汤、黄芩汤、芍药甘草汤、瓜蒌薤白白酒汤、温胆汤、逍遥散、六和汤、藿香正气散、清脾饮、泻要方、姜茶饮、芦根汤、阴阳水。

7. 康养之要

（1）治未病（护未病）

"与其救疗于有疾之后，不若摄养于无疾之先，盖疾成而后药者，徒劳而已……未病而先治，所以明摄生之理。夫如是，则思患而预防之者，何患之有哉……尝谓备土以防水也，苟不以闭塞其涓涓之流，则滔天之势不能遏；备水以防火也，若不以扑灭其荧荧之光，则燎原之焰不能止。"（《丹溪心法·不治已病治未病》）

"安则物之感我者轻，和则我之应物者顺。外轻内顺，而生理备矣。"（《苏沈内翰良方·卷第六·问养生》）

（2）摄养

"凡气短皆宜食滋味汤饮，令胃调和。"（《脾胃论·卷下·摄养》）

"人体平和，惟须好将养，勿妄服药……人之所依者，形也；乱于和气者，病也；理于烦毒者，药也；济命扶危者，医也。安身之本，必资于食；救疾之速，必凭于药。不知食宜者，不足以存生也；不明药忌者，不能以除病也。"（《备急千金要方·卷第二十六·食治·序论第一》）

"善摄生者，于此五个月出居于外。苟值一月之虚，亦宜暂远惟幕，各自珍重，保全天和。"（《格致余论·阳有余阴不足论》）

"是以善养者，谨起居，节饮食，导引关节，吐故纳新。不得已而用药，则择其品之上、性之良，可以久服而无害者，则五脏和平而寿命长。"（《医说·卷九·养生修养调摄·养生》）

"和气导气之道，密室闭户，安床暖席，枕高二寸半，正身偃卧，瞑目闭气，以鸿毛著鼻上不动，经三百息。耳无所闻，目无所见，心无所思，如此则寒暑不能侵，蜂虿不能毒。"(《医说·卷九·养生修养调摄·和气》)

（3）远欲

"安于淡薄，少思寡欲，省语以养气，不妄作劳以养形，虚心以维神，寿夭得失安之于数，得丧既轻，血气自然谐和，邪无所容。"(《脾胃论·卷下·远欲》)

8. 以德致和

"凡大医治病，必当安神定志，无欲无求，先发大慈恻隐之心，誓愿普救含灵之苦。若有疾厄来求救者，不得问其贵贱贫富，长幼妍媸，怨亲善友，华夷愚智，普同一等，皆如至亲之想……夫为医之法，不得多语调笑，谈谑喧哗，道说是非，议论人物，炫耀声名，訾毁诸医，自矜己德。"(《备急千金要方·卷第一·大医精诚》)

"夫为医者……必须傍采典籍，邈审妍媸。服勤以求，探赜无厌。勿恣道听，自持己长，街耀声称，泛滥名誉。心中未了，指下难明。欲别死生，深为造次……须洞明物理，晓达人情。悟造化之变通，定吉凶之机要。视表知里，诊候处方。常怀极物之心，普救含灵之苦。苟用药有准，则厥疾必瘳。若能留心于斯，臭而学之，则为医之道，尽善尽美，触事皆通矣。"(《太平圣惠方·卷第一·叙为医》)

"孙思邈之祝医者曰：行欲方而智欲圆，心欲小而胆欲大。嗟乎！医之神良，尽于此矣。宅心醇谨，举动安和，言无轻吐，目无乱观，忌心勿起，贪念周生，毋忽贫贱，毋惮疲劳，检医典而精求，对疾苦而悲悯，如是者谓之行方……知常知变，能神能明，如是者谓之智圆。望、闻、问、切宜详，补、泻、寒、温须辨，当思人命至重，冥报难逃，一旦差讹，永劫莫忏，乌容不慎！如是者谓之心小……恒投起死，析理详明，勿持两可，如是者谓之胆大。四者似分而实合也……行方者智必圆也。心小则惟惧或失，胆大则药如其证……故心小胆大者，合而成智圆；心小、胆大、智圆者，合而成行方也。"(《医宗必读·卷第一·行方智圆心小胆大论》)

四、"和调"的主要脉络

在中医"和"思想及"和法"的形成与发展过程中，相关医家及其著述都蕴含或论述了"和调"思想方法，有的经典之作还多次直接使用了"和调"一词。随着"和法"不断的发展与完善，"和调"也逐渐地成熟与完备。

（一）"和调"来源于秦汉之际的"和"思想

在此期间的传统哲学文化经典中，一是有着"和调"词组的应用。如："和调累解，速乎急疾。"（《荀子》）"形名参同，上下和调也。"（《韩非子·扬权》）这些"和调"词组之用，蕴含并应用哲学及管理学原理，对相关事物关系的相互影响及状态、目的进行描述。二是"和"与"调"联用并阐释事物道理的应用。如："德优天地而和阴阳，节四时而调五行。"（《淮南子·第一卷》）及"天地之气，莫大于和。和者，阴阳调。"（《淮南子·第十三卷》）。这些论述揭示出"和"与"调"相互依存、相辅相成而协同并用的基本关系。

在《黄帝内经》的"和"思想中，也已运用"和调"词组及"和"与"调"的语义逻辑联用，阐释事理、医理及治疗、方药之理等。

和调，如："和调于五脏，洒陈于六腑""五脏坚固，血脉和调"。

调和，如："内外调和，邪不能害，耳目聪明，气立如故"。

"和"与"调"的联动协同应用。如："和于阴阳，调于四时。""阴阳和平之人，其阴阳之气和，血脉调。""和其运，调其化，使上下合德，无相夺伦，天地升降，不失其宜。""顺四时而适寒暑，和喜怒而安居处，节阴阳而调刚柔。""和气之方，必通阴阳。""调气之方，必别阴阳""三焦者……和内调外……三焦之气和则内外和，逆则内外逆也"。

《黄帝内经》的这些认识以及如何实现"阴阳和"的方法，已经蕴含并反映出"和调"思想方法的基本原理与关系，即"和"是目的与状态，"调"是方法与过程；为和而调，以调达和。如"疏其血气，令其调达，而致和平"（《素问·至真要大论篇》）之论，即是最佳明证："疏"是"调"的一种具体方法，"疏"的对象是血气；通过"疏"而"调达"，使得血气"和平"。

（二）传统"和法"的孕育及基础

1.《伤寒杂病论》"和法"的意蕴

（1）"和"的多重含义有"和调"：《伤寒杂病论》"和"的应用及其内涵是多个方面的，不仅仅是治法之"和"，还有论述病因病机、调治机理及病证转归原理之"和"。这些内容，超出了"和法"之"和解"的意义，有着"和谐、调和、和顺、和平、平和、中和"等更为广泛的意义，蕴含着"和调"的原理及其应用。

①治法之"和"的多种含义：在"当消息和解其外，宜桂枝汤小和之"的条文中，"和"具有"和解其外"及"调和营卫（气血）"的意义。

在"以小承气汤，少少与微和之"的条文中，"和"具有"和顺"肠腑气机、相对和缓地消除阳明经腑证"燥实内结"病机关键的作用。

在"伤寒，汗出解之后，胃中不和，心下痞硬，干噫食臭，胁下有水气，腹中雷鸣下利者，生姜泻心汤主之"的条文中，"和"是"和畅、和顺"胃中不和，消除心下痞硬之证。

②藏象学说之"和"的意义，已非治法之理，而是论述人体"和谐""和畅""和顺"及"安和"之理。如《金匮要略》之"若五脏元真通畅，人即安和"，《伤寒论》的"胃气和""身和""口中和""腹中和""荣气和""营卫和"等。

③论述病因病机之"不和"。如"睛不和""胃不和，烦而悸""病常自汗出，此荣卫不和也"。

（2）"阴阳自和"机制显"和调"：《伤寒杂病论》"阴阳自和"的理论，是对人体经过治疗而实现阴阳、气血、脏腑功能和顺和谐的阐释，也是《黄帝内经》"阴阳和"理论的具体实践及发展。其意义在于：经过治疗，人体具有"和调"而实现"阴阳自和"的自我修复、自我调整及自成稳态的能力。

有的学者指出：张仲景在"补不足"的前提下，还强调了"补中求和"。[9]若补不求和，则会出现阴阳格拒、阴阳偏失等严重后果，达不到虚者补益的目的。显然，这种"补中求和"所求之"和"，已经远非一般"和解表里（半表半里）"之"和"，而是通过"补中"的"调"，求得阴阳、气血之"和"，也就是我们所言"和调"之"和"。

（3）"和法"统筹方药中的"和调"：《伤寒杂病论》以"和法"统筹方药，调治病证的机理中，具有许多"和调"思想方法及原理。"和法"不仅可用于和解少阳、调和营卫，以及"和解"或"调和"太阳、阳明、厥阴经病证，还可应用于"寒热并用、补泻兼施、表里双解、调和气血"等治则治法中。这些治则治法的调治机理的实质，就是"和调"。

2. 张景岳的"和法"之论蕴含"和调"

明·张景岳的《景岳全书》较为全面地论述"和"及"和法"，蕴含着若干"和调"思想与方法。

（1）"和其不和"点明"和调"的出发点与归宿："和方之制，和其不和者也"是揭示囊括"和法""和方""和略"之纲要，点明"和调"的出发点与归宿是为了解决"不和"而求"和"。这也是"和调"的核心要义。

"和其不和"针对的是"不和""失和"的病机，可以延伸并拓展到针对一切具有"不和""失和"病机的病证，而不仅仅是邪气处于"半表半里"之证。如是，其揭示了"不和"病机在中医临床诊治中的客观重要性，也为"和调"理论阐明了其主要适用对象及出发点。

"和其不和"是通过运用"和方"之方药，消除"不和""失和"的病机而达到人体"阴阳自和"的目的、归宿，最终达到"和谐""和顺"的"安和"健康状态。这就揭示了"和调"的基本原理与作用：解决"不和"为和而调（治）、以调达和。

"和其不和"的"和略"，最终目的与效果是"务在调平元气，不失中和之为贵也"。这就进一步揭示出"和调"的目的是求"中和""和谐""和平""安和"。

（2）"阴阳自和"的"和调"意义："培养正气为主，则阴阳将自和矣"的方法及机理是"补正而和"。其依据是天地阴阳之道，本贵和平。以培养正气的"调"，达到并实现阴阳之"自和"。如此，"和"与"调"的关系与意义彰明，"和调"之义清晰。

（3）阐释"和""和调"的主要要素：张氏论"和"与"和法"，提及并论述了"和略""和阵""和方"等概念及方法，全面地论述了"和调"的主要要素。

"和略"统筹"和法""和方"，为的是"和其不和"，最终达到"阴阳自和"之"中和"。

"和阵"中的方药，针对并适宜的是病在虚实气血之间，补之不可，攻之又不可者。此类病证，只能"得其平"而治之，大致包括和化痰饮、调和脾胃或肝脾、和气止痛等多个方面。这些思想与方法，也已远非传统"和法"之"和解"可言，是为"和调"之法。

（三）广义"和法"的探讨凝练出"和调"

明清时期的一些医家论"和法"，重在广义"和法"蕴含了"和调"之理，丰富并充实了"和调"之义。

明·张景岳《景岳全书》论"和法"，明确提出"和之为义广矣"的广义"和法"概念。"凡病兼虚者，补而和之；兼滞者，行而和之；兼寒者，温而和之；兼热者，凉而和之，和之为义广矣"中的补（虚）、行（气）、温（热）、（清）凉等法，即是通过"调（整）""调（和）"，最终达到"和"之目的与疗效。

清·戴天章的《广瘟疫论》，对"和法"做了较为详细的论述，特别是对广义"和法"进行了拓展性论述。如：寒热并用之谓和，补泻合剂之谓和，表里双解之谓和，平其亢厉之谓和。强调：此和法，虽名为和，实寓有汗、下、清、补之意，疫邪尤宜和。这些论述，均具有经过"调（整）"，最终达到"和"的"和调"之义。

　　清·程国彭《医学心悟》所论"清而和者,有温而和者,有消而和者,有补而和者,有燥而和者,有润而和者,有兼表而和者,有兼攻而和者。和之义则一,而和之法变化无穷焉!"此处之"清(解)、温(热)、消(散)、补(虚)、燥(湿)、润(燥)、兼表(表里双解)、兼攻(攻补兼施)",其义均是以"调(调整、调解)"之法,最终达到"和(和谐、平和)"。

　　伴随着广义"和法"探讨的深入与发展,狭义"和法"与广义"和法"之间的歧义纷争也就随之而产生,延续千年,直至当代。狭义"和法"与广义"和法"之争,也反映出传统"和法"的效用及其需要进一步发展完善的必要。为此,续其精要而传承发扬,抛却不必要的歧义纷争,就是笔者力主整理推出"和调"思想方法的初衷。

　　关于狭义"和法"与广义"和法"的歧义纷争,请参阅本章"第四节'和'及'和法'的当代研究简况"。

(四)"和"与"调"协同一体而明"和调"

　　在"和法"的发展过程及"和调"思想方法的逐渐完善中,"和"与"调"的协同应用及语义逻辑越来越清晰,逐渐成为不可分割的一个整体,使得"和调"思想方法渐臻完善。

　　前述的"和者,阴阳调""疏其血气,令其调达,而致和平"是传统哲学文化及中医"和"思想中,对"和"与"调"协同一体关系的明确论述。

　　在"和法"的形成与发展过程中,关于"和"与"调"逻辑一体、互为条件并协同应用的典型论述越来越多。最为典型者,如明·缪希雍所著《神农本草经疏》明言"调者,和也。逆则宜和,和则调也"。其是在"论治气三法药各不同"之"降气、调气"药时指出"和"与"调"的逻辑关系的,也说明"和调"的应用也已涉及中医与中药的各个方面。其中的"调者,和也。逆则宜和,和则调也",以论药之道,医药一体,阐释"和调"的逻辑关系,继承并发展了《黄帝内经》所指明的"和调于五脏""血脉和调"的"和调"内部联系;也从语义及逻辑上秉承了《淮南子》"和者,阴阳调"与《韩非子》"上下和调"的"和调"之意。

　　张景岳所主张的"和其不和者",是"和调"最为典型的代表之论,是以和而调,以调达和的最好逻辑概括。

　　如是,"和调"思想方法的理论内涵及外延自成一体,各位医家不同的临证实践,从不同角度丰富并发展着"和法"及其新的延伸之义"和调"。至当代,学者们对"和法"的研究方兴未艾,也不断地发展并充实着"和调"思想,"和调"的概念及其应用越来越清晰。如:有的学者明言:从脏腑辨证看,脏腑不和则采用和调之法，使其达到相对平和的状态，如半夏泻心汤。[12]随着研究的深入与拓展，"和调"的应用得到进一步扩展，指导并应用于和调医患关系、周全诊断治疗、立治遣方用药等方面。

第四节 "和"及"和法"的当代研究简况

当代，不少医家及学者仍在关注"和"思想及"和法"的研究。从基础理论到临床各科，从源头的《黄帝内经》，到《伤寒杂病论》六经病证辨证论治的"和""和解"，再到金代诠释"和解法"的概念，及至现代的中医多学科研究，全方位地对和法及和思想进行了深入研究。涉及"和"与"和法"的基本认识、哲学基础、基本原理、形成发展以及概念之辨；从治则治法角度，对和法的治则治法意义进行解析，研讨和法与其他治法的关系；研究和法的方药，分析和剂与和药、探讨和剂方药的制剂及服用方法。更有不少医家从多个不同角度，较为广泛地探讨或报道应用和法诊治各科病证的临床经验与理性认识。

本节尽可能全面、纲要式、综述性地辑录这些研究的要点，以供研究及应用"和"及"和法"者参阅。

一、综合认识

（一）关于"和"与"和法"的基本认识

国医大师孙光荣教授认为：中医药文化的核心理念是"以人为本、效法自然、和谐平衡、济世活人"。[13]

陈丽云先生与严世芸先生认为："和"是中国传统文化中颇具特征性的哲学思想。孕育脱胎于传统文化的中医学，无论是《黄帝内经》还是历代医家学术思想和理论都渗透了"和"的理念，具体表现为它的生命观——精气神的和谐。人体内部以及人与自然的和谐，失和则为致病的根本原因，治疗的目的在于达到"和"。这些理论，最终发展成完整的体系，为中医学之核心原则，通过对中医"和"思想的解析，可以发现"衡"非中医本身所固有，不能用"衡"来衡量人体是否健康。作为具有中医特色的"和"之理念，是现代医学所不能取代的，无论其学术理论还是具体治疗方面，都将在未来有广泛的应用价值和发展前景。[14]

朱光先生认为：和是中国传统文化倡导的理想状态，和是中医学的基本思维方式，和是中医学的基本治疗原则和具体治疗方法。其还指出：在古代哲学中，"和"常以合和或中和的形式出现。合和所表达的含义即整体协调，意在阐发自然及社会万事万物相互关联、相互依存、和谐相处、相辅相成的关系。中和即儒家确立"致中用和"的宇宙万物的行为规范。中，即不偏不倚，无太过，无不及的平衡状态。"和"为宇宙万物化生的基本规律。[15]

王新陆先生等认为："和"有调和、和谐双层含义。调和是一种手段，而和谐是一种目标。其还指出："致中和"是在时间、空间轴上的一种动态趋向和动态稳定。"阴阳和""阴平阳秘"的生理机制正是儒家"致中和"思想的最佳体现。阴平阳秘便是机体最佳的稳定态，即《中庸》的"中和"状态。中医稳态是指各种因素作用于机体，机体自我调节所达到的一种内外环境相适宜的最佳动态。[16]

薛武更先生指出："中和思想"→"中和辨证""中和组方"，是国医大师孙光荣教授临床辨治的学术系统。"和"的前提和内在动力是阴阳的冲和之气。"中"围绕着"不偏不倚""无过不及"的事物最佳结构，"和"则侧重于由这种"中"的最佳结构而来的事物要素间与事物和事物之间所形成的一种协调和谐关系和状态。如果说中华文化的灵魂是"和"，中医医德的核心价值就是"仁"，中医医术的最高水平就是"调"，中医疗效的终极指标就是"平"。"调"，就是调整、调和、调理。调什么？要调阴阳、调气血、调升降出入消长机转。[17]

张其成先生指出："和"是中医药的核心和灵魂，在自然观上是"天人相和"、在社会观上是"人我相和"、在身体观上是"形神相和"、在治疗观上是"阴阳相和"。其还指出："仁、和、精、诚"四个字，具体说就是医心任、医道和、医术精、医德诚。[18]

宋镇星先生认为："和"是中医学理论体系的核心，主要体现为"和谐"的健康观、"失和"的疾病观、"辨和"的诊断观、"循和"的决策观、"助和"的治疗观、"中和"的用药观、"动和"的变化观、"自和"的养生观。"和"是人体阴阳、气血、精、津液、脏腑、经络功能正常以及维持人体正常生命活动的基本条件。"和"既是事物或机体所处动态平衡的最佳状态，又是"适度"范围的基本要求。中医是关于"和"的医学。"和"是中医的人体整体层次理论体系，是中医最高的生命科学体系。[19]

张志豪先生指出：仲景所称的"和"或"和解"方治，并非专指小柴胡汤一方。仲景所谓"和"或"和解"者，乃指汗剂、下剂或温剂诸方治中之作用较为缓和者而言。[20]

戈敬恒先生认为：清代程钟龄在其所著的《医学心悟》一书中，对汗、吐、下、温、清、消、补七法的论述，概念明确，界限清楚，独有和法，程钟龄并没有将其含义阐述清楚。而在程氏以前和以后的历代医家，也没有将和法的含义阐述清楚。和法是用和缓的手段，即和缓的药物和从双方面解决的方式，以解决两个生理的对立面或脏腑的对立面不协和的治疗方法。[21]

聂惠民先生认为：《伤寒论》"和法"包括了治则和治法。其对和法之论述，体现于六经辨证之理、法、方、药中，散见于397条原文之内。仲景和法之确立，在于调和为基础，以和为法度，进行调和机体之阴阳表里、营卫气血、寒热虚实。其和法之用，独具优势：①和法，既是"治则"，又是"治法"。和法是治疗疾病的治则，调和阴阳作为基本治则，亦是首要的治则；和法也是治疗疾病的方法，采用和剂，治疗六经病证及杂病变证，皆有良效。②"和法"为法中之法。其对有些已用发汗、攻下、涌吐等法，而邪气未解的病证，多采用缓剂或峻剂小量的缓和治法，使病邪尽除，以达病愈而不伤正。③和是治疗手段，亦是治疗目的。[22]

陈彩凤先生等认为：和法之为法，有其一定的适应证和运用原则。其一，和法适用于脏腑的阴阳、气血等方面出现偏盛偏衰而不协和的复杂情况，但矛盾双方势均力敌或差距不大，又无大积、大损、大实、大虚、大寒、大热的病理证候与强烈反应；而不适用于单方面大盛大衰，专用汗、吐、下、温、清、消、补之法的病症。其二，和法与他法的联系与区别。其可以与其他治法兼用，但其证候应以和法的适应证为主，不能偏离和法的运用原则，不能超出和法的方制界限。其三，和法方剂常常寒热并用，但寒热并用的方剂并不都是和法。其四，和法的方药特点。和法在中药学领域中无单纯的"和药"，而只有"和方"。[23]

（二）关于"和"与"和法"的文化哲学基础

王桂枝先生等认为：如果人违背了"天之道"，就会打乱机体的自我调平能力，导致阴阳失衡。老子为我们指出了返回调平状态的道路，为中医调平思想的形成及其临床应用奠定哲学基础。老子的"道"就是阴平阳秘的调平状态。[24]

赵杰先生与刘秀梅先生认为：从审美范畴"和"来看，《内经》构成了具有独特美学内容的"和"的范畴。它的基本特征是追求"天人合一""人人和同"。"和"在《内经》的意义和内容及其目的既不同于当时中国古代文化中的儒家人事之"和"，也不同于道家的虚无之"和"。《内经》吸收了当时文化的精髓而又结合医学的特点，形成了自己独特的哲学医学理论，从而也构成了有独特美学内容的"和"的范畴。[25]

任媛媛指出：和合是人体生命活动的最佳状态；失和是人体疾病发生的根本原因。中和既是治疗手段，更是防治疾病的至高境界。[26]

邰东梅先生认为："中和"观是儒家的核心观点，"中和"一体不可分。"中和"具有时间与空间、质与量完整统一的内涵。"中和"一体表述了系统在时间与空间、质与量上存在及运动的理想状态。"致中和"是在时间、空间轴上的一种动态趋向和动态稳定。中医学与中庸有不可分割的联系。"中"不是固定不移的，是协调平衡之意，非绝对静止的，而是相对的动态平衡。当平衡被打破后，阴阳失和，人体即是病态。治疗时当据其偏而调之，使其"以平为期"。[27]

白正勇先生及李淼先生认为：哲学之和是协调和谐、适度之义，和的观念被引入到中医学之后，又具有了许多新的含义。"和"既体现了一种和的状态，又体现了一种和的关系，以及为维持这种状态或关系采用的一种手段。作为一种手段，"和"可以作为一种治疗疾病的指导思想或治疗原则，又可以作为一种具体的治疗方法，还可以作为养生防病的指导思想。[28]

张光霁先生及董一帆先生认为："和"是一种思想，更形成了一种文化，在世界观上主要推崇天人合一的自然观，和而不同、兼容并蓄的文化观等；在方法论上，强调"致中和"的中庸方法。"天人合一"是我国古代哲学的基本观点之一，中医学中"天人相应"的观点就是在"天人合一"基础上的发展和延伸。调和致中，动态平衡。"致中和"的基本原则是适度。中医学无论是基本思想、诊疗手段、用药法则或是疾病的预防、日常的养生保健、强身健体各个方面，无不深深地烙上了"致中和"的印记。中医文化的核心价值体系在于构建"中和"的生命环境，"和"则安，"失和"则病。[29]

耿彦婷先生等认为："和"，作为中国多元思想文化中具有普遍意义的哲学概念，是承载中华民族五千年文明精髓的核心理念。中医和中国传统文化是密不可分的，中医学继承了中国传统文化"和"之衣钵，确立了独特的自然观、生命观、疾病观与治疗观，建立起以"和"为治疗理念的医学体系。[30]

陈元先生等认为：中医学"和"的思维方式指的是以"和"为中心来思考人的生理、病理、诊断、治疗与养生的思维过程。"和"是要素、方法与结果的融合。"和"的思维方式即是以"和"为中心的角度、方式和方法来看待事物。中医学之"和"不仅指的是"和"的过程与状态，更多指的是"和"的思维方式。[31]

王小平先生认为：和合，是指不同要素相互结合而构成的协调、融洽、适中的关系。从事物相互作用的过程而言，"合"是"和"的前提，"合"才有"和"的可能性，"和"是"合"的结果，是"合"的有序化。"和合"是中华文化的人文精神和价值取向，其思想内涵发轫于《周易》。《内经》是中医学和合思想的源头。[32]

（三）关于"和"与"和法"的基本原理

1."和"的基本原理与应用要求

柴可夫先生等认为：在《内经》和《伤寒论》中，虽然使用了"和"字，但并不是作为一种具体的治疗方法提出的，而主要是指机体生理机能的谐和、平和，或者是指使处于病理状态的机体恢复到协调、和谐的生理状态这一治疗的根本要求。和法的应用虽然广泛，但亦当和而有据，勿使之过泛，以免贻误病机。[33]

李高申先生认为：后世多认为"和"即"和法"，忽略原文中"和"的多层用法。《伤寒论》不少条文，虽未明言"和"治之，但被后世认为属和法或是和法方剂。仲景之和法有广义之"和"，既指阴阳气血脏腑的功能平衡协调，又指使人体阴阳、气血、脏腑功能平衡协调的治法；还有狭义之"和"，如专指和解少阳之小柴胡汤等。[34]

王禄然先生等认为：张仲景在"补不足"的前提下，还强调了"补中求和"。若补不求和，则会出现阴阳格拒、阴阳偏失等严重后果，达不到虚者补益的目的。安和即是健康状态，是张仲景对人体精气充足、运行和畅，脏腑功能燮和统一状态的描述，也就是健康状态。无论是预防、养生，还是疗疾治病，都要抓住"阴阳和合"的关键，"节阴阳而调刚柔"，以平为期。[9]

吴心立先生认为：阴阳的正常关系是阴阳和，而和的内涵是从属者与主导者相应，阴阳和是指阴与阳相应，所以阴阳和的实质是阳主阴从；阴阳平衡是指阴阳势均力敌的状态，阴阳平衡多易造成阴阳不和，所以阴阳平衡本身即是病态。[35]

2."和"的相关基础

谢涛先生等认为：从和合思想的引领作用看，其一，脾胃是五脏气机和合的中心，脾胃升降失调则全身气机失和；其二，和合思想对临床的指导作用：通过调理脾胃，斡旋中气，使水谷精微敷布，全身气机流畅，生机旺盛，四旁得溉，五脏有禀，从而扭转病势，达到协调五脏六腑的目的，"治脾胃安五脏"。[36]

吴以岭先生等认为："承制调平"是中医学基于"气—阴阳—五行"学说对生命运动内稳平衡机制、病理状态下代偿性自愈调节与治疗及其效应规律的高度概括。中医"调"之治疗蕴含的调和、调节、调养、调达、调动、调剂等，反映了中国传统文化"和"的思想，强调人与自然界及内部脏腑气血阴阳的和谐。"平"是中医治疗学的终极效应目标，通过疾病状态下"制"或"调"，调动机体的正负反馈机制，以重建自稳平衡健康态。"平"与"和平"是中医学借助儒道之家的哲学思想，形成的由"调"致"平"的治疗理念，体现了天人合一的整体系统观。调和是手段，而和谐则是目标。[37]

何新慧先生等认为：各种治法的最终目的均可认为是纠"不和"为"和"。和法的治疗目的就是要使人体达到"中和"状态，阴平阳秘，动态平衡。这也是和法的立法原则。首先，采取的治疗手段必然是多管齐下。和法治疗十分重视人体的正气方面，而导致正气及其功能活动"不和"的原因，主要有正气的不足和邪气的干扰。如有邪气的干扰，需采用祛邪的治法，即"和解"法。如是正气不足导致失和，则用"调和"法。这里"和"含有调和正气的盛衰及气血的升降活动之义，"解"即指祛除邪气。其二，治疗力度要缓和，不能峻猛，否则易致太过。主要通过阴阳相应，相反相成，互相制约来实现，如温阳与养阴，散寒与清热，益气与养血，发散与收敛，升提与降逆等。其三，和法是纠正人体失和状态的微调法，包含多方面的缓和的调整，以达到"中和"状态。其四，和法的组方用药需阴阳配对，相反相成，此乃基本要点。此外，无论采用和解法或调和法，在组方时还须考虑配用恢复脏腑气机功能之药，如一升一降、一散一收、一开一阖等阴阳相配。[38]

田金洲先生认为："和"与"通"是中医关于人体气机功能活动的两个概念。"和"指气机运行的协调状态，"通"是气机的正常功能活动。注重调整气机以求"和""通"，是《伤寒论》辨证施治的重要特点，是扶正祛邪之重要途径之一。[39]

潘光明先生认为：和法是用和缓的手段，即和缓的方剂针对失调的两个或多个病理对立面，从对立面的双方面来调整人体功能，使之归于平复。和法针对的对象是"关系"，而非"实体"本身。和法所作用的靶点是影响人的生命活动的基本矛盾关系，包括正邪关系、阴阳关系、寒热关系、肝脾关系、气的升降出入等，而不是正、邪、阴、阳、寒、热、肝、脾等实体本身。所以，和法与其他七法的根本区别在于，和法是调和不和的相互关系，而其他七法是治疗病变实体本身。[40]

3. 人体自稳能力是"和"的生理病理基础

张树生先生认为：在人的生命体中存在着极为复杂的自稳调节网道，由内到外，由外到内，由上到下，由下到上，无所不到，无处不有。该网道的至高处在头脑（内含髓海），是自稳调节的司令部、总指挥，而分部在脏腑、经络。据此，可按五脏分为五大自稳调节系统网道。而经络不仅分属五大系统网络，而且联络全身，纵横交织，无处不到，它既是自稳调节的通道，又有自稳调节功能，形成了人体生命赖以存在的自稳调节有机整体网道。此外，人体的自稳调节还有许多通道，如血道、气道、津道、液道、神道等。要强调指出，生命存在的根本在于人的自稳调节功能的存在。健康就是这种调节正常，能够维稳；疾病就是自稳调节功能受到内、外致病因素的损害，自稳调节失常、失序、失衡，即失稳；治疗就是修复自稳调节功能，使受损的局部、系统或整体的自稳调节功能恢复正常。[41]

（四）"和法"概念之辨

盛国光先生认为：小柴胡汤堪称中医和法之祖方。小柴胡汤之组方可谓寒温并用，攻补兼施，寒而不凝，温而不燥，补而不腻，加活血药可治血分病；加补气药可扶正祛邪；加化痰药可化浊以畅达气机。小柴胡汤之精奥在于切中"和"之肯綮。[42]

熊克难先生认为：关于少阳病的治法，历代医家多认为应该和解，以小柴胡汤为代表方剂。对少阳病的治法，提出"和解"倒不如改为"清解"更为确切。[43]

王江先生等认为：和法可分为狭义和广义两种。狭义和法专指和解少阳，小柴胡汤为其代表。广义和法包括：寒热并用，补泻同施（也称为攻补兼施），表里双解，升降并用，阴阳并调。[44]

朱光先生认为：可以将和法分为三类：①狭义者单指和解少阳，如成无己之见；②广义者一般包括两个含义，即和解与调和，和解者针对邪在少阳的半表半里证，调和者针对脏腑、阴阳、气血、营卫、寒热、升降等相应的各种紊乱，如肝脾失调、肝胃不和、心肾不交、营卫不和、气血逆乱、寒热错杂、虚实夹杂等，如戴北山之论；③泛义者则指"和其不和者"，不和包括病变中的各种失和、失调、失衡状态，通过治疗以达复归平和的目的，如张景岳、程钟龄均持此观点。[15]

初杰先生认为：和解剂最早由清·汪昂《医方集解》中提出，起名叫"和解之剂"。自和解剂出现以来，历代医家对其理解千差万别，和解方剂的选择也较为混乱，不仅表现在方剂数量上的差异，而且收载方剂的种类也各不相同。根本原因就是对和解剂的概念至今还没有一个明确的解释，要说清和解剂首先要搞清什么是和法，因和解剂源于和法。和法有广义、狭义两种含义。广义和与狭义之和法在概念上相差悬殊，而以往的医家却忽略了这个差异，将其混为一谈。[45]

（五）关于"和法"的临床运用体会

傅索翰等十位先生在《中医杂志》1989年的"专题笔谈·和法的临床运用与体会"中发表了关于和法的若干认识。主要的观点有：

"和"者，平也，缓也，与"烈"相对。和法是一个以和为主，以缓济急，以巧取胜的治疗策略，犹如"王者之师"。我们对待和法，不能局限于和解少阳的小柴胡汤狭隘的认识，相反的还应有更广泛的深入研究探讨的价值。和法中的"和中"作用，即有调中气和脾胃之意。

调和营卫：以桂枝汤为主方。调理肝脾：每以四逆散为主方。调和胃肠：每以六和汤为主方。和解治疟：疟疾是由于感受疟邪，邪伏少阳，出入营卫，正邪相争而发病。常用和解之剂，以小柴胡汤加减为治。疏肝和胃法是疏调肝气、和降胃气两者相伍的治法，属于"和法"范畴。

和法，在妇科临床有和脏腑以燮阴阳、祛痰瘀以调经带两个方面。妇科和脏腑的中心是调和肾中阴阳的动态平衡，以达到"阴平阳秘"。因痰湿和瘀血是脏腑功能失调的病理性产物，故和脏腑与祛痰瘀又是相互联系的两个环节。在非药物疗法方面，心理疏导以矫正病理性人格特征，改变妇女忧郁、焦虑的情绪反应。

在临床上，和法常用于和解少阳、调和阴阳、调和脾胃等方面。和法的适应证很广，凡脏腑阴阳气血的不调，表里、虚实、寒热杂见证，为使其调和平秘，均可采取和法调理。当和而和，不当和决不用之。

和法是利用中药的疏通调和作用，以和解表里寒热虚实错杂的证候，调和脏腑阴阳气血的偏盛偏衰。和法的运用种类甚多。和解少阳及调和肝脾则是和法运用于临床的常用方法。[46]

此外，"和法"的临床运用报道及体会类文章不胜枚举。在此，选择一些极富代表性的论文题目以供参考。如：调和营卫为主治疗艾滋病发热[47]，和法治疗隐匿型冠心病[48]，"和法"方药治疗血液病[49]，以调和阴阳、畅达气血之法治疗高血压病[50]，失眠重在和解枢机[51]，"和"与肝胆疾病[52]，和法治疗胃肠功能性疾病[53]，"和法"治疗溃疡性结肠炎[54]，应用和法治疗肠易激综合征[55]，和法治疗功能性便秘[56]，运用调和肺气法治疗咳嗽[57]，和法治疗慢性咽喉炎[58]，和解法治疗肾病的理论思想及临床应用[59]，和解法延缓慢性肾功能衰竭病程[60]，和解法在儿科临床应用[61]，调和五脏法治疗围绝经期综合征[62]，和法在妇科癥瘕中的应用[63]，"和法"辨治多囊卵巢综合征[64]，调和阴阳治则在男性不育症中的应用[65]，和法治疗皮肤病[66]，调和阴阳治慢性荨麻疹[67]，运用中医调和法治疗外科疾病[68]，和法在老年病治疗中的运用[69]，试论和法及其在肿瘤病治疗中的应用[70]。

（六）医德与医患关系之和

陈元先生等指出：需以"仁心仁术"处理医者与患者关系。医者与患者的和谐相处是治愈疾病不可或缺的一环，如何构建和谐的医患关系是人类治愈疾病的现实需求。中医学通过"仁心仁术"的理念而构建的和谐医患关系可为缓解医患关系提供新视角。

医者在与患者的相处过程中占据着主导地位，故中医学更多的是提出对医者的要求。而在现实生活中，提出对患者的要求也是缓解医患关系的一种方式。首先患者当相信医者，其次患者当尊重医者而不允许随意伤害他们，我们姑且将这种对医者的相信与尊重称为患者的"仁心"。只有医者的"仁心仁术"与患者的"仁心"同时具有，紧张的医患关系才能重现和谐。

中医学用"阴阳和"解释生命的产生与运转，用"天人相应"阐述人与自然的和谐相处，用"少欲""仁爱"调解人与社会的矛盾，用"执中调和"论治人体的疾病，用"仁心仁术"处理医者与患者之间的关系，因此说中医学的"阴阳和""天人相应""少欲""仁爱""执中调和""仁心仁术"的思想满足了人类对健康、长寿的五大问题的认知需求。故"阴阳和""天人相应""少欲""仁爱""执中调和""仁心仁术"是中医学的"和"价值所在，其目的都是为了"生"即健康与长寿。人类的生生不息是中医学"和"价值的最高追求，也是中医学能给予人类需要的最大满足。[71]

二、治则治法

（一）从治则治法解析"和法"

聂惠民先生认为：所谓"和法"，有广义与狭义之分。广义者，则指以调和的治疗作用，祛除寒热，调其偏胜，扶其不足，达到祛邪愈病目的的一种治疗法则。故广义之和法，是指治疗法则，即包括治则与治法。"阴阳自和"是治疗疾病，调整阴阳的目的，也是达到痊愈的标准。"阴阳自和"的含义，应当有二：一是指正气旺盛，机体内自身的调节机能，使阴阳之气不借药力即能趋于平衡，其病自愈；二是在使用药物调和作用下，调整阴阳，促其和调与平衡，使疾病痊愈。[22]

周石卿先生认为：和法大致可分为正治法与权变法两个大类。和法的正治法多适用于少阳伤寒半表半里证。主方为小柴胡汤。和法的权变法，是根据病情的不同变化与证状的偏表或偏里，以及审察阴阳、脏腑、气血各方面的偏寒、偏热或偏虚、偏实，以和法为基础，与其他各法密切相配合的变通

疗法。【72】

曲夷先生认为:《伤寒论》以三阴三阳构建辨证体系,三阴三阳代表疾病变化过程中阴阳失调的6种功能状态,调和阴阳是《伤寒论》基本的治疗原则。【73】

王虎平先生等认为:①"和"者"和解"也,用少阳经发散之药祛除半表半里之邪,配以补益扶正之品安和正气,补泻相伍,可解邪气于外,和正气于内,即为"和解"。②"和"者"调和"也,可用调和营卫、调和阴阳、调和寒热、调和肝脾、调和胃肠治法。③"和"者"平和"也,即指注意用药的特性,非大攻大补,大寒大热之峻剂,而是巧用平缓之品以和诸方之争,"务在调平元气,不失中和之为贵也"。【74】

(二)"和法"与其他治法的关系

戈敬恒先生认为:和法可以与其他治法兼用,但其证候一定要以和法的适应证为主,方剂一定要以和法方剂为主,不能偏离和法的运用原则,不能超出和法的方制界限,偏离了和法的运用原则,超出了和法的方制界限,就不是和法了。有人把似是和法但实际不是和法的方剂看作是和法。有人认为药性平和、和缓的方剂就是和法。确实,和法的含义确有平和、和缓之意,但和法的含义并非如此单纯,单是平和、和缓并不等于就是和法。和法确实具有调理之意,但调理的方剂并不都是和法,只有符合和法组方原则的方剂才是和法的方剂。下法、温法与和法有明确的界限,是不容混淆的。【21】

李伟林先生认为:从大处言,凡病均是不和所致,如阴阳不和、气血不和、脏腑不和、表里不和、营卫不和等。如此说来,所有治法均是调"和"。换言之,"汗吐下和温清补消"八法无一不体现"和"法,既然所有治法都是"和",那么"和"法何在?和解法的实质到底是什么?和解法就是指在清泄降浊同时,大力升发少阳本气,运行少阳枢机,引邪外出。所谓"和"法只是针对少阳病阳气不足的情况下,邪气困于半表半里枢机为病之特殊情况而设的一种治法。【75】

王宏伟先生等认为:在胃食管反流病的诊治中,应注意"和、消"二法的应用。"和法"体现于调和脾胃升降、调和脏腑生克制化、调和精神情志;"消法"体现于消食、行气、活血、祛湿化痰等诸多方面。在临床治疗上,还要注意"和、消"二法与其他治法的配合使用,诸法合用又要权衡主次轻重,做到"圆机活法",灵活施治。【76】

(三)"和法"所涉具体治法

曹贵珠先生认为:和法的应用可概括为以下几类:和解少阳法,适用于少阳病证；和解表散法，用于邪入少阳，而太阳表证尚未罢者；和解攻下法，适用于少阳之邪未解，但里实已成的病证；宣化和解法，适用于胆热脾寒，气化不利，饮结阳郁证；清热和中法，适用于热邪内迫胃肠，传导失司所出现的"下利"证；和中开结法，适用于中虚气滞，湿热壅聚，升降失常；调和脾胃法，适用于脾胃同病，上热下寒，升降失常而出现的腹痛、呕吐等证；调肝宣郁法，用于肝郁气滞，阳热内遏的四逆证。[77]

郑学龙先生提出：试从广义来探索仲景如何运用和法。一、和解少阳法，仲景并非单为邪处半表半里而设，包括外感、杂病诸多病证皆可用之。二、调和表里法：用于表证兼夹里邪者，由于兼并之邪有别，故治法则以解表合他法施之。三、调和寒热法：是以寒性与热性药并投，针对病性既具寒证，又见热象之寒热错杂病证的治疗方法。四、调和心肾法：用治心肾不交证。五、调和肝脾（胃）法，适用于肝气太过或脾胃虚衰导致之肝木乘脾土证。六、调和营卫法，仲景赋予和义的汤药，并不是小柴胡汤，而是桂枝汤。七、健中和里法，纠正因营卫亏损所导致之中虚里急诸病证。八、调和阴阳法，用于调整机体阴阳失和之病证。九、补虚泻实法，运用扶正祛邪，补泻兼施的治法。十、调和胃气法：驱邪和胃法、顾护胃气法。[78]

王小流先生认为，《伤寒论》所用和法，蕴含了六组具体方法：解肌表，调和营卫；畅枢机，和解少阳；复升降，调和肠胃；安蛔痛，调和肝胃；透郁邪，调和肝脾；和阴阳，分散寒热。[79]

潘光明先生认为：和法的范围是调和营卫、和解少阳、调和寒热、调和脏腑、调和气血。[80]

谭勇先生等认为：《伤寒论》中和法的运用主要为和解少阳、寒热并用、补泻兼施、表里双解、协调肝脾、调和气血等。[81]

张津玮先生及孙熙罡先生报道：李永成先生对于和法的应用经验，可以概括为和解寒热、和解表里、和解虚实及和解升降四法。[82]

张颖颖先生认为：和肝之法，乃和法中最突出、最常用之法。就五脏而言，一般没有和心法、和肺法、和脾法（多说"理脾"）、和肾法之说。和肝之法，缘于应肝位、顺肝性；要在伸其郁、开其结。和肝之法，指的是经用药物畅达肝性、和协机能而调治肝病的临床方法。[83]

江长康先生认为：小柴胡汤和解少阳，助正达邪之功效，其内涵体现在一个"导"字。一是导利三焦。小柴胡汤既为少阳病总方，其可疏导、通利三焦之功效昭揭明了。二是导邪外达。小柴胡汤和解少阳，斡旋枢机，使相争于半表半里之邪，得以枢转而出，不致陷入于里。三是导引方药。小柴胡汤具有导引方药以达病所的作用。药有引经之品，方亦有导引之剂，诚如小柴胡汤者。小柴胡汤乃"疏导"之剂，而非治"病"之方。[84]

马良忠先生认为：在张仲景的经方中，调和脾胃，以补为主，以和为用，以固为本：泻心汤"辛开苦降"恢复脾胃的升降；桂枝汤以"营卫调和"为基，又具"温运脾阳"之性；小柴胡汤"上焦得通，津液得下，胃气因和"为"调和肝脾"之良剂；乌梅丸治"久泻及蛔厥"，亦蕴含"调和脾胃"之旨。[85]

（四）血证的"和法"之治

乔连厚先生等认为：唐容川根据血证的特点及病变的不同阶段，确立了止血、消瘀、宁血、补血的通治大纲，并倡和法为血证良法，和法之中又善用小柴胡汤加减，形成"四法"：血出缘于外感，和止取效；血瘀参验部居，和化收功；失血家变证多端，和疏愈疾；痢证调理肝肺，另辟蹊径。在该书中，唐氏治疗血证，谨宗止血、消瘀、宁血、补血四大法，每法之中均蕴有和法。[86]

夏克举先生认为：《血证论》中以和法为第一良法，运用于所有血证治疗之中，为治血证之总则，用于表里、营卫脏腑、气血、阴阳不和的各种血证。临证治法有补气和血、补血和气、补阴和阳、补阳和阴、润燥和血、泻火和血、降气和血、化痰和血、泻水和血、化瘀和血十法。[87]

李长安先生等认为："和血"法，即调和血与气、脉、神等失调关系。"和血"是和法的重要组成部分，包括理气和血、益气和血、养血和血、和血通络、和血宁络、和血安神、和血利水等方面。根据血失和的病因病机特点，和血法当包括：第一，调和气血：燮理气血阴阳，恢复其互根互用关系，使气血和合，阴平阳秘。其又因气血失和关系分为理气和血、益气和血、养血和血3个方面。第二，和血通络：通过益气、养血或温中通阳而使络脉通利，气血流畅。第三，和血宁络：通过凉血止血、收敛止血或活血止血药物从而达到和血宁络，络和血止之效。第四，和血安神：通过益气补血或滋阴养血而达到安神定志之功。第五，和血利水：通过调理气、血、水失衡，使得其三者各安其位，各行其职，协调平衡。和血与活血之异同：和血与活血均为临床常用的治疗方法，二者同中有异，活血更侧重于"活"字，直接作用对象为瘀血，用药较为峻烈，攻多于补，治法以温通为主，以活血化瘀通脉为主要原则；和血则更注重"和"字，即调和与血相关失和关系，临床主要用于治疗血失调和引起的各种疾病。和血与养血关系密切，养血为基础，和血为用，补而不滞，营养全身。因此和血范围更广，内容更丰富，除了直接作用于瘀血外，还包括调和气血、和血通络、和血宁络、和血安神等治法。[88]

三、方药研究

（一）关于"和剂"

聂惠民先生认为：其一，"和剂"组方的基本结构。和剂以小柴胡汤、桂枝汤为代表。从方药分析得出，小柴胡汤组方的基本结构，是以苦降、辛开、甘补三组药物作为主体框架，巧妙用药，有规律地配伍，取寒热并施、攻补兼用之技，将多种治疗方法综合于一方之中，功效和顺协调，故为和解之良剂。从药物功用分析，桂枝汤中桂枝、芍药为主药，其组方基本结构，是以桂、芍、草三味药的性味功效为基础分为二组。一组是桂枝配甘草，此乃辛甘理阳之法，更佐生姜辛甘以助卫阳；二组是芍药配甘草，此乃酸甘化阴之法，更佐大枣，酸甘以滋营阴。辛甘、酸甘二者相合，一阴一阳，一表一里，滋阴和阳，形成本方的主体框架，从而达到调和营卫、调和气血、调和脾胃、调和阴阳的治疗作用。其二，"和剂"的演化网络。小柴胡汤的演化网络：有柴胡汤剂及泻心汤剂二组方剂。[22]

戚迎梅先生等认为：小柴胡汤之所以能够达到很好的和法效果，一是在于选药，二是在于药量。其一，解其表里在于柴胡，柴胡是本方君药，有疏转气机之效，气机由里及表全在于此。其二，调其寒热在于药性寒热相配，柴胡用量在 15g 以上有清热的作用。其三，平其虚实在于药物攻补兼施，方中药有汗（柴胡、生姜）、下（半夏）、清（黄芩）、消（半夏），配以具天地人三性可补阴阳气血的炙甘草、大枣、人参，可使正虚攻邪不伤正。其四，调其阴阳在于药物用量，柴胡在 6g 以下有升阳气的作用。[89]

胡渊龙先生等探讨了仲景方经典和解剂的特征并认为：①病证特征，和解少阳剂、调和肝脾剂、调和寒热剂三类方剂属于广义和解剂概念的外延范畴，现代中医学界对此并无争议。而伤寒论中和解少阳的代表方为小柴胡汤，调和肝脾剂的代表方为四逆散，调和寒热剂的代表方为半夏泻心汤。三方证病位并非单涉及一脏一腑，病性也非单寒单热，单虚单实。病症的病势与病性有关，病性并非涉及一方面，病势自然并非一势。②方剂四气配伍特征，三方配伍均寒热并用。其组方清热与温散同用，既保留寒热药物的特性，又寒热互制，互相制约单用寒热药物的弊端，体现了四气配伍的"和"。③方剂五味配伍特征，三首代表方的共同特征为辛味药、苦味药、甘味药共同配伍。[90]

赵立宇先生等认为：阴阳互用的方法其总的特点为"见寒不忌寒药，见热不忌热药"，寒温并用，达到平调阴阳的目的。温热助阳药多用细辛、肉桂、干姜、蜀椒等类；滋阴清热药多用生地黄、麦冬、石斛、沙参、黄芩、竹叶、地骨皮、大豆黄卷之属。[91]

毛佩先生等认为：和法与和剂，《伤寒论》虽未明确提出"和法"二字，但其吸取了《内经》中有关"和"之精神用于临床，并有发展和创新，为和法的形成与演变及和法的组方用药奠定了基础。仲景和法本义是在保胃气的基础之上，采用轻汗、缓下等法治疗正虚邪实的病证，使人体营卫和、胃气和、表里和、脉气和，直到最终达阴阳平和。和法之剂举隅，仲景所用之和剂，总取桂枝汤以调和营卫，或以小柴胡汤和解少阳枢机不利，此二方为代表方剂，余皆以此演化。[92]

王锡振先生等认为：和法之方即是在卫气营血、经络、脏腑、八纲辨证的基础上，根据阴阳的盈亏，从和法的角度拟立和法之方。其方药组成的特点为寒热并用、攻补兼施，以达和解表里、调和脏腑、平衡阴阳。从卫气营血辨证看，桂枝汤的运用体现了和法；从经络辨证看，小柴胡汤的运用体现了和法；从脏腑辨证看，脏腑不和则采用和调之法，使其达到相对平和的状态，如半夏泻心汤；从八纲辨证看，和法主要体现在寒温及补虚泻实并用上，如黄龙汤，由大承气汤加上补益气血的药物人参、当归而成，旨在泻中有补，补中有泻。大黄配人参是其方义的典型反映。[12]

周衡先生认为：和法的组方应具备以下四个特点：①双向性：即针对两极病变，分别选用两类不同效用的药物进行综合调节（同一药物具有双向调节者亦属之）。如发表药与清里药同用，温热药与苦寒药同用，补虚药与祛邪药同用，以及除湿润燥，营卫、气血、阴阳并调等。②偏胜性：运用和法组方，必须重其所重，轻其所轻，不能等量齐观。这种组方的偏胜性，是从属于调节的双向性的，是双调中君药与臣药的关系，而不是君药与佐药的关系。③有序性：对多组非激化的两极病变同步施行双向调节，必须区分诸矛盾的主次，着重纠正主要的两极病变，兼顾次要的两极病变。④和缓性：无论和之偏寒、偏热、偏攻、偏补，从全方作用来看，总以不取药力峻猛为原则。和法的这四个特点，是不能分割而必须统一看待的。

周氏还指出：和法在《金匮》中得到广泛的运用。①表里双解，如小柴胡汤、柴胡去半夏加栝蒌根汤、柴胡桂姜汤等。②温清并用，治寒热错杂之证，如膈寒与胃热相搏致哕者用橘皮竹茹汤；寒热互结于胃而心下痞者用半夏泻心汤、甘草泻心汤；胃寒肠热，下利兼呕者用黄芩加半夏生姜汤等。③除湿润燥，燥者润之，湿者燥之利之，故燥湿并存，又须除湿润燥同治。如肺胃津伤，兼有痰浊而咳逆上气者用麦门冬汤。④攻补兼施，治正虚邪实错杂之证，攻邪则伤正，扶正则碍邪，一般宜权其轻重攻补兼施而治之。如用栝蒌桂枝汤养阴解表以治痉，苓桂术甘汤温阳利水以治饮，健脾散结以枳术汤为良方。⑤调和营卫、气血，营卫失调、气血不和有时难以绝然划分。故桂枝汤及以桂芍为主干的某些方剂，如黄芪桂枝五物汤、桂枝加黄芪汤、黄芪芍药桂枝苦酒汤等，既以调和营卫为主，也兼具调理气血的作用，用黄芪桂枝五物汤治血痹即是一例。枳实芍药散则属专调气血不和的有效方剂。⑥调燮阴阳：虚劳病以阴阳俱不足之证为多，《金匮》肾气丸实际也是双向调燮的方剂。⑦调和脏腑：脏腑之间若出现相乘、反侮或升降逆乱等平衡失调的病理，即宜调治双方，使归于和平。如肝郁血滞与脾虚湿胜，二者互相影响，宜用当归芍药散调和肝脾，又当归散与白术散亦属此类方剂，只是标本主次稍有不同而已。[93]

徐珊先生报道：浙江名医蒋文照先生善用和法，具有四个特点。其一，重视和解药之运用。所遣药物，每多质轻性平，作用缓和，无大寒大热，无峻补峻泻。如柴胡、青蒿、黄芩、白芍、白术等。其二，相反药物协调组合。如半夏、黄芩、干姜、黄连、党参、甘草等，辛热药与苦寒药同用，滋补药与清利药并施，用药相反相成，寒热并用。其三，巧用扶正补虚药物。如《伤寒论》桂枝汤中之芍、草、枣补养营阴；小柴胡汤中之参、枣扶助正气等，皆见其义。其四，配伍调气和血之品。以调气为上，调血次之。调气者，调畅气机为先，如香附、木香、枳壳、佛手、香橼、绿萼梅等。调血者，行血和血为主，如郁金、元胡、牡丹皮、丹参、赤芍药辈，意在气血畅达调和，恢复脏腑功能。[94]

何赛萍先生等认为，和法的配伍规律为：①用药缓和，平调阴阳。②补泻兼施。常用的祛邪药如柴胡、生姜、黄连、黄芩、半夏、陈皮、厚朴、枳实等；扶正药如人参、白术、大枣、当归、白芍等。③寒热并用，辛开苦降。张仲景创立以半夏泻心汤为首的诸泻心汤方，为辛温开泄与苦寒降气的配伍应用，开辟了治疗脾胃寒热错杂，气机痞塞的法门。④气血并调，辛散酸敛。辛散理气与补血敛阴的配伍，体现了《内经》"治其阳者，必调其阴，理其气者，必调其血"的治疗思想，四逆散开创了其先河。[95]

赵祥斐先生等认为：桂枝汤应被理解为以"和法"为主，兼具有"汗法"之效的方剂。在《伤寒论》和《金匮要略》中，桂枝汤被应用于治疗营卫不和、表实里虚、气血不和等证，目的即调和营卫，调和表里，调和气血。其立法思想主要集中在"和"而非"汗"。[96]

（二）关于"和药"

王锡振先生等认为：关于和法之药，纵观诸多的和解剂，其始终遵循相反相成的配伍方法，补其不足，因势利导，以达到阴阳平衡的目的。具体用药时往往选用一些在功效上或是在性味上相反的药物相配伍，利用药物的相反相成作用以促进阴阳的平衡。如：桂枝与芍药，桂枝与芍药乃桂枝汤调和营卫之基本药对；柴胡与黄芩，乃小柴胡汤和解少阳之基本药对；干姜配黄连，乃半夏泻心汤调和肠胃的基本药对，是辛开苦降配伍的代表；大黄与人参，大黄大苦大寒，有清热、泻下、凉血、活血、祛瘀、燥湿、解毒等作用；人参甘温不燥，长于大补元气，健脾益气。一补一泻，两者相合，既驱邪又扶正，作用相反相成。[12]

曹柏龙先生与杨建宇先生报告：孙光荣教授"中和用药"，讲究五个原则——"清、平、轻、巧、灵"。清者，简约也；平者，平淡也；轻者，用药量轻也；巧者，结构严谨也；灵者，灵验也。处方用药，当以"王道"柔抚，不宜似"霸道"之峻猛药攻伐，用药不宜滋腻，为"清"；用药宜平淡、缓和，为"平"；用药适中，剂量不宜过大，为"轻"；胸中有大法，笔下无死方，用药如用兵，四两拨千斤，为"巧"。[97]

年莉先生指出，和法的用药配伍特点为：①诸药合用，各有偏重，清疏少阳为基础，常用药物为柴胡配黄芩。②升发少阳，苦降相火，和解少阳法中需适当配伍升发少阳之药如荷梗等，少阳枢机不利，相火郁而内积则又需用黄芩、黄连等苦寒降泄之药以清相火。③清泄相火，慎用大苦大寒。临床上为了达到既清相火又不伤正气的目的，可选用一些性较平和的苦寒药如黄芩等。④辛温启动，运转枢机。某些辛温药物如生姜等具有走窜之性，可奏启动阳气运转之功，临床应用和解少阳法多需配伍之。相火郁炽甚者宜慎重选用。[98]

王昆文先生认为半夏为调和阴阳之要药：《内经》十三方，所用药物大约有三十来味，半夏是其中之一。仲景书中用半夏者共计42次，居第6位，能使人身正气自阳入阴：半夏主和，可润可燥；主和则和之大者为大，和之小者为小。半夏能降，能散，更能和；不仅能燥，而且能润。《成方便读》说它"能和胃而通阴阳"，可谓要言不繁。[99]

（三）关于制剂及服用方法

李文君先生认为："和"法在制药及服药方法上有着明显而典型的体现。乌梅丸中"和药令相得"，大陷胸丸中"合研如脂，和散"，理中丸、麻子仁丸中"蜜和为丸"等原文中的"和"可解释为"混和、搅拌"之意，是指制药方法；而五苓散、牡蛎泽泻散、半夏散、四逆散等方中"白饮和服"，文蛤散中"以沸汤和一方寸匕服"中的"和"指服药方法，就是在服丸剂或散药时，把固体药物研成粉状与液体相和，以便于吞服。[100]

四、历代对"和法"的异议简析

自《伤寒杂病论》提出"和解"治法思想，论述"调和营卫"的桂枝汤方证及"和解少阳"的小柴胡汤方证之后，历代医家直至当代医家学者，均持续关注并研讨"和法"，对有关认识存在不少异议。争论之处主要有以下几点。

(一)"和"是仅指治法还是有着多种含义

由于治则治法重要且特殊的作用与地位，以及和法在临床中的重要作用，使得人们十分重视关注和法，多认为"和"即是"和法"，忽略了张仲景关于"和"的多层多种用法。

有的学者认为：《伤寒论》"和法"包括了治则和治法。和者，平也，和谐、协调、调和之意。其对和法之论述，体现于六经辨证之理、法、方、药中。仲景和法之确立，在于调和为基础，以和为法度，进行调和机体之阴阳表里，营卫气血，寒热虚实。通过调和阴阳，达到邪祛正复，使阴阳得到新的平衡。[22]

有的学者指出：《内经》关于"和"的论述与中国传统文化思想一脉相承，也是"和"的思想在医学方面的具体体现。在《素问》及《灵枢》中"和"均出现了70余次。但其中的"和"并不是中医学治则的八法之一，而主要是指机体生理机能的和谐、平和，或者是指使处于病理状态的机体恢复到协调、和谐的生理状态的要求。[101]

(二)《伤寒杂病论》是否形成并论述了和解法

有的学者认为，《伤寒杂病论》虽在"桂枝汤方证"中提及"和解其外"及"和之"，但并未专项性地论述"和解法"，也未论及"和法"，始终贯穿全书的是"和谐观"。

有的学者认为：《伤寒论》"和法"的形成，是后世医家在对《伤寒论》及小柴胡汤的阐发过程中逐渐产生的。首次提出"和法"的是成无己，其含义是融会多种治法合而应用于临床的一种方法，不是一种单一的、具体的治法。"和法"是一种变化无穷的治疗方法，小柴胡汤只是"和法"中的一种方法。[11]

但是，大多数学者和医家都认为，《伤寒杂病论》创立的辨证论治体系，确实论述并应用了大量的"和"与"和法"的原理，创立了不少具有和解作用的方剂。

除了直接使用"和解"及"和之"文字外，《伤寒杂病论》还有不少条文，虽未明言以"和"治之，却又有着实际的"和"法之用，被后世认为属于和法或是和法方剂。此外，其在方药中多用甘草，也体现着"和"的用意，实起"中和"之用。

（三）和解法的代表是桂枝汤方证还是小柴胡汤方证

对于《伤寒杂病论》创立的和解剂及其方药，其代表究竟是桂枝汤方证，还是小柴胡汤方证，历代医家也多有歧义。

一种观点认为：小柴胡汤堪称中医和法之祖方，其治疗邪在半表半里的"少阳证"，是谓"和解少阳"。这个观点，以金代成无己的论述为代表。同时，也承认"调和营卫"的桂枝汤方证属于"和法"，但不是"和解法"，可称之为"调和法"。

另一种观点认为：《伤寒杂病论》并未直接论及"和解法"，是在论述桂枝汤方证时提及"和解其外""小和之"。因此，桂枝汤方证及其治则治法是"调和营卫"的"和法"。

（四）"和法"是否有狭义与广义之别

历代医家大多认为：和法有狭义与广义之别；当代有的医家提出还可分出泛义和法。

狭义之和法，专指和解少阳之"和解法"，以及和解剂、和解少阳剂，以小柴胡汤为代表方。有的学者认为：对少阳病的治法，提为"和解"倒不如改为"清解"更为确切。[102]

广义之和法，即指能够使人体阴阳、气血、脏腑功能平衡协调的治法。如：调和肝脾、调和寒热（寒热并用）、表里双解、攻补兼施、阴阳并调、气血双调、升降并用等。

还有的学者认为，可以将和法分为三类：狭义者单指和解少阳；广义者一般包括两个含义，即和解与调和；泛义者则指"和其不和者"，不和包括病变中的各种失和、失调、失衡状态，通过治疗以达复归平和的目的。[15]

也有学者认为：《伤寒论》中的"和法"，和后世所谓的"和法"，在概念及内容实质上完全不同。后世所谓的"和法"，只是指"和解"与"调和"而言，很大意义上是指少阳病的治法。《伤寒论》中的"和法"，则是在贯穿全书始终的"和谐观"的基础上提出来的。凡是能祛除病邪，匡复正气，促使机体恢复阴平阳秘、气血和顺、功能协调，进而恢复健康的方法，都属"和法"之列。所以，后世之"和法"，属于狭义之"和法"，而《伤寒论》之"和法"，则属于广义之"和法"。[103]

（五）"和法"的应用是否有局限性

任何方法，都有相应的适用范围，也就必然有禁忌不适之症，因而也有着相应的局限性。

1. 和法之用，必须针对不和、失和的病机关系，主要是阴阳、气血、气机、脏腑、表里、寒热等不和、失和且病机交织、病证复杂之证。

2. 应用和法，必须注意其适应证，把握运用原则。其主要适用于脏腑阴阳、气血、气机等方面出现偏盛偏衰而不协和，但矛盾双方势均力敌或差距不大，又无大积、大损、大实、大虚、大寒、大热的病理证候与强烈反应。和法，可以与其他治法兼用，但应以和法的适应证为主。

3. 使用和法，应当注意避免病因简单明确、病变出现单一方面的大盛大衰，需要专用汗、吐、下、温、清、消、补之法的病证。

4. 需注意：和法的应用虽然广泛，但亦当和而有据，勿使之过泛，以免延误病情或错失最佳治疗时机。

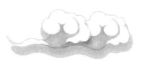

中 篇

"和调"的基本应用

　　"和调"蕴含着丰富的对立统一、相互为用、协同协和的原理与方法。"和"的目的、状态与"调"的手段、方法协调统一，是人们认识疾病，诊治病证，维护健康的重要思维方式与思想方法。

　　中医和调思想将理论与临床实践高度统一。其具体应用，需要理论与实践相结合，理性分析与因人因时因地制宜的实际诊治操作统一。本篇以上篇关于"和调"的概要及其源流的认识为基础，简要探讨分析其应用的基本问题，明晰"和调"与临床诊断、统筹治疗、和顺医患关系等工作的关系及其基本应用原则。

第三章　以和调思想指导诊断

辨"和"与"不和"是和调思想指导中医临床诊断的核心。"知和达变"并"以和识变",方能辨"和"与"不和"。

和调思想要求诊断时识"和"而辨"不和",需注重从整体、动态、功能态角度进行诊察分析、四诊合参;注意建立"以和识变"的思维与方法,把握正常的"和"关系与状态,识别辨别病变"不和、失和"的关系与状态;既要注意病的线性发展、病情的前后变化过程;又要善于精准辨证,辨清病变的关键症结,抓住证的关键病机联系的网结。核心之义,就是要紧紧把握人体内外、阴阳、脏腑、气血、气机的失和、不和、失畅、失衡的状态与关系。

第一节　诊断应当辨别"和"关系及状态

以和调思想为指导的临床诊断,需要从总体上注意:建立以和为要的诊断思路,辨发病相关因素及关系,重在抓住"和"关系。

一、诊断思想以"和"为要

(一)以和为核心的整体诊断思维

1. 以和调思想方法的特性为指导

从理论与逻辑、实践与经验的角度看,在建立中医诊断思维,诊察与判断病情的过程中,应当注意和调思想方法的六个特性:综合性、整体性、包容性、多线性、多维性、协同性。

(1)依据综合性原理,把握分析诊断所需的综合要素。如:医患关系,患者家族史、个人既往史与现病史之间的关系,患者发病特点与就诊时的主要状况,患者体质禀赋、心理素质、情志状态等。

(2)依据整体性原理,把握诊断病变相关因子及其联系的全面情况。注意患者发病及诊治的前后过程及联系,把握患者病情的整体状态及其变化,辨别病因病机的多要素以及多网结联系关系,病证的多证多病相兼与夹杂关系等。

（3）依据包容性原理，充分应用各种传统"和法"辨别相关适应证的方法，不论是狭义和法还是广义和法的可用之点，均应采纳并应用。

（4）依据多线性原理，抓住与诊断相关的多条联系之线。如：医患关系、家族史、个人既往史与现病史之间的联系，病因病机由和变不和、失和、失畅的变化联系，异病同证或同病异证的不同联系，多病、多证的病机关系等。

（5）依据多维性原理，同时把握诊断相关的多个方面的情况。注意患者及其家属的情况，把握患者的体质禀赋、心理及就诊时的综合状态，掌握病证的复杂性及联系性，治疗前后病情的实时动态变化。

（6）依据协同性原理，用好并把握好诊断的各种有效方法的协同协调应用。注意诊察过程中四诊方法的协同配合应用、医药结合及医护结合的效应、医者与患者及其家属的协同配合。

2. 诊察与判断协同和谐衔接

中医临床诊断，既是一个技术操作性的诊察过程，也是一个逻辑思维分析的判断过程。全面而正确的诊断过程，必须是技术操作与逻辑思维分析紧密联系、互为条件、协调协同进行的过程。

医者在依据病情资料进行分析判断的逻辑思维过程中，需要根据思考不断地指导调整诊察的角度或方法，收集思维分析所需的最有效资料。

完整的诊断过程，需要诊察与判断高度协同、和谐衔接应用，实现二者协调、和谐地进行。

不论是四诊诊察收集病情资料，还是思维判断做出诊断结论的工作，都要围绕并紧紧把握人体内外、阴阳、脏腑、气血、气机的不和、失和、失畅的状态与关系。

3. 知和达变诊察疾病

"知常达变"是中医诊断的一个重要方法，是诊察疾病的基本标准与参照方式。从和调思想方法的角度看，"知常达变"即是"知和（正常状态）达变（病变不和状态）""以和识变"。

关注疾病相关要素的"和"关系与状态，知和识和，为的是辨识"不和""失和"，即：识"和"辨"不和"的"知和达变""以和识变"与"知常达变""以常衡变"是同一个道理。

在诊断中，应用"和"关系分析病情，进行诊察与判断，最重要的是要应用好"和"关系中的和谐、和顺、一致等关系与状态来分析病证。大凡同一个联系体的一组相关要素中，两个以上相关要素的关系呈现和谐、和顺、一致，其关系就属于"和"，反之，则为"不和"。同理，知常达变、以常衡变的

"常"就是和，"变"就是不和。

人之"常"即为内外相合、阴平阳秘、脏腑和调、气血和顺、气机和畅；"变"即是内外失和、阴阳失和，脏腑失调、气血失和、气机失畅。

注意诊察疾病相关因素的"和"关系及其状态，以"和"状态所代表的"常"，衡量评判失和所致之"变"，是中医诊察疾病必须注意的重要内容，也是中医诊断的前提与基础。

（二）以"和"的视角分析病情及资料

1. 辨"不和"中的特殊信息

在诊察及分析病情资料时，一些相关的特殊表现或异常因子，往往是人体不和的特殊信息，有着较高的诊断价值。要善于分辨并抓住这些特殊信息，并将其作为鉴别分析的切入点。

（1）病变过程中的特殊信息：抓住病变过程中不和、失和、失畅的特殊信息，主要应从排查发病诱因及最有意义的最早的相关症状（体征）等入手。

（2）治疗过程中的特殊信息：从治疗过程中分辨并抓住疑难病不和、失和、失畅的特殊信息，一般有三个角度与方法。

一是有意识地运用"试错法"，获取试探性治疗后的特殊信息。

二是注意正常治疗过程中的药效及治疗反应，从中获取有特殊意义的信息。

三是分辨患者以前所患疾病的治疗情况，以及其与现在症的表现关系。

（3）现在症的特殊信息：应注意从患者就诊时的现在症中发现特殊的、疑似的表现，快速大胆地设问，严谨细致地鉴别诊察而解问。

（4）家族史的特殊信息：善于从家族史中获取、辨识遗传因素（先天禀赋）引致人体不和、失和、失畅的特殊信息。

（5）职业特征的特殊信息：很多疑难病，常与职业特点相关。在诊断时，需要注意其职业特征，抓住特殊信息，做出病证的最佳判断。

（6）环境因素中的特殊信息：从分析环境因素入手，找到其中的特殊信息，对诊断治疗有着极为重要的作用。

（7）心理素质的特殊信息：不同的患者，因其性别、年龄、职业、阅历等的不同，面对不同的病况，会产生不同的不和、失和、失畅的心理状态，决定或影响着疾病的发展变化。

（8）情志因素的特殊信息：疑难病证，复杂难治者，多与情志不遂、情致不畅相关联。抓住情志因素中的特殊信息，进而全面分析把握其不和、失和、失畅病变的演变与机理，十分重要。

2. 以"和"思想指导四诊

望、闻、问、切四诊，是既各自独立应用，又相互印证借鉴配合的中医诊法。在四诊的应用中，需要"和"思想多要素多关系和谐一体观点的指导。

如：问诊中得知其头晕眩，当及时切其脉象，脉属弦滑数还是细弱无力。头晕眩而脉弦滑数，属于实证，多为气火上逆或肝火上炎；头晕眩而脉细弱无力，多属虚证，多为气血不足、髓海失养。这一组问诊与脉诊中的对应联系关系，是中医理论中相关病证的内在联系。在诊察病情过程中，依据"和"的整体性、协同性关系与联系，进行多种诊法的配合，才能做出清晰正确的鉴别诊断。

3. 四诊合参以"和"思维为主线

在四诊过程中，在诊察与判断之间，需要边操作、边收集、边思考，对诊察收集的资料进行印证对比、鉴别分析、参考鉴别、综合把握。

四诊合参，需要以"和"思想的"相互关系"为指导。在诊查中，注意各种要素或各种诊法所获资料属性"和"与"不和"的关系。在思维中注意它们是否"和"与"不和"，才有利于对望、闻、问、切各诊收集观察到的资料进行印证对比，鉴别真伪，确定主次取舍，如"舍脉从症"或"舍症从脉"。

若两种或三种诊法之间所获资料属性（表里、寒热、阴阳）一致或较为接近，其关系为"和"，则病情可能较为简单，且诊断不困难；若两种或三种诊法之间所获资料属性不一致甚至相反，其关系属"不和"，则病情可能较为复杂，且诊断较为不易。

如：患者出现脉象洪大，身热、大汗、大渴，诊为阳明经热盛，或气分热盛不难。因为，脉洪大之象，多属人体阳热亢盛，对应的问诊、望诊所获应是身热、大汗、大渴。这样，脉诊所知的属性与问诊、望诊所获属性关系一致。

若患者出现脉象洪大，却见面色萎黄干瘪、目闭神倦、气息低微。如是病状，脉诊之脉洪大，似是实热之证；但问诊、望诊所知之面色萎黄干瘪、目闭神倦、气息低微，似为血虚气虚至极之证。这样，脉诊所知的属性与问诊、望诊所获属性关系不一致，甚至相反，是为"不和"，则难以做出诊断。这就提示并要求医者再做诊察思量，认真鉴别。再仔细行脉诊，指尖初按轻按，脉象满指，似是洪大；再稍用力则指下脉动无力、洪大之脉如葱管中空，此非实热之证的洪大之脉象，实为失血较甚之后的芤脉。据此，再与问诊、望诊所知之属性为血虚气虚至极相比较，其属性为"和"，诊为失血较多，气随血脱之

"脱证"有据。在此过程中，通过比较鉴别各诊之间关系是否"和顺""和合"的"四诊合参"，确实可以提示或帮助医者有效地诊察收集、分析病情资料。

4."和"思维方式要求三思而定

和调思想方法及其思维方式要求：在诊断过程中，经过四诊及四诊合参，分析辨别了相关的各种要素，在得出初步结论之时，还需要"三思而定"的逻辑证明，才能得出最后诊断结论，实现医者诊断思辨与患者病情在医者思维中对应相符的"和"。

审证求因、辨病辨证分析、病因病机分析，都是中医分析判断疾病的基本方法。其核心原理就是审证求因，依据"功能态""和"与"不和"等状态信息，经过医者的逻辑思维，反推并找出导致其不和、失和的原因。

二、依据"和"思想分析发病相关因素

中医诊断辨别引致"不和""失和"的相关发病因素，主要应注意患者就诊时，发病相关因素状态及其关系，分辨这些因素与人的关系是否失和。

（一）时令节气地理因素易致之失和

辨别分析时令节气地理与患者病证的关系，就是看这些因素是否出现异常的失和状态，影响或导致患者的病情发展变化。只要是这些因素影响或导致发病，均可视为时令节气地理之失和。

时令分四季，节气为二十四节，地理有地域差异。它们的自然交替或异常变化，都会成为引致人体发病的主要因素，与患者形成失和的关系。

时令四季，各有其主气及气候变化特点，各有其易发、多发病证。若人在四季自然变化时，能够顺其变化而调摄生活行为，如天寒加衣，天热薄衫，人之行为与四季变化相和，则健康无疾；反之，则必病患。至于气候异常，季节反向的情况，则极易诱发或加剧疾患的发生。如：久旱无雨，燥热极盛，或是冬天不冷之暖冬，均易加剧或导致暑热伤津或热毒风温之病。

二十四节气，由立春至大寒，十五天一节；春分、夏至、秋分、冬至，准确地标志和反映着自然界春生、夏长、秋收、冬藏的自然节律。人体若能顺其节律，起居有时、劳作有常，则内外和谐，气血和畅，体健无病。若违反此节律，起居、劳作与节气失和，则内外不和，阴阳失调，气血失和，百病由生。

地理的地域差异，高原与平原，内陆与沿海，有着不同的环境生态因子，人久处其中，逐步适应，人与环境相谐，是为和关系，则大多健康而不发病。若人离开久处之地，到地理地域因素反差较大的环境，是谓地理地域因素与人

不和，极易发病。

此外，尚有久居空气、水质、土壤受污染之地的人员，多容易发生一些特殊的环境污染所致的疑难病证，如：癌症、结石病（肝、肾结石）、过敏、血液病等。

在此，特举一个案例分析例示之。

2017～2018年，笔者诊治了一家三人的"过敏性紫癜并肾炎"。初始，是一个4岁多的小男孩就诊，明确诊为：过敏性紫癜。经治一个多月，该小男孩明显好转，紫癜消失，尿检基本正常。同时，当诊治约三周后，其姐姐，一个7岁的小女孩由每次的陪诊家属，变为求诊之人。该女孩的诊断也是过敏性紫癜，与其弟弟同时定期（每周一次）找笔者诊治。前后经纯中药治疗2个月，二人均痊愈。

在此过程中，其30多岁的母亲也出现类似病情，诊为"过敏性紫癜并肾炎"，病情较两个小孩重，也延请笔者诊治。经治疗近半年，该母亲的病情基本痊愈，紫癜消失，肾功能基本正常，已无尿蛋白，尿检红细胞降至微量。

在诊治的中间阶段，排除饮食等因素的致敏原因后，笔者不得不考虑并询问其居住环境因素，得知：该家庭居住在昆明附近一个新开发城区的边缘区域，周边有两个废旧塑料收集加工厂，整天刺鼻的味道及浓烟、粉尘充斥周围环境。她们居住的小区也有邻居患有同样的病证。据此，笔者明确地对该家庭说：若有条件，最好不要在该小区居住，才有利于治疗和长远健康；同时，应向当地政府反映，关闭这样的加工厂。

患者听了我的建议，暂时借住到另外一个环境较好的地方。果然，三人的治疗效果更加明显。在诊治一年后，回访时得知，两个小孩未再复发；其母亲除尿检红细胞微量外，其余诸症均已消失，身体恢复正常。她们原居住小区周边环境已改善，两个废旧塑料收集加工厂已被关闭。她们又搬回原小区居住。

由此病例可知，对于这些因环境因素而诱发或加剧的病证，医者的诊治是一个方面，患者的坚持配合是另一个方面，更为重要的是：有条件时，患者必须脱离这样的环境，减少或消除这些劣性因素的影响。

（二）职业角色易致之失和

职业角色，是人在社会中的公众角色，也是人与社会环境直接发生联系的切入点。不同的人，不同的职业角色，都会出现一些相互失和的状态，出现好发多发的疾患。

一般而言，脑力劳动者多劳心，多暗耗心血而体质纤弱，用脑较甚而易头晕寐差，多用心计而神思难定，所愿不遂而焦虑抑郁；体力劳动者多劳力，则易患筋伤骨伤、劳损体耗诸症。

教师，以用嗓为要，多患咽喉不适诸疾，或声带结节，或声带劳损，多见声音嘶哑，或发声不畅；以感情育学生，寄希望于学生尽快成才，若久难如愿，则易肝气不舒，或不寐、烦躁，或喉间梅核气，不适不顺，吞咽障碍。

学生，尤其是中学生，由于学习紧张，竞争激烈，精神压力大，休息不足等原因，极易导致精神不安、烦躁，甚或失眠；备考、会考、高考时节的特殊压力，常常出现精神及情感障碍，甚则影响脏腑功能，影响正常的学习、生活。笔者诊治过的最小的胃溃疡患者（辨证为胃脘痛、肝胃不和），年仅 7 岁，小学一年级学生。其平素甚为聪颖，学习好，上进心强，但是，随时担心不能成为"第一名"，经常保持紧张感，上小学仅一年，竟形成胃溃疡（肝胃不和之证）。

公务员、企业家等，劳心较甚，暗耗心血，用脑过度，心思过甚，个性较强，极易出现神思难定，焦虑抑郁，难以入寐等情况。

（三）性别年龄易致之失和

性别年龄不同，其患病及发病特点之失和情况各不相同。男女性别不同，生理机能有异，临床病证也各有不同特点。女子有经、带、胎、产之专项，病则为女科之专病。男子有其特点，男科专病阳痿或阴缩，精室不藏或不利诸症等。

老年病，多为机体老化、功能退化之病证，或是骨质疏松，容易骨折，颈或腰的椎体改变，出现一系列经脉痹阻不通、功用痿废、难以自主运动；或是脑力衰退，健忘失忆、肢体痿废不用，或动作失畅，肢体震颤麻痹而不用；或情感障碍，焦虑抑郁，性格改变等病症。

儿科病，多为生长发育不力或心智发育迟滞之病证。由于社会发展及生活改善，物质丰富，围产期医学水平提升等原因，传统所言主因营养不足而致的小儿"五迟"等病证，在当代已经逐渐少见。但是，综合因素导致的发育不良，尤其是"疳积"之病证则呈高发趋势，与之伴随而多见的是智障、自闭症患儿逐渐增多。

此外，由于小儿抗病能力不足，许多新发的感染性、传染性疾病也较易在小儿中流行。如：手足口病等。

（四）医患关系易现之失和

医患失和，必然影响诊治工作。影响或导致医患关系失和的主要原因可能来自双方，甚或是第三方。

从患者的角度看，可能是其久病求医，或病情危重或疑难，失去耐心；或是个人素养与教养缺憾，对医生缺乏尊重与配合。

从医者的角度看，可能是医者个人的修养与素养不够，缺乏耐心和关爱之心，对患者体恤不够；更为重要的是，可能是在诊治过程中，出现医源性原因而产生新的病证，使得患者对医生群体产生对立、不信任情绪。如：医者失治、误治，或是不可避免的并发症出现，但患者不知其因，或是因为某些药物引起相关的过敏反应等。

还有，也可能是因为医患之外的因素引致不和，如：就诊环境、管理制度中的不如意、不合理情况等。

（五）正与邪相关因子的状态

在中医的发病因素关系中，起决定性作用的是正气与邪气的状态及其"邪正相争"的变化态势。邪正相争，取决于正气与邪气各自相关因子或强或弱的"邪正盛衰"变化，最终出现"正胜邪退"或"邪盛正衰"或"正虚邪恋"的状态。因此，辨别正气与邪气各自相关因子的状态，是诊断工作的起始。

1. 正气，就是人体的抗病力、抵抗力，也是一切抗病因子与因素的总和，主要表现为正常的阴气、阳气。

正气的最佳状态就是阴阳和顺、气畅血和；正气不足，或有偏颇，则变为疾病变化之内在依据或好发因子。正气、抗病力所涉的主要因子有以下几组。

一是人的先天禀赋强弱与后天调养情况。这是形成正气、抗病力的关键因子。先天禀赋强，则正气自强；禀赋弱，则正气不足。后天调养得当，水谷精微充盈有常，气血化生有源，则正气得养而充足；若后天调养失当不和，水谷精微不盈匮乏，气血化生乏源，则正气失养而虚弱。

二是人体的体质类型。正常人体，以阴阳平和、胖瘦适中为佳。阳偏盛或阴偏盛，均为疾病高发类型。阴虚阳盛之人，易于阳亢、热盛；阳虚阴盛之人，易于虚寒内生、阴盛于内。瘦人多火，易患阴亏火旺、燥热津亏诸证；胖人多痰湿，易患阳虚湿盛、痰湿内壅、痰瘀互结之证。

三是人的情志心理类型。正常人之情志心理，应是精神内守，心志宁和、不卑不亢、不急不躁、反应得当。若偏离此状态，则极易发生情志情感障碍，性格脾气改变，或焦虑不安，或抑郁寡欢，或躁狂不安；或沉默不语、言语失畅，或声高息粗、言语不禁。情志心理异常，多与脏腑之病相关，情志不畅、心理失衡等因素的存在，往往是导致人体精气神失和的重要因子，也是疑难病证发病或加剧的主要因素，极易促进或加剧疑难病的发展变化。

2. 邪气，也就是人体健康的致病力、破坏力，也是一切致病因子和因素的概称。主要来自三个方面。

一是外界自然环境中时令、气候失和而异常，甚则疫毒疠气孳生，自然界的"六气"过强或异常而致，变为"六淫"之外生邪气，风、寒、暑、湿、燥、火，从外侵袭人体而形成外感诸病证；或是感染疫毒疠气，病发疫病；以及外界的虫兽侵扰、金刃创伤、跌扑劳伤等。

二是人体内部机能不和、脏腑失调、气血津液失和、气机失畅，由内而生的"内邪"。其一，如：内风、内寒、内湿、内燥、内火；其二，如食积、虫积、水饮、痰湿、瘀血。

三是精神情志不畅而导致的人体阴阳、气血、脏腑失调失和。

三、诊断重在抓住"和"关系

中医临床诊断抓住"和"的关系进行诊察与判断，主要是辨析以下几组关系：人之内外环境的和与不和、阴阳之和与不和、脏腑经脉之和与不和、气血津液之和与不和、气机运行之和与不和，以及情志的和与不和。

第二节 从"和"的关系辨病因病机

人体的失和关系，就是人体机能处于紊乱不和状态的内在联系，主要有阴阳失调、脏腑失调、经脉失畅、气血失和、津液失和、气机失畅、内外失和。

阴阳失调是常人变为病人的关键，脏腑失调是人体整体功能稳态失和的关键，经脉失畅是人体内联外通的通道受阻的症结，气血失和是脏腑失和的主要结果与状态，津液失和是人体新陈代谢及水谷精微运化敷布失调的关键，气机失畅是病人功能运行异常的关键，内外失和是人与自然、社会生态环境关系失和的典型。

一、失和病因病机的基本脉络

病变状态下的人体，各种生理机能状态及关系被破坏，形成失和状态下的各种病机联系。抓住失和关系，辨别病证，尤其是疑难病证的病因病机关键，应当从病因、病位、病性、病势及其病机关系等方面进行分析。

（一）多来源多样化多属性的病因引致失和

自然生态环境、社会生态环境、生存生活方式等涉及人体内外环境及自身因素的变化，均会导致许多复杂病证的发生。疾病谱的不断变化，医源性疾病的产生，导致越来越多的疑难病。这些十分复杂并呈现多来源、多样化、多属性的病因，均可导致人体多方面的失和。

（二）失和的多部位受伤与多脏腑受损

在多来源、多样化、多属性病因的作用及伤害下，人体极易出现多个部位、多个脏腑受到侵害，出现多系统、多功能的失和。

1. 病变失和于表，即：病起于表

该类失和，可由一邪外侵，或多邪同犯；或外邪由表入里，表邪未尽，表证未解而里证已成之表里同病，或表证尽而里证起，或直中脏腑。

病在表时，可见风寒外束、风热外犯、风湿困表、风湿热阻络、体虚外感（气虚外感、血虚外感、阴虚外感、阳虚外感）等。

表里同病者，外邪由表入里，表邪未尽，表证未解而里证已成；或原病里证，复感外邪而表里同病。

外邪直中脏腑者，多为寒邪直中胃脘而疼痛暴作；或因冰冻而伤，血脉凝滞，肢体厥逆，紫绀坏死，甚而心神受扰，休克昏厥。

2. 病变失和于里，即：病发于里

该类失和的最大特点，主要就是脏腑失和，或言脏腑失调以及气血津液失和。

（1）脏腑失和失调：出现脏腑同病，或多脏同病，或多腑同病，或脏病相传受累，或腑病相连而病，或脏病及腑，或腑病传脏。

脏腑同病，如：肝胆湿热、湿热蕴结下焦（肾与膀胱）、湿热蕴结脾胃。

脏病相累而多脏同病，如：肝脾不调、肝胃不和、肝肾阴虚、心肝血虚、心脾两虚、心肺气虚、心肾不交、脾肺气虚、肺肾阴虚等证。

腑病相连而多腑同病，如：湿热蕴肠，可现腹泻而大便夹黏液或赤白黏液，或里急后重、便溏不爽，舌红、苔黄腻，脉弦滑数。

脏病及腑，如：心火热移小肠，可见心烦热、口舌生疮而尿赤短黄、灼热疼痛。

腑病传脏，如：胆郁痰扰心神，则现胆怯而易惊悸、夜寐不安或多梦、烦躁难安、胸胁胀满或发闷、口苦、太息、脉弦数等。

（2）气血津液失和：出现气血失和而气病及血，或血病及气；或津液失和失畅，或潴留积蓄不运，或津液乏源、亏虚而失养。

气血失和，一是气病及血：气虚血瘀，气虚血虚，气滞血瘀；二是血病及气：血虚气虚，血瘀气滞；三是气血同病而失和，气病与血病同现。

津液失和失畅，如：潴留不运，水湿内聚、痰湿壅盛、水饮不化（停蓄）、水湿泛滥；乏源亏虚，津亏液耗、津亏血虚。

气血津液失和，如：痰瘀互结、湿盛血瘀、瘀阻湿盛。

（3）病变失和于半表半里，即：病变居于半表半里之间。

该类失和，或病由表入里，里证渐起，表证未除之少阳证，以小柴胡汤证为其代表；或素患里证，复感外邪，邪气客于募原，以达原饮所治之证为代表。

（三）失和之病性多呈现多样化相兼化

从发病学的逻辑关系看，失和的病性应是病因侵袭人体一定部位（病位）受损而机能、形态失和并出现改变的属性，也就是病变时机能及形态失和结果的属性。

疑难病的病性很少有单一的寒证、热证、虚证、实证，而是呈现出多样化、相兼化的特点，多为寒热并见、寒热错杂、寒热真假；虚实并见，虚实相间，虚实真假。

（四）失和的病势多复杂多变

病变是动态发展的，失和的状态也是变化着的，具有失和的发展变化方向与趋势，影响或决定着病变的向愈或恶化。

分辨病势，主要从轻重、缓急、顺逆等方面进行。疑难病证，其病势往往是错综复杂、谜疑难辨的。

（五）错综复杂的失和病机关系

病机是人体失和而病的内在联系，也称之为疾病发展变化的机理，或称为人体病变的病理关系。病机，是三个构成性要素"病因、病位、病性"与一个趋向性要素"病势"之间的相互关系及其内在联系。

疑难病，其临床表现多为多病、多证相兼交织，失和之病机也为多线、多点交织，形成多样化、网络化的关系。在其病机联系多样化、网络化的关系中，病就是一条条线，证就是网络化病机联系中的"网结""关键点"。因此，辨别疑难病证的病机，就可以通过理清不同失和的线的脉络——病，抓住一个个失和关键的"网结""关键点"——证。

（六）复杂证候源于复杂的失和病机

疑难病复杂的病机关系，引致证候表现的复杂多样，往往表现为证候的相兼（同病）、错杂、转化、真假。要辨别这些复杂的病机，就要在通过"司外揣内""审证求因"抓住各种分别代表和反映病因、病位、病性、病势的提纲证时，特别注意分辨证候的相兼（同病）、错杂、转化、真假。

二、关键性的失和病机关系

（一）发病学的失和关系

1. 从邪正关系辨失和

邪正相争所产生的邪盛正衰、正胜邪退、正虚邪恋的病机演变关系，是失和的最基本关系。从邪正关系辨失和，就是要抓住邪盛正衰、正胜邪退、正虚邪恋的变化关系。

2. 多因素作用而病的失和关系

该类失和关系，主要为内外合邪、内邪为患、邪留发病、气机紊乱、痰瘀互结、虚实夹杂、心身失调。

3. 病机要素之间的失和关系

根据病机的形成机理，病机由三个结构性要素——病因、病位、病性与一个趋向性要素病势构成，综合地反映出它们之间的相互关系及其内在联系。要抓住疑难病的关键性病机，就应当注意分辨病机各要素间的失和关系与联系。

疑难病的病因病机关系，呈现出十分复杂的关系，常为一因多果（病或证），或多因一果（病或证）；或一因伤多脏（病位），或多因伤一脏（病位）；或一因致多种病性，或多因成一种病性；在病的不同阶段或条件下，出现轻重、缓急等向愈或恶化、变化发展缓慢或急骤趋势（病势）等。此外，还要注意由复杂病机引致证候表现多样化的同病、相兼、转化、真假，标本缓急。

（二）主要的失和关系

1. 内外合邪而失和

内外合邪，或为外邪引动人体素有痼疾，或外邪与体内痼疾同时发作，或人体正气不足而致外邪侵入。内外因素相互作用，引致人体机能状态失和而病。

外部之因，多源于自然环境、社会环境因素，因气候异常，地理差异，冷暖失当，污染中毒，职业损伤，饮食不洁，病原微生物（细菌、真菌、病毒）等，俱为实邪。

内在之因，则有正气不足与内生邪气之别。正气虚弱不足，脏腑气血津液失和，抗邪无力，极易致病。素体禀赋强弱所致失和者，常常与先天禀赋失和（遗传病）、体质偏性及其盛衰因素相关。这些因素容易导致机体对某一类（种）疾病具有易感性。如：素体为高敏体质者，极易发生过敏性疾病；素体壮实而阳盛、个性刚烈者，容易发生肝阳上亢、气火上逆诸证；平素肺气虚弱者，易致外感缠绵不愈。内生邪气，则为人体脏腑、气血、津液失和日久，或原有疾患导致新的虫积、食积、痰饮、水湿、瘀血等。

内外合邪，当注意以下四个关系。

（1）内外合邪之势的失和，取决于邪正相争之态及内外邪气的轻重、缓急。

一般而言，正气强盛，邪不可犯，或邪气虽犯，正可抗邪，病不相生；或邪虽伤人，但也较为易愈。疑难病证既现，必然是邪正相争较盛，或是正虚不可抗邪，或是邪气过盛过强，损伤正气而难愈，终成疑难病证。

若体内邪气渐生，必然伤正气，极易内外合邪而病。若外邪较盛，来势急重，或因情志不畅、心理失衡等因素作用，虽然体无内邪积聚，也易致疑难病证。

（2）急性病时的内外合邪，失和的关键在邪气实盛或虚实夹杂，以实为主。

疑难病证呈现急性发作时，其病机关键多为邪正相争剧烈，邪气实盛为主；或虚实夹杂，以实为主。

若病主要起于外邪侵犯，多为环境因素异常之特殊地理因素影响，如：缺氧或醉氧，受冻或中暑，污染中毒，职业性急性损伤，特殊病原微生物感染等。

若病主要起于内邪，则多为水湿停蓄、痰瘀阻塞经脉较甚，或是内风骤起，风邪裹夹火热或痰或瘀为患。此时，多虚实夹杂，以实为主。

（3）慢性病时的内外合邪，失和的关键在正气虚损或虚实夹杂，以虚为主。

疑难病证处于慢性发展阶段，则邪正交争，胶着难解。其关键在气机升降失常、血行异常；久病不愈、怪病难愈者，多为痰瘀互结，气机不畅。有的病证，有时以邪实表现为主；有的病证，则以正虚表现为主。

不论病起于邪实还是正虚，若病呈慢性发展而日久，必致邪盛正衰，终致正气虚损，或虚实夹杂，以虚为主。

（4）慢性病急性发作时的内外合邪，失和的特点是内外邪实与外实内虚并见。

在一定的条件下，处于慢性发展阶段的疑难病证会急性发作，出现内外邪实与外实内虚并见的情况。此时之虚实夹杂，多呈现邪实为急之病势。

素为内邪实盛者，外邪袭扰，内生之实邪更甚，内外实邪相合，病情急重。如：慢性阻塞性肺病（包括肺纤维化、尘肺等）、肺部肿瘤等患者，胸中素有痰瘀互结，气道受阻，平素即表现为气道受阻而气急难续，气憋面紫。遇气候异常而骤冷，或过食辛辣腥气之味等，内外合邪，内外俱实，则出现气急难耐，呼吸困难，面绀青紫，舌暗、瘀滞等证。

平素正气虚弱者，遇外邪侵扰，内外合病，则虚实夹杂而邪实为急。如：肺心病患者，多因久病，心肺气虚，无力吐故纳新，胸闷气短难续。遇气候变化，风寒外束，极易出现恶寒发热，咳喘不宁，喘促不定，气短难续，端坐呼吸，胸闷面紫等证。此为内外合邪，虚实夹杂，但其外寒之邪实急重，当以攻补兼施，解除表邪，祛除风寒之邪为先为急。

再如：笔者诊治过若干例自发性气胸患者，多为青年男性，原因不明，突发肺泡破裂或萎缩，有的达40%；气急难续，咳喘难受，胸痛憋闷，面灰青紫。细究其病史、病因及体质，其体质与发育往往不差，无明显诱因，但其平素多感"气不够用"，运动时耐力不够好。以此判断，似为肺气不足所致。突发自发性气胸而肺泡破裂或萎缩时，肺气不张，邪气积于胸腔，故清浊之气不得宣畅代谢，清气不纳，浊气不出，故其虚实夹杂，但邪实为甚。笔者治之，既兼顾补益肺气，又宣畅肺气，止咳平喘，逐邪外出，才渐复胸中清气。

2. 内邪为患而失和

内生之邪，即是形成于人之体内并直接损及五脏六腑、四肢百骸的病邪。内生之邪与由外界形成的致病因子——六淫邪气风、寒、暑、湿、燥、火相对应，称之为内生之内风、内寒、内湿、内燥、内火。因暑邪仅为外界所有，故内生之邪可归之为"内生五淫"。内生之邪，病发于内，谓之内邪为患，常常直接损及脏腑、气血、阴阳。

3. 邪留发病而失和

由于邪正相争，导致脏腑失调、气血津液失和，前病已祛或未祛，却因前病所累而致新的病邪内生，引发新的病证，即为邪留发病，是较为典型的机体失和。

出现邪留发病的情况，多为人体长期处于病患之中，呈现出漫长的变化状态及多种病况。邪留发病之病邪，既是前一病的病理性产物或结果，又成为新的后一种病的致病因子或原因。换言之，一旦出现邪留发病，说明患者曾患过有关疾患，机体失和日久，或者已处于较长时间的疾病或亚健康状态。

笔者秉承恩师欧阳锜先生首倡的"邪留发病"六证概念的精髓，结合个人感悟而提出：邪留发病的形成及其危害，是"前病生此邪，此邪致新病"的病变发展过程；邪留发病的病因（病理性）概括是中医"审证求因"的结果，各个"病因"有着各自相应的提纲证的证候可辨。根据临床病因学、辨证学的特点，邪留发病应分为五个类别，即：食积、虫积、水饮、痰湿、瘀血，各自均有其相应的提纲证可辨。

4. 气机紊乱而失和

中医学认为，人的一切生命活动，都是气的运动变化所成，人体的机能和谐顺畅，或是失和逆乱，皆取决于气机的运行状态。

气机和谐顺畅则身体健康，表现为阴平阳秘，阴阳之气充盛而平衡，气机畅达有度，气畅则血和，气血充盈而运行有常；人体的五脏六腑、四肢百骸、经脉皮肉，皆得气血濡养而运化有常，精、气、神内守相谐。气机失和逆乱则患病，出现阴阳失衡，阴阳之气或虚弱或亢盛，阴阳失衡无度，气行异常而乱，气机升降出入失常。

人体健康之时，气的运行正常和谐，升降出入有序有度，清升浊降、吐故纳新。升清阳之气以养髓海、润心肺、灌注五脏六腑、四肢百骸，全身得养；降泄浊气，排出糟粕，除去废物，保持机体清洁无毒。

病患之时，气行异常失和，气机紊乱，或气滞、气结而不行，或气机逆乱而妄行或蹿动，或气虚无力而不运。由是，气机失常，机体的功能紊乱，代谢失常，当升不升，当降不降，应入不入，应出不出；精微不生不输，糟粕不除不泄，百病由生。故气机紊乱，升降不利，出入失常，为病患之要。

气机失和紊乱是人体百病发生的重要病理基础，也是引发疑难病证的关键性病机之一。

5. 痰瘀互结而失和

人体机能失和较甚，病变久延而致病邪内生，邪留发病，痰湿与瘀血互结为其之最。此为"前病生此邪，此邪致新病"最为复杂而难解者，也是疑难病证最关键的病因病机之一。

痰湿或瘀血，一旦生成，因其属性均有沉着、停滞之特点，极易停积而阻滞经脉，阻碍气血运行。气血运行受阻，反过来又加剧了痰湿或瘀血的程度。痰湿与瘀血，二者相互影响，常常胶着不解，甚而胶结互阻，形成痰湿与瘀血互结之状，简称痰瘀互结之证。

痰瘀互结，气血受阻，经脉不利，常与气机紊乱互为因果，也易与内风为患相伴而生，致病则急、重、危、难。因此，（内）风、痰、瘀相互影响为患，常常引致急、重、危、难病证。

6. 寒热并见而失和

寒与热，具有病因与病性的双重意义。这是由于中医辨寒热的概念，是以"审证求因"的方法辨识"证候"而得出结论的，也是对不同疾病本质变化的理性认识的概括。

寒与热，从致病因子（病因）的角度考察，可有寒邪与热邪之别；从病变的结果、病性的角度看，则有寒证与热证之异。这两组属性的代表，均可呈现为寒热同时出现的寒热并见或寒热错杂。至于寒热先后出现的寒热往来，则主要是反映邪正相争的状态及邪气所侵犯的病位不同，一般不作病邪属性（病因）或病变结果属性（病性）归类的代表看待。

从病机变化的关系分析，寒邪与热邪之间，寒证与热证之间，寒邪、热邪与寒证、热证之间，都存在着非常复杂的机体失和的关系。疑难病证，其寒热之间的机体失和关系更加复杂多变。寒热并见而失和的病机关系主要有：寒邪与热邪错杂、寒证与热证错杂。在寒热错杂的发展变化过程中，在一定的条件下，还会出现寒热之间的转化和证候真假。

7. 虚实夹杂而失和

虚与实，是邪正相争，邪正盛衰的结果，也是病性反映的一组重要病机关系。精气夺则虚，邪气盛则实。病性的虚与实，是通过证候反映出来的，因而称为"虚证"与"实证"。病中现虚实夹杂，即为其有正气虚弱之虚证与邪气实盛之实证相兼交杂；有的患者，尚同时患有多种虚证或多种实证。

虚证与实证，反映着邪气与正气的强弱与盛衰；虚实夹杂之证，则为邪气与正气相争胶着而强弱、盛衰无定。

（1）实证之失和病机关键：主要取决于邪正相争时正气与邪气的态势，以邪气盛为主，但正气也不甚弱；同时，也与邪气的属性有关。有的邪气，其致病力极强，发病则以邪气实盛为主。如：疫毒之邪、冻伤等。

有的邪气，在其致病的过程中会导致实证与虚证的转化。如：邪热炽盛，主为实热之证，久之不愈，伤津耗液，致阴亏而致阴虚，实热渐消之时，则可渐转为阴虚而热；还可因其热邪伤津耗液，耗伤阴血而成瘀血。

（2）虚证之失和病机关键：主要取决于人体正气的强弱与盛衰，与人体气、血、阴、阳失和的状态直接相关。

一是某一个脏腑的虚损失和。如：心（小肠）病之心气虚，心血虚，心阴虚，心阳虚，小肠虚（寒）；肝（胆）病之肝气虚，肝血虚，肝阴虚，肝阳虚，胆气虚；脾（胃）病之脾气虚，脾阴虚，胃阴虚，胃阳虚；肺（大肠）病之肺气虚，肺阴虚，肺阳虚，大肠虚（寒）；肾（膀胱）病之肾气虚，肾阴虚，肾阳虚，膀胱虚（寒）等。

二是多个脏腑的虚损失和。如：心肾阳虚、心肝血虚、心脾气虚、心脾血虚、心肺气虚、肝肾阴虚、肝肾阳虚、脾肾阳虚、肺肾阳虚、肺肾阴虚等。

三是气血、阴阳同时虚损失和。如：心脾气血不足、心肾气阴不足、肾之阴阳两亏。

（3）虚实夹杂之失和病机关系：如"邪气盛则实"与"精气夺则虚"并存，邪正相争、邪正盛衰处于胶着反复之中，多种多组失和关系并存。故可有虚实并见、虚中夹实、实中现虚，或虚实并重、虚多实少、实多虚少等情况。

辨别虚实夹杂，可从病之先后、轻重、缓急而辨，进而分清虚实之证的轻重缓急。从病之先后看，既有先病实证而后虚证显现之虚实夹杂者，也有先病虚证而后见实证之虚实夹杂者。

8.心身失调而失和

由于内外之邪所伤，或人体正气虚衰所致，人体脏腑功能的生理平衡被打破，躯体处于病变失衡失和之状，为人的"身（体、躯体）"病。

起于情志所伤，致使人的情志不畅、气机紊乱而心神不安之态，为人之心理失常而处于病中，是为人之心志不常、精神有疾的"心（理）"病。

人之"身（体）"病与心志不常、精神有疾的"心（理）"病，常相互影响而为患，是为心身失调。疑难病患者，心身失调是其心身失和常见之关键病机之一。

心身失调病久，脏腑功能失调，邪留发病越甚，阻碍人体气血运行，阴阳相左而失和，正气不彰，精气神不足而心理失常更甚；心理失常，心志不宁，进一步加剧脏腑失调、气机紊乱、阴阳失衡，则病越深。由是，虚证与实证俱见，虚实夹杂则成为心身失调的最大特点，也是其关键病机之一。

三、失和病因病机关系归类

综合以上分析，关键性病因病机失和的主要关系，可以概括为以下几类。

1.阴阳失衡类，包括寒、热，虚、实诸证的病机。其主要来自内外合邪、内邪为患、邪留发病、气机紊乱、痰瘀互结、寒热错杂、虚实夹杂、心身失调。

2.气血津液失和类，包括气虚血瘀、气滞血瘀，气血亏虚、血虚、血瘀、水湿潴留、水湿泛滥、津液亏虚等证。其可由内外合邪、内邪为患、邪留发病、气机紊乱、痰瘀互结、虚实夹杂所导致。

3.气机失畅类，包括气虚、气散、气滞、气结、气逆、气乱。其可由内邪为患、邪留发病、气机紊乱、痰瘀互结、虚实夹杂、心身失调所致。

4.情志失宁类，包括肝郁气滞、气结逆乱、心神不宁、清窍被蒙等。其可由内邪为患、邪留发病、气机紊乱、痰瘀互结、虚实夹杂、心身失调所致。

5.功能失调类，是人体整体、动态、功能态失和的概称，主要包括脏腑失调、气血津液失和、气机失畅。其可由内外合邪、内邪为患、邪留发病、气机紊乱、痰瘀互结、寒热错杂、虚实夹杂、心身失调所致。

第三节　从"和"的关系辨病辨证

中医诊断的基本模式是辨病与辨证结合。以和调的思想方法指导辨病与辨证，核心是要建立"知和达变（不和）""以和识变（不和）"的思维与方法，应用"和"与"不和""失和"的关系分析病证；依据病的线性联系与证的结点网结的关系及其联系，进行综合性、整体性、包容性、多线性、多维性、协同性的分析与判断；注意以失和的病机联系为纽带，以相似点作为鉴别分析的切入点，进行多元多维多角度的综合分析判断，为和调的治疗提供诊断结论、依据及切入点。

一、辨病中的和调思想方法

辨病诊断，就是辨明患者就诊时身体失和的具体病患，得出病名诊断结论。客观地看，以往人们在重视并强调辨证论治重要性的同时，多有忽视辨病论治。从临床实际看，重视辨证，抓住病变的症结与关键，是重要的、必须的。但是，也确实需要进行辨病才能把握病变构成的前后发展联系，方能全面而有序地诊治疾病。

辨病诊断时，需要注意疾病发展变化失和的线性联系特征，把握各具体病的标识（不同症状的不同组合关系）及其组合关系的变化；注意与该病的发生、发展与转归密切相关的各种因素之间的关系，尤其要注意其不和、失和的病机联系。

中医辨病，是从辨别组成病候的"症状"入手的。中医学所言的症状，包括了病人自觉的不适——症状，还包括了体征、舌象、脉象等疾病的外显信息。

中医从功能态入手认识生命、诊治疾病，面对并依据的是人的整体生命活动，生理病理变化的各种动态的外在表现，即藏之于内，象之于外的功能态信息——藏象。患病时，这种外现的功能态信息最基本、最直接、最具体的载体，就是症状（含舌象、脉象、体征等）。

（一）以"和"分析病的基本概念及特点

疾病，是由于内外之邪作用于人体，破坏了人体阴阳自和、阴平阳秘的动态之和，导致机体不和、失和的本质变化；其形成或表现为具有自身内在联系的演变过程，表现出由若干症状组成的相应的病候。

每个具体的病，必然有其相应的不和、失和的病机，由病机联系着具体的病因、病位、病性、病势；有由其特有的固定症状组成的病候与不同阶段或条件下的证候，以及相应的治则方药，并有一定的预后可测。

每个病，都有各自不和、失和的本质变化及其发展变化的规律（过程），由其不和、失和的根本（基本）矛盾所决定。虽然疾病在发展过程中，有时缓和，有时恶化，可分出若干阶段或状态并各有其不和、失和的主要矛盾，表现为不同的证，但作为该病不和、失和的根本（基本）矛盾没有完结，病亦没有结束。所以，某一个（种）病的根本（基本）矛盾贯穿于该病的始终，有着自身的规律与特点。这就是病与病之间本质上的差异。

如：传统中医理论认为，消渴病，燥热津伤是其不和、失和的基本矛盾并贯穿于该病的始终。在该病的发展变化过程中，由于病变部位的功能特点、病变进程等不同，可以出现上消、中消、下消的不同阶段并有着各阶段的主要矛盾，形成各种不同的证型，但始终受燥热津伤这个不和、失和基本矛盾的影响与制约。

上消，其不和、失和的主要矛盾是肺热津伤，表现为烦渴多饮、口干舌燥、舌边尖红、脉洪数；中消，由于胃热炽盛，出现多食易饥、形体消瘦、大便秘结、舌红苔黄燥、脉滑实有力；下消，肾阴亏损，则见尿频量多、混浊如膏脂、口干舌燥、舌红少苔、脉沉细数；最终导致肾的阴阳两虚，乃现尿频甚则饮一溲一、面色黧黑、耳轮焦干、腰膝酸软，甚则阳痿，舌淡暗，少苔或无苔，脉沉弱。

不论各阶段不和、失和的主要矛盾及特点如何，该病不和、失和的根本（基本）矛盾——燥热津伤、阴液不足、体失濡养贯穿始终，总以多饮、多食、多尿、体瘦肉少的"三多一少"为其特征。

（二）以"和"指导辨病的基本概念及主要方法

辨病，就是辨别病候，得出病名诊断结论。

以"和"指导辨病，就是按照"不和"的病因病机规律及特点，分析辨别构成不同病候的不同症状之间的组合关系及其特征，分析把握其病变"失和"发生发展过程及其内在联系，得出病名诊断结论。如：辨别消渴病的标识性症状及其特征，就是多饮、多食、多尿、体瘦肉少的"三多一少"。

抓住并分辨病候特征与属性，需要注意其不同症状组合关系的相关性与稳定性、不同症状先后出现的顺序及其变化状态、病史演变、情志变化及环境因素等。尤其要注意各个病候中不同症状的三个组合关系。

一是从过程性考察不同症状的组合关系。如：感冒，在其发展过程中，不同的阶段，可产生风寒外束、风热外犯、风湿阻络、体虚外感等不同的证。但其均有恶寒发热、脉浮等相同的症状。

二是从相关性考察不同症状的组合关系。如：消渴病的标志性特征就是多饮、多食、多尿、体瘦肉少的"三多一少"。

三是从典型性考察不同症状的组合关系。如：癫痫病有着典型性的标识特点：发作时，昏不识人、僵仆抽搐、口中流涎、呼叫有声。

中医辨病，做出疾病诊断，应当以中医病名诊断为主；必要或特殊时，也可应用或包括西医病名诊断。

（三）以"和"简析病证异同的失和关系

病证异同，是指同病异证与异病同证。辨别并把握同病异证或异病同证，是辨病与辨证中的主要内容。在中医临床诊断时，辨病与辨证密不可分。

1. 同病异证

在某一个病不和、失和的线性联系过程中，在不同的发展阶段或条件下，可出现若干不同的失和网结——证。这就是同病异证。

同病异证，说明在同一个病的不同阶段，各个阶段不和的主要相关因素或变化条件有所不同，其不和、失和的主要矛盾或病变的关键点、区别点也不相同，故出现不同的证。但是，各证所处疾病发展变化前后联系的不和、失和的根本（基本）矛盾仍是一个，同一个病中不同阶段不同的证仍有着一定的联系。如是，可以简化地理解其关系为：病的复杂过程是一条线，各阶段不同的证是这条线上不同的点。

同一个病的发展过程中不同阶段的异证，其表现虽各有特点，但亦有一些基本的相同之处。如：感冒，其关键是外感六淫病邪由外犯内，按其过程及演变，结合正气的状态，可分出风寒外束、风热外犯、风湿阻络、体虚外感（气虚外感、血虚外感、阳虚外感、阴虚外感）等不同的证。但是，其不和的基本矛盾，即病邪由外犯内、由表入里始终存在。故解表为其基本治则。结合不同的证，则有辛温解表、辛凉解表、疏风化湿解表、扶正解表等不同的具体治法。

2. 异病同证

异病同证，即是与同病异证相反的另一类病变情况。在不同病的"线"

性发展变化过程中，只要其中某个阶段的"点"具备某种相同的条件或要素，形成一个"汇集点""网结"，就会形成相同的证，此即"同证"。换言之，即在不同病的发展变化之中，只要在某一个阶段（点）的条件相同，就会出现相同的证；也就是所患之病（线）不同，此时此阶段的证（点）相同。

当然，异病同证中的证，因其所处的"病"不同，其产生发展的过程及联系不一样，其"同证"仅是指相互之间在相同阶段、相互的"点"的不和、失和的主要矛盾或病变关键相同，其前后发展联系的"不和""失和"的基本矛盾仍不一致。

不同病中相同的证（点），在主要的表现及其特征上是相同的，但仍有着各自前后发展联系的特点，亦同样要受各个病的基本矛盾影响而有着各病的表现特点。

如：中气下陷证，其失和的病机关键是脾气虚弱，升举无力，统摄无权，运化无力；可见于胃脘痛、崩漏、带下等病。这些病各不相同，但只要在其发展过程中形成脾气虚弱，升举无力，即可出现该证的相应表现。但是，不同病中的中气下陷证，又都同时带有各个病的特点。这三种病中的中气下陷证，均有神倦乏力、少气懒言、面色无华、内脏或物质下坠、外溢、脉细弱等中气下陷的主要证候特征。但是，该证在不同的病中，均还兼有各病的特点。胃脘痛时，胃脘部隐痛坠胀；崩漏，血下如注，血色淡；带下病，带下清稀量多，面浮肢困清冷。

二、辨证中的和调思想

辨证论治，是中医临床诊治疾病带有根本性的特点与方法，是中医判断病患"不和""失和"病机联系的网结与症结的切入点，也是中医能够因人、因时、因地而宜施治获佳效的重要依据。辨证的对象——证及其证候，是中医能够抓住疾病在一定阶段、一定条件下病变网结、关键的依据，也是治疗的切入点。

（一）关于辨证的几个基本问题

1. 关于证及辨证的概念

证是中医学特有的名词与概念，也是中医学区别于其他医学的重要理论概念。

证，是疾病演变过程在不同时间、不同阶段、不同条件下失和的本质反映，是各种相关因素（如邪正消长、病人体质、外界环境、治疗等）对病证"失和"的根本（基本）矛盾的影响在一定的时间、阶段、条件下的汇集点，是疾病在不同阶段的表现形式，反映并代表着病变在一定时间、阶段、条件下失和的主要矛盾或矛盾的主要方面。

证与病、症状（含舌象、脉象、体征）既关联又有着严格区别，有着其特定的内涵。症状的组合关系不同，就可以构成不同的证候，反映着不同证的失和病机。

证与病一样，均是由不同的症状构成的表现于外的"外候"，成为反映相应失和病机的证候。通过辨别证候，辨清内在的证的失和变化。

证作为疾病在一定的时间、阶段、条件下失和的本质变化，客观地存在于人体内。它是致病因素与机体反应性两方面在此时此阶段失和、不和的综合反映。

疾病的发生，受多种要素或条件的影响。在疾病发生发展变化过程的不同时间、阶段、条件下，失和的变化受到这些要素或条件的影响，外化表现是不相同的。由此导致不同时间、阶段、条件下失和病变的主要矛盾或矛盾的主要方面也不同，所形成的证及其证候也就不同。证就是病变失和过程的线性发展关系中，多种病变的发展之线在某个阶段或条件下，相互交叉的"节点"或"网结"，由疾病在一定时间或阶段的失和、不和病机所决定，由具体的病因、病位、病性所构成，反映着一定的病势。

辨证，是医者在收集病情资料的基础上，分析并认识疾病，辨别证候，从证的角度做出证名诊断的思维过程。

2. 关于证候

证是通过证候表现出来的，但是，证并不是简单地等同于证候。证候是证的外候，是证表现于外的有着特定组合关系的具体症状、体征、舌像、脉象等。证候由有着一定相关性的不同症状组合而成，仍然属于疾病的现象。只有医生对这些现象进行辨别、分析、思考，才能得出疾病属什么证的诊断。

每个证候，有着自身的主症，以及若干相关的次症或兼症；主症影响并决定着次症或兼症。只要具备主症，该证即成立；反之，只要主症变化或消失，该证候也就变化或消失。

辨证，就是通过辨别证候，抓住主症，揭示其反映并代表着的证，以把握疾病在一定阶段和条件下导致机体失和、不和的本质变化。

3. 关于证名与证型

（1）证名：证名就是证的名称，是对该名称所代表并反映的某一个具体证的本质变化的高度概括与揭示。不同的提纲证或复合证，证名特点各不相同。

提纲证的名称较为简单，多可归于病因、病位、病性的各个类别之中。病因、病位、病性是证——病机的构成性层次的基点，即构成性要素。因此，提纲证的证名，多是以病机构成性层次的各个构成性基点（要素）来命名的。如：病因类的风证、瘀血证等；病位类的表证、里证、心证等；病性类的虚证、寒证等。

复合证的名称是综合性的，往往反映出该证"不和""失和"的病机联系，包含两个以上的构成性要点（要素）及其相互间的关系，揭示出疾病"失和"的本质变化关系。因此，复合证的证名，多是从证——病机的综合性层次及关系来命名。临证时，复合证的名称才是作为治疗依据的最后诊断结论。如：心气虚证，包含了病位心，病性虚，反映出心气虚弱，通脉无力，神明不彰的关系。再如：痰迷心窍证，即概括了病因痰与病位心的关系，反映出痰阻心窍，心神被蒙的失和病机。又如：肝胆湿热证，则是病位在肝、胆与病因属湿、热关系的综合性归纳，揭示出病因湿与热相互交织，湿困热郁，湿助热炽，热蒸湿盛，熏蒸肝胆，导致肝胆失于疏泄，运化不行，胆汁反流，溢于脉外的本质变化。

有的证名，虽未以病机的术语表达其名，但已约定俗成，实际上亦是从综合性"失和"病机的角度，对复合证的概括和揭示。如：温病学中的卫分证、气分证、营分证、血分证，分别概括了温热之邪由外侵内的四个阶段不同的病机变化。

（2）证型：证型是证的类型，是同病异证中某一证的特定名称类型，也是辨病与辨证相结合的要求与产物，往往称之为某某病之某某证型；离开了证与病的关系，就不宜称之为某某证型，只宜称之为某某证（名）。

如：感冒可见风寒外束、风热外犯、风湿阻络、体虚外感（还可细分为气虚、阳虚、血虚、阴虚四类）等证。这些证名所代表的，就是感冒在不同阶段、不同情况下的几种不同的病变类型，可称之为感冒的风寒外束（证）型、风热外犯（证）型、风湿阻络（证）型等。

有时，人们将证型称之为"固定的诊断名称"。这实际上是将证名和证型互用。

（二）辨证的核心就是辨"失和"的病机

辨明证候所代表并反映的疾病在此阶段失和、不和的本质变化——病机，是辨证的核心与目的。简言之，辨证就是辨病机，或审证识病机。

1.证的病机（证机）的基本概念

病机，一般来说，即是疾病发生、发展、变化与转归过程中内在的失和、不和的本质联系；亦就是在不同发病条件下，各种致病因素侵犯人体不同部位产生邪正斗争，形成疾病的客观联系及其发展变化的规律，呈现出变化多端、错综复杂的特点。证的病机（证机），就是该证所反映或代表的疾病在某一阶段、某一时间病变失和、不和的症结、网结的内在联系。

在不同病证发展变化之中，失和、不和的病机变化不同，其病因、病位、病性及病势必然各不相同。换言之，在病证发展变化的不同阶段，病因、病位、病性及病势的变化各不相同，必然形成不同的失和、不和的病机变化。

2. 审证识病机辨"失和"

通过审辨证候而辨证，经过辨证而审查病机之"不和""失和"，最终依据审机结果而论治，是中医临证的最基本要求。因此，辨证是手段与思辨的过程，识病机辨不和是目的与思辨的结果。

审证识病机辨"不和""失和"，就是要按照病机的结构关系，先抓住病机结构性要素病因、病位、病性的提纲证，再分析它们之间的病势趋向，以及相关提纲证所反映或构成的复合证的关系，就能够抓住并分析其病机联系。

3. 病机的构成与规律

病机本质联系的最小单元是若干个要素。这些要素之间相互作用而形成"失和""不和"的联系，就构成了病机。这些要素是三个基点（构成）要素，即病因、病位、病性；一个动态趋向要素——病势。辨病机就是辨清每个病证病机的各种基点（构成）要素及其相互联系，辨别把握动态趋向要素病势。这些基点（构成）要素（病因、病位、病性），均有各自的提纲证。通过辨别这些提纲证的证候，即可辨识相应的基点（构成）要素（病因、病位、病性）。

病位，如：肝病的提纲证，常见胁痛、烦躁、易怒、脉弦，并可反映在头、眼、耳、爪甲、筋、少腹、阴囊、睾丸等局部。心病的提纲证，常见心痛、心悸、唇绀、脉结代，或健忘、失眠、神昏等。

病因，如：（外）风证，常见恶寒发热、肢体疼痛、脉浮等；热证常见发热、汗出热不退、口渴、舌红、苔黄、脉数。

病性，如：实证常见声高气粗、亢奋有力、脉洪数或滑实有力；虚证常见声低气弱、神倦乏力、脉细弱无力。

病势作为病机的动态趋向要素，存在并表现于各个基点（构成）要素的变化、转化及其相互联系之中。

4. 证与病机（证机）的基本关系

证的病机（证机）及其结构不同，产生的证及其证候不同。

临床所见证候，均是复合证，至少由两个以上的病机基点（构成）要素的提纲证组成，甚者包含三个基点（构成）要素。即病因＋病位，病位＋病性，或病因＋病位＋病性。临证时的诊断结论，都是复合证的证名；都包括至少两个基点（构成）要素，甚者包含三个基点（构成）要素。辨清相互关联、同属一个复合证中的各提纲证（各要素）之间的关系及其动态趋向——病势，即是辨明病机，辨清证的本质属性。

病机的基点（构成）要素病因、病位、病性，均以提纲证的证候形式表现出来。

复合证就是由基点（构成）要素病因、病位、病性与动态趋向要素病势中两个以上的提纲证所组成的。这些提纲证之间的关系，就是该复合证的病机联系。

如：风寒束肺证，其证候表现为恶寒发热，无汗，身酸痛，咳嗽，痰白或呈泡沫状，舌淡红苔薄白，脉浮紧。

该证之证候，是由病因提纲证——风寒证（恶寒发热、无汗、身酸痛、脉浮紧），病位提纲证——肺证（咳嗽，痰白或泡沫）组成的。其病势为病起于外而有向里传入之态势；病机关系为风寒之邪"外束"肺脏。肺脏被风寒之邪所困束，失于清肃宣降，故气逆而咳嗽。

5.病机分析法

笔者曾在20世纪80年代明确提出，辨证就是辨病机。病机分析可以从分辨病机基点（构成）要素的某一点（证候之提纲证）开始，或从辨病因，或从辨病位，或从辨病性入手，进而辨析病因、病位、病性，以及病势之间的关系。

辨证识病机的辨别起点灵活多样，但其分析的逻辑推导及其关系表述的规定性很强。对病机的逻辑分析思辨，必须按病机各要素之间内在联系的规律来进行。该规律就是：病机各要素之间内在联系是"病因→病位→病性"，在此关系中包含着"病势→"的发展趋势及其顺逆、善恶的方向性。

（三）辨"失和"的点（提纲证）

从辨别不同证候的症状组合关系入手，辨识证候，抓住"失和"病机的各个基点（构成）要素，就是辨别提纲证。如：风寒证，可见恶寒发热，无汗，身酸困，脉浮紧；风热证，可见恶寒发热，微汗，脉浮数。

辨提纲证，主要是辨识并归纳病因类、病位类、病性类的不同类别、要素。如：

病因类的风证、寒证、暑证、湿证、燥证、火证、毒证、痰证、饮证、水气证、瘀血证、食积证、虫积证等。

病位类的表证、里证、心证、肝证、脾证、肺证、肾证、小肠证、胆证、胃证、大肠证、膀胱证等。

病性类的虚证、实证、寒证、热证等。

病势类提纲证的表现形式，往往不是孤立的，主要反映为起病或发病的速度缓急、程度的轻重、趋势的向愈或恶化，存在于提纲证之间的相互关系之中，如直中、传变、夹杂、转化、缓急等。具体如：寒邪直中脏腑、表邪由表入里、寒证郁久化热、寒热夹杂、虚实夹杂、本虚标实等。

（四）辨"失和"的网结（复合证）

辨别复合证，需要辨清不同的基点（构成）要素的提纲证，再辨析此时存在的相关提纲证之间的联系及其组合关系。换言之，就是抓住已辨出的提纲证及其要素（或病因、或病位、或病性），进而弄清这些相关要素间的线性、网状性的病机联系（关系），把握这些线性、网状性的"失和"病机联系在该证这个症结、网结的网结性病机关系。

作为病机关系载体的复合证，每个复合证至少包括或联系着两个以上密切相关的病机基点（构成）要素的提纲证，甚者包含三个基点（构成）要素的提纲证。因此，辨别复合证，需要注意：一是以辨清较为简单的提纲证为基础，二是按"失和"病机的构成关系抓住相关的提纲证，三是辨清相关提纲证之间"失和"病机联系。辨清并抓住相关的提纲证，从复合证的角度明确这些提纲证的组合关系，还要从"失和"病机联系的角度，辨清这些相关的提纲证的内在联系，经过"辨证分析"或"病因病机分析"，最后确定辨证的诊断结论。

（五）辨证候的相兼、错杂、转化、真假

证候的相兼、错杂、转化、真假，是疑难病的临床表现特点之一，也是疑难病证"不和""失和"较为典型及严重的特征之一。

1.证候相兼

证候相兼，也称为"同病"，是指病变时不同部位同时失和而患病，出现相应的临床表现。根据病机"不和""失和"的情况，主要的证候相兼，又可分为表里失和、脏腑失调、气血失和。

（1）表里失和：主要可见表寒里热、表实里虚。

（2）脏腑失调：主要可见脏与脏同病，或脏腑同病，或腑与腑同病。脏与脏同病者，如心肺气虚、肝肾阴亏、心脾气虚等；脏腑同病者，如肝胆湿热、湿热蕴结脾胃、肺失肃降并大肠腑结（喘促而便秘）等；或腑与腑同病，可见湿热蕴肠、肠虚滑泻等。

（3）气血失和：主要可见气虚血瘀、气滞血瘀、气虚血虚、血瘀气滞、血虚气虚等。

2. 证候错杂

证候的病变属性交错相杂，即证候错杂，亦即寒热错杂、虚实错杂。

（1）寒热错杂：主要者有上热下寒、上寒下热、表寒里热、表热里寒、肺热胃寒等。

（2）虚实错杂：如上虚下实、上实下虚、表实里虚、表虚里实、脾弱肝旺等。

3. 证候转化

在一定的条件下，或在"不和""失和"病变的某一阶段，证候的属性发生转化，即是证候转化。

如：热证转化为寒证，寒证转化为热证；实证转化为虚证，虚证转化为实证。

邪正相争的态势、邪正盛衰决定或影响着证候的转化。一般而言，热证转化为寒证，实证转化为虚证，多为邪胜正衰，病多恶化，预后不好。反之，若虚证转化为实证，寒证转化为热证，多为正气渐充，或正胜邪退，预后较好。但是，仍需具体分辨，注意特殊情况。若是"邪留发病"而出现虚证转化为实证、寒证转化为热证，则仍是病变胶着，虚实夹杂。

4. 证候真假

患者同时出现一组复杂的证候，包括了属性对立相反的寒与热、虚与实的提纲证，即是证候真假。

如：真热假寒、真寒假热，真实假虚、真虚假实。其中，证候现象的属性与病变本质"证"的属性一致，为"真"；证候现象的属性与病变的本质"证"的属性不一致，称为"假象"。从这个意义上讲，属性为"假象"的证候，仍然是复杂病变的特殊标识，切不可忽视。也正因为有了"假象"，才提示着该病证的复杂难辨。

出现证候真假，标志着病情危重，多因阴阳格拒；或邪气实盛，闭阻经络；或脏腑衰败，气血不运所致。故多发生于久病不愈，病变错综复杂之时。遇此当审慎行事，全面诊断，详细辨证。

三、病证结合中的和调思想

辨病与辨证结合，就是将辨别把握病的线性发展过程与辨别抓住证的阶段节点、网结性有机地统一起来，综合分析其病机纵横联系胶着点的网结性失和关系。

（一）病证结合辨线性失和与网结性失和

辨病，就是要抓住过程性，把握联系性，抓住失和的线性发展关系，辨清基本矛盾（主要矛盾）；辨证，就是为了抓住阶段性，把握失和的症结（网结）性，辨清失和的主要矛盾（或矛盾的主要方面）。在此基础上，全面把握其病机纵横联系的关键性失和关系。

1. 辨病把握病的线性失和脉络

每个病发生发展变化的过程及其规律，就反映为该病相应的病机，并由其病机联系和决定着具体的病因、病位、病性、病势。

每个病发生发展的失和演变过程，可以分为不同的阶段。在同一个病的不同阶段，或是病因，或是病位，或是病性，都会有所改变，出现不同的病势。随着该病发展的不同阶段或病因、病位、病性的变化，其病势也会随之改变，或是胶着难愈，或是向愈康复，或是恶化甚至死亡。

辨别病的过程性，就是要注意把握病的这种病变前后联系、不同阶段相互影响的基本规律与特征，进而把握疾病的发展变化及其趋势，或是向愈，或是恶化。

如：感冒的主要病因为外感邪气，或风寒，或风热，或风湿之邪。其首发之病位在体表，并有由表入里的发展趋势。风寒之邪外束，郁久则易化热且易入里；风热之邪不解，则易入气分，转为里热；风湿之邪郁表，滞于经脉不解，易郁而生热，转为风湿热为患。

2. 辨证抓住证的网结性失和点

证作为多种失和病变的发展之线相互交叉的"节点"或"网结"，是病变阶段性失和主要矛盾的汇集点，也是疾病发展过程中一定的时间、阶段、条件下，致病因素与机体反应性的相互作用的失和的结果。通过辨证而抓住证，就是抓住病变的网结性失和点，进而理清其发展变化之来龙去脉，全面把握并抓住失和病变的网结，为治疗提供最佳的切入点。在此，再以风寒外束证与中气不足（甚或中气下陷）证为例。

如：风寒外束，是感冒起始阶段最常见的一个证，也是一个"节点"。其主要反映的是风寒之邪客于体表，外束卫阳而致邪正相争于表，故见恶寒发热、无汗、身酸困、舌淡红、苔薄白、脉浮等证。若风寒不解，郁久则易化热，或是由表入里，进入下一个阶段，其证候表现也随之变化。

再如：中气不足甚或中气下陷，是不同的病发展到一定阶段可见的一个证，也是各种病变发展的"线"在一定的条件下具备相同的主要矛盾的"网结"。在各种不同的病发展变化的过程中，只要脾气虚弱，升举无力，即可出现该证的相应表现。因此，该证常常可出现于胃脘痛、崩漏、带下等病之中，共同具有神倦乏力、少气懒言、面色无华、内脏或物质下坠、外溢、脉细弱等中气下陷证的主要特征。

3. 病证结合抓住失和之线与网结的结合点

每个病失和的基本矛盾，决定着该病的线性发展过程。每个证的节点或网结，是在一定的时间、阶段、条件下类似的主要失和矛盾的汇集，或者是失和矛盾的主要方面。因此，辨病与辨证结合，就是要注意辨清并抓住失和的基本矛盾之线与主要矛盾之网结的结合，也就是抓住病的线与抓住证的节点或网结的结合之处。

仍举消渴病为例。

按传统的中医理论认识，消渴病失和的基本矛盾、总病机为燥热津伤。若其治之罔效或不力，燥热津伤至极，则会出现肾阴受损，进而阴阳俱损而阴阳两亏，终致阴阳离决而亡。

在该病的发展变化过程中，燥热津伤失和的基本矛盾、总病机的线性失和贯穿其始终。但在其发展变化的过程中，由于不同的病变部位脏腑功能的特点不同、病程演变的差异等，在上消、中消、下消的不同阶段，出现各阶段各个点的网结性失和，表现为相应的证型。在这些不同的阶段，均有其主要的失和矛盾而形成的不同证型。它们中的某一个证型，就是消渴病的线性失和与该证此时网结性失和的结合点，也是治疗的切入点。

在燥热津伤失和的基本矛盾、总病机的影响下，上消时病位在肺，失和的主要矛盾是肺热津伤；中消时病位在胃，失和的主要矛盾为胃热炽盛，胃阴受损；下消时病位在肾，失和的主要矛盾为燥热津伤而肾阴亏损，甚而阴损及阳终致肾的阴阳两虚。

在消渴病的发展变化过程中，病在上消、中消、下消时的脏腑不同，病性便有所变化或偏重，各自失和的主要矛盾及表现特点亦有所不同。但是，该病的根本（基本）矛盾燥热津伤、阴液不足、体失濡养贯穿始终，呈现出线性发展的特点。

4. 辨别病证异同失和之线与网结的交叉

辨别同病异证或异病同证，需要辨病与辨证结合，也就是辨别失和的病之线与证之网结的交叉结合。

在同病异证中，证是同一个病失和的发展过程中不同阶段的主要矛盾的症结、节点；同时，每一个病失和的基本矛盾影响和决定着不同阶段证的失和的主要矛盾。换言之，同病异证就是病的线性失和相同，在不同阶段的证的网结性失和不同。

在异病同证中，证是多种病变失和的发展之线相互交叉的节点或网结，也是各种病变化发展至此时此阶段网结性失和的主要矛盾。异病同证就是线不同，在一定的条件下点、网结相同。同时，因为每个病失和的基本矛盾的线性发展规律不同，在某个特定时间或阶段相同失和的主要矛盾（证），仍会受到其所属疾病的基本矛盾及规律的影响。

辨别同病异证，需要把握住病的前后整体联系，并特别注意同一个病中的不同阶段或条件下的证，抓住证这个节点。如辨别感冒，在把握住其主要为外邪侵扰、易由表入里这条病机主线的基础上，重在分辨其是风寒外束，还是风热外犯，或是风湿困阻；是郁积在表未解，还是已逐渐由表入里，里证渐起。

辨识异病同证，需要抓住并把握证的网结所反映的此时此阶段的病机关键，还要分析理清其所属的病的线，才能既抓住此时的症结，又知晓其来龙去脉，把握住病势发展的顺逆、善恶。

如：中气下陷证，其关键是脾气虚弱、升举无力。但由于其所属的病不同，其影响及损害的脏腑功能也不同，表现也不一样。中气下陷证，主要表现为神倦乏力、少气懒言、面色无华、舌淡苔白、脉细弱无力等。其出现于胃脘痛中，则兼见胃脘隐痛而坠痛或坠胀、消化力弱，纳谷不香、便溏或泄泻，苔微腻；其见于崩漏，可见血下如注或淋漓不尽、血色浅淡，面色萎黄无泽，舌淡白或苍白；其见于带下病，则可有带下清稀如水不止，或如凝膏不尽，舌淡、苔白微腻。

（二）纵横联系分辨并抓住网结性失和

辨病与辨证结合诊断的关键，就是辨别失和病机的纵横联系网络，既要注意病的线性失和联系，更要注意并抓住证的网结性失和。

1.纵横联系辨病机抓网结的依据

从辨病与辨证结合的角度看，临床所见每一个病的病机或每一个复合证的病机（证机），都是由若干个相关的基本点构成若干组关系，亦即形成若干条线；其中有着发展变化的趋势——病势，进而形成各个要素（点）相连的病机之线。

由若干密切相关的失和病变阶段连成的线性发展过程，就是一个具体的病。

同一个病的不同阶段的失和点及不同的病失和发展之线交叉连接之网结，

就是一个具体的证。

由若干个密切相关的提纲证的点，以及连接这些点与点的若干条线交织形成的节点与网结，就是一个具体的复合证。

病与病，或病与证，或证与证之间的关系越复杂，其失和病机联系的线也就越复杂，越会形成多条线交织互联的情况，因而形成一个网状的联系。

只有按其纵横联系的关系，顺藤摸瓜、执简驭繁、提纲挈领地分辨，才能辨别这样复杂的由点到线，由线到网，由网到网结的纵横交错，复杂多路的病机联系及其病机网结。

2. 辨别失和病机网结的主要方法

辨别失和病机的网结，就是辨清复合证及其所包含的若干个提纲证（点）、相连的病机之线、点与线交叉交结的网结。

辨清并抓住最基础的提纲证，就能为纵横联系的病机分析辨别复合证（网结）提供分辨的基点。因为，提纲证分归于不同的病因（风、寒、暑、湿、燥、火、瘀血、痰湿、虫积等）、病位（心、肝、脾、肺、肾等）或病性（寒、热、虚、实）。

辨别复合证中相关提纲证的联系之线，进而辨清提纲证与病机之线交结的网结。在复合证这个多要素、多个点（提纲证）的集合体中，只要有相关的多个点，就必然存在着连接这些点的线，反映着点与点之间的病机联系或关系。其中的点（提纲证）越多，相互间的关系就越多并且越复杂，联系之线就越多；与此相关并形成的网结也就越多。

特以一个由"病因+病位"提纲证构成的复合证为例进行讨论。

在这样的复合证中，存在着以下几组关系（线）：

一是病邪的属性及其侵扰人体的途径。其是属寒属热，还是属湿；其侵扰的途径起于外，先伤于表，再由表入里，还是邪气起于内，直伤脏腑。

二是病邪是单一为患，还是多邪为患；若是多邪为患，邪气之间的相互关系及其影响如何。

三是病位遭到病邪侵扰后，其功能异常的变化如何，形态是否受损。

四是在病因之邪侵扰病位时，其病情发展的趋势如何，是邪正交争，还是邪盛正衰而恶化，还是在治疗之后，正气渐复，邪气渐退。

显然，每一个复合证的内在结构中，相关的提纲证之间，都会存在类似的多种关系与联系。弄清这些联系，就弄清了病机关系。诊断结论就有论有据。这个方法，具有由点到线，由线到网分析的特点。

四、辨适宜和调之病证

适宜和调之病证的病机，主要为不和、失和、不合、失畅、失衡，常见脏腑失调、阴阳不和、气血失和、气机失畅、表里不和、营卫不和、心身失和等。

脏腑失调：主要可见脏与脏同病，或脏腑同病，或腑与腑同病。脏与脏同病，如肝脾不调、肝郁土壅、心肾不交、心肺气虚、肝肾阴亏、心脾气虚、脾肾不足等证；脏腑同病者，如肝胆湿热、肝胃不和、脾胃不和、肺失肃降、大肠腑结（喘促而便秘）等证；腑与腑同病，如可见胆胃不和，（大小肠同病之）湿热蕴肠、肠虚滑泻等证。

阴阳不和：阴虚火旺、阴虚阳亢、阳虚寒盛、阳虚寒凝、阴阳两亏、阴阳格拒等证。

气血失和：气虚血瘀、气滞血瘀、气虚血虚、血瘀气滞、血虚气虚等证。

气机失畅：肝气郁结、肝气上逆、气血逆乱、升降失常、中虚气滞等证。

表里失和：半表半里、邪在少阳、邪在募原、营卫不和、表里同病、表寒里热、表实里虚等证。

寒热错杂：上热下寒、上寒下热、表寒里热、表热里寒、寒热互结、肺热胃寒、胃寒肠热等证。

虚实错杂：上虚下实、上实下虚、表实里虚、表虚里实、脾弱肝旺等证。

心身失和：心病累体、体病累心等。

第四章　以"和调"统筹治疗

中医治疗重"求和"，旨在纠正人体"不和""失和"的病变状态，消除相应的病机，恢复或实现人体"阴阳和"的健康"安和"状态。治疗"求和"，必须依据诊断结论，以"和调"统筹临床治疗，切中不和、失和、失畅的病机关键，求和而调，以调达和；协和配伍，协同方药，善用药对；执中调平，重在有度，不失偏颇。

第一节　逐机而治和调为要

以和调方法逐机而治，就是针对病机中不和、失和的各个基点及其关系而施治。基本要求是：以和顺或恢复人体和谐的功能状态为目的，应用各种调和、调整、调顺的方法，抓住症结（网结）、紧扣重点、不偏不倚、逐个解扣，最终"致中和"，恢复人体功能状态的和谐、和平、中和、安和。

一、阴阳失调当和调阴阳

调治阴阳失调之病证，关键在于使其"阴阳自和"，恢复"阴平阳秘""阴阳和"的自稳和谐状态。

（一）适宜和调方法治疗的阴阳失调类病证

和调治疗阴阳失调，主要用于阴阳虚损不足而失和之病证。其要点在于，补损纠偏，协和阴阳，以补益虚损的阴精或阳气的方法为主，辅之以纠偏之法；针对因阴精或阳气虚损而出现的虚热、虚寒的情况，或在补阴的同时辅以清虚热，或在补阳的同时辅以温化虚寒之方药，恢复阴阳之和谐平和。这种协和阴阳补损纠偏，补益阴阳并清除因虚而生之邪的方法，意在和调阴阳而求阴阳和。

如：阳虚则寒之虚寒证，治当温阳除寒；阴虚则热之虚热证，治当养阴清热；阴阳两亏之重证，治当补益阴阳。阴阳至衰，将致阴阳离决之证，则当大补阴阳，填补阴精，回阳救逆。

（二）不适宜和调方法治疗的阴阳失调类病证

阴阳失调而出现阴气或阳气偏于亢盛，阳邪炽盛而热之实热证，阴邪凝聚而寒之实寒证，治宜逆其寒热之性，以清解病邪之法治之。

阳邪炽盛之实热证，当以寒凉方药清热祛邪；阴邪凝聚之实寒证，则宜温热方药温散寒邪。显然，对此二类病证，只宜以清热法或温散法治之。

二、脏腑失调当和调脏腑

脏腑失调，主要为五脏失和、六腑不和、五脏六腑不和，常为脏腑同病，或多脏同病，或多腑同病，或脏病及腑，或腑病传脏。

脏腑失调之治，当以和顺脏腑功能为要，视脏腑的功能特性而和调，注意脏腑的喜恶特性、五行属性等特点。

（一）多脏同病宜和顺其功能

1. 注意五脏各自的生理特性而和调

应当注意五脏的特质与特点，顺其特性，或逆其内生之邪的特性与势头而和调。

如：心肾不交之证，治当滋肾阴清心火、交通心肾，以阿胶鸡子黄汤为代表。

心为火脏，主血、藏神；肾为水脏，藏精、藏真阴真阳，涵养全身五脏六腑。水火既济，阴阳相和，心宁而肾安，机体和谐。心血不足，心火偏盛而上，心神受扰，虚烦而不得眠；肾水不足，阴亏虚热，阴液不能涵养于心，阴虚火旺于下，五心烦热难安。二者失和，上下水火不得和合相济，心火亢于上，肾水亏于下，人体出现阴虚火旺、虚烦不得眠之证。

用阿胶鸡子黄汤治疗，顺承肾之特性，滋养肾阴，涵养肾水，使肾水足而能上济于心，助灭心火；逆虚热之势，补足肾阴，虚热自除；顺从心之特性，肾阴肾水上济于心，心之阴血得养，心神得以滋养；逆心火亢盛上扰心神之势，清心降火，心神平和。如是和谐调顺，诸症悉除。

2. 依据五脏五行生克乘侮关系而和调

和调多脏失和而同病者，应当注意按照五行生克乘侮的关系进行和调，注意相生、相克、相乘、相侮关系，调节和顺母病及子、子病累母关系，解决多脏失和同病之证。

如：木火刑金之证，治当清泄肝火、宣肃肺金，以青黛散与泻白散合用。

肺性属金，肝性为木。正常时，金克木，使木性不至升发太过，肝肺两脏和平相谐；肺金克制肝木不至太旺而过，肝气条达而助肺气肃降有常。病变时，因郁怒而肝气过旺逆乱，肝木反侮肺金，使肺失宣肃，气逆而咳，遂见烦躁易怒、目赤、气急而咳，咳声嘶哑、少痰，胁肋胀闷不适，舌红、苔黄、脉弦等。

治用青黛散与泻白散相合，以泄肝火、顺肺金，恢复正常的金克木关系，使肝木疏泄有常，肺气宣肃有度。

（二）脏腑同病宜和调其功能

脏腑同病，多是五脏藏精与六腑传化物功能失调不和，既有互为表里的脏腑之间失和而病的肝胆湿热、湿热蕴结下焦（肾与膀胱）、湿热蕴结脾胃之证，也有不是表里关系的脏腑失和而病的肝胃不和之证。脏腑失和而同病，有脏病及腑或腑病传脏之传变趋势。脏病及腑者，如心火热移小肠；腑病传脏者，如胆郁痰扰心神。

脏腑同病，不论其发展之线的先后，不管是脏病及腑或是腑病传脏，只要脏腑失和而同病，则当针对脏与腑之间失和的关系而调治，和谐和顺其关系，注意调和、和顺五脏藏精不可泄与六腑传化物不可阻的关系。

如肝胃不和之证，治当疏肝和胃（降胃气）。肝喜疏泄条达，胃喜肃降通达。肝疏泄有常，气机和顺通达，胃气方可肃降通达；胃气肃降，不会上逆而阻滞肝之疏泄。肝胃失和，肝气失于疏泄而阻滞，胃不能肃降而上逆。肝气郁结，失于疏泄，出现烦躁、易怒、口苦、脉弦；胃与脾同居中土，脾喜升、胃喜降，升降相因而中土枢机调畅，胃气不和、失于肃降，则胃气上逆而出现脘腹胀闷不舒、嗳气吞酸、呃逆、不思饮食，大便不畅等。疏肝，条达郁结之肝气；和胃，降胃气而顺承胃之特性。肝气疏泄条达，胃气和顺而通降，脏腑相和，胃肠和顺，则胃之受纳腐熟功能复常。

治疗用五磨饮子为代表方，以疏肝解郁、顺气通腑、和胃降逆。

（三）多腑同病宜调顺其功能

六腑失和而多腑同病，病机多为传化失司。治当注意和顺六腑之间传化通畅不可阻的功能，以和顺气机为要点，根据病证的寒、热、虚、实，合之以温寒、清热、补虚、泻实的治法方药而治之。

如：湿热蕴肠，治当清热化湿、和顺肠腑气机。湿热之邪蕴结肠腑，阻碍肠腑气机，小肠不能分清别浊，大肠传化失司，遂见腹痛、腹泻而大便如黏液，或赤白黏液，或里急后重、便溏不爽，舌红、苔黄腻，脉弦滑数。治疗当予芍药汤，在清热化湿祛邪的同时，必须辅以调畅肠腑气机、缓急止痛之药，方可祛邪并和调肠腑，使之恢复肠腑分清别浊、传化糟粕的功能，人体恢复升清降浊、新陈代谢。

（四）不适宜和调方法的脏腑同病

外邪直中脏腑，或邪实内聚，脏腑功能因邪实而阻碍不行；或正气虚损至极而虚脱、昏厥诸证，则不宜施以和调。

如：阳明经腑证，胃与肠腑气机阻滞不通，实邪内结，以痞、满、燥、实为主要特征，治当以大承气汤，通里攻下，泻实而安。

又如：急性大失血或病危耗气至极，气血耗散至极而虚脱之证，急当速补气血，以救逆固本。

三、经脉失畅当通经和脉

经脉失畅的治疗，应当针对其主要病机，通经和脉，病邪阻滞而痹阻者，祛邪而通经和脉，或祛除寒湿，或祛除湿热，或化湿通络，或涤痰祛瘀，或行气理气；因正虚不荣而痹阻者，补虚而通经和脉，或补益气血，或补血养阴。同时，经脉失畅的病证与五脏六腑、气血津液的失和密切相关，具体病证均归结于五脏六腑或气血津液失和，故其治，当结合脏腑或气血津液之病机而治。

四、气血失和当和调气血

气血失和的治疗，当和调气与血的关系，虚者补之；实者，阻滞瘀结者，化而解之；注意气为血帅、血为气母而气血互生的关系，用好补气益气、补血养血之方药，使之生化有源、运行和畅、机体得养而和谐；气机不畅，或血液瘀滞者，当通而行之，或化而解之，使气畅血和，通达周身。

此外，气血失和也直接影响并反映出脏腑功能的变化与损伤，和调气血，还应分辨脏腑失和的具体情况，结合脏腑气血阴阳失和的偏性和特点而治。

五、津液失和当和调津液

津液失和的治疗，当和调其生化之源、运化之力、运行之道、敷布之路，使之生化有源、运化有力、运行通畅，达到津液和谐和顺、畅达全身、滋养五脏六腑、濡润四肢百骸，滋润皮毛肢节。

同时，还应分辨津液失和与脏腑失和的具体联系及其关系，结合脏腑失和特点而治。

六、气机失畅当和畅气机

气机不畅、失和紊乱的治疗，关键在和畅气机，以使开阖有度、升降有常、和顺畅达。和畅气机，当有理气、行气、破气、顺气、降气、补气之不同；还需结合具体的脏腑失和情况，施以针对具体病证病机的有效方药。

理气，一要疏肝理气，调畅全身气机；二要疏理脾胃之气，利中焦；三要理顺心气，宽胸胁，达到消解肝气郁滞、脾胃中焦气结、心胸气机不畅之效。

行气，调畅气机、通行结滞之气，以治气机郁结，闭阻不通者。

破气，通气破结，以治气机结滞较甚、局部鼓胀不通、腑实结滞者。

顺气，条达解郁、顺畅气机，以治气机郁滞不畅而乱行，体内之气如豚奔而走窜无定者。

降气，以肃降之力，降上逆之肝气、肺气，以治肝气上逆清窍或肺气上逆而喘促者。

补气，补益脏腑虚损不足之气和顺其正常运行，治疗脏腑气虚不足者。补气，应当注意五脏功能特点：补益心气，鼓动血脉运行；补益肝气，治肝胆气虚而胆怯易惊；补益脾气，健脾运化，助脾虚不运；补益肺气，治肺气虚弱而易外感或气短者；补肾气，治肾气虚损而肾精不充，或气不化水之水湿泛滥者。

七、内外失和当和调内外

内外失和，也是整体不和。其治，当为和调内外、整体和调，即：逐邪外出与内调脏腑气血结合。

根据发病学及病机关系，内外失和又可分为内外合邪、内邪为患与邪留发病三类；具体治疗，也应分为：内外合邪则外逐内调，内邪为患则清除里邪，邪留发病则祛除留邪。

（一）内外合邪则外逐内调

1.逐邪外出或内清病邪而改变病势

内外合邪之治，应当截断或扭转其发展之势，遏制其急速发展，阻止其病向深重发展；以和调之法，恰当地应用扶正与祛邪法，或祛邪扶正，或扶正祛邪。

逐邪外出、内消清解病邪之法与扶正之法的和谐、协同并用，是以和调法调治内外合邪病证的关键。

（1）祛邪之法：一是逐邪外出，如汗法、催吐法、攻下法、利水渗湿法、利尿法、排脓法等；二是内清病邪，如温散寒湿、清热化湿、涤痰渗湿、化湿去饮、活血化瘀、消食导滞、安蛔驱虫等。

（2）扶正之法：多措并举，扶正而祛邪。如益气解表、养血解表、滋阴解表、温阳解表、调和营卫；健脾化湿涤痰、益气活血化瘀、透脓排毒、托里生肌、益气散结等。

2. 邪实偏盛则祛邪为主

内外合邪之邪实偏盛者，多为邪气实盛或虚实夹杂，以实为主；其病多急。其治，当以祛邪为主；虚实夹杂而以实为主者，可在祛邪为主的同时，兼顾其正气不足，辅以扶正之品。

若病起于外邪侵犯，或因特殊环境因素影响，受冻中暑，污染中毒，急性损伤，特殊病原感染等，则应速祛病邪，脱离异常（有害）环境，避免有害有毒因子等。

若病主要为邪留发病或内邪所伤者，应急速消解留邪，清除里邪。

3. 正虚较甚当扶正为主

内外合邪之正虚为主者，多为正气虚损或虚实夹杂，以虚为主；其病邪正相争，胶着难解，以正虚为主为重。

其治，总以扶正为主并注意区别具体情况，不宜大补，也不可急攻，以和为要为上。

4. 久病缓病而急性发作则攻补兼施

在慢性久病缓病而急性发作时，其病机关键为：内外邪实，或外实内虚；其病势为：虚实夹杂，邪实为急。故此，其治应是：祛邪为先并固护正气、攻补兼施而急祛邪气为主。

（二）内邪为患则清除里邪

内邪为患，为内生内停之邪为患于体内。其治，当清除里邪，兼顾并针对其复杂的病机而和调。

1. 针对内风，平息内风并息风止痉

如：平肝降逆息风，治肝气不疏或肝火过旺，气机逆乱犯上者。清热泻火平肝息风，治肝经火热炽盛，热极生风者。滋阴柔肝敛阳息风，治疗阴血亏损、阴不敛阳、虚风内起、风动于内者。

2. 针对内寒，温散寒邪

据其病因病机关系，还当注意其病位而治。如温经通络散寒，以治寒邪凝滞，经脉痹阻不通而厥逆之。温热除寒，以治外寒直中脏腑，阴寒内盛者。温阳散寒，以治脏腑阳气虚损、阴寒内盛者。

3. 针对内湿，运化水湿，渗利水湿

如：化湿通络，以治湿阻经脉、络阻不通而痹者。温阳化湿，以治阳虚水湿不化者。温热化湿，以治因寒湿内聚而水湿内聚者。清热渗湿，则治湿热蕴结闭阻者。

4.针对内燥，养阴润燥

如：养阴生津，以治外燥久积不解，伤津耗液，燥邪内聚者。滋阴养血，以治久病体虚，阴血不足而燥邪内盛，体失濡养，脏腑不润者。滋阴润燥清热，以治阴液耗损而燥、阴虚内热者。

5.针对内火，清热泻火

还需区别内热证与内火证之不同而治。一是清解热邪，当区分实热与虚热而治：实热之内热者，治以清泄实热；虚热之内热者，宜以滋阴清热或甘温除热之法治之，滋阴清热治阴虚而热者，甘温除热用于因气虚而热者。

二是清泻火邪。针对内火之证多为脏腑功能失调而亢盛的病机，治当以清泻脏腑之火为要。如：清肝泻火、清心泻火、清泻相火。

（三）邪留发病则祛除留邪

邪留发病，病机关键乃"前病生此邪，此邪致新病"。其治，应当注意消前病、解此邪、防后患，祛除留邪，和调脏腑气血。

1.针对食积，消食导滞

据其成因及病机关键，分别而治。如：理气消食导滞，治情志不畅，肝气郁结而引致中焦气机郁滞不运、脘腹痞结者。降气消食导滞，治中焦气机郁结、胃气上逆而胃纳不运、腹胀、呃逆者。益气消食导滞，治脾胃虚弱、受纳腐熟不力，食积于中，隔阻不化者。

2.针对虫积，化虫消积

如：化虫消积导滞，治虫积并食积者。其证，主因脏腑的受纳腐熟功能无力，精微化生敷布失和，体失濡养，出现类似于"虫积"之虚羸表现。治疗以平肝健脾化虫，以治体内虽无虫所寄，但脾弱肝旺而气血化生乏力，体失濡养，发育迟缓，生长缓慢而疳积者。

3.针对水饮，逐水化饮

如：清热化湿逐饮，治水饮停蓄而郁热蕴结。温阳逐水化饮，治阳虚不化、水饮停蓄为患。治疗以益气分清泌浊而逐水化饮，治中气虚弱、水湿运化不力而水饮上犯者。

4.针对痰湿，涤痰化湿

（1）涤痰：治疗"有形之痰"，化痰宣肺降气，以治痰液阻塞气道，致肺气失宣或失降，而气逆咳喘者。同时，视其是否寒化或热化，再分别与温肺或清热之法相合而用。

治疗"无形之痰"内聚者，涤痰散结通络。当细辨其或成核成团成块，或随内生风邪为患而阻络蒙蔽清窍，或为患之病位，施以涤痰散结通络，或涤痰通利（息风）开窍。

（2）化湿：理气化湿，治疗水湿不化、气机受阻者。治疗以渗湿开闭，治水湿不化，助痰生痰，痰湿内聚而阻滞、肿胀者。

应当注意：化湿、渗湿，还当视其是否寒化或热化，依和调之理，分别与散寒或清热之法合用。

5. 针对瘀血，活血化瘀

注意去瘀生新、养血活血的关系，如：理气活血化瘀，治气滞而血瘀者。其理在于：以理气、行气、破气、降气而疏利气机，促进瘀血之消散。益气活血化瘀，治气虚无力运血而血瘀者。其理在于：以补益脏腑之气，助血行畅达、化生有源。温阳活血化瘀，治阳虚寒凝而血瘀者。清热凉血化瘀，治火热极盛，煎熬阴血，凝滞瘀阻之血瘀者。

（四）不适宜和调的内外失和之证

1. 对于内外失和而病势危急重殆之病机，治当抓住急重之因，用力专而效猛之方药，截断扭转其恶化病势。如：正气虚损至极的脱证，应当急速大补气血而扶正固脱、回阳救逆；邪气实盛至极的闭证，急需攻邪逐邪，启闭开窍。

2. 对于邪实内聚较盛之病机，治当速祛病邪，泻实逐邪。如：阳明经腑病，腑气不通，实邪内结，痞满燥实者，治当攻下逐邪，一泻而安。

3. 对于虫兽金刃毒邪所伤之病机，治当急祛病因，排毒、解毒、止血疗伤为上。

八、痰瘀互结当涤痰化瘀

痰瘀互结之治，一要注意清除前病之机，消除前病的影响，以消解此邪的基础；二要消前病，解此邪，防后患；三要施以涤痰化瘀，集中"解此邪"，以消解互结交阻之痰湿与瘀血。如：益气涤痰化瘀、理气（行气）涤痰化瘀、温阳（散寒）涤痰化瘀、清热（泻火、解毒）涤痰化瘀。

九、寒热错杂当和调寒热

寒热错杂的治疗，总则为寒温并用、清热除寒。具体应用，尚需结合寒热错杂的病位之内外、病性之虚实而治。

一是针对寒热错杂，以寒温并用、清热除寒。寒热错杂，常因病位的不同而出现不同部位的寒热错杂。治疗该类病证，尚需注意寒热之证的虚实不同而用药不同。

二是针对寒热错杂之外寒里热，以辛温解表并清解里热。用辛温解表之法治外束之寒邪，以清解里热之法清泄里热，以解恶寒发热、身酸困，无汗，咽痛而干，或痰黄而稠难咯，大便秘结，舌红苔黄等症。

三是针对寒热错杂之外热里寒，以辛凉解表并温里祛寒。以辛凉解表之法解除外犯之热邪，用温里祛寒之法驱散中焦脾胃之寒邪，以除发热恶寒、咽痛、口干、舌尖红，胃脘不适，肠鸣腹痛，便泻清稀等症。

四是针对肺经热盛、脾胃虚寒的上热下寒，以清热利咽并温中祛寒。用清热利咽之法清解上焦之热，以温中祛寒之法驱散中焦之寒，以治口干咽痛、声音嘶哑；胃脘不适而冷痛，泄泻清利，舌红苔白等症。

五是针对中焦虚寒、下焦湿热之上热下寒，以温中散寒并清解下热。以温中散寒之法解除中焦虚寒，用清热利湿之法清解下焦湿热，以解胃脘冷痛，纳谷呆滞，尿赤短黄，下阴瘙痒等症。

六是针对阴虚外感，以养阴解表清热。以养阴清热之法清除里虚热，辛凉解表之法清解外犯之风热邪气。

十、虚实夹杂当攻补兼施

虚实夹杂的治疗，当补虚泻实，协同应用攻补兼施、扶正祛邪、祛邪扶正之法；须注意把握量效、时效关系及用药轻重，补虚不留邪，泻实不伤正。

一是针对虚实夹杂而虚实并重者，攻补兼施。补虚泻实并举，和谐并用，以求正复邪退而人体平和。

二是针对虚实夹杂而虚多实少者，扶正祛邪。以补虚扶正为主，辅以泻实祛邪，以达恢复或增强正气抗病力，逐邪消退而人体自和。

应当注意：病虚至极者，虚不受补，当缓进缓补缓调，不可补益太过。

三是针对虚实夹杂而实多虚少者，祛邪扶正。以泻实祛邪为主，辅以补虚扶正。邪祛不伤正，正气渐复而人体和谐。

四是针对正气亏耗至极，阴损及阳，或阳损及阴，人体至虚而阴阳两亏者，阴阳和调双补治至虚。滋阴壮阳而阴阳双补和调，以从其根本治至虚，以求阴阳渐复而自和。

十一、心身失调当和调心身

心身失和失调之治，当以和调为要，安神志并调脏腑，泻过亢并补虚损。具体采取如下治法。

一是祛除病之源，针对引致心身失调的原发的心身疾病。不论何因所致

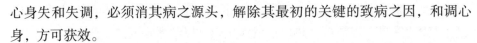

心身失和失调，必须消其病之源头，解除其最初的关键的致病之因，和调心身，方可获效。

溯心病之源，消减情志不畅之苦。通过心理诱导，知其心病之源，细解其心病之结，鼓其治病之愿，助其自知治病之理，懂得自我配合之法；调摄自身的精神情志状态，和谐和缓平和其心态，正确对待疾病，协调配合治疗。

求身病之根，解除疾患缠身之难。细察细辨其身体原患之疾，切中病所，抓住症结而治，鼓舞其治疗信心，促其逐步建立良好的积极心态。

二是针对心理失和、情志不宁、心神不安者，宜和平宁心、安神定志。以多种方法协调而用，或内服方药，或针灸，或以心理诱导，或以导引健体等手段，以达气畅血和，神清气爽，神安心宁。具体之治，可用调养心神、滋养心阴、补益心气、补养心血、清心泻火、疏肝理气、平肝降逆、安神定志等法。

三是针对心身失调而虚实夹杂，气结不舒而实证为多者，攻补兼施以清解为上。

十二、和调解除证候转化真假之病机

证候的相兼、错杂、转化、真假，是复杂及多元化病机的表现。治疗该类情况，和调方法有着极大的优势。

在上述部分，已论及脏腑失调、内外失和、内外合邪、寒热错杂、虚实夹杂等证候相兼、错杂情况的和调之治。现简要分析证候转化、真假的和调之治。

（一）证候转化的和调之治

1. 辨别并把握其转化的趋势，切实治好原病原证，遏制或阻断其转化的趋势。

如：为防止热证转化为寒证，在热证治疗阶段，就要注意清除热邪而不伤正，不过用寒凉之品清热解毒，以防耗伤阳气而转为寒证；还要防止诊治不力或不及时，病邪久延不除，耗伤阳气而转为寒证。

2. 辨别并把握证候转化的中间阶段极易出现的兼病、错杂之证，及时应用寒热并用、攻补兼施治法，和调此阶段易出现的脏腑同病、寒热错杂、虚实夹杂诸证，使之向好的方向变化而愈。

（二）证候真假的和调之治

证候真假的表现，是两个属性对立相反的寒与热、虚与实的提纲证，同时出现在同一个复合证之中。究其病机，则是复杂"格拒""交阻"的病机网结关系所致。该类证候的和调之治，需要抓住"真"的病因属性，在用相反属性的药物治疗的同时，以协和、协调的方法治之。可以说，这也是和调的最大优势，和调方法是解决"格拒""交阻"病机网结关系的最有效方法。

真热假寒"热厥"之治，用清热解郁之法，主方为四逆散；以调畅郁滞之气机，使阳气条达四末而除厥逆。

真寒假热"寒厥"之治，以温阳除寒之法，主用四逆汤或附子干姜汤，引火归元，使上越飞扬的虚阳之"热"回归下元。

真实假虚"大实有羸状"之治，以攻下泻实之法，主用大承气汤类方药，泻下排除体内痞结燥实，邪祛而正安，祛邪以扶正，以解因实邪内聚而体弱如羸的状况。

真虚假实"至虚有盛候"之治，以大补气血、大补真元之法，主用大补元煎，匡扶正气，扶正祛邪，正复邪退，消除"至虚有盛候"之势而平和。

十三、和调中注意辨病势分标本而治

截断扭转恶化之病势，顺承促进向愈之病势，是辨病势、逐势而治的核心，也是和调而治，辨病势分标本而治的要点。

（一）辨标本先后轻重缓急

急则治标。当标证与本病俱见而标证急、重、危时，当先治标证（标病），以解急、重、危之标证（标病）。

缓则治本。当标证与本病俱见，而标证（标病）已缓或渐去时，集中治疗本病。

标本同治。当标证与本病俱见，标证与本病俱急、重、危或二者势均力敌时，当标本兼治。

（二）视顺逆善恶而逐势治之

截断病势扭转以逆势而治。当病势急、重、危而发展恶化时，应当逆其病势而治，以截断扭转发展恶化之病势，解除其急、重、危的病况。

顺病势促愈以顺势而治。当病势出现向愈、好转之势时，则应顺其病势的有利发展方向而治，促其尽快驱邪外出，或是扶正补虚促病向愈。

第二节　以"和"立治调顺为用

临床诊治，诊断是基础，论治是关键，治疗方案是载体。治疗方案之首，当为治则治法。治则治法是治疗的灵魂与核心，起着提纲挈领、统筹全盘的作用。

治则治法，是中医诊治链条中承前启后的重要中间环节。它上承诊断分析的病证认识结论，下启治疗布阵方略的经纬，统筹遣方用药的法度。

治则，即病证治疗的基本原则与法度，也是针对病证病机关键、网结而治的原则或法则，需要依据病机的整体联系及病势的发展方向而定。

治法，就是在治则的统领与指导下的具体治疗方法，针对病机的各个构成要素的具体变化而设。各种具体的治法，均需治则的统领与指导。

确立治则治法，必须以和立治，调顺为用。以和立治，就是以和调思想方法指导确立治疗的原则与方法；调顺为用，就是依据和调思想而确立的治则治法，要能够指导遣方用药，调整纠正机体失和状态，恢复或实现整体和谐顺睦。

和调，具有治则与治法的双重意义。

从治疗学而言，和调主要是"综合和调"，是针对两个以上"不和""失和"点的关系，通过"调"达到"和"的治则治法。

和调作为治则，主要体现出"和"的目的与要求，指导医者确立或选择病证治疗的切入点、方法。

和调作为治法，主要体现出"调"的过程与方法，囊括归类各种具有和解、调和、调整、调顺、中和效用的具体治法的特点。

一、和调治则

（一）和调作为治则的作用与意义

在中医临床治疗中，和调思想起着指导认识病证治疗关系及基本治疗原则的作用。

和调作为治则，充分体现出和调方法促和而调、求和而调、调而达和、执中有度的促和、求和、达和、中和、安和的基本原理与内涵，是中医临床治疗方法学的基本要求与原则之一。

1. 为"和"而治是和调的出发点与归宿

从较为广泛的意义看，凡是病证，均属于人体处于整体失和、不和的病变状态。所有的治疗，都是为了实现或恢复人体和谐和顺的中和状态。这是和调的目的与原则。

为"和"而治是和调治则的根本。其要求消除或纠正"失和""不和"的病机及状态，恢复人体阴阳气血、五脏六腑等和谐和顺的"中和"状态。这既是和调思想指导确立治则的出发点，也是经过和调而最后达到的效果。

2."阴阳和"与"阴阳自和"是和调治疗的终极目标

阴阳和是人体整体和谐和顺的自稳自控自调平衡的中和状态。

阴阳自和是治疗疾病，通过调整阴阳，培育正气，使"失和""不和"的阴阳重新恢复自我和谐而和顺中和。这是治疗的最终目的，也是疾病痊愈的标准。

3.促和求和达和是指导治法的基本要求

治则指导治法，治则是治法的依据，治法是治则的具体表达及实现方式。以和调治则指导确定的和调治法，需要针对"失和""不和"病证的复杂病机关键而治，注意促和、求和与达和。

促和：要促进失和、不和对立的两种以上病机要素实现逐步的转化，向着和解、调和、和顺、中和的方向转变。如：寒邪束表，外寒未解、内热渐起之表里不和之证，要应用解表散寒、清热清里之法，促进并实现病邪由里出表而逐渐痊愈。

求和：要调整失和、不和对立的两种以上病机要素，尤其是脏腑失和的病证，调整改变其失和、不和的相互关系，恢复各自正常的生理功能特性及其脏腑表里相合、五行和顺承接的关系。如：肝脾不调之证，要采用平肝、健脾的方药，使之恢复正常的肝与脾、木与土的关系。

达和：要消除改变失和、不和的关系，恢复机体正常自稳自调自和的状态。如：虚实夹杂而正虚为主之证，要采用补正虚、清余邪的方法，尽快达到正气恢复，机体和谐的中和状态。

4.调而能和是选择治疗方法的基本标准

依据和调治则选择具体治法，就是要求具体治法调而能和，即：通过具体的调整、调和、调顺等方法实现或维护机体和谐和顺的中和状态。

如：针对痰瘀互结而出现无名包块的病机，其治则是多法合用，消除瘀阻；选择具体的治法，则要求其能够消除痰湿、消散瘀血而涤痰化瘀，实现痰湿化解，瘀血消散，包块消除，血脉调顺，水湿代谢正常。

（二）和调治则简析

和调治则，主要包括四个方面：求和而调、治病求本、守机以和、辨势而和。

求和而调，是一个总括性的基本原则，是确立治则并统筹治法方药的基本点，要求医者必须正确处理和与调的辩证协同关系。

治病求本、守机以和、辨势而和，是针对病机关系而立的治疗原则，以解决邪正相争、阴阳失衡、气机紊乱的关键性病机关系。

1. 求和而调

要从多角度，采用多方法，实现求和而调。

（1）多法相合，和谐并用而求阴阳和及阴阳自和：一是在虽病但尚为轻浅时，合理调摄身体，维护或保持人体的正气旺盛，维护机体调节机能正常，使阴阳之气不借药力即能趋于平衡，其病自愈。二是以和药而调，在药物的调和作用下，调整机体阴阳、脏腑、气血等，促其和调，使疾病痊愈。

（2）妥善应用和解、调和与综合和调之法：一是对于邪正相争、病邪居于半表半里之间等病机关系，主要应用和解法，以扶持正气，消除病邪；或是和解表里。如：对于营卫不和的病机，以调和营卫之法，固表祛邪而治。再如：邪在半表半里者，以和解表里而治。二是对于病邪不明显，主要是人体功能"失和""不和"的病机关系，主用调和法，以多种方法，或补虚，或平抑亢进、太过，使之达到和顺和谐之关系。如：肝脾不调之病机，主要是调和肝脾之法，平肝、健脾，使之恢复正常的关系。三是对于病机关系复杂，病机网络较多而交织的多病证相兼者，应用综合和调之法。如：痰瘀互结之证，当以涤痰化瘀合用，并合之以理气、行气、降气或补气等法。

（3）注意治疗力度与角度：一是治疗力度要缓和，选用方药应居中平稳平和，治疗作用应不偏不倚，不可峻猛或太过。二是注意微调与缓调，即进行微小或逐步缓慢调整。三是对于需要和调者，多应用与其不和失和属性相关，药性相反相成、互相制约的药物、药对治之。

（4）注意亢害承制关系，用好承制调平：承，就是顺承人体与自然环境、社会环境的天人相应的和谐关系，调顺人与外在环境和谐共生同频的关系。制，就是针对人体超出自稳调控能力的失和不和状态进行调整，使之恢复机体代偿性自愈调节能力。调，就是通过调和、调整、调顺、调节、调养、调达等方法，恢复人与自然环境、社会环境，以及自身内在脏腑气血阴阳的和谐。调的总则，重在谨守病机，治病求本。平，就是和平、和谐，中和、安和，达到中医治疗的终极效应目标。

2. 治病求本

治病求本，就是抓住病变失和不和之根本而和调，达到或恢复机体阴阳和的和谐和顺自稳状态。

（1）正治与反治：正治与反治，亦即逆治与从治。"调"治的角度不同，用药的切入点不同，其核心仍在"和"。正治，即逆治，用于疾病外显"证候"的属性与内在本质"证"的属性一致者。即：热病显热象，寒病见寒象，实病见实象，虚病见虚象者：用热者寒之、寒者热之、实则泻之、虚则补之的原则指导遣方用药而治之。该法之要义，在于用药之性与病证的本质属性相反而逆，故也称之为"逆治"。

反治，即从治、顺治，适用于证候真假者，即：患者的临床表现分属于两个提纲证。二者的寒热或虚实之性完全相反。其中一个证候的属性与病变本质属性一致，为"真"；另一个证候的属性与病变的本质属性不一致，为"假"。即：真热假寒、真寒假热，真实假虚、真虚假实。

此时之治，顺从"假象"之属性而用药，如："热"者热之，用温热药（热因热用）治疗真寒假热之证；"寒"者寒之，用寒凉药（寒因寒用）治疗真热假寒之证；"虚"者泻之，用泻实药（通因通用）治疗真实假虚之证；"实"者补之，用补虚药（塞因塞用）治疗真虚假实之证。该策略在于用药顺从"假象"，故也称之为"顺治、从治"。

（2）内外同治：人的生理相连而和谐和顺，病变相牵而失和不和，内外互患而整体失和。其治，当整体同调、内外同治。对于一些较为简单的病证，内病内治、外病外治即可；较为特殊之法，当内病外治或外病内治。

内病外治，即指内在之病证，可通过外敷方药、外洗外熏药液，或针灸、推拿等法，由外而治之。

外病内治，即指外显于体表的病证，可通过内服方药而治之。如：皮肤之黑化症、黄褐斑等，均为较典型的"外病"之症。其主要病机，为多种因素导致体内气血不和，或肝气郁结，或肝肾不足，或水湿不化等；其治，当以治内为主。

（3）因时因地因人而宜施治求和：注意因时、因地、因人而宜施治，就是抓住一定的时间、阶段、条件下失和的病变之本，即主要矛盾（矛盾的主要方面）而调治。

因时施治，就是要注意发病及其变化演变时四季变化、节气转化、昼夜旦夕、时辰轮转的不同与差异。

因地施治，就是要关注病发之时地域的寒温不同、海拔高下、干湿度高低等。

因人施治，就是要注意病患的男女性别、年龄长幼、职业差异等，最关键的是每个人的禀赋强弱、体质差异和特质。

注意因时因地因人之不同而施治求和，以求治其本，尤当注意药物的偏性，不可过激，也不可不及，用量当有度等。

3. 守机以和

守机以和，就是逐机守机而治以求和。逐机，需要把握病机发展的脉络，依据病机＝病因→病位→病性＋病势的关系进行思考分析；守机，需要抓住病机网结性关键，针对并切入网结而和调。其原则，主要有三类。

（1）扶正祛邪以解邪正相争：扶正与祛邪，是针对邪正相争而邪正盛衰的状态所设，也是和调的主要原则与方法。

泻实祛邪：以攻伐为主，针对邪正相争激烈，邪气盛而正不衰者。邪气消除，正气自复。

补虚扶正：以补虚为主，针对邪正相争，邪气虽退，但正气已衰，难以自复者。

祛邪扶正：以泻实祛邪为主，辅以补虚扶正；针对邪气仍盛、正气渐衰者。此法，尚有一义，祛邪，邪祛而不再伤正，则有助于正气自复。

扶正祛邪：以补虚扶正为主，辅以泻实祛邪；针对正衰为主，邪气未退者。此法，也还有一义，扶正，正气渐充，驱邪抗病之力渐强，则有利于驱邪。

攻补兼施：泻实祛邪与补虚扶正并用，针对虚实夹杂之证，或邪实与正虚并存，或邪气虽减、正气已衰而正虚邪恋，病情缠绵难愈者。

（2）调和阴阳以助阴阳自和：阴阳失和失衡而病的治疗，当调和阴阳。阴阳偏盛者，当泻之而损其有余；阴阳不足而虚者，宜养之而补其不足。

阴阳亢盛者损其有余：阳盛则热，为实热之证，当以清泄其热之法治之；阴胜则寒，为实寒之证，应予温散其寒之法治之。

阴阳虚损者补其不足：阳虚则寒，为虚寒之证，当以温阳散寒之法，亦为阴病治阳；阴虚则热，为虚热之证，治宜养阴清热之法，亦为阳病治阴。

阴阳互损者阴阳互济：阴损及阳，或阳损及阴而阴阳俱损者，治疗时，当采取阴阳互济之法则：治疗阳虚证，用补阳之药时适当辅以补阴药，以助阳气升发的"阴中求阳"法治之；治疗阴虚证，予养阴之药时适当配以补阳药，以助阴气之化生的"阳中求阴"法治之。

阴阳俱损者阴阳同调：阴阳俱损而阴阳两亏者，当补阴与补阳药同用而"阴阳同补"。

（3）调理气机以和畅气血运行：调理气机，以纠正紊乱之气，使阴阳之气、脏腑之气、经脉之气互相顺接，恢复其畅达有序之运行。气虚者补气、气滞者理气、气逆者降气、气乱者顺气、气结者破气，以恢复气血和畅，升清降浊、吐故纳新。

4. 辨势而和

辨势而和，就是要把握病势的发展状态，把控疾病的标本缓急关系而治，或顺从其向愈之势而治，或逆其恶化之势而治，以求和顺而安和。

（1）辨标本关系而调治：急则治标：当标证与本病俱见，标证急、重、危时，当先治标证（标病），以解急、重、危之标证（标病）。

缓则治本：当标证与本病俱见，标证（标病）已缓或渐去时，重在治疗本病。

标本同治：当标证与本病俱见，标证与本病俱为急、重、危或二者势均力敌时，当标本兼治。

（2）截断扭转以逆势而调治：截断扭转，就是当病势急、重、危而发展恶化时，应当逆其病势而治，以截断扭转发展恶化之病势，解除其急、重、危的病况。

（3）顺承促愈以顺势而调治：顺势而调，即是当病势出现向愈、好转之势时，则应顺其病势的有利发展方向而治，促其尽快驱邪外出，或是扶正补虚促病向愈。

二、和调治法

治法，就是治疗方法，是在治则指导下遣方用药的切入点、依据与指南。中医治法，公认的代表就是汗、吐、下、和、温、清、消、补"八法"。有的学者指出：凡病均是不和所致。如此说来，所有治法均是调"和"。换言之，"汗吐下和温清补消"八法无一不体现"和"法。[104]

和调是具有巨大包容性及广泛适应性的治法，也是针对人体失和不和的病机及其网结，实现或恢复和谐、和顺、中和、安和为目的的具体治法。

和调治法，就是针对两个以上"不和""失和"病机点的关系，通过协同应用多种"调"的治法，达到"和"的目的与状态。具体应用时，往往是以"和"为目的，将两个以上单一（简单）的治法综合起来应用。

（一）和调治法简析

和调作为治法，采取各种具有和解、调和、调整、调顺、中和效用的手段治疗病证，体现并实施着和调的过程与方法，重在关注并调整病变各要素之间不和的关系。

和调作为以传统和法发展完善而来的治法，包括了狭义和法与广义和法的所有具体方法，以及传统和法尚未深化的内容。治有治法，治无定法。对于传统和法尚未深化，现实临床诊治中又确实存在需要以和而调的病证，则宜以（综合）和调方法治之。

和调治法，为和而调，多种方法协调合用，辨病与辨证论治结合用药，突出并坚持和调思想与治则，以和为目标引导，以中和为度。

和调治法，针对病机联系中属性对立相反要素失和不和的关系，正与邪、虚与实、寒与热、热与寒、表与里等，应用与其属性相反的方法，和谐调整，解除失和、不和的病变状态，最终达到机体和谐稳定的状态。

如：扶正与驱邪并用之扶正祛邪、补虚与泻实协同之攻补兼施、散寒与清热并调之寒温并用、解表与清里协调之表里双解。

（二）和调的不同角度与特点

因具体应用时对象（病证）及切入点的不同，和调治法可有不同的角度与特点。

1. 和解

和解，是针对病邪客于一定病位，或多在半表半里之间，或是致使相关病位的气血阴阳不和者，居中而和，从中而解，消散病邪，恢复正气。

如：和解少阳之法，是针对邪在少阳，半表半里之间者；治当在清泄降浊的同时，升发少阳本气，运行少阳枢机，引邪外出；以小柴胡汤治之。

又如：表里双解之法，也属和解之法范畴，是针对表邪未解，逐渐入里，里证渐起，表里俱病之病证；以透达表邪、清解里邪之法，和解表里，实现邪祛正安而人体和顺。大青龙汤治疗表寒内热，以辛温解表、清里泄热治之，即为其代表。

2. 调和

调和，是针对多个病位受损，或多种病性特殊交织者，以和为要，多法多角度调整，实现或恢复气血阴阳自和的状态。该类方法所涉范围较为广泛，也是传统广义和法的主要内容。如调和表里、调和脏腑、调和阴阳、调和气血、调和津液、调和寒热、调和虚实。

3. 综合和调

综合和调，也就是"和其不和"。在传统的和解法与调和法的适应病证之外，还有许多因失和不和所致的病证，或因失和不和而影响诊治效果的因素及关系，都需要以和调方法调整使之和谐和顺。

其协同应用多种"调"的治法，针对并解决两个以上病机点"不和""失和"的关系，使之调整恢复到"和"的目的与状态。具体应用时，是将两个以上单一（简单）的治法综合起来应用。如寒与温并用、扶正与祛邪并举、平肝与健脾协同等。

若广而言之，和解法与调和法也属于"和其不和"之法。为便于分析并掌握和调方法，此处所言的综合和调之法，主要指从诊断到治疗，从相互关系分析到具体调整措施，都需要综合性协调协同的方法及其情况。

较为有代表性者，如和调医患关系之法：针对特殊而现实的医患关系，以医者为主导的接诊技巧、心理疏导，消除患者（尤其是疑难病证患者）就医时苦楚、焦虑、担心与不合作的状态，获得患者及家属的理解、支持与配合，有效而和顺地完成治疗工作，获取最佳治疗效果。

和畅气机：针对气机的失畅，多与脏腑功能失和、不和有关，以调气方法与调和脏腑方法合用，即和畅气机的益气、行气、顺气、理气、降气、破气之法与相关脏腑的和调之法并用。如：健脾化湿法、疏肝解郁法、理气降逆法（针对胃气上逆）、降气柔肝法（针对肝气上逆）、降逆泻火法（针对气火上逆）等。

调畅情志：针对情志不畅，或是精神刺激而致心身失和者，以心身同调之法而治。如疏肝解郁法，针对肝气郁滞；解郁散结法，针对肝郁气结；平肝降逆法，针对肝气逆乱；清肝泻火法，针对心肝火旺；缓急降逆法，针对气机逆乱、走窜无定；镇静安神法，针对神不守舍；宁心安神法，针对心神不宁；健脾解忧法，针对脾虚忧思等。

三、常用和调治法举隅

（一）和调表里

和解少阳法，治疗邪在少阳，半表半里之证，以小柴胡汤为代表。

调和营卫法，治疗营卫不和、表虚外感之证，以桂枝汤为代表。

表里双解法，治疗表寒内热证，以大青龙汤为代表。

开达膜原法（和解治疟），治疗邪伏膜原之证，宜达原饮。

和中解表法，治疗伤食外感之证，宜藿香正气汤。

和解通里法，治疗少阳郁热兼有阳明里实之证，宜大柴胡汤。

和解攻下法，治疗邪犯少阳、兼阳明里实之证，宜柴胡加芒硝汤。

和解化饮法，治疗少阳枢机不利、水饮内结证，宜柴胡桂枝干姜汤。

（二）和调脏腑

疏肝解郁法，治疗肝气郁滞之证，也是和肝之法的代表，以疏肝散为代表。和肝是和调脏腑的典型之法。

疏肝理脾法，治疗肝脾气郁证，宜四逆散。

调和肝脾（柔肝健脾）法，治疗脾弱肝旺（肝木乘脾土）证，宜疳积散。

调和脾胃法，治疗脾胃虚弱失和之证，宜香砂和胃丸。

调和肠胃法，治疗肠胃不和（寒热错杂、虚实夹杂、升降失常）之证，以治寒热错杂的半夏泻心汤为代表。

健中和里法，治疗中焦虚寒、气机不畅之证，以小建中汤为代表。

调和心肾（交通心肾）法，治疗心肾不交之证，以黄连阿胶（鸡子黄）汤为代表。

调肝宣郁法，治疗肝郁气滞、阳热内遏之证，以四逆散为代表。

和中开结法，治疗中焦虚而气滞痞结之证，以半夏泻心汤为代表。

和解肝胆（疏肝利胆）法，治疗肝胆（湿热）不利之证，以茵陈蒿汤为代表。

调和肝胃（疏肝和胃、和胃止痛）法，治疗肝气不舒、胃气不降而失和之证，宜逍遥丸合半夏泻心汤。

利胆和胃法，治疗胆胃不和、肝气上逆之证，宜利胆和胃汤。

利肝胆清瘀滞法，治疗肝胆不利、瘀滞成石之证，宜清瘀化滞汤。

清热和中，治疗积热伤脾、湿热中阻之证，宜清热和中汤。

清养保肺法，治疗肺肾不足、邪恋气道、肺失宣肃之证，宜清养保肺汤。

（三）和调阴阳

滋阴和阳法，治疗阴虚而阳盛之证，宜左归饮。

温阳和阴法，治疗阳虚而阴盛之证，宜右归饮。

滋阴清热法，治疗阴液不足而虚热内生之证，以知柏地黄丸治之。

滋阴养血明目法，治疗阴血不足而肝失所养之证，宜杞菊地黄丸。

温阳散寒法，治疗阳气虚损而虚寒内起之证，宜桂附八味丸。

滋阴壮阳、阴阳双补法，治疗阳气虚损而阳损及阴，或阴精不足而阴损及阳之阴阳两亏之证，宜金匮肾气丸。

益气养阴法，治疗气阴两虚之汗出、虚热证，宜气阴平和汤。

（四）和调气血

益气活血法，治疗气虚而致血瘀之证，宜益气活血汤。

理气活血法，治疗肝气郁结而致血瘀之证，宜疏肝活血汤。

行气活血法，治疗气机郁滞而致血瘀之证，以通窍活血汤为代表。

益气摄血法，治疗气虚不能摄纳而致血溢脉外之证，宜补中益气汤合蒲黄散。

养血益气法，治疗血虚而致气虚之证，宜四物汤合四君子汤。

补血益气法，治疗气血虚弱之证，以归脾汤为代表。

气血双补双调法，治疗气血俱虚之证，以十全大补汤为代表。

和血通络法，治疗气血不和、血行不畅而脉络瘀阻之证，以和血通络汤为代表。

（五）和调津液

清利分消法，治疗水湿不化，瘀阻中焦之证，宜胃苓汤。

分清化浊法，治疗水湿运化不利、清浊不分之证，宜草薢分清饮。

利水消肿法，治疗水湿停滞不化而肿胀之证，宜五苓散。

健脾化湿法，治疗脾虚湿盛之证，宜六君子汤。

除湿润燥法，治疗肺胃津伤并兼痰浊而咳逆上气之证，宜麦门冬汤。

（六）和调寒热（寒热并用）

辛温解表并清里泄热法，治疗表寒里热之证，以大青龙汤为代表。

清肺温中（清上温下）法，治疗上热下寒之肺热脾胃湿盛之证，宜黄芩汤合平胃散。

温中清利（温上清下）法，治疗上寒下热之脾虚湿盛，下焦湿热蕴结之证，宜参苓白术散合二妙散（或八正散）。

寒热平调、消痞散结法，治疗中焦寒热错杂之证，以泻心汤为代表。

寒热并用和胃法，治疗寒热互结于胃、脾胃虚弱而心下痞结之证，宜甘草泻心汤。

寒温并用、补泻兼施法，治疗寒热并见、虚实互现之证，宜附子泻心汤。

寒热并用和胃清肠法，治疗胃寒肠热下利兼呕之证，以黄芩加半夏生姜汤为代表。

温清并用法，治疗膈寒与胃热相搏而哕之寒热错杂证，宜橘皮竹茹汤。

清热和中法，治疗热邪内迫胃肠、传导失司之证，宜清热和中汤。

（七）和调虚实（扶正祛邪、攻补兼施）

1. 扶正祛邪，针对虚实错杂者

先祛后补法，先祛邪再扶正：治疗邪盛、正虚，邪气盛为主，正气尚耐攻伐之证，如瘀血所致崩漏证，先活血化瘀、再益气补血。

先补后祛法，先扶正再祛邪：治疗虚实错杂、正气虚衰为主之证，如臌胀病之气虚而痰瘀互结证，当先扶正，再涤痰化瘀消除臌胀。

扶正祛邪兼施法，扶正与祛邪并用：治疗正虚邪实并重之证，如益气活血法，治疗气虚血瘀之证，以补中益气汤合逐瘀汤诊治。

2. 攻补兼施，针对正虚邪实内结者

滋阴泻下法，滋阴药与泻下药合用，治疗肠腑燥结、阴液不足之证，宜承气养营汤或增液承气汤。

补气泻下，补气药与泻下药合用，治疗热结肠胃、正气衰竭之证，宜黄龙汤。

健中和里法，治疗中虚里急之证，宜小建中汤。

（八）和调气机

透邪解郁法，治疗阳郁厥逆（阳郁于内、四末厥逆）之证，以四逆散治之。

理气降逆法，治疗胃气上逆之证，宜利胆和胃汤。

降气柔肝法，治疗肝气不舒、上逆之证，宜柴胡疏肝散。

解郁降气法，治疗气厥，肝郁气逆之证，宜五磨饮子。

降逆泻火法，治疗肝郁气滞、气火上逆之证，宜丹栀逍遥散合左金丸。

辛开苦降消痞法，治疗中焦气机壅塞痞结之证，以泻心汤为代表。

理气宽中法（理气解郁、宽中除满），治疗肝胃不和、中焦气机阻滞之证，以越鞠丸为代表。

行气健脾和胃法，治疗脾胃不和、湿滞气机之证，宜木香顺气丸。

理气益气法，治疗肝郁气滞、脾气不摄之气滞气虚证，宜和顺调气方。

宣肃肺气法，治疗外邪束肺、肺失宣肃之证，宜宣肃止嗽汤。

宣肃通肺法，治疗痰瘀阻碍、肺失肃降之证，宜宣肃通肺汤。

祛风理肺法，治疗风袭气道、肺失宣肃之证，宜祛风理肺汤。

清肝理肺法，治疗肝火犯肺、木火刑金之证，宜黛蛤散合泻白散加味。

（九）和调情志

疏肝解郁法，治疗肝气郁滞之证，宜疏肝散。

解郁散结法，治疗肝郁气结之证，宜丹栀逍遥散。

平肝降逆法，治疗肝气逆乱证，宜镇肝熄风汤。

清肝泻火法，治疗心肝火旺证，宜龙胆泻肝汤。

缓急降逆法，治疗气机逆乱、走窜无定证，宜天麻钩藤饮。

镇静安神法，治疗神不守舍证，宜朱砂安神丸。

宁心安神法，治疗心神不宁证，宜酸枣仁丸。

健脾解忧法，治疗脾虚忧思证，宜归脾汤。

理气化瘀启窍法，治疗（抑郁、焦虑）肝气郁结、痰瘀阻窍之证，宜理气化瘀启窍汤。

理气化痰（利胆和胃）法，治疗（抑郁）胆郁痰扰之证，宜温胆汤。

降火豁痰法，治疗痰火扰心之证，宜礞石滚痰丸。

（十）和调医患关系

善心接诊，巧用舒缓方法；

周全四诊，耐心协调配合；

慎重结论，沟通医患共识；

综合治疗，取得患者配合；

心身调护，辅以口头医嘱。

第三节　依"和"遣方协同为度

根据和调的治则治法遣方用药，不论是选择使用经典方剂（经方），还是根据诊断结论组成现时方剂（时方），都需要依"和"遣方协同为度，执中而治不可偏废或过急，明确和调组方立方的要点、选方用方的要义，把握常用和剂和药，注意方剂、药物的协调与协同关系。

一、和调组方的立方之要

根据和调方法的要求，有效而切合病证治疗需要的方药配伍方案，应该有合理的组方配伍框架结构，协调组方配伍的各种要素及其关系；注意君臣佐使的协调协同。

（一）明确基本要素及配伍

1. 基本要素

（1）功效：功效就是组方的主要作用、功能与效果，应当明确其主治病证或要解决的关键性病机的网结。它是治法在该组方中的具体体现与要求，也是选择药物的根本依据。整个组方的一切要素及其相互关系，均要围绕功效来展开。

和调之方，以和为目的，以调为手段，执中解扣求和，量效协调有度。功效，就是和的目的与调的手段的具体体现。如归脾汤，其核心目的是调养气血，心脾得养而运化健、心神安；主要功效（手段）是健脾养心、益气补血，其针对的病机关键就是心脾两虚、气血不足，脾失运化，不能生化水谷精微，体失濡养；气血不足，心神失养而心神不宁。

（2）主治：主治即组方治疗的对象。如：归脾汤的主治就是心脾两虚、气血不足证。与主治紧密相关的是适应证（临床表现），归脾汤的适应证是气短心悸，失眠多梦，健忘失眠、食少体倦、面色萎黄、各种出血等。

（3）药物：即该组方的具体药物与剂量。如：归脾汤的药物由党参、白术、黄芪、龙眼肉、酸枣仁、木香、当归、远志、甘草、茯苓、大枣、生姜共12味中药组成。

（4）药对：在组方的全部药物中，根据治法及功效的需要及要求，每个组方的药物，还可以分为若干个小的药物对组，针对病机网结具体的点而治，可以简称为药对。药对以两味药为主，也可以根据需要由三味组成。

药对之间的关系，主要根据方剂配伍的君臣佐使关系而定。如：归脾汤的功效是健脾养心、益气补血，其针对的治疗点及相应的药对，至少可以分为：健脾药对，党参、白术、茯苓；养心药对，远志、酸枣仁；益气药对，党参、黄芪；补血药对，当归、龙眼肉、大枣。此外，还有木香益气与行气合用，助气机和顺而畅行；生姜温中，助脾气健运；甘草和中，调和诸药，也助脾之健运。

（5）量效关系：量效关系有三个要点：一是组方中，每味药的具体剂量要根据方中的君臣佐使关系而合理确定；二是全方每日的服用剂量，要根据病证的轻重缓急而定；三是服用时间与服用剂量的关系，要确定在合理区间，不可过量，也不能不足量。

（6）时效关系：时效关系须注意三点：一是预计好服用后的起效时间，准确用量。二是不同类别方剂的服用时间，需考虑服药者的生活及工作状态，如在工作、驾车之前，不宜服用安神镇静类的方药。三是服用的不同时辰，一般而言，提气补神之品，宜在早晨服用；滋阴安神之药，宜在夜间卧前服用。

2. 和调药物的基本配伍关系

和调药物配伍之要，在于合理运用相反相成或相辅相成的原理与方法，将药物属性（药性）相反或相近的两种以上药物组合起来，根据治法与组方的需要，共同起到和调的效用。

（1）相反相成的药物配伍关系：在组方中，为了协和或协同治疗某一个病机属性多样化（或对立）的要点，往往需要将某些药性相反相成的药物组合在一起，以其相反相成的药物特性，治疗或消除多样化或属性对立的病机要点，起到制衡协同作用。

如：表里失和之表寒里热之证，其病机为外寒束表，里热郁结或渐起；治疗当以表散外束寒邪的辛温解表药与清解里热的清热药并用。表散与清里、辛温与清热，就是相反相成的药物配伍关系。在治疗表寒里热之证的大青龙汤中，麻黄与石膏相配，就是相反相成关系的表散与清里、辛温与清热药物配伍。

在笔者常用的药对中，生黄芪与败酱草、黄连与木香、枸杞与菊花、干姜与黄连，也属此类配伍关系。

（2）相辅相成的药物配伍关系：在组方中，为了加强或协同某一个治疗的要点及效果，往往需要将某些药性相近或相似的药物配伍同用，以求增效，起到叠加协同作用。如《伤寒论》第 301 条，治疗少阴里虚（阳虚）外感证的麻黄细辛附子汤，其功效为温阳解表，以附子温里，以麻黄、细辛解表；麻黄与细辛相配，就是相辅相成的配伍关系。

再以归脾汤为例，该方剂针对气血不足之证，在补血药应用中，既应用了补血之要药当归，同时用了和中补益养血的大枣，补血养血的枸杞，以增强补血之效；为了补益脾气，增强脾的运化功能，在主用健脾之药党参、白术、茯苓的同时，辅以生姜以温中，助脾之健运。

在笔者常用的药对中，防风与荆芥、防风与白芷、桑叶与菊花、菊花与青葙子、枳实与木香等，即属此类配伍关系。

（3）协同调和的配伍关系：在组方中，有的药物并不属于典型的相反相成或相辅相成的配伍关系，却可以在方中调和药物关系、增强主药功效，抑制相关药物毒副作用，起到相须、相畏、相使的作用。再如归脾汤中用甘草，以调和诸药，养心安神，助脾健运，即属此例。

（二）依配伍协调君臣佐使

1.确定并选择君药

在和调中起着主要作用，药性相反相成的组合药对药物（两味以上），大多属于该组方的君药。

根据纠正病证失和、不和关系切入点的需要，分析药物属性与该要点属性的相关性如何，选择二者之间属于相反相成的药物组合作为君药。如归脾汤证的病机关键之一是气血不和，属性是气虚、血虚；组方就需要针对气虚与血虚的属性特点选择君药，即益气的党参、黄芪与补血的当归、龙眼肉，同为该方的君药。

2.确定并选择臣药

在和调中，协同君药中的某一个方面，增强其作用与效用，药性相辅相成的药物（药对），大多属于该组方的臣药。

根据病证的病机属性特点及病变的程度，依据君药的力量效用情况，选择确定与某一方面君药相辅相成的药物作为臣药，以加强其作用与效用。如归脾汤中，用白术作为益气的臣药，助党参、黄芪的益气之力；以大枣为补血之臣药，增强当归、龙眼肉补血之效用。

3.确定并选择佐使药

在和调中，不是典型的相反相成或相辅相成关系的药物，在方中起着相须、相畏、相使作用，调和药物关系、增强主药功效、抑制相关药物毒副作用的药物，即为佐使药。

根据组方的需要，以及君药、臣药的配伍需要，还应配伍一些调和药物关系、增强君药与臣药功效、抑制相关药物毒副作用的药物。如归脾汤中，用甘草以和中，尚可助健脾之用；配木香理气行气，与益气之药党参、黄芪、白术相反相成，益气与行气并行，则气机和顺畅行。

（三）协调组方用药的关系

以和而调的组方用药，需要从病机与治则关系的角度，注意在遵循君臣佐使关系的前提下，根据某病某证（型）的诊断结论关系，执中解扣，处理好辨病用药、辨证用药与逐机用药的关系。

具体方法就是，在组方中要将辨病用药、辨证用药与逐机用药有机结合起来，形成一个整体的和调效用。

在一个组方中，有着若干个不同的较小的药对或单味药，分别针对或切中一个病或一个证或一个病机网结的要点，相互协调配合，总体形成辨病用药、辨证用药与逐机用药有机结合、协同而用的有效方剂。一般而言，居于辨病用药及辨证用药的药对中的主药，多是君药；直接辅助协同主药的药多是臣药；其余的则多为佐使之药。

1. 辨病用药

根据某病某证（型）的诊断结论，针对该病的基本特点及其与该证的关系，选择适宜的可针对该病关键点治疗的药物，同时要注意有利于相关证候的治疗。

如：依笔者的经验及研究认识，过敏性疾病可见于过敏性皮炎、鼻炎、眼结膜炎、咳喘、泄泻等病症。每个病中，又可分若干证（型）。过敏性疾病的基本病因病机为多因所致，风邪为患；基本治则治法为祛风缓急止痒；首选的药对就是防风与荆芥（祛风）、白鲜皮与苦参（抗敏）。凡确诊为过敏性疾病者，笔者均以这样的药对作为针对辨病结论的用药而治之；同时，再会同辨证用药的药物组方。

2. 辨证用药

根据某病某证（型）的诊断结论，针对该证的特点、网结特性及其与该病的关系，选择适宜于解决该证网结关键点的药物，同时还要注意有利于该病的治疗。

如鼻渊（过敏性鼻炎），可分为风寒阻窍、风热犯窍与肺虚窍闭（证）型，不论何证型，从过敏性疾病之辨病论治，均可用防风、荆芥与白鲜皮，以祛风抗敏；与此同时，从辨证论治用药而言，则需分别配伍：风寒阻窍者，用藁本、白芷、苍耳子、辛夷花等；风热犯窍者，用薄荷、柴胡、桑叶等；肺虚窍闭者，用藁本、白芷、柴胡、白芍、生黄芪等。

3. 逐机解扣用药

根据某病某证（型）的诊断结论，在选择辨病辨证论治典型药对的同时，还需针对各自的病机关键，抓住病机网结的中间环节，即病机网结之扣而解之，是谓执中解扣、逐机解扣而用药。

再如：鼻渊（过敏性鼻炎）的各个证型，在分别辨病用药与辨证用药的同时，其病机联系还有一些特殊的关键点，需要在此基础上逐机用药。

风寒阻窍者，其病机还有风寒外束，腠理闭塞而恶寒、头痛等症，需加入相关的辛温解表药，如艾叶、刺蒺藜、羌活等，以发散风寒而解表。

风热犯窍者，其病机还有风热袭表，咽喉不利而咽痛、口干、鼻涕黏稠甚或脓臭等，需加用连翘、射干、牛蒡子、败酱草、槐角等。

肺虚窍闭者，其病机还有肺虚而表虚，营卫不和，出现嗅觉失灵，气息低微，汗出清冷等，需加服桂枝、炙升麻等。

（四）配伍关系与方证变换

组方配伍中，要注意药物（药对）之间的配伍关系。配伍关系变化，组方结构关系也就变化，功效即会发生改变。这就是成方加减变化与方证变换的度的问题。

一般来说，君药与臣药不做大的调整，仅是佐使药及少量臣药加减调整，该方的功效不会发生变化，方证关系也不会改变。若君药与臣药加减调整，则该方的功效即会发生变化，方证关系也随之改变。

（五）协调量效与时效关系

1. 协调量效关系

注意并协调把握好量效关系，是组方用药的关键问题。

（1）组方配伍中的君臣佐使药的量效关系：一般而言，君臣之药量宜大；佐使之药量宜小。

（2）特殊药对的量效关系：如当归补血汤，补血药当归与补气药黄芪的剂量比例就甚为特殊，补气药黄芪的剂量是补血药当归的五倍。其理在于：有形之血不能自生，生于无形之气，故以补气药为主。

（3）某些药物特性的量效关系：有的药物，剂量大小不同，其药性功效也不相同。如柴胡，当其用量在15g以上时，清热作用明显；用量在6g以下时，则有升举阳气之效用。

（4）全方服用剂量的量效关系：既涉及疗效问题，也涉及用药安全性问题。

若服用剂量不足，则治之无效；若服用剂量过大，则极易导致功效发生变化，甚则转为药源性疾患而危殆。如过服益气补气之方，则气有余便是火，伤津耗液，甚则耗损阴精，虚热内生，病由气虚转为阴亏。

又如：应用攻补兼施之法及相应方药治疗虚实夹杂之证，必须注意分辨虚实的力量对比，注意扶正药物与驱邪药物的比例及量效关系。

2. 协调时效关系

服药时间及时机的把握，也存在时效关系，从而影响方药的疗效。把握时效关系，需要注意服药的周期（服药时长、间隔时间），不同属性方药的服用时间特点。

（六）明确服用方法与宜忌

1. 服用方法

（1）剂型不同，服用方法不同，起效的途径、机制与快慢不同。膏剂、丹剂、丸剂、散剂、汤剂是不同的剂型，也是方药存在的载体，既与服用方法有关，更与治疗的途径与起效时间的快慢、持续时间的长短相关。

（2）服用的辅料不同，效用也有所不同。有用茶水服用者，也有用温水服用者，更有以黄酒或清酒送服者。

（3）服用方式与途径不同，治疗病证的类别也有所不同。

2. 服用宜忌

方药服用的宜忌，既与疗效相关，更与用药安全性相关。一般的常用方药及其剂量，若未加以特别说明，多为成年人之常用之方、常用之量。对于老人、小儿、孕妇或体弱者，均应设计并明确适应证与安全剂量范围，或慎用，或减量，或禁用。

对于某些特殊、专用的方药，则必须明确设计并注明适应证、适宜人群与禁忌范围、人群。

二、和调选方用方之要

方有成方，方无定方。对于病证属性与方剂功效对应性较强的论治，可以根据已定治法，直接选择成方（经方）治疗；对于病证属性与方剂功效对应性不强，或是病情复杂、病机多元而网结复杂，难以"一法而治""一方而解"情况的论治，则需根据已定治法，新组方剂（时方）治之。

根据和调治法应用经方，往往也需要以一方为主，随症加减，灵活变通。究其实质，这也是一种和调的方药组成。

（一）方证对应者首选经方

选择应用经方的前提与基础，必须是方证对应。

根据方证对应选择经方，需注意病证属性与经方功效对应、经方适应证与辨证结论一致。

1. 方证对应的基础是方剂辨证

方剂辨证与以方测证是检测或分析方证是否对应的有效方法。

方剂辨证，是中医诊断标准与方剂适应证对应、统一并固化的辨证方法。如小柴胡汤，有着相对明晰而固定的证候表现，称之为小柴胡汤证；桂枝汤，也有着相对明晰而固定的证候表现，称之为桂枝汤证。《伤寒论》所论："伤寒中风，有柴胡证，有一证便是，不必悉具""病常自汗出，此荣卫不和也，发汗则愈，属桂枝汤证"，便是方剂辨证的最好明注。

以方测证，是从另外一个角度来看，从组方的药物配伍构成，可以反推出其所针对的病证。这就要求医者所用、所组的方剂要与辨证结论完全一致。

经过方剂辨证，或以方测证而得知该病患需用何种经方治之，则可对应地选择应用相应的方剂。

以证处方，即凭证开方。这是与以方测证相反的方法与要求。一般来说，以证处方，即是经过八纲辨证、脏腑辨证、六经辨证、卫气营血辨证等方法辨证，得出诊断结论，依据"证"的诊断结论而确定治则治法，遣方用药。这是正向的思维过程，是证→治则治法→遣方用药的思维选择过程。以方测证，是证←治则治法←遣方用药的思辨分析推导过程，是逆向的思维过程。

以证处方的思维起点是"证"，是从证开始遣方用药。以方测证的思维起点是"方"，是从方开始反推或辨别该方剂的适应证。不论是以证处方，还是以方测证，最后都必须统一在理法方药一致的"方证对应"的客观要求与标准上来。能够做到这一点，临床处方用药就能心中明了，用药确切安全。

2. 辨证结论与适应证需对应

选择并应用方药的基础与依据，就是辨病辨证的结论。这些结论包括证的性质、特点与症结等内容，也就是证的属性。每一个经方，都有着明确而稳定的功效与主治、适应证。只要证的属性与经方功效相对应，即可选用相应的经方。

（二）组方而调者促和达和

选择经方者，面对病证的变化，往往需要以经方为基础，加减化裁，实际上也相当于重新组方。面对病情复杂、诊治难辨的病状，往往无现成的方剂可供使用，则当自行组方。不论是对经方加减化裁，还是自行组方而用，均要促和达和。

1.根据治法细化配伍方案

在治法确定后，按照治法的内在联系与要求，分析确定、细化组方配伍方案。确定组方的各相关要素，功效、主治、药物、药对、量效、时效；确定并协调君臣佐使关系，合理选择药物、协调组方及药对，处理好不同的配伍及量效、时效关系，明确服用方法与宜忌。

2.分解和调的角度与要素

某一个具体的治法往往包含了若干个具体的治疗切入点。从和调治疗需要的角度，分解和调治疗的要素，为的是找准和调治疗的切入点。

（1）从君臣佐使的角度分解：君药治疗的切入点，就是和调针对的相反相成关系的网结点。臣药治疗的切入点，就是协同相应君药，针对相同网结点的相关要素。佐使药治疗的切入点，就是协同相应君药与臣药，针对该网结点及其相关要素的关系。

（2）从辨病辨证用药的角度分解：辨病治疗的切入点，就是该病的基本特点及其关键点。辨证治疗的切入点，就是该证的网结特性及其网结关键点。逐机守机治疗的切入点，就是病证病机联系的关键点。

3.以和调角度选药对

不同的和调角度及其要素，就是和调治疗的切入点。组方中对应或解决这些点的药物，常是多味药物同用，形成特定的用药关系及使用对象，这就是药对。换言之，药对就是实现不同角度的和调，适应并满足治疗需要的协同用药的最小单元。

三、和调和剂

具有"和调"之力，依据和调之理及其治则治法而确立并使用的方剂，均可概称为"和剂"。

和剂之义，源远流长。《黄帝内经》即论述了"和剂"之理："气可令和。和气之方，必通阴阳，五脏为阴，六腑为阳。"自宋代及金元时期开始，不少医家均重视和法方药的研究与应用，并产生"和剂"与"和药"的概念。

在宋代，太平惠民和剂局编撰出版的《太平惠民和剂局方》对"和剂"之要义做了论述："凡合和汤药，务在精专，甄别新陈，辨明州土，修制合度，分两无差，用得其宜，病无不愈。"（《附：指南总论·卷上·论合和法》）宋·钱乙著《小儿药证直诀》，专列若干用"和"之"和方"。宋·王怀隐等著《太平圣惠方》专列"治伤寒后脾胃气不和诸方"。金·李东垣的《脾胃论》，在"卷上·湿热成痿肺金受邪论"条目之下列出 11 方,言明"和中"者 3 方,"和调"气血者 3 方。元·危亦林的《世医得效方》,在"卷第一·和解"专列和解方药。

明·张景岳的《景岳全书》指出:"和方之制,和其不和者也。"将"和阵"方药列为"八阵"中的重要之阵,强调:"和阵"之方药,针对的是病在虚实气血之间者,补之不可,攻之又不可,欲得其平。其在新方八阵中,列出"和剂"方剂共 20 首;古方八阵中,列出"和剂"方剂共计 376 首。

清·费伯雄之《医方论·卷二》专列和解方药。清·汪昂在《医方集解》中专列"和解之剂"并指出"宜和解"之病证。

如是种种皆可说明:以广义和法为主要内容的"和调"治法,其所用之方剂,即是"和剂"。"和剂"的组方特点及要求,关键在于"中和",一是治疗力度要缓和,不能峻猛,否则易致太过。二是通过阴阳相应,相反相成,互相制约来实现,如温阳与养阴,散寒与清热,益气与养血,发散与收敛,升提与降逆等。三是要使人体恢复"中和"状态,和法的组方用药需阴阳配对,相反相成。四是组方时还当考虑配用恢复脏腑气机功能之药,如一升一降、一散一收、一开一阖等阴阳相配。如有的学者所言:与治法的适应证相应,和法的制方具有对立、缓和的特点,如表里并用、寒热并用、祛邪药与扶正药并用等。[23]

第四节 为和用药协同择药

合理正确的用药是临床治疗的核心,也是和调思想指导临床诊治的核心。以和调方法用药,要坚持为"和"用药,协同择药,执中而治;在治则治法及组方法度的统筹下,协同化地用好药物,紧扣和调之旨用好药对,调和服药。

一、和调用药之要

(一)以和调关系统筹用药

和调关系在用药上的体现,就是要注意药性相反相成、相辅相成药物的协同使用,围绕"和"的目的,或从相反的角度向中间和谐用力,使之"中和";或从相同的角度协和相助,加强作用,和顺而治。在和调用药的药物之间,存在着相反相成或相辅相成的关系。

如:疏肝与柔肝并用,为相反相成而和调的治法;柴胡与白芍,是一组疏肝柔肝而和调的药对。柴胡与白芍协和配伍,柴胡,其性轻巧升散,以疏理郁滞之肝气；白芍，其性酸敛收涩，以柔肝敛阴而和阳。二者相和，一升一敛，一散一收，刚柔相济而肝柔肝疏。这是相反相成的典型药对。

进一步分析：若肝气郁滞较甚，为加强柴胡与白芍疏肝与柔肝的效用，还可以加用桑叶与乌梅药对。桑叶，具疏散之力；乌梅，有酸收之功，二者相合，也有疏肝与柔肝之效，亦属相反相成而和之药对。

再看柴胡、白芍与桑叶、乌梅的关系，两组药对相合，疏肝与柔肝之效更显。两组药对的关系，应属相辅相成。

换个角度分开看：疏肝者，柴胡与桑叶，二者相合，疏肝之力更强；柔肝者，白芍与乌梅，二药相伍，柔肝之效更彰。如是，柴胡与桑叶、白芍与乌梅，则是相辅相成的关系。由此可知，以和调之理指导用药，应当重视并用好药物之间相反相成与相辅相成的关系。

（二）以和调切入点选择药物

一个具体的治法及组方，其主治功效还可以细分出若干个点，也就是和调的切入点。依据这些细分而具体的切入点选择药物，是和调用药的重要基础。

再以归脾汤为例。归脾汤针对的病机网结之点是气血不足、心脾两虚，其治法及功效为健脾养心、益气补血。据此，其治法及功效至少可分为四个切入点，益气、补血、健脾、养心。再根据其整体病机联系，四个切入点的药物选择：益气药对，党参、黄芪；补血药对，当归、龙眼肉、大枣；健脾药对，党参、白术、茯苓；养心药对，远志、酸枣仁。此外，还可从该证和调的需要出发，配以木香行气，以益气与行气协同，助气机和顺畅行；配以生姜温中，助脾气健运；配甘草和中，助脾之健运，调和诸药。

（三）执中用药有度而不过偏过急

1.用药应从中间而行，执中用药

面对复杂的病机或证机，其网结复杂难解，只能注意从中而调、执中用药，和缓调解，讲求安全，不宜过猛、过急而用偏性较大之药。

2.用药当缓和平和轻巧

从中用药、执中用药，需要以药性缓和、平和、轻巧者为主；性味厚重滋腻之品，大寒大热之药，峻猛攻伐之药，尽量少用，当用之时，也应注意把握剂量及时间，切不可过用久用。

3.用药当注意量效关系

用药剂量的轻重，必须与病情实际情况对应，与其轻重程度成正比，不可过量而偏，以致过治误治而成危证；也不可用量不足而罔效。

4. 用药当有度

用药有度，一要把握病证属性、治法要求、组方配伍与具体药物选用的一致性与有效区间，不可偏离一致性与有效区间；二要注意用药切中病所，及时准确评估疗效，适时调整用药；三要注意不过用药物偏性较大之品；四要注意用药的方向、定位、剂量，做到准确精准。方向准，就是根据病势的发展趋势而用药，对于病情恶化者，当逆势用药，阻止并扭转其恶化之势；对于病情向好者，助其势或顺势驱邪外出用药。定位准，就是要准确把握病变的阶段及其主要部位，恰当施治。用量准，就是要药、证（病）相宜、量效相对。

5. 用药当注意随病证进退而实时调整

用药之时，当实时注意病势变化，把握病情之进退顺逆与变化，适时调整加减用药剂量与方向。

二、药对是和调用药之基

药对是适应并满足和调用药需求最小、最基本的用药单元。其理在于：和调用药，是将治法与组方的要素分为若干调整点，根据这些调整点的需要选择药物而治。这些调整点是治法与组方功效、主治整体要求的具体切入点，也是组方药物必须针对并解决的对象。这些治法与组方的调整点具有小综合的特性，根据其要求选择药物，也必须具有小综合的特点。药对具备这样的特性与特点，往往是两味或三味药物组合成对而用。

仍以归脾汤为例，该方功效是益气补血、健脾养心。其中的调整切入点至少可分为四个，益气、补血、健脾、养心。这四个调整点都具有小综合的特点与要求，益气，补益心脾之气；补血，补血养血；健脾，补益脾气而助脾之健运；养心，需养心血而安养心神。按此要求，要满足每个调整点的需求，皆非一味药即可实现，需多味药物构成相应的药对，方可达此效用。据此，益气选党参与黄芪，补血选当归、龙眼肉与大枣，健脾选党参、白术与茯苓，养心选远志与酸枣仁。

再如：鼻渊（过敏性鼻炎）之风寒阻窍证的治疗，治法当为祛风散寒、通窍止涕，宜用药物：防风、荆芥、白鲜皮、苦参、藁本、白芷、苍耳子、辛夷花、艾叶、刺蒺藜、羌活、甘草等。

其组方配伍关系：第一，从君臣佐使关系看，防风、荆芥、苦参、白芷、苍耳子为君药；白鲜皮、藁本、辛夷花为臣药；艾叶、刺蒺藜、羌活、甘草为佐使药。第二，从辨病与辨证结合论治用药看，辨病论治用药，防风、荆芥、白鲜皮、苦参祛风、抗过敏；辨证论治用药，防风、荆芥、白芷、藁本、苍耳子、辛夷花疏风散寒、辛温通窍；守机而治之药，艾叶、刺蒺藜、羌活，助君臣之药增强祛散风寒、解表通窍之功。

（一）药对的作用与意义

1. 药对是组方用药最小、最基本的单元，也是和调协同用药最小、最基本的形式。

2. 药对的组成关系就是和调关系。如有的药对属性对立而相反相成，如生黄芪与败酱草、柴胡与白芍；一些药对性味协同或相近，为的是协同增效，如防风与荆芥、附子与细辛。

3. 和调使用药对，就是采用多个药对构成符合和调治法及组方需要，围绕和的目标需求而治的基本用药方法。

（二）药对与组方的关系

1. 药对应用的指南与依据，是组方的框架及原则要求、君臣佐使配伍关系及辨病辨证论治用药要求等。如归脾汤中使用益气的党参、黄芪及补血的当归、龙眼肉，是依据该方的框架与功效而定的。

2. 药对是组方的基本组成单元，也是针对切入点的治疗手段。每个组方的药物分为若干小的药对，可以更深入具体地针对病机网结的具体症结而治疗。

3. 药对与药对之间的关系，就是该方剂组方配伍的内在关系，主要根据方剂配伍的君臣佐使关系而定。

（三）药对组成特点与效用

1. 药对由相反相成或相辅相成关系的多味药物组成

药对，多由两味至三味药物组成。它们之间的关系，一是相反相成而和调，如柴胡与白芍，一升散、一柔敛，一阳一阴而对立统一；二是相辅相成而助力，如附子与细辛，二者皆温阳而助热散寒，同用加强温阳散寒之功。

2. 协同性与有机性是组成药对的基本要求

药对是为了一个共同的目标，将两味以上的药物和合而用，协同配合与有机协调是最基本的要求。

协同性，就是要求构成药对的药物，不论其关系是相反相成，还是相辅相成，都必须能够协力解决一个共同的和的目标，达到和谐和顺解决矛盾切入点的目的。有机性，就是要求构成药对的药物，必须能够形成一个共同的有机体，产生大于单味药的整体效应。

3. 不同的药对解决组方的不同切入点

同一个组方中不同的药对，针对的是同一个病机网结中的不同点，也是该组方的不同治疗切入点。多个药对的效用集中起来，就能较好地解决该组方针对的复杂病机网结。

再以归脾汤为例，该方针对的是气血不足、心脾两亏，其病机的网结之点可以分辨出心脾气虚、心血虚、脾虚不运而机体失养、心血虚而心失所养；治疗的切入点就可以分为益气、补血、健脾、养心；也就需要相应的药对：补益心脾之气的药对党参、黄芪，补血的药对当归、龙眼肉与大枣，健脾的药对党参、白术与茯苓，养心安神的药对远志与酸枣仁。

这几个药对内部的药物之间，都是相辅相成的助力关系；药对与药对之间，益气与补血、健脾与养心，则是相反相成的协调协同关系。

三、药对与辨病辨证论治

和调方药针对不同切入点而选择药物，均是以药对的形式来实现的。辨病论治用药与辨证论治用药，是和调组方治疗的切入点，也是药对的主要作用与价值所在。

在一个组方中，要将辨病论治与辨证论治统一起来，靠的就是针对不同病或证的药对。根据具体的诊断结论及病机关键，有的组方辨病论治用药的药对多一些；有的组方则是辨证论治用药的药对多一些。

（一）辨病用药对

根据病证（型）结合的诊断结论，针对该病的基本特点及其与该证的关系，选择适宜的药对针对该病的关键点而治，同时要注意有利于相关证候的治疗。

如消渴病，其贯穿各个阶段（证型）的基本病机为燥热津伤；其治，就需注意不可过用苦寒而伤阴津，需以甘寒之药对为主，故知母、天花粉均可用于消渴病和调治疗的全程。在此基础上，再针对并根据具体的证机，选用辨证论治的药对。

（二）辨证用药对

根据病证（型）结合的诊断结论，针对该证证机的网结关键点及其与该病的关系，选择适宜的药对针对该证的网结关键点而治，同时要注意有利于其所处疾病的治疗。

如感冒之表寒里热证（型）。针对外感之病，可以选择防风、荆芥作为辨病用药；同时，还需辨证用药，根据表寒里热证为寒邪外束、里热渐起的病机关键，当选择辛温解表并清解里热并用的药对。辛温解表除表寒，当选麻黄、白芷、藁本；清解里热，当选生石膏、连翘、玄参。如是，不同的辨病用药与辨证用药的药对相合，共奏解表清里、表里双解之效。

第五节　治已病与护未病协同

肇端于《黄帝内经》并发展至今，治已病与治未病均为中医的重要思想与任务。有病治病，未病先防；已病防变，未病防衰；病后康养，未病调护。疑难病证之诊治与康复，尤其需要治已病与护未病协同。从"和调"而言，治已病重在"求和"，治未病（护未病）重在"安和"，养生重在"自和"。

治已病力复阴阳和、护未病维护阴阳和、养心身固护阴阳和。治已病需要促愈防变，清调养护而全面收效；护未病为了固护正气，调治康养，防病于前；养心调摄强身健体，才能固护阴阳和。因此，治已病与护未病、重康养是相互衔接、相互需要的关系，必须协同配合。

一、治已病促愈防变和调养护

治已病需要一定阶段的集中诊治。这是诊治已病的基础或主体，但还不是全部。疾病的发生发展，阴阳失和、不和的变化有一个过程。疾病的治疗及机体的修复，促使阴阳自和而恢复阴阳和，也有着客观的必需的过程。在治疗已病的过程中及其病愈之初，仍然需要注意把握调控病势，促愈防变，进行综合的和调养护、调理康养。

（一）已病防变

1. 先安未受邪之地

在疑难病证的诊治中，要善于运用中医对于疾病传变规律的认识。知病之传变规律及方向，先安未受邪之地，防止疾病的转变与恶化，是已病防变的一个重要原则与方法。

一般而言，疾病由表入里、由腑传脏、由气入血，为疾病发展加重，病情转重转危的情况。反之，疾病自里出表、由脏至腑、由血转气，为疾病减轻，病情渐转向愈的表现。

如古人云，见肝之病，知肝传脾，当先实脾。亦如温热病治疗中，促使气营两燔之证透热转气，使邪入营血之危证渐退至气分证，也是已病防变的重要方法与实例。

2. 把握病势，截断扭转恶化之势

如面对闭证、脱证之危急重症，必须急速救之，或速扶正固脱，大补元气、回阳救逆；或急速启闭开闭，祛邪开窍、醒脑醒神。

再如面对虚实夹杂，或寒热错杂，或证候真假之证，当准确判断其邪正盛衰的态势，采取相应的治法及方药，或扶正祛邪，或祛邪扶正；或寒热并调，或清热驱寒，或驱寒清热，急速截断扭转疾病恶化之势。

3.把握病势，顺承促进向愈之势

要把握邪正盛衰的态势，及时顺承疾病中正气渐复、邪气渐衰或渐退的态势，解决正虚邪恋的胶着状态，或扶正祛邪，或祛邪扶正，以促使疾病痊愈。

（二）病中调护

治疗已病，病中调护至关重要。不同的病种及病况，有着不同的调护要求与方法。一般而言，应当注意服药要求、饮食宜忌、行为调摄。

1.续服调理调治之方药

前人针对大病、重病之后，继续服用调理、和调之方药，以收方药调治之效，多有论述。如宋·王怀隐等著《太平圣惠方》中，专列"治伤寒后脾胃气不和诸方"，如白术散方、大腹皮散方、木香散方、丁香散方、人参散方、半夏散方、白豆蔻散方等。

2.服药要求

不同的病证，煎药服药的途径、方法不同，要求也不相同，预期疗效也不相同。

表散之方药，当急火、武火速煎，短时间煎煮。辛温表散之药，当温服取汗；辛凉解表之药，当微凉而服。

养阴滋阴或滋补之方药，当慢火、小火久煎，煎煮时间宜长；均当微温而服。

攻邪、攻伐或消导之药，易伤胃气之药，多宜饭后服用；滋补之药，多宜饭前空腹服用。

补气、温阳、提神之药，多宜清晨或工作前服用；安神、镇静、养阴、抗过敏之药，多宜夜间或卧前服用。

小儿服药，尤其是3岁以下小孩，难以严格按照1日3次之要求，可在把握全日服用总量的前提下，少量多次频服。

3.饮食宜忌

药食同源，药食协同，注意并处理好病中的饮食宜忌，是治疗已病的重要内容与补充。譬如：动风诸证，或是高热病人，当忌油腻、滋腻、腥辣、发物等。

消渴诸证，当注意忌服高糖高淀粉类的土豆、莲花白、荔枝、桂圆，以及粥食等。

运化失和、代谢失常之高血脂、高血糖、高血尿酸、高血压患者，应当少食或不食动物脂肪、内脏、大豆制品、辛辣刺激等食物。

结石体质及多种结石病证者，当注意不喝苦涩、硬质之水，少食或不食口感较涩的高鞣酸、结晶体的食物，如菠菜、柿子、豆腐等。

过敏体质患者，当注意不食易致敏的水果及食物，如杞果、香椿、鱼虾、蟹类等。

4. 行为调摄

治疗已病，调摄患者的心理及行为，是治疗的基本要求与内容。

调摄心理，凡病，皆当自我放松，不必紧张，更不宜焦虑。要鼓励患者增强抗病的信心，教授其相关的方法，使之具有松弛而坦荡的心态，以利于抗病力的增强及疾病的治疗与修复。

调摄行为，治病期间以休息为主，不可再勉力工作，不可过于劳心，或劳力，更不可过于娱乐不当，如通宵麻将、蹦迪等；身体受伤而需卧床者，当注意卧床的时间长短，过早活动不当，久卧不动也不妥。

（三）病愈调养

1. 病后康养

久病初愈，仍应以康养为主，不宜急于恢复完全的正常工作或生活项目与强度，应循序渐进、逐步恢复以往的正常工作或生活项目与强度。

2. 综合恢复

病后，针对所患病证对机体的影响或伤害程度，有针对性地采取相应有效的措施，进行身体全面的综合恢复训练。尤其是身体出现痿废、功能减退、行动受限等病证，循序渐进地全面综合恢复训练，至关重要。

3. 食疗调养

药食协同的食疗调养，应当根据病证对机体，尤其是对体质影响的状态，依据药食同调的治则治法，合理选择确定日常的膳食调理方案，合理搭配饮食及服用方法。

4. 恢复体能

久病，体能大多下降。病后，需要循序渐进地恢复体能。

5. 调复心志

病久，尤其是身心俱病之人，病后的情志调整，调复心志，宁心而安，是人体能否完全康复的主要内容和基础。

二、护未病固护正气防病于前

对于治未病、护未病，前人也多有系统论述与要求。《黄帝内经》就明言："是故圣人不治已病治未病，不治已乱治未乱。"（《素问·四气调神大论》）

朱丹溪则疾呼："与其救疗于有疾之后，不若摄养于无疾之先，盖疾成而后药者，徒劳而已……未病而先治，所以明摄生之理。"（《丹溪心法·不治已病治未病》）

从逻辑语义看：已病，当"治"病；未病，适宜"调"，当维护、保护、固护未病之"阴阳和"。

固护正气，防病于前，须注意未病先防、纠正亚健康、增强体魄。

（一）未病先防

未病先防，就要在人体未病之时，"摄养于无疾之先"，采取多种有益有效的方法措施，固护人体阴阳和，使得阴阳气血和合相依，内外和调则邪不能害，维护人体自稳、自调、和谐的健康状态。达到前人所言之状态，"圣人陈阴阳，筋脉和同，骨髓坚固，气血皆从。如是则内外调和，邪不能害，耳目聪明，气立如"（《素问·生气通天论》）。

（二）纠正亚健康

在现代，由于社会与生态环境的影响，以及人们生活、工作方式多样化、多元化的调整变化，相当多的人处于虽未进入典型的疾病状态，却又偏离正常健康阴阳和的状态，谓之为"亚健康"，亦即介乎于健康与已病之间的状态。

亚健康状态，可视为《太平圣惠方》所说的"欲病"状态。长期处于欲病状态，必然影响人体各方面正常机能的运行及心智的健全。久之，甚而引致疑难病证。

亚健康状态多是身心失和，故其调整纠正，也当多种方法并用，综合调和，心身同调，适当用药。

心理失和为甚者，当以调心、宁心、安神、疏肝解郁为主，辅之以适度积极的文体活动或多种兴趣引导，或是药物。

身体失和为甚者，当以调整机体机能或适度运动锻炼为主，或以药物集中调治。

（三）增强体魄

增强体魄，当是健身健脑并举，健体健身而强体质，更要健脑健心而强心志、益心智。

健体健身，重在适度运动，合理安排，循序渐进，持之以恒；注意强度、耐力、持续时间的最佳选择。

健脑健心，重在合理用脑，科学思维；坚强心志、激活心智；情绪乐观，常开笑口；常动十指，常练眼手；常用脑力，活跃大脑。

三、养心调摄强身健体阴阳和

养生之要在"自和"。无论是治已病之后的病后康养，还是未病先防的护未病，要实现维护保护健康，应当注意养心调摄，强身健体，方可维护阴阳和。

（一）道法自然

欲维护阴阳和，重在顺其自然，尊重并遵循自然规律。

一要与四时及环境和顺。"春生夏长，秋收冬藏，是气之常也，人亦应之。"（《灵枢·顺气一日分为四时论》）人的生活、工作等涉及健康的行为及调摄方式，都应该随自然界昼夜、四时、四季、二十四节气变化的不同，适时调节而适应这种变化。

二要心志宁静。学会调适自己的心态与情绪，建立并保持积极健康、宁静稳定的心理状态，减少或避免心因性疾病；做到情志平和、不急不躁、积极乐观、贫富无意、强弱不争。

三要气血和畅。要补充并保持血与气的和谐通畅，使之气血充盈、相互化生、气动有力、血充养足、运行通畅，则正气存内，百病不生。

四要起居有常。生活规律、习惯良好、劳逸有度、动静相宜、药食互调、体质维常。

（二）养心守真

人的生命活动，重在精、气、神的充沛与和谐。养心调摄、强身健体而保持阴阳和，就是要达到精、气、神俱旺俱佳。

要颐养精、气、神，首先需要养心守真，达到《黄帝内经》所言"恬惔虚无，真气从之，精神内守，病安从来"。

（三）调摄有常

1. 远欲自爱

欲望，是人特有的心理及生理活动在自我精神世界的综合反应，也是人区别于低级动物的本质特征之一。人有性欲、情欲、食欲、事（做事）欲、占有欲、控制欲等自我反应与需求。正常有度的欲望是人生存生活所必需的，也是满足人的生理心理期待的必要活动，还是激发人体保持活力与进取心的动力之一。但是，过度、非分、畸形的欲望则是有害的、不可取的。我们强调的远欲自爱，就是要远离或避免那些不正常、非分、畸形的欲望。

一些前人之论，很有训诫意义。如："安于淡薄，少思寡欲，省语以养气，不妄作劳以养形，虚心以维神，寿夭得失安之于数，得丧既轻，血气自然谐和，邪无所容，病安增剧。"（《脾胃论·卷下·远欲》）

2. 心理调摄

面对纷繁复杂的世事、多元多样的生活与利益诱惑，要保持自我定力与平和宁静的心态，逢喜不狂，遇悲不伤，遇事不急，遇难不慌，遇烦不躁，遇挫不萎；不嫉妒强者，不欺凌弱者。要树立正确的是非观、价值观及利益观，也需要良好的心理调摄能力。

3. 生理调摄

生命存在于特定的时空之中，都有着生长壮老已的过程。这是自然的法则，切不可人为地去改变或干预，而要正确正常地去调摄或保护。

4. 行为调摄

现代人的职业压力较大，一定要懂得去解压，不能过逸，也不能过劳，要顺应生理节奏，起居有常，劳逸有度，动静相宜。

5. 兴趣调摄

在调摄养生之中，好的兴趣爱好是一剂维护健康的良药。良好的兴趣爱好，可以缓解压力，放松身心；又可保持适度的身心兴奋度，益心增智。

6. 饮食调摄

中医讲求药补不如食补，药调不如食调。饮食调摄是中医治未病、护未病、病后康复的重要内容。

（四）养生有度

养生（又称摄生、道生），最早见于《庄子·内篇》。所谓养，即保养、调养、培养、补养、护养之意；所谓生，就是生命、生长、生机、生存、生活之意。

养生就是通过防病除疾、调畅情志、合理饮食、强身健体、动静相宜等各种方法维护阴阳和，达到康体健身、延年益寿、健康生活的目的。养生之本，本于阴阳；养生的出发点与归宿，皆在于维持与保护"阴平阳秘"的阴阳和。

自古以来，人们把养生的理论与方法叫作养生之道。从学术流派来看，有道家养生、儒家养生、医家养生、释家养生及武术家养生之分。

中医养生学，包括并融合了历代道家养生、儒家养生、医家养生、释家养生及武术家养生的理论、方法之长，具有明显的综合性特质。

中医养生总当辨病证、明体质，和顺内外，整体调理，调养阴阳，固护正气，心志宁静、气血和畅、起居有常。其要点在于顺应自然、天人相应、内外好恶、形神合一、动静互涵、动态和谐和顺、正气为本、固正御邪。

中医养生之法，大致可以分为：医药调摄养生、饮食调理养生、起居有常养生、文化内修养生、修心调智养生（调神养生）、顺时择境养生、吐纳导引养生（动静养生）、保精养生。重在起居有常养生、文化内修养生、修心调智养生（调神养生）、顺时择境养生、保精养生。

中医养生，尤当注意动静相宜。对于罹患疑难病证而正在逐渐康复之人，调养中应注意动静相宜。要正确处理"生命在于运动"与"生命在于静养"的辩证关系。根据身体实际状况，能够运动则多运动，需要静养则好好静养。

食调为常，既是中医养生的特色与要点，也是疑难病证患者康复的重要措施。孙思邈言"不知食宜者，不足以存生也"（《备急千金要方·卷第二十六·食治·序论第一》）。合理膳食，药食同源，食调为常，即是以饮食调理养生，强调食养、食节、食忌、食禁。

第五章　"和调"的医患关系

依"和调"之义，医患之间重在"和合"。其理，古已有之。我国民间流传古人云：信则医。其语义可以理解为不信医者，不医；不可信任之医，不可托医。可见，医患关系之重要，古往今来皆如是。医患之间的信任与配合，影响并决定着有效的诊治及其效果，有效的诊治需要和调和谐和顺的医患关系。

由于诸多现实及心理因素的影响，现实的医患关系大多存在着不信任、不和谐、不配合的情况，与医患双方皆有关系，涉及的因素很广，表现也很复杂。和调的医患关系，存在于医患交流合作的全过程。诊治的每一个环节及其过程，均需要医患双方的互动交流与和谐配合。

第一节　把握医患的相关情况

要调整并建立和谐和顺的医患关系，首先需要认识并把握直接影响并构成医患关系的主要要素，才能有针对性地调整调节医患关系而使之和谐配合。

一、患者就诊时的基本情况状态

在接诊时，医者应从"和"的视角，用"和"的观点，关注患者的相关情况要素，较为主动地把握其就诊时的基本情况与状态，为建立和谐医患关系找到最基本的切入点。

一是患者的基本情况，包括国别、民族、年龄、职业、知识层次、身体素质、长期及主要居住地等。这些因素，直接影响着医患交流的效果、诊察的效率、资料的真实有效性等。

二是从了解患者主诉、现在症、现病史的过程中，发现并抓住患者发病求医就诊过程的主要症结。这是最容易影响患者心理及情绪的原因。

三是患者及病情的特殊情况与特点。能否抓住其中的关键点及患者的痛楚之处，是医患之间有效交流、贴近交流的关键，也是诊断必须高度重视考虑的要素。

四是与患者病情相关的因素，尤其是与其发病相关的情况。如其生活的自然生态环境的特殊情况，其所处的社会环境的竞争是否激烈是否和谐，其生存生活方式中不良因子的情况，其是否属于常见疾病谱之外的新发疾病，其有无医源性因素影响，其现在病证的影响因素是复杂还是简单，其是否属于超前诊断发现的较早期或疑难的病患等。

二、患者就诊时的特殊心理状态

大部分疑难病患者是在家属的陪伴下，久病择医之后才来就诊。他们往往经过几番选择后，才会选定为其诊治的医者，大多患者有着轻重不一的心理失衡状态。这些心态与心理，会严重影响医患关系及医者的诊察与判断。

（一）特殊的负性心理

这些特殊的负性心理，是医者接诊之初就必须面对并妥善处理、消除的状态，需要通过正确引导，针对其心理类型及特点，采取必要的干预措施。主要如：

久病不愈或久治罔效者，心疑沉重，心灰意冷，对治疗失去信心，对医生充满疑虑；或是焦躁不已，过于急切地想尽快治愈疾患。

病情疑难复杂者，过于担心、焦虑，既担心自己疑难的病证其因何在、程度是否加重，更担心怀疑能否诊治好。

医源性因素而导致病情加重者，对求诊的医生既充满希望，希望解除前段医源性因素的负效应，尽快治好疾病；却又往往有着不小的疑虑，担心是否会再次把自己的病情弄复杂，甚或治得更坏。

药源性因素而导致病情加重者，对于医生的用药常常充满疑问和新的要求。

在这些综合因素的影响下，病患及家属就诊时会出现一些极为特殊的心理心态：自卑、自悲、自怜、自大、自傲。

有的人存在自卑、自悲、自怜心态，觉得自己十分可怜且处于弱势，极其需要医者或他人的同情与帮助。

有的人存在自大、自傲或自闭心态，对医者存在疑惑、不信任或看不起的心态，不愿坦诚自己所患的多种病证，或是特殊的隐私性的疾患。

（二）特殊的患病心态

疑难病患者，尤其是重症患者，往往存在以下一些特殊心态。

1. 担心

一是担心自身病情深重，是否治疗无望或对长期治疗无信心。二是不了解自身的病情，产生莫名其妙的担心。三是病证复杂、疑似难辨，一时难以确诊，处于"试错法"治疗期间，患者担心诊断不明、治疗无方、希望渺茫。四是担心预后不好，或康复不好，会留下残疾而影响未来生活，给家人造成新的负担。

2. 茫然、消极

一是茫然不知所措。病急乱投医，死马当作活马医，极易造成新的失治或误治，导致新的医源性或药源性伤害。二是消极对待。不愿意治疗、服药。三是无所谓心态。认为反正已经是疑难重病，治不治都一样，能拖就拖。

3. 焦虑

一是缺乏耐心与耐力。对于自己的病情无信心，担心难以治愈而惧怕遭受治疗过程的苦楚。二是缺乏信心。整天陷入对自己病证的担心而不能自拔，正常的生活起居均被影响或破坏。三是焦虑不止。情感反应、情绪控制等严重受损而失调，心身不适状态明显。

4. 讳疾忌医

一是自以为自己素体甚好，没有任何疾病，不愿就诊。其就诊往往是周围的亲朋好友督促或陪伴而来，极易错过最佳的早期诊治时间及条件。二是患有多种疾患，不得已就诊时，往往只愿告诉医者一些无关痛痒的病况，回避其严重疾患；常对医者持有莫名其妙的抵触情绪。三是自己认为其已病入膏肓，无法医治，不抱希望地跟随家属来就诊，不愿配合医者诊治。

5. 痛苦、恐惧甚至绝望

一是对于病证带来的痛楚难以忍受，或久病而病情未减反增，或病情深重而不能生活自理，心理的沉重感与负债感日益增重而痛苦。二是对于长期的病痛给自己及家人、亲友带来的负担与压力而深感内疚、痛苦。三是对于久治不愈的病痛及未来产生严重的担忧、恐惧，甚至产生绝望而轻生的念头。

（三）强烈的心理期待

1. 矛盾的心态盼重生

病的沉重与生的欲望，是疑难病证患者普遍的心态，也是他们求医求治的特殊心理需求。有的患者，一方面被疾病的折磨和重压弄得心力交瘁、心灰意冷，觉得一切都无望了；另一方面，当他们找到医者求治时，却又极度地充满希望并托付医者，一定要将其疾患尽快治好。

2. 期待奇迹绝处逢生

一些久治无效，或辗转求医的患者，当他们多方寻觅找到新的医者时，往往都是抱着期待奇迹绝处逢生的心态，祈求或拜托医者尽全力救治之。

3.急不可待充满希望

辗转求医的疑难重证患者，在就诊时，大多是充满希望，急不可待地期待着医者能够手到病除，速祛病患。

面对有着强烈心理期待的患者，医者应当既真心感谢他们的信任与托付，又注意不拍胸脯、不打包票，不让他们产生不切实际的疗效要求；与其讲清相关道理，实事求是地鼓励患者振作起来，配合医者共同与疾病抗争，调动起体内的积极因子。

（四）家属及周边因素的影响

患者家属的认知程度、对待患者的状态等，都会影响患者的心理与情绪，也会对诊治过程产生或积极或消极的影响与作用。在与患者交流、调整的过程中，注意与其家属或陪诊人员沟通交流，也是调整建立和谐医患关系的重要内容。

与患者相关的生活工作环境、人际关系等周边因素，也会对患者产生或是积极，或是消极的影响与作用。同样需要提醒患者或其家属调整调节周边相关因素。

譬如：对于情感障碍的心身疾病患者，家庭人员的素养、态度与行为方式，均会直接影响患者的诊治效果。过度的关爱与溺爱或是不理解的斥责等，都会加剧其病情的发展而影响疗效。尤其是疳积或是自闭症的小孩，周边相关因素的变化与优化，直接影响或决定着其诊治效果。

三、患者对自身病情的认知程度

患者对自身病情的认知及了解程度，直接影响着他们对医者的信任、理解与期望值，更影响着他们对诊治的理解与配合。

（一）对自身病情毫不知情

由于有的病情不宜让患者知晓，或是因患者知识及认知能力所限，或是病情复杂而一时诊断不明，无法向其通报，患者处于对自身病情毫不知情的状态。在医患沟通中，医者需要特别注意妥善处理好患者的知情权与暂时不知情的关系。

（二）对自身病情有所了解

由于患者的知识及认知能力所限，或是病情复杂而一时诊断不明，无法向其完整通报，患者对自身病情有所了解，但不全面深入，会在一定程度上影响其与医者的沟通与配合。对此状态，医者需要适时耐心地加强与患者的交流沟通。

（三）对自身病情理解掌握

患者对自身的病情有着全面的了解，并且能够理解掌握病情的进退顺逆变化，是建立和谐医患关系最好的基础。

（四）对自身病情恐惧担忧

由于患者的认知能力所限，或是病情确实复杂危重，有的患者对自身的病情产生极度的恐惧担忧，不仅影响到诊治工作，也会对患者的心身产生极为不利的影响，加重心身疾患，引致行为失常，甚而自残。对此状态，医者需要加强对患者的护理，随时关注并调整治疗方案。

四、患者病情病势缓急轻重顺逆

随着患者病情的变化，其病势呈现出缓急轻重顺逆，心理心态也会随之变化，需要医者适时把握并注意与之有效沟通。

一般来说，当病情病势变化较缓、轻浅、向愈时，患者的心理心态较为积极而平和、乐观，医患沟通交流较为容易；当病情病势变化较急、危重、反复或加重时，患者的心理心态较为沉重而烦躁、焦虑，医患沟通交流较为困难。

五、医者接诊条件能力的适应性

医者接诊的环境条件与个人的业务素质能力，也是影响医患关系的一个重要方面。

（一）医者接诊的环境条件

医者接诊的环境条件包括就诊环境、检查治疗设施、管理水平等，均会直接影响患者的心态，给交流沟通带来一定的困难。

若就诊的环境嘈杂、杂乱，会直接影响患者的心情而使其变得极为不耐心，甚或烦躁不安。

若缺乏必要而相关的检查治疗设施，既影响医者的诊治，也会影响患者的心情及信任度。

若管理水平不佳，就诊秩序混乱，导医不力甚或空缺，均会引致患者的不安及烦躁情绪。

（二）医者的接诊与诊治能力

当医患双方见面合作之时，医者的接诊与诊治能力，直接影响或决定着医患关系的和谐与配合程度。换言之，也就是医者的能力与患者的期待是否匹配。

当初步接触患者后，医者应尽快判断：自身的素养与经验是否适应并满足诊断治疗该患者的客观需要。有的疑难病证，在医者初步诊查中，由于学科特点、知识储备、临床经验等原因，医者难以全面或有把握地进行诊治，就需要慎重地进行处理，或是请他科医生会诊，或是请上一级医生指导或主诊。

第二节 "和调"的医患关系的要求

在医患关系中，医患双方是平等与合作的关系，也是利益与利害共同体。医患双方都应该具有基本的相互尊重、仁爱之心、社会公德与遵纪守法素养。

一、医者接诊应有的素养

从诊治工作的过程与主导性看，医者处于主导的地位，需要注意的要求与自律相对多一些。在传统的中医药文化中，对医者的职业道德及人文素养有许多的经典之论，如孙思邈的《备急千金要方》明确提出"大医精诚"的要求。

大医精诚，以德为要。德高者，寿自长；德高者，不易病；德高者，病易愈；德高者，技必精；德高者，医始效。

医患关系，始于接诊。一般而言，一个好的医者在接诊时，应具有以下一些基本素养。

（一）精力充沛

医者在应诊接诊患者时，必须保持饱满的精神状态，能够集中精力于诊治工作；具备并保持敏锐而准确的瞬间观察力、牢靠而精准的记忆力、快速而缜密的思维能力。

（二）良好医德

医者应当具备良好的道德修为、高洁的个人品德、自觉的社会公德及规范的职业道德；注意体恤病患，医患互动，以德为先，才能打动患者、感化家属。

（三）关爱仁心

接诊患者时，医者当以爱心对待患者，以善心关注患者，以耐心接待患者，以细心诊查患者，以爱心帮助患者；认真倾听他们的自诉，理解他们的愿望与诉求，体验并同情他们的痛楚。换位思考，为患者思考相关问题，尤其是治疗方案。这样，方能缩短医患之间的心理距离，实现医患互动互助。

（四）精湛仁术

面对患者，医者应当敞悬壶济世之怀，强精益求精之技，施妙手回春之术，治患者疑难病证。为此，医者应当精研学术思想，掌握经典要义，把握学科前沿，适时更新知识，锤炼精术巧技，善于总结提高，提升诊治能力。

要注意克服孙思邈指出的"世有愚者，读方三年，便谓天下无病可治；及治病三年，乃知天下无方可用。故学者必须博极医源，精勤不倦"。

同时，还应力求做到明代李中梓所倡导的：行欲方而智欲圆，心欲小而胆欲大。行方者，智必圆。心小、胆大、智圆，合而成行方。

（五）人文素养

从社会学的角度看，患者是一个特殊的社会群体，有着特殊的心理状态与需求。他们就诊时，既是一个患病的生物"体"，更是一个有着特殊心理需求的"人"。这就要求医者既要"治（病）体"，更要"治（病）人"，给予患者更多更好的服务与人文关怀。

要达到此要求，既要进一步提升医者的职业道德，更要加强自身的人文素质与素养。

（六）依法执业

构建和谐医患关系，消除各种不和谐因素，根本在于依法执业、依法调处、依法办理相关事务。为此，医者必须具有相应的法律常识、知识与应用能力，维护医生自身的权益与尊严，维护患者的生命权与生存权，依法处理诊治过程中涉及法律关系的相关事宜。

（七）社会常识

现实生活中医患关系的复杂性，是社会发展矛盾性与多样性的反映。医者要有效地诊治病患，与患者有效沟通，应当具备一定的社会知识与常识，懂得现实社会生活中一些最新的状态与趋势，才能与不同年龄、职业、地域、民族、国别的患者有效交流沟通。

（八）心理知识

现实生活中，受各种因素的影响，医患双方在就诊、接诊及治疗过程中，尤其是面对疑难特殊病证，不同程度地存在担忧、恐惧，乃至积怨、戒备心理，阻隔了医患之间平等、正常的交流与互动；同时，也由于医患双方的心理调适与沟通存在误区，缺乏有效沟通，难以真诚信任而导致信任危机。

要消除这种状态，医者应当具备相应的心理学知识与技能，主动化解或消除医患之间的心理隔阂与距离。

（九）接诊技巧

医者应当优化、设计自己的接诊方法，充分协调运用好自己的形体语言、口头语言及必要的书面语言；在诊查及互动的检查、沟通过程中，始终用最能体现自己优良素质、最能让患者接受的方法与技巧与其沟通交流，直至形成诊治方案的共识。

医者应当掌握并娴熟地应用医患交流的技巧艺术。如沟通的技巧、交谈的技巧、引导的技巧、剖析的技巧、商量的技巧等。

（十）保护隐私

医者必须尊重并保护患者的隐私。患者不愿深讲的个人隐私内容，不宜过多追问；即便这种隐私可能会对诊查判断有所帮助，也要设法从另外的角度去分析寻找相关的信息，做出相关的分析判断。患者主动告知的个人隐私，应当理解尊重而不能嘲笑、泄露。

二、患者就诊应有的状态

和谐和睦和顺的医患关系，需要患者遵守规则，具有一定的素养，保持一个社会公民应有的正常状态。医者要有意识地劝导、引导患者向这种状态靠拢，才能有效地交流与沟通。一般而言，患者就诊时应具有以下几方面基本素养。

一是尊重劳动。患者应当尊重医者的劳动，尊重他人，不能将医护人员当作自己的"佣人"或"服务员"。

二是信任医者。在医患关系中，医者是服务者，居于主导地位；患者是委托服务者，接受服务者，属于相对被动的角色。患者信任并依靠医者，才能有效地交流与诊治。

三是如实讲述。患者只有如实地告诉医者其就诊时发病的情况、起因、现在症的特点与难点、现病史与既往史，以及家族史等，尤其需要讲述清楚自觉症状及自我感受，才能有助于医者把握其病情，四诊合参。

四是坦诚交流。有的患者，对于自己觉得不重要，或是难以启齿的事项，往往不能主动而坦诚地告知医者。譬如：自己特殊的发病经历、特殊的情志刺激因素、求医求治经历、自我用药或保健品服用情况、最细微的病情变化和细小的自我感受等。这些内容，恰恰是医者最需要了解掌握的病情相关资料，需要医者把握重点循序渐进、循循善诱地引导其回顾、复述出来。

五是正确维权。当代民众，法治与维权意识越来越强。患者及其家属，应当依法就医，依法维权。应当引导并强化患者及家属依法就医的意识，遵守各种法律法规和管理规则；正确合理文明地维权；尊重医务人员，遵守医院工作规范与流程，爱护就医环境，自觉遵守并维护就医秩序。

三、医患应做有效的交流

有效的医患交流方式及内容很多，至少应当包括以下几方面。

一是患者全面讲述。患者应当将其所经历所感受到的与就诊相关的情况，全面告知医者，医者应当耐心而认真地倾听。

二是医者周全诊查。医者在与患者交流沟通的过程中，必须注意周全诊查，围绕患者的主诉及自诉中的要点，进行全面细致的四诊；随时就诊查情况与患者沟通，再做全面的四诊合参。

三是医者重点询问。医者的问诊，既要全面，又要注意抓住重点，有目的、抓重点、抓关键地进行询问了解。

四是医患讨论交流。医患应当随时保持细致而准确的沟通交流与讨论。医者在初步形成诊断结论，设计治疗方案时，需要及时与患者沟通交流，充分听取其意见。

五是医患力求共识。医患有效交流的结果，就是双方应当对诊查结论及治疗方案取得共识，才能真正实现构建和谐医患关系的最终目的。

第三节　医患互动和顺和谐

通过有效的医患互动，才能调整并建立和谐和睦和顺的医患关系，获取最佳的诊疗效果。

一、仁心仁术和谐医患

在和调医患关系的工作中，医者的仁德仁心仁术是基础与前提。医者能够理解、尊重并顺从患者的意愿，倾听患者的诉求与苦楚，把握并重视疑难病患者就诊时的特殊心态及心理，科学合理地引导患者配合并协同治疗工作，就能为调整建立和谐医患关系打下良好的基础。

医者应大度、善良，态度和蔼，以宁静、温和及舒缓的语气对待患者，以体谅、温柔、轻巧的动作为患者诊查，就能够在第一时间舒缓医患之间的关系，为沟通交流开个好头。

医者应当引导并调动患者内在的积极的道德因素，使其能够尊重医护人员的劳动、信任医者的仁德与医技，如实讲述自己的病情病史，与医者坦诚交流，则能起到事半功倍的效果，真正建立和谐的医患关系。

二、建立信任医患互动

良好、信任、互动的医患关系是确保有效诊治的重要基础。

在长期复杂的疑难病患的重压下，不少患者往往焦虑、担忧，甚或对自己、对就医均无信心；要么讳莫如深，不愿多谈病情，一切等医者"摸脉"估诊；要么夸大病情，放大病痛，令医者难究其真。

建立有效的病患互动关系，首要的是相互信任、相互配合。为此，医者应当注意以下几点。

（一）态度要诚恳，精力要集中

面对求医求治并充满期待与紧张的患者，医者应当保持和蔼可亲、落落大方、不卑不亢的状态，专心致志地接诊。对于患者的一些特殊病情及隐私的生理病理特点，应当表示理解，加以劝勉，切实为患者保密。

（二）方法要得当，沟通要及时

医者接诊时，应当做到接诊及时温和，诊查迅速周全，方法得当准确，操作轻柔细腻，沟通及时到位，把握病情全面，诊断客观准确。

医者若能够准确判断、驾驭和掌控其病势之主次、轻重、缓急、进退、顺逆，抓住并处理好"常"与"危"，"和"与"不和"，与病患者及时有效沟通，即能获得好效。反之，则会出现若干预想不到的复杂局面，甚或失治、误治。

（三）交流要坦诚，商量要平等

应当互动式地讨论探讨确定治疗方案，最大限度地取得患者的理解和配合；患者及其家属明白其中道理，方能自觉配合医者，进而取得良好诊治效果。

三、心理疏导体恤病患

在笔者诊治的疑难病证患者中，不论其原患病证如何，就诊时的情志不畅或心身俱病者占很大比例。因此，心理调节与情绪安抚，是和调医患关系的主要内容。

一要施以爱心。为患者着想，体谅其病痛之难，缓解其心理之压；在诊查与治疗时，尽可能减少患者的压力与负担。

二要换位思考。医者以患者心理看待其患疑难病证的诊治情况，揣思其心理接受能力并据其优化诊治方案，提高患者接受并配合的程度。同时引导患者能够从医者的角度来看待相关问题，双方取得更多的理解与认识。

三要因人而宜。对于不同的患者，应当根据其实际情况，分别对待，有针对性地加以个性化的恰当引导，疏导解决其心结。譬如：

对于因心结而渐致病情加重者，重点应是先设法疏导，解其心结，同时配合必要而切中病所的技术治疗方法（服药、针灸、推拿）。

对于因久病或病情突然加重而致心理失常者，应在正确诊断的基础上，与其剖析其病情症结，消其疑虑，抓紧治疗其主要病证，从根本上解决其心理负担之源。

对于较为典型的心理障碍的心身性疾患，焦虑、抑郁、躁狂、癫痫、气乱、气逆诸病证，必须综合治疗，心理疏导与方药、针灸、推拿等技术治疗并用。

四要释疑解惑。在诊治过程中，患者往往会有许多疑惑、问题，需要医者给予解答。医者应当根据患者的需求，或是诊治过程中需要与患者沟通的内容，逐一耐心细致地给予揭示或说明，以消除其不必要的疑惑，使得患者积极配合。

四、医患协同周全诊治

在诊治中，医患的协同配合至关重要。

一是医者根据患者的具体情况，对于诊治的内容及先后顺序，应当有个大致的设计。

二是在抓住重点的前提下，应该尽可能地对患者的整体情况做出大致评估，以周全地进行诊断与治疗。

三是技术性治疗（服药、针灸、推拿）与心理疏导治疗必须同步设计并实施。

四是对于特殊、疑难病证的诊断结论或其复杂病情趋势，应当向患者做必要而清晰的解释说明。

五是应当向患者简要阐释治疗调护方案的关键内容与要求。

五、释疑宁心周详医嘱

口头医嘱是治疗方案的重要组成部分，也是治疗措施之一。在做出必要而基本的诊治意见及治疗调护方案后，医者还应该做出周详的口头医嘱，以引导安抚患者使其心宁气静，泰然配合诊治。

1. 口头医嘱一般应包括诊断的主要要点及医者对其病情的基本判断、患者在治疗及康复期间应当注意的主要问题、针对其特殊心理应注意调适的内容、日常生活及工作中应当注意调摄的事宜。

2. 配套口头医嘱引导患者及家属配合治疗，追踪观察。必要时，患者应及时反馈给医者，适时调整完善治疗方案。

3. 通过医嘱，客观适当地告知其病情及必要的机理解释，让其知晓病之症结，治疗之关键，生活之宜忌，饮食之当否，自励之要义。

4. 通过医嘱，激发患者自身内在的良好品德，积极、健康的心态，以助扶持正气（抗病力），提升其代谢能力和自体免疫力，以帮助获取最佳的疗效。

尤其是对于心病与身病俱重之人，通过医嘱，解其心结，身心同治，鼓励其树立生活信心，唤起其主动性，信任治疗，自觉主动地配合治疗，建立良性的积极的自我心理诱导，方能服药奏效。

5. 通过医嘱，引导患者及家属辅之以良好的综合护理，引导患者自我调适，方可有效提高疗效。

第六章　常用和剂及药对举隅

第一节　常用和剂举隅

本节所论，以相关中医经典及个人临床经验体悟为基础，对常用方药"和剂"进行整理研究后分类举隅。其分类，根据方剂的和调属性而定，分为和调表里、和调脏腑、和调阴阳、和调气血、和调津液、和调寒热、和调虚实、和调气机、和调情志九个类别。

有的经方方剂已成为系列方，其名称仍为同一个经方之名，但在不同的经典中，同名之经方实为不同的变方；其药物、主治功效已有拓展与变化，成为一个同名的独立的新方剂，形成一名多方、名同实异。

对此类情况，均依据各方（包括经方与变方）的实际功效进行以效归类并注明出处，未按方剂名称做同名归类。如：加味二陈汤，有来源于《医统》《玉案》《济阳纲目》之不同，对其归类也就不同。《医统》之加味二陈汤，功效燥湿化痰、理气和中，主治痰凝气滞证，归于和调脏腑类；《玉案》之加味二陈汤，功效解郁化痰，主治梅核气，归于和调情志类；《济阳纲目》之加味二陈汤，功效寒热并用、清火化痰，主治寒热错杂、痰火上逆证，归于和调寒热类。

一、和调表里类

1. 桂枝汤（《伤寒论》）

【功效】解肌发汗，调和营卫。

【主治】表虚外感、营卫不和证：发热恶风，头痛项强，身痛有汗，鼻阻干呕，苔白不渴，脉浮缓或浮弱。

【药物】桂枝、芍药、炙甘草、生姜、大枣。

【服用方法】水煎服。

【注意事项】服药期间，禁食生冷、黏滑、肉、面、五辛、酒酪、臭恶等物。表实无汗，表寒里热，及温病初起，见发热口渴者，均忌用。

2. 桂枝汤（《万病回春》）

【功效】表散实邪，调和营卫。

【主治】寒邪束表并营卫不和：头痛，发热恶风，脊强，自汗，脉浮缓。

【药物】桂枝、芍药、防风、羌活、川芎、白术、生姜、大枣、甘草。

【服用方法】水煎，温服。

【注意事项】表实无汗者，忌服。

3. 桂枝汤（《圣济总录》）

【功效】养血解表，温凉并用。

【主治】产后伤寒、血虚外感而表里同病：恶寒身痛，无汗；头目昏痛，体热烦闷，咽痛而干，干咳少痰，大便秘结。

【药物】桂枝、麻黄、前胡、芍药、柴胡、人参、当归、川芎、石膏、生姜、大枣、甘草（炙）。

【服用方法】水煎服。

【注意事项】气虚或阴虚或阳虚外感、表实证，忌服。

4. 桂枝汤（《活人方》）

【功效】祛湿解表，和中渗湿。

【主治】风寒湿邪外侵、中痞不运：恶寒发热，身困沉重，恶心呕吐，腹中不适，泄泻难安，舌苔腻，脉濡或弦滑。

【药物】防风、羌活、茯苓、陈皮、苏叶、桂枝、甘草、生姜。

【服用方法】水煎服。

【注意事项】湿热下痢者，禁服。

5. 桂枝汤（《幼科直言》）

【功效】祛寒截疟，和中祛邪。

【主治】疟疾，寒热夹杂、热少寒多者：疟来数次后，寒热往来，热少寒多，身冷寒战为多；腹中不适，泄泻不止，舌苔腻而黄白相间，脉濡或弦滑。

【药物】桂枝、当归、白芍（炒）、白术（炒）、白茯苓、柴胡、熟半夏、陈皮、甘草；生姜、红枣为引。

【服用方法】水煎服。

【注意事项】表实证，或疟疾初起者忌服。

6. 小柴胡汤（《伤寒论》）

【功效】和解少阳。

【主治】伤寒少阳证；妇人伤寒，热入血室；疟疾、黄疸与内伤杂病而见少阳证者：往来寒热，胸胁苦满，嘿嘿不欲饮食，心烦喜呕，口苦，咽干，目眩。

【药物】柴胡、黄芩、人参、半夏、甘草（炙）、生姜、大枣。

【服用方法】水煎服。

【注意事项】外感表实证、上盛下虚者，忌服。

7. 小柴胡汤（《女科切要》）

【功效】和解表里，清热育阴。

【主治】邪在少阳、产后阴虚发热：产后，外感邪气，寒热往来，乏力而口干、咽痛。

【药物】人参、花粉、黄芩、柴胡、甘草、生姜。

【服用方法】冷水煎服。

【注意事项】外感表实证，忌服。

8. 清脾饮（清脾汤）（《济生方》）

【功效】透邪除湿，祛痰和胃。

【主治】疟疾：瘅疟脉来弦数，但热不寒，或热多寒少，膈满能食，口苦舌干，心烦渴水，小便黄赤，大便不利。

【药物】青皮、厚朴、白术、草果仁、柴胡、茯苓、半夏、黄芩、甘草（炙）。

【服用方法】加生姜5片，开水煎服。

【注意事项】燥实内结者，忌服。

9. 防风汤（《圣济总录》）

【功效】疏风清热，清肝明目。

【主治】风热袭表、肝经热盛：身热、咽痛，口干；头晕目眩，目赤干涩疼痛，迎风流泪，目肿难合，目多倒睫，视物不清；大便干结，或便泻不爽而腥臭，舌红，脉弦数。

【药物】防风、甘菊花、玉竹、旋覆花、升麻、决明子、秦皮、黄连、栀子仁、麦门冬、甘草。

【服用方法】水煎服。

【注意事项】脾胃虚寒者，忌服。

10. 防风汤（《宣明论方》）

【功效】疏风和络，宣痹止痛。

【主治】行痹，风寒湿邪阻络之证：恶寒发热，遍体骨节疼痛，游走不定，舌苔淡白，脉浮。

【药物】防风、甘草、当归、赤茯苓、杏仁、官桂、黄芩、秦艽、葛根、麻黄。

【服用方法】上药为末。用酒、水共 300mL，加大枣 3 枚，生姜 5 片，煎至 150mL，去滓温服，每服 15g。

【注意事项】风热湿痹者，忌服。

11. 防风汤（《重订严氏济生方》）

【功效】养血通络，寒温并用。

【主治】血痹，风邪阻络、经脉痹阻、寒热错杂：身痛、骨节疼痛，或感冷痛，或感骨干灼热不适，或感挛缩拘急，皮肤麻木不仁，大便难解，舌淡红，脉细。

【药物】防风、川独活、川当归、赤茯苓、秦艽、赤芍药、黄芩、桂心、杏仁、甘草。

【服用方法】加生姜 2 片为引，水煎服。

【注意事项】风热湿痹者，忌服。

12. 小青龙汤（《伤寒论》）

【功效】解表散寒，温肺化饮。

【主治】外寒里饮证：恶寒发热，头身疼痛，无汗，喘咳，痰涎清稀而量多，胸痞，或干呕，或痰饮喘咳，不得平卧，或身体疼重，头面四肢浮肿，舌苔白滑，脉浮。

【药物】麻黄、芍药、细辛、干姜、甘草（炙）、桂枝、五味子、半夏。

【服用方法】开水，武火急煎，不可久煎。

【注意事项】表实寒证、里实热证，或自汗、盗汗，阴虚火旺者，禁服。

13. 大青龙汤（《伤寒论》）

【功效】辛温解表，清里泄热。

【主治】风寒外束，兼有里热：恶寒发热，身疼痛，无汗烦躁，咽干疼痛，或喘咳面浮，大便干结，脉浮紧或浮数。

【药物】麻黄、桂枝、甘草（炙）、杏仁、生姜、大枣、石膏。

【服用方法】水煎服；麻黄先煎。

【注意事项】体质较弱者，慎用；若脉搏微弱，出汗容易受凉者，忌服。

14. 大柴胡汤（《伤寒论》）

【功效】和解少阳，通下里实。

【主治】少阳郁热兼阳明里实：寒热往来，胸胁苦满，郁郁微烦，呕不止，心下急或痞硬，大便难下或下利不畅，伴见小便色黄，苔黄少津，脉弦数。

【药物】柴胡、枳实、生姜、黄芩、芍药、半夏、大枣、大黄。

【**服用方法**】开水煎服。

【**注意事项**】燥实内结者，忌服。

16. 柴胡加芒硝汤（《伤寒论》）

【**功效**】和解少阳，泄热去实。

【**主治**】邪犯少阳兼阳明里实：胸胁满而呕，日晡所发潮热，伴有下后微利。

【**药物**】柴胡、黄芩、人参、炙甘草、生姜、半夏、大枣、芒硝。

【**服用方法**】开水煎服。

【**注意事项**】燥实内结者，忌服。

16. 柴胡桂枝干姜汤（《伤寒论》）

【**功效**】和解少阳，温化水饮。

【**主治**】少阳枢机不利而水饮内结：往来寒热，心烦，胸胁满微结，小便不利，渴而不呕，但头汗出。

【**药物**】柴胡、桂枝、干姜、天花粉、黄芩、牡蛎、甘草。

【**服用方法**】冷水煎服。

【**注意事项**】燥实内结者，忌服。

17. 香苏散（《世医得效方》）

【**功效**】疏散风寒，理气和中。

【**主治**】风寒外束，气滞于内：形寒身热，头痛无汗，胸脘痞闷，不思饮食，舌苔薄白。

【**药物**】香附、紫苏、陈皮、甘草、苍术。

【**服用方法**】加生姜3片，葱白2根，冷水煎服。

【**注意事项**】风热外犯者，忌服。

18. 香苏散（《太平惠民和剂局方》）

【**功效**】理气解表。

【**主治**】外感风寒，内有气滞：形寒身热，头痛无汗，胸脘痞闷，不思饮食，舌苔薄白。

【**药物**】香附子、紫苏叶、甘草（炙）、陈皮。

【**服用方法**】冷水煎服。

【**注意事项**】服药期间，戒食荤腥、酒、肉。

19. 香葛汤（《世医得效方》）

【**功效**】祛风散寒，理气化痰。

【**主治**】四时邪气伤人：四时感冒，头痛身疼，项强寒热，呕恶痰嗽，腹痛泄泻。

【药物】紫苏、白芍药、香附子、川升麻、白干葛、薄陈皮、白芷、大川芎、苍术、大甘草。

【服用方法】加生姜 3 片，冷水煎服。

【注意事项】风热外犯者，忌服。

20.参苏饮（《太平惠民和剂局方》）

【功效】益气解表，宣肺化痰。

【主治】外感风寒，内伤痰饮：恶寒发热，头痛鼻塞，咳嗽痰多，胸膈满闷，或痰积中脘，眩晕嘈杂，怔忡哕逆。

【药物】木香、紫苏叶、干葛、半夏、前胡、人参、茯苓、枳壳、桔梗、甘草（炙）、陈皮。

【服用方法】加生姜 7 片，大枣 1 个，开水煎服。

【注意事项】风热外犯者，忌服。

21.六和汤（《太平惠民和剂局方》）

【功效】解表化湿，和中理气。

【主治】湿邪郁表，中焦不运：寒热交作，呕吐泄泻；痰喘咳嗽，胸膈痞满，头目昏痛，肢体浮肿，嗜卧倦怠；小便赤涩，冒暑伏热烦闷，或成痢疾，中酒烦渴畏食。

【药物】缩砂仁、半夏、杏仁、人参、甘草（炙）、赤茯苓、藿香叶、白扁豆、木瓜、香薷、厚朴。

【服用方法】生姜 3 片，枣子 1 枚，开水煎服。

【注意事项】燥实内结者，忌服。

22.冲和散（《百一选方》）

【功效】祛风，散寒，除湿。

【主治】外感风寒挟湿：身体沉重，肢节酸疼，项背拘急，头目不清，鼻塞声重，伸欠泪出，气壅上盛，咽渴不利，胸膈凝滞，饮食不入。

【药物】苍术、荆芥穗、甘草。

【服用方法】冷水煎服。

【注意事项】风热外犯者，忌服。

23.神术散（《太平惠民和剂局方》）

【功效】发汗解表，化浊辟秽。

【主治】外感风寒湿邪：头痛项强，发热憎寒，身体疼痛，及伤风鼻塞声重，咳嗽头昏。

【药物】苍术、藁本、香白芷、细辛、羌活、川芎、甘草（炙）。

【服用方法】加生姜 3 片，葱白 10cm，冷水煎服。

【注意事项】风热外犯者，忌服。

24. 二香散（《世医得效方》）

【功效】祛风散寒，清暑和中。

【主治】风寒暑湿证：呕恶泻利，腹痛；瘴气，及饮冷当风，头痛身热，伤食不化。

【药物】紫苏、陈皮、苍术、香薷、香附子、厚朴、甘草、扁豆。

【服用方法】加生姜 3 片，木瓜 2 片，葱白 2 根，冷水煎服。

【注意事项】风热外犯者，忌服。

25. 藿香正气散（《太平惠民和剂局方》）

【功效】解表化湿，理气和中。

【主治】外感风寒，内伤湿滞：恶寒发热，头痛，胸膈满闷，脘腹疼痛，恶心呕吐，肠鸣泄泻，舌苔白腻；以及山岚瘴疟等。

【药物】大腹皮、白芷、紫苏、茯苓、半夏曲、白术、陈皮、厚朴、苦桔梗、藿香、甘草。

【服用方法】生姜 3 片，枣子 1 枚，开水煎服。

【注意事项】风热外犯者，忌服。

26. 藿香正气汤（《疡医大全》）

【功效】和中解表。

【主治】风寒外感伤食证：恶寒、发热、呕恶或呕吐，腹胀不适或疼痛，腹泻，甚或泻痢无色黏液，舌淡红，苔白腻，脉弦数、或弦滑。

【药物】白术、陈皮、半夏、桔梗、砂仁、藿香、苏叶、白芷、甘草、白茯苓、厚朴、生姜。

【服用方法】开水，武火急煎，不可久煎。

27. 不换金正气散（《太平惠民和剂局方》）

【功效】解表散寒，和中止呕。

【主治】四时伤寒：四时伤寒，瘴疫时气，头痛壮热，腰背拘急；寒热往来，五膈气噎，咳嗽痰涎，行步喘乏，或吐泻，下痢赤白。

【药物】厚朴、藿香、甘草、半夏、苍术、陈皮。

【服用方法】生姜、枣为引；开水同煎，空腹时温服。

【注意事项】忌生冷、油腻、毒物。

28. 大正气散（正气散）（《太平惠民和剂局方》）

【功效】顺气宽中，健脾化湿。

【主治】寒邪外束，水湿中阻：憎寒恶风，正气逐冷，胸膈噎塞，胁肋膨胀，心下坚痞，吐、痢，呕逆酸水，咳逆，怠惰嗜卧，不思饮食。

【药物】甘草、陈皮、藿香、白术、厚朴、半夏。

【服用方法】加生姜 3 片，枣 1 枚，开水同煎，空腹时温服。

【注意事项】忌生冷、油腻、毒物。

29. 调胃白术散（白术散）（《太平惠民和剂局方》）

【功效】和中理气，化湿去浊。

【主治】表里失和，湿浊中阻：憎寒发热，鼻塞脑闷，涕唾稠黏，痰嗽壅滞；骨节疼痛，或中暑呕吐眩晕；面色萎黄，饮食不美，口吐酸水，腹内虚鸣，反胃吐逆，心腹绞痛。

【药物】山药、桔梗、茯苓、甘草、白芷、陈皮、青皮、香附子、白术、干姜。

【服用方法】生姜、枣、木瓜、紫苏少量为引，水煎，空腹时温服。

【注意事项】表实热证、里实热证，忌服。

30. 黄芩汤（《伤寒论》）

【功效】清热止利，和胃理气。

【主治】少阳阳明邪热内迫，胃肠失司：发热，口苦，小便短赤，下利灼肛，或大便利而不爽，有热臭气，腹部疼痛，脉弦数。

【药物】黄芩、白芍、炙甘草、大枣。

【服用方法】冷水煎服。

【注意事项】燥实内结者，忌服。

31. 消风通窍汤（自拟）

【功效】疏风解表，通窍止痒。

【主治】风邪侵扰鼻窍，肺卫失宣：嗅觉不灵或嗅觉超敏，稍遇异味则鼻痒不适、喷嚏频仍。

【药物】防风、荆芥、白鲜皮、白芷、苍耳子、辛夷花、刺蒺藜、牛蒡子。

【服用方法】冷水煎服。

【注意事项】忌服鱼腥刺激之物。

二、和调脏腑类

32.四逆散(《伤寒论》)

【功效】调和肝脾,透邪解郁,疏肝理脾。

【主治】阳郁厥逆证,肝脾气郁证:手足不温、甚者厥逆,或腹痛,或泄利下重;或胁肋胀闷,脘腹疼痛,脉弦。

【药物】柴胡、枳实、芍药、炙甘草。

【服用方法】水煎服。

【注意事项】阳虚而四末厥逆者忌用。

33.逍遥散(《太平惠民和剂局方》)

【功效】疏肝养血,健脾和中。

【主治】肝郁脾弱,阴血不足:五心烦热,或往来寒热,肢体疼痛,头目昏重,心悸颊赤,口燥咽干,胸闷胁痛,食少嗜卧;月经不调,乳房作胀,脉弦。

【药物】当归、茯苓、柴胡、芍药、薄荷、白术、生姜、甘草。

【服用方法】水煎服。

【注意事项】阴虚阳亢者,忌服。

34.逍遥散(《内科摘要》)

【功效】养血和营,清肝健脾。

【主治】肝旺脾虚,营血亏虚:发热,或潮热晡热,或自汗盗汗,或头痛目涩,或怔忡不宁,或颊赤口干,或月经不调,或肚腹作痛,或小腹重坠,水道涩痛,或肿痛出脓,内热作渴。

【药物】当归、芍药、茯苓、白术(炒)、柴胡、牡丹皮、山栀(炒)、甘草(炙)。

【服用方法】冷水煎服。

【注意事项】气火逆乱者,忌服。

35.逍遥散(《幼科直言》)

【功效】平肝健脾,调和气血,化食消积。

【主治】小儿脾疳,脾弱肝旺,食积不化:因乳食不调,饥饱不一,或病后,亏损气血,时热时冷,或大便非结即泻,面黄肌瘦,肚大夜热。

【药物】白术、白芍、当归、白茯苓、柴胡、薄荷、陈皮、白扁豆、甘草、神曲、麦芽。

【服用方法】冷水煎服。

【注意事项】脾胃虚寒而泻者，忌服。

36.加减逍遥散（《病科全书》）

【功效】平肝和胃，清热安胎。

【主治】妊娠胎动不安，肝郁热积、胃中失和：胎动不安或腹痛下血，兼精神抑郁，心烦善怒，肋胁胀痛，时有潮热，嗳气食少，或呕苦吐酸，脉弦而滑。

【药物】柴胡、白芍、茯苓、白术、甘草、山栀、蕲艾。

【服用方法】水煎，温服。

【注意事项】宜缓服、缓进；肝肾不足之胎动不安忌服。

37.痛泻要方（《丹溪心法》）

【功效】补脾柔肝，祛湿止泻。

【主治】脾虚肝旺之泄泻：肠鸣腹痛，大便泄泻，泻必腹痛，泻后痛缓，舌苔薄白，脉两关不调，左弦而右缓者。

【药物】陈皮、白术、白芍、防风。

【服用方法】冷水煎服。

【注意事项】湿热泄泻者，忌服。

38.利胆和胃汤（自拟）

【功效】利胆和胃，清热止酸。

【主治】胃胀、胃痛（反流性胃炎、糜烂性胃炎），胆胃不和、酸气上逆之证：心下不适，反酸灼热，上逆至喉间，口干苦、烦躁，舌红或暗红，苔腻或黄腻，脉弦数或滑数。

【药物】郁金、槟榔、制香附、厚朴、降香、乌贼骨、炒知母、莱菔子、茵陈、金钱草、焦柏、生甘草。

【随症加减】胃脘及胁肋疼痛较甚，加延胡索、台乌；腹胀、大便较干或难解，加枳实、木香；若嘈杂、清涎，加黄连、干姜。

【服用方法】水煎服。

【注意事项】脾胃虚寒者，忌服。

39.清心除烦汤（自拟）

【功效】清肝泻火，清心除烦。

【主治】抑郁、焦虑，心肝火旺、气火上逆之证：烦躁或焦虑不安，神黯或面红目赤，不寐，头痛或胀痛、或刺痛，脉弦滑或弦滑数。

【药物】郁金、槟榔、桑叶、白芍、连翘、莲子心、炒栀子、菊花、厚朴、紫花地丁、焦柏、生甘草。

【随症加减】不寐较甚者，加五味子、生牡蛎；情绪低落者，加炒柴胡、佛手、合欢皮；头胀痛而烦躁难安者，加石决明、生龙骨；头胀而晕眩者，加钩藤、夏枯草、明天麻；心下痞闷不适而舌苔黄腻者，加黄连、法半夏；尿短黄或灼热难解者，加淡竹叶、灯心草、瞿麦。

【服用方法】水煎服。

【注意事项】脾胃虚寒者，忌服。

40.清热和中汤（《医宗金鉴》）

【功效】清热化湿，和中消痞。

【主治】痄泻，积热伤脾、湿热中阻：胃脘胀痛，水谷不分，频频作泻，时有呕恶，舌暗红、苔腻黄白相间，脉弦滑。

【药物】白术（土炒）、陈皮、厚朴（姜炒）、赤茯苓、黄连、神曲（炒）、谷芽（炒）、使君子、生甘草、泽泻。

【服用方法】水煎服。

【注意事项】脾虚泄泻者，忌服。

41.四君子汤（《太平惠民和剂局方》）

【功效】益气补中，温养脾胃。

【主治】营卫气虚，脏腑怯弱：面色㿠白，四肢无力，心腹胀满，全不思食，肠鸣泄泻，呕哕吐逆，舌质淡，苔薄白，脉虚无力。

【药物】人参、白术、茯苓、甘草。

【服用方法】冷水煎服。

【注意事项】真阴亏损者，忌用。

42.加味四君子汤（《三因极一病证方论》）

【功效】补气和中。

【主治】脾胃气虚证：痔血已久，脾胃气虚，面色萎黄，心悸耳鸣，脚弱气乏，口淡，食不知味。

【药物】人参、白术、茯苓、甘草、黄芪、白扁豆。

【服用方法】冷水煎服。

【注意事项】燥实内结者，忌服。

43.加减四君子汤（《太平惠民和剂局方》）

【功效】补脾和中。

【主治】小儿脾胃虚弱：小儿吐泻不止，不进乳食，常服调胃进食。

【药物】白扁豆、藿香叶、甘草（炙）、黄芪、人参、茯苓、白术。

【服用方法】冷水煎服。

【注意事项】食积不化者，忌服。

44. 六君子汤（《医学正传》）

【功效】益气健脾，燥湿化痰。

【主治】脾胃气虚，痰湿不化：食少便溏，胸脘痞闷，呕逆，咳嗽有痰，色白清稀，面色萎黄，四肢倦怠；以及脾虚膨胀，外疡久溃，食少胃弱者；中气不和，时时带下。

【药物】人参、甘草、白茯苓、白术、陈皮、半夏。

【服用方法】开水煎服。

【注意事项】真阴亏损者，忌用。

45. 加减六君子汤（《辨证录》）

【功效】健脾补气，化滞消积。

【主治】脾胃气虚，食积不化：饮食停积成块，久则其形渐大，似痛不痛，似动不动；纳呆、泄泻。

【药物】人参、甘草、白茯苓、白术、山楂、麦芽、厚朴、陈皮、枳壳、神曲。

【服用方法】冷水煎服。

【注意事项】真阴亏损者，忌用。

46. 香砂六君子汤（《古今名医方论》卷一引柯韵伯方）

【功效】补虚和中，祛湿化痰。

【主治】脾胃气虚，痰湿不化：气虚肿满，痰饮结聚，脾胃不和，变生诸证者。

【药物】人参、白术、茯苓、甘草、陈皮、半夏、砂仁、木香。

【服用方法】开水煎服。

【注意事项】服药期间，忌食生冷、油腻食物。

47. 和中散（《太平惠民和剂局方》）

【功效】温中健脾和胃。

【主治】脾胃不和：小儿呕逆恶心，冷热不调，减食泄泻，腹痛肠鸣，少力嗜卧。

【药物】厚朴、白术、干姜（炮）、甘草（炙）、生姜。

【服用方法】食前温服。

【注意事项】湿热内蕴者，不宜服用。

48. 和中散（《普济方》）

【功效】温中和中。

【主治】寒邪凝滞，中焦失和：霍乱吐利，胸膈痞闷，脘腹胀满，面色青白，手足厥冷，困顿多睡，全不思食。

【药物】干姜、厚朴、炙甘草、生姜。

【服用方法】水煎温服。

【注意事项】湿热中阻者，不宜服用。

49. 理中丸（《伤寒论》）

【功效】温中散寒，健脾燥湿。

【主治】中焦阳虚，寒湿内阻：吐利频繁，发热头身疼痛不甚，不欲饮水，伴见腹中冷痛，喜温喜按，舌淡苔白，脉缓弱。

【药物】人参、干姜、甘草（炙）、白术。

【服用方法】制为丸剂，或水煎服。

【注意事项】燥实内结者，忌服。

50. 附子理中丸（《太平惠民和剂局方》）

【功效】温脾散寒，止泻止痛。

【主治】脾胃虚寒证：腹冷痛或绞痛，食少满闷，呕吐清涎，泻下清利，脉微肢厥。

【药物】附子、人参、干姜、甘草（炙）、白术。

【服用方法】制为丸剂，口服。

【注意事项】忌食生冷食物，孕妇忌服。

51. 平胃散（《太平惠民和剂局方》）

【功效】燥湿运脾，行气和胃。

【主治】脾胃不和：不思饮食，心腹胁肋胀满刺痛，口苦无味，胸满短气，呕哕恶心，噫气吞酸，面色萎黄，怠惰嗜卧；膈气反胃，常泄泻不止，舌苔白腻而厚，脉缓。

【药物】苍术、厚朴、陈皮、甘草、生姜、干枣。

【服用方法】冷水煎，空腹时温服。

【注意事项】脾胃湿热者，忌服。

52. 调气平胃散（《证治准绳·类方》）

【功效】芳香辟秽，调气和中。

【主治】湿浊中阻，胃气不和：腹痛胀满，呕恶，吐酸呃逆，泄泻或便溏不爽，舌淡白腻，脉弦或弦滑。

【药物】木香、乌药、白豆蔻仁、檀香、砂仁、藿香、苍术、厚朴、陈皮、甘草；生姜为引。

【服用方法】冷水煎，空腹时温服。

【注意事项】脾胃湿热者，忌服。

53. 调胃白术散（白术散）（《幼幼新书》）

【功效】平肝和胃，燥湿止泻。

【主治】肝胃不和，湿浊中阻：小儿腹痛呕逆，胁胀满，气痞不散，体热多睡，全不思食，肠鸣泄泻，米谷不化，利下青白。

【药物】芍药、当归、官桂、人参、白术、茯苓、粟米。

【服用方法】冷水煎服。

【注意事项】食积化热者，忌服。

54. 加味二陈汤（《医统》）

【功效】燥湿化痰，理气和中。

【主治】痰凝气滞：冷热不调，气逆冲上，呕吐，泄泻。

【药物】陈皮、茯苓、半夏曲、甘草、藿香、砂仁、白术、神曲、人参、生姜、大枣。

【服用方法】开水煎服。

【注意事项】湿热中阻者，忌服。

55. 香砂和胃丸（佚名）

【功效】健脾和胃，行气化滞。

【主治】脾胃虚弱，消化不良：食欲不振，呕恶，脘腹胀痛，吞酸嘈杂，大便不调。

【药物】木香、砂仁、陈皮、厚朴（姜炙）、香附（醋炙）、枳壳（麸炒）、广藿香、山楂、六神曲（麸炒）、麦芽（炒）、莱菔子（炒）、苍术、白术（麸炒）、茯苓、半夏曲（麸炒）、甘草、党参。

【服用方法】口服。

【注意事项】孕妇禁用，哺乳期妇女、过敏体质者慎用；脾胃阴虚者，忌服。

56. 温胃汤（《会约医镜》）

【功效】温阳散寒，和中止泻。

【主治】中阳不振，寒凝肢厥：腹冷痛下泄，手足厥逆，脉微欲绝及下利清谷。

【药物】山药、扁豆、甘草（炙）、茯苓、白术、干姜、吴茱萸、补骨脂、肉豆蔻。

【服用方法】水煎服。

【注意事项】阳郁肢厥者，忌服。

57. 白豆蔻散方（《奇效良方》）

【功效】温阳健脾，散寒和中。

【主治】脾阳不足，寒气中阻：心腹胀满，宿食不消，气刺疼痛，泄泻，善噫，呕吐酸水，手足厥冷。

【药物】白豆蔻、肉豆蔻、高良姜、木香、桂心、附子、枳壳、陈橘皮、人参、丁香、甘草（炙）。

【服用方法】上为细末，食前用木瓜、生姜煎汤调下。

【注意事项】湿热中阻者，忌服。

58. 桔梗圆方（桔梗散）（《太平圣惠方》）

【功效】健脾和中，理气化痰。

【主治】脾虚中阻：心腹痛胀满，喘促，不欲饮食，四肢少力，心神虚烦。

【药物】桔梗、赤茯苓、枳壳、人参、厚朴、木香、赤芍药、陈橘皮、桂心、槟榔。

【服用方法】上为细散，以生姜、大枣汤调下。

【注意事项】燥实内结者，忌服。

59. 和中丸（《脾胃论》卷下）

【功效】健脾益胃，和中消痞。

【主治】脾胃不和，中焦痞满：纳少脘痞，干呕吞酸，或肿满。

【药物】人参、干生姜、橘红、干木瓜、炙甘草。

【服用方法】制为丸剂，食前温水送服。

【注意事项】寒热错杂之心下痞，忌服。

60. 和中丸（《丹溪心法》）

【功效】健脾和胃，理气和中。

【主治】中土气滞湿阻：腹胀，下利，泄泻。

【药物】白术、厚朴、陈皮、半夏、槟榔、枳实、甘草、木香。

【服用方法】制为丸剂，食前温水送服。

【注意事项】脾虚泄泻者，忌服。

61. 藿香安胃散（《脾胃论》）

【功效】和胃止呕。

【主治】脾胃虚弱证：不进饮食，食即呕吐。

【药物】藿香、丁香、人参、橘红。

【服用方法】加生姜3片，冷水煎煮，食前凉服。

【注意事项】食积呕恶者，忌服。

62. 木香散方（《太平惠民和剂局方》）

【功效】温阳健脾，和中益胃。

【主治】脾阳不足，胃失和顺：呕恶气逆，泄泻注下，水谷不化；脐下疠痛，腹中雷鸣，胸满痞闷，胁肋虚胀；或积寒久痢，肠滑不禁，肢体羸困，不进饮食。

【药物】丁香、木香、当归、肉豆蔻、甘草、附子、赤石脂、藿香叶、诃子皮。

【服用方法】加生姜2片，枣1个，开水同煎，食前温服。

【注意事项】湿热泄泻者，忌服。

63. 丁香散方（《太平圣惠方》）

【功效】健脾和胃。

【主治】脾胃不和证：脾胃冷热气不和，心腹虚胀，痰逆，少思饮食，四肢无力。

【药物】丁香、人参、赤茯苓、白术、甘草、木瓜、草豆蔻、干姜、诃黎勒、茅香花。

【服用方法】上为细散，以生姜、大枣汤调下，不拘时候。

【注意事项】忌生冷、油腻、湿面。

64. 人参散方（《太平惠民和剂局方》）

【功效】调中和胃，止呕除烦。

【主治】脾胃失和：昏困多睡，乳食减少，或伤寒时气，胃气不顺，吐利止后，躁渴不解。

【药物】干葛、人参、白茯苓、木香、甘草（炙）、藿香叶。

【服用方法】冷水煎服。

【注意事项】食积呕恶者，忌服。

65. 芦根汤（《备急千金要方》）

【功效】调中和胃。

【主治】胃虚气逆：治伤寒病后，呕哕不下食。

【药物】芦根、竹茹、粳米、生姜。

【服用方法】冷水煎服。

【注意事项】忌食油腻、生冷。

66. 芦根汤（《圣济总录》）

【功效】清热泻火，清肺理脾。

【主治】肺脾火热证：脾肺积热熏目，赤痒生翳。

【药物】芦根、木通、栀子仁、桔梗、黄芩、甘草（炙）。

【服用方法】冷水煎服。

【注意事项】肺脾气虚者，忌服。

67. 清养保肺汤（自拟）

【功效】清养保肺。

【主治】肺痹、肺痿（肺心病、心肺功能不全）；肺肾不足、邪恋气道、肺失宣肃之证：咳喘、气短难续，或张口抬肩，或呼多吸少，或难以平卧，喉间痰阻，或痰涎壅塞；心胸憋闷、唇紫绀；面紫暗或浮肿，舌淡暗或紫暗。

【药物】桑白皮、葶苈子、苏子、白芥子、莱菔子、炙紫菀、薤白、枳壳、丹参、枸杞子、杜仲、五味子、炙黄芪、炙甘草。

【随症加减】气虚较甚，加红参；腰膝酸软、行走不利，加蛤蚧、菟丝子、续断；痰阻或痰涎较甚，加贝母、陈皮。

【服用方法】水煎服；若加蛤蚧，将蛤蚧打粉，兑服。

【注意事项】外感表实证忌服。

68. 黄连阿胶（鸡子黄）汤（《伤寒论》）

【功效】和调心肾，清热育阴。

【主治】心肾不交（心火亢盛、肾水不足）：心中虚烦、不寐，口干舌燥、舌红少苔、脉沉细数。

【药物】黄连、黄芩、阿胶、白芍、鸡子黄。

【服用方法】先煮黄连、黄芩、白芍，浓煎，去渣后，加阿胶烊化，再加入鸡子黄，搅拌均匀；口服。

【注意事项】湿热内蕴，舌苔厚腻者，忌服。

三、和调阴阳类

69. 六味地黄丸（《中国药典》）

【功效】滋阴补肾。

【主治】肾阴亏损：头晕耳鸣，腰膝酸软，骨蒸潮热，盗汗遗精，消渴。

【药物】熟地黄、山茱萸、牡丹皮、山药、茯苓、泽泻。

【服用方法】制成水蜜丸、小蜜丸或大蜜丸，口服。

【注意事项】阳虚及脾胃虚弱者，忌服。

70. 六味地黄丸（《证治准绳》）

【功效】滋阴补肾。

【主治】妇人肾阴亏损：妇人经事不调，即非受孕，纵使受之，亦不全美；肾经虚火致妊娠吐衄。

【药物】熟地黄、山茱萸肉、山药、牡丹皮、白茯苓、泽泻、香附米、蕲艾叶。

【服用方法】制成丸剂，口服。

【注意事项】阳虚及脾胃虚弱者，忌服。

71. 知柏地黄丸（《中国药典》）

【功效】滋阴养阴，降火濡润。

【主治】阴虚火旺证：潮热盗汗，口干咽痛，耳鸣遗精，小便短赤。

【药物】知母、黄柏、熟地黄、山茱萸、牡丹皮、山药、茯苓、泽泻。

【服用方法】制成水蜜丸、小蜜丸或大蜜丸，口服。

【注意事项】孕妇忌服，虚寒性病证不宜服。

72. 杞菊地黄丸（《中国药典》）

【功效】滋肾养肝，养血明目。

【主治】肝肾阴亏：眩晕耳鸣，目睛干涩、视物昏花，羞明畏光，迎风流泪。

【药物】枸杞子、菊花、熟地黄、山茱萸、牡丹皮、山药、茯苓、泽泻。

【服用方法】制成水蜜丸、小蜜丸或大蜜丸，口服。

【注意事项】脾胃虚寒、大便稀溏者慎用。

73. 大补阴丸（《丹溪心法》）

【功效】滋阴养阴，降火除烦。

【主治】阴虚火旺：骨蒸潮热，盗汗遗精，咳嗽咯血，心烦易怒，足膝疼痛，或消渴易饥，舌红少苔，尺脉数而有力。

【药物】熟地黄、知母、黄柏、龟甲、猪脊髓。

【服用方法】制成丸剂，淡盐水送服。

【注意事项】孕妇，慎服；气虚发热者及火热实证者，忌服。

74. 左归饮（《景岳全书》）

【功效】滋阴补肾。

【主治】肾阴不足，阴亏阳盛：腰酸遗泄，盗汗，口燥咽干，口渴欲饮，舌光红，脉细数。

【药物】熟地黄、山药、枸杞、炙甘草、茯苓、山茱萸。

【服用方法】冷水煎煮，空腹时服用。

【注意事项】阳虚寒盛者，忌服。

75. 芍药甘草汤（《伤寒论》）

【功效】酸甘化阴，柔筋缓急。

【主治】阴液不足，筋脉失养：腿脚挛急，心烦，微恶寒；肝脾不和，脘腹疼痛；筋脉拘急挛缩、疼痛诸证。

【药物】芍药、甘草。

【服用方法】冷水煎服。

【注意事项】脾胃虚寒者，忌服。

76. 益胃汤（《温病条辨》）

【功效】养阴益胃。

【主治】阳明温病，胃阴损伤证：食欲不振，口干咽燥，舌红少苔，脉细数。

【药物】沙参、麦冬、冰糖、细生地、玉竹。

【服用方法】冷水煎服。

【注意事项】燥实内结者，忌服。

77. 桂附八味丸（《中国药典》）

【功效】温补肾阳。

【主治】肾阳不足：腰膝酸冷，肢体浮肿，小便不利或反多，痰饮喘咳，消渴。

【药物】肉桂、附子、熟地黄、山茱萸、牡丹皮、山药、茯苓、泽泻。

【服用方法】制成水蜜丸、小蜜丸或大蜜丸，口服。

【注意事项】孕妇，慎服；肾阴不足、虚火上炎者，忌服。

78. 金匮肾气丸（《金匮要略》）

【功效】补肾益气，阴阳双调。

【主治】肾气不足，阴阳两亏：腰酸脚软，肢体畏寒，少腹拘急，小便不利或频数，夜尿增多，阳痿早泄，舌质淡胖，尺脉沉细；以及痰饮喘咳，水肿脚气，消渴，泄泻日久等。

【药物】干地黄、山药、山茱萸、茯苓、泽泻、牡丹皮、桂枝、炮附子。

【服用方法】制成丸剂，温开水或淡盐汤送服。

【注意事项】有咽干、口燥、舌红、少苔等肾阴不足，虚火上炎症状者不宜用。

79. 右归饮（《景岳全书》）

【功效】温补肾阳。

【主治】肾阳不足，阳衰阴盛：腰膝酸痛，神疲乏力，畏寒肢冷，咳喘，泄泻，脉弱；产妇虚火不归元而发热（以引火归元）。

【药物】熟地黄、山药、枸杞、炙甘草、山茱萸、杜仲、肉桂、制附子。

【服用方法】冷水煎煮，空腹时温服。

【注意事项】肾虚而湿浊盛者，忌服。

80. 金水六君煎（《景岳全书》）

【功效】滋养肺肾之阴，祛湿化痰。

【主治】肺肾阴虚，兼夹痰湿：咳嗽呕恶，喘逆多痰，痰带咸味，乏力腰酸，舌苔白润，脉滑无力。

【药物】当归、熟地黄、陈皮、半夏、茯苓、炙甘草。

【服用方法】冷水煎煮，空腹温服。

【注意事项】肺肾阴虚、虚热痨嗽、痰中带血者，忌服。

四、和调气血类

81. 补中益气汤（《内外伤辨惑论》）

【功效】补中益气，升阳举陷。

【主治】脾胃气虚，中气不足：发热，自汗出，渴喜温饮，少气懒言，体倦肢软，面色㿠白，大便稀溏，脉洪而虚，舌质淡，苔薄白；或清阳下陷及气虚下陷，脱肛，子宫下垂，久泻，久痢，久疟等。

【药物】黄芪、甘草（炙）、人参、升麻、柴胡、橘皮、当归身、白术。

【方解】本方为李东垣甘温除热治法的代表方。

【服用方法】冷水煎服。

【注意事项】气滞气逆者，忌服。

82. 当归补血汤（《内外伤辨惑论》）

【功效】补气生血。

【主治】主劳伤血虚，产后血脱，脓血过多，大出血等：血虚而阳浮发热，肌热面赤，烦渴欲饮，脉洪大而虚，重按无力，或妇女经期、产后血虚发热头痛；或气虚血亏的面色萎黄，神疲体倦等。

【药物】黄芪（30g）、当归（6g）。

【方解】本方之旨，主要基于"有形之血不能自生，生于无形之气"的理论，故以补气之药黄芪为主，剂量是补血药当归的五倍。这也是最为典型的和调气血之方，也为补气生血之基础方。

【服用方法】水煎服。

【注意事项】阴虚发热者，忌服。

83. 归脾汤（《严氏济生方》）

【功效】健脾益气，补血养心。

【主治】心脾气血两虚：思虑伤脾，发热体倦，失眠少食，怔忡惊悸，虚劳，自汗盗汗，吐血下血，妇女月经不调等。

【药物】白术、当归、白茯苓、黄芪（炒）、龙眼肉、远志、酸枣仁（炒）、木香、甘草（炙）、人参、生姜、大枣。

【服用方法】水煎服。

【注意事项】外感病，忌服。

84. 人参圆方（《圣济总录》）

【功效】补血和血。

【主治】心血虚证：治妇人半产后，血下过多，心惊体颤，头目眩晕，或寒或热，脐腹虚胀疼痛。

【药物】人参、麦门冬、生干地黄、当归、芍药、黄芪、白茯苓、甘草（炙）。

【服用方法】冷水煎煮，空腹时温服。

【注意事项】外感表实证，忌服。

85. 十全大补汤（《太平惠民和剂局方》）

【功效】补益气血。

【主治】气血俱虚之证：诸虚不足，五劳七伤，不进饮食；久病虚损，时发潮热，气攻骨脊，拘急疼痛，夜梦遗精，面色萎黄，脚膝无力；一切病后气不如旧，妇女崩漏等。

【药物】人参、肉桂、川芎、地黄、茯苓、白术、甘草（炙）、黄芪、川当归、白芍药。

【服用方法】冷水煎服。

【注意事项】外感热病者，忌服。

86. 血府逐瘀汤（《医林改错》）

【功效】活血祛瘀，行气止痛。

【主治】瘀血停滞之证：头痛胸痛，胸闷呃逆，失眠不寐，心悸怔忡；瘀血发热，舌质暗红，边有瘀斑或瘀点，唇暗或两目暗黑，脉涩或弦紧；妇人血瘀经闭不行，痛经，肌肤甲错，日晡潮热。

【药物】当归、生地黄、桃仁、红花、枳壳、赤芍、柴胡、甘草、桔梗、川芎、牛膝。

【服用方法】冷水煎服。

【注意事项】孕妇忌用。

87. 通窍活血汤（《医林改错》）

【功效】活血化瘀，通窍活络。

【主治】瘀血阻滞络脉：头发脱落，眼疼白珠红，酒渣鼻，久聋，紫白癜风，牙疳，妇女干血劳，小儿疳证等。

【药物】赤芍、川芎、桃仁、红枣、红花、老葱、鲜姜、麝香。

【服用方法】冷水煎服。

【注意事项】孕妇忌用。

88. 益气活血汤（《名医治验良方》）

【功效】益气活血，塞崩止漏。

【主治】崩漏：崩漏不止有块。

【药物】党参、三七粉、人中白、肉桂。

【服用方法】冷水煎服。

【注意事项】孕妇，忌用。

89. 加减逍遥散（《古今医鉴》）

【功效】疏肝健脾，养血宁心。

【主治】肝郁脾虚，血虚生热：身热，或潮热，或自汗盗汗，或头痛目涩，或怔忡不宁，颊赤口干，或月经不调，或肚腹作痛。

【药物】当归、白芍、白术、白茯苓、柴胡、甘草（炙）；煨姜及薄荷为引。

【服用方法】水煎服。

【注意事项】肝郁气滞、郁热内积之证，忌服。

90. 升阳除湿汤（调经升麻除湿汤）（《兰室秘藏》）

【功效】清心健脾，固崩止漏。

【主治】崩漏：治妇人饮食劳倦，心火乘脾，漏下恶血，月事不调；或暴崩不止，多下水浆之物，怠惰嗜卧，四肢不收。

【药物】当归、独活、蔓荆子、防风、炙甘草、升麻、藁本、柴胡、羌活、苍术、黄芪。

【服用方法】冷水煎煮，空腹时热服。

【注意事项】血虚、血瘀崩漏者，忌服。

91. 桂枝汤（《伤科补要》）

【功效】理气活血，和络止痛。

【主治】手臂筋骨损伤：筋骨损伤，肿胀，疼痛，瘀血。

【药物】桂枝、枳壳、陈皮、红花、香附、生地黄、归尾、元胡索、防风、赤芍、独活。

【服用方法】童便、陈酒煎服。

【注意事项】孕妇、小儿忌用。

92. 桑枝饮（自拟）

【功效】舒筋活络，温经止痛。

【主治】骨痹筋痹，肝肾不足、经脉痹阻：全身骨痛，肢节关节痛甚，腰膝酸软，肌肉酸痛或痿弱不用，脉细弱或细弦。

【药物】桑枝、豨莶草、独活、防己、防风、白芷、枳实、杜仲、续断、补骨脂、木瓜、丹参、姜黄、生黄芪。

【随症加减】肢体拘急挛缩或麻木，加伸筋草、刺蒺藜、白芍；湿盛而肢体沉重，加羌活、藁本、法半夏；肢冷较甚，加桂枝、鸡血藤、白芍；四末厥逆，加附子、干姜；骨干灼热或烘热，加炒知母、秦艽、焦柏；腰膝酸软较甚，加金毛狗脊、菟丝子。

【服用方法】开水煎服，或白酒浸泡半月后服。

【注意事项】孕妇及小儿，禁服；外感病时，忌服。

五、和调津液类

93. 二陈汤（《太平惠民和剂局方》）

【功效】燥湿化痰，理气和中。

【主治】痰湿内阻，脾胃不和：胸膈痞闷，呕吐恶心，头痛眩晕，心悸嘈杂，或咳嗽痰多者；或中脘不快，或因食生冷，发为寒热；妊娠恶阻，产后饮食不进等。

【药物】半夏、橘红、白茯苓、甘草（炙）。

【服用方法】制为丸剂，口服。

【注意事项】热痰，燥痰，吐血，消渴，阴虚，血虚均忌用。

94. 二陈汤（《普济方》）

【功效】温中散寒，理气化湿。

【主治】寒湿中阻：胸腹胀满，呕逆不食，自利不渴，胸膈不快；宿谷不化，朝食暮吐，暮食朝吐，上气复热，四肢冷痹，三焦不调，饮食不化，吞酸呃哎；短气虚羸而复呕逆，吐泻，胸痹心痛，逆气短气，中满虚痞；忧思郁结，脾肺气凝，胀满上冲，饮食不下，腹满痞闷。

【药物】人参、白术、甘草（炙）、干姜（炮）、青皮、陈皮。

【服用方法】冷水煎服。

【注意事项】湿热中阻者，忌服。

95. 苓桂术甘汤（《金匮要略》）

【功效】温阳化饮，健脾利湿。

【主治】中阳不足，痰饮内停：胸胁支满，目眩心悸，短气而咳，舌苔白滑，脉弦滑或沉紧。

【药物】茯苓、桂枝、白术、甘草（炙）。

【服用方法】冷水煎服。

【注意事项】若饮邪化热，咳痰黏稠者，非本方所宜。

96. 桂枝汤（《保命集》）

【功效】温中和中止泻。

【主治】中寒而泄泻：腹泻便溏，时有下利；腹痛即卒然水泻，青色，排便不爽，常里急后重，小便多清。

【药物】桂枝、白术、芍药、甘草。

【服用方法】水煎服。

【注意事项】湿热下利者，忌服。

97. 加减逍遥散（《太平惠民和剂局方》）

【功效】滋阴清热，通淋利尿。

【主治】子午潮热并下焦不利：每至夜间子时（23:00至01:00）和白天午时（11:00到13:00）便自觉身热难耐、烘热不已，尿短赤涩痛。

【药物】胡黄连、麦门冬、黄芩、地骨皮、秦艽、木通、车前子、灯心（草）。

【服用方法】冷水煎服。

【注意事项】肾虚下元亏虚而尿清长者，忌服。

98. 和胃二陈煎（《景岳全书》）

【功效】温中和胃，燥湿化痰。

【主治】痰湿中阻证：胃寒生痰，口中痰涎黏腻、恶心呕吐，胸膈满闷，嗳气。

【药物】干姜、砂仁、陈皮、半夏、茯苓、甘草（炙）。

【服用方法】开水煎服。

【**注意事项**】寒热错杂之心下痞者，忌服。

99. 苓术二陈煎（《景岳全书》）

【**功效**】温中和胃，燥湿化饮。

【**主治**】寒痰水饮积于中脘：痰饮水气停蓄心下，脘腹胀满不舒，或肿满不适，呕吐，吞酸，清涎，尿少，舌苔水滑。

【**药物**】猪苓、白术、泽泻、陈皮、半夏、茯苓、炙甘草、干姜。

【**服用方法**】开水煎服。

【**注意事项**】寒热错杂之心下痞者，忌服。

100. 胃苓汤（《丹溪心法》）

【**功效**】利水止泻，祛湿和胃。

【**主治**】脾虚湿盛：浮肿泄泻，呕吐黄疸，小便不利，大便飧泄，濡泻；或水谷不分，泄泻不止；或阴囊肿，状如水晶，时痛时痒出水，小腹按之作声，小便频数，脉迟缓；或中暑夹食不消，吐泻腹痛；或饮食停积，浮肿泄泻。

【**药物**】甘草、茯苓、苍术、陈皮、白术、官桂、泽泻、猪苓、厚朴。

【**服用方法**】加生姜 5 片，大枣 2 枚，冷水煎服。

【**注意事项**】燥实内结者，忌服。

101. 廓清饮（《景岳全书》）

【**功效**】和中化湿，利水消肿。

【**主治**】水湿壅滞三焦：胸膈肿胀，气道不清，小水不利，年力未衰，通身肿胀，或肚腹单胀。

【**药物**】枳壳、厚朴、大腹皮、白芥子、莱菔子、茯苓、泽泻、陈皮。

【**服用方法**】冷水煎煮，空腹时温服。

【**注意事项**】湿热内蕴者，慎用。

102. 小分清饮（《景岳全书》）

【**功效**】理气和中，利水消肿。

【**主治**】湿阻气滞：脘腹胀满，或呕恶，大便稀溏或泄泻，小便不利，湿滞肿胀，舌苔水滑。

【**药物**】茯苓、泽泻、薏苡仁、猪苓、枳壳、厚朴。

【**服用方法**】冷水煎煮，空腹时服。

【**注意事项**】湿热内蕴者，忌服。

103. 草薢分清饮（《医学心悟》）

【**功效**】清热利湿，分清泌浊。

【主治】湿热下注证：赤白浊，淋病。

【药物】萆薢、黄柏、石菖蒲、茯苓、白术、莲子心、丹参、车前子。

【服用方法】冷水煎服。

【注意事项】阳虚寒湿内盛者，忌服。

104. 苍术丸（《景岳全书》）

【功效】和中健脾，燥湿止泻。

【主治】寒湿困脾：泄泻经久不愈，泻下如水，腹胀、腹痛拘急，苔腻而滑。

【药物】云苓、白芍药、炙甘草、川椒、小茴香、厚朴、茅山苍术、破故纸。

【服用方法】上药研末，糯米糊为丸，如梧桐子大。空腹时用清汤送服。

【注意事项】湿热泄泻者，忌服。

105. 括痰丸（《景岳全书》）

【功效】消痰化积，理气除湿。

【主治】痰浊中阻：一切停痰积饮，吞酸呕恶，胸胁胀闷疼。

【药物】半夏、白芥子、干姜、猪苓、炙甘草、陈皮。

【服用方法】上为末，汤浸蒸饼为丸，如绿豆大。每服3克，温开水送下。

【注意事项】燥实内积者，忌服。

106. 二术二陈汤（《医统》）

【功效】健脾和中，燥湿化痰。

【主治】脾失健运，痰湿不化：痰湿不化而头痛如裹、闷胀沉重，或呕吐清水，脉弦细。

【药物】苍术、白术、半夏、陈皮、茯苓、甘草（炙）。

【服用方法】开水煎服。

【注意事项】气火上逆、肝阳上亢头痛者，忌服。

107. 半夏白术天麻汤（《脾胃论》）

【功效】补脾胃，化痰湿，定虚风。

【主治】痰厥头痛，脾胃虚弱、痰湿中阻、虚风上扰：头痛如裂，目眩头晕，胸脘烦闷，恶心呕吐，痰唾稠黏，气短懒言，四肢厥冷，不得安卧；舌苔白腻，脉弦滑。

【药物】黄柏、干姜、天麻、苍术、白茯苓、黄芪、泽泻、人参、白术、炒神曲、半夏、大麦、蘗面、橘皮。

【服用方法】开水煎服。

【注意事项】气火上逆头痛者，忌服。

108. 升阳除湿汤（《兰室秘藏》）

【功效】健脾利湿。

【主治】脾虚湿盛证：不思饮食，泄泻无度，小便黄少，四肢困倦。

【药物】苍术、柴胡、羌活、防风、升麻、神曲、泽泻、猪苓、炙甘草、陈皮、大麦蘖。

【服用方法】冷水煎煮，空腹时热服。

【注意事项】湿热泄泻、燥实内结者，忌服。

109. 小半夏汤（《金匮要略》）

【功效】和胃降逆，消痰蠲饮。

【主治】痰饮内停：心下痞闷，呕吐不渴，或胃寒呕吐，痰饮咳嗽。

【药物】半夏、生姜。

【服用方法】开水煎服。

【注意事项】食积而热、胃痞闷胀者，忌服。

110. 小半夏加茯苓汤（《金匮要略》）

【功效】和胃降逆，消痰蠲饮。

【主治】痰饮内停：呕吐，或呕恶、清涎，心下痞闷，头眩心悸。

【药物】半夏、生姜、茯苓。

【服用方法】开水煎服。

【注意事项】食积而热、胃痞闷胀者，忌服。

111. 大半夏汤（《世医得效方》）

【功效】理气和中，化湿行水。

【主治】中焦不运，水湿不化：脘腹胀闷不舒，水渍辘辘有声，溢于皮肤，怔忡喘息，便溏或泄泻，舌苔水滑。

【药物】半夏、陈皮、茯苓、桔梗、槟榔、甘草。

【服用方法】开水煎服。

【注意事项】湿热蕴结中焦者，忌服。

112. 大半夏汤（《千金要方》）

【功效】温中散寒，降气通利。

【主治】寒湿中阻痞结证：胃冷胀满、痞结，嗳气叹息，口吐涎沫，或呕恶，便泻清水或黏腻不爽，苔白腻，脉弦迟。

【药物】半夏、大枣、甘草、附子、当归、人参、厚朴、桂心、生姜、茯苓、枳实、蜀椒。

【服用方法】开水煎服。

【注意事项】湿热蕴结中焦者，忌服。

113. 大半夏汤（《外台秘要》）

【功效】温中散寒，燥湿利水。

【主治】上下虚寒，水湿内聚：四肢怠惰而胀，腹胀满，胁肋胀痛，少腹切痛，便溏泄泻，小便不利，舌淡苔白水滑，脉细弦或细弱。

【药物】半夏、白术、茯苓、人参、甘草（炙）、附子、橘皮、生姜、桂心。

【服用方法】开水煎服。

【注意事项】忌羊肉、饧、桃、李、雀肉、生葱、海藻、菘菜、猪肉、冷水。

114. 秫米半夏汤（半夏秫米汤）（《黄帝内经》）

【功效】化痰和胃。

【主治】湿痰中阻：失眠、眩晕，舌苔白腻，脉弦滑。

【药物】半夏、秫米。

【服用方法】开水煎服。

【注意事项】肝郁气逆、心肝火旺者，忌服。

115. 丁香散方（《医方类聚》）

【功效】和中，利水，通淋。

【主治】三焦壅遏，水饮内停：腹胀硬满，水肿遍身，小便涩少。

【药物】丁香、胡椒、益智仁、肉桂、青皮、陈皮、甘草、茯苓、白术、连翘、桑白皮、木香、枳壳、木通、车前子。

【服用方法】加生姜5片，冷水煎煮，食前温服。

【注意事项】燥实内结者，忌服。

116. 清瘀化滞汤（自拟）

【功效】疏肝利胆，清瘀化滞。

【主治】肝胆结石，肝胆不利、瘀滞成石：右侧胁肋疼痛，或腹部不适发胀，口苦、厌油腻、纳呆，或呕恶，舌暗红，苔黄腻，脉弦滑数。

【药物】郁金、槟榔、枳壳、厚朴、茵陈、金钱草、海金沙、琥珀、紫花地丁、焦柏、丹参、生甘草。

【随症加减】皮肤发黄或尿黄者，加鸡骨草、栀子；尿短赤者，加滑石、瞿麦、萹蓄；大便干结，或便秘，加枳实、大黄。

【服用方法】水煎服；琥珀，纱布包煎。

【注意事项】孕妇及幼儿，忌服；脾胃虚寒者，慎服。

六、和调寒热类

117. 半夏泻心汤（《伤寒论》）

【功效】和胃降逆，散结消痞。

【主治】寒热错杂，中痞不和：心下痞满不痛，或干呕，或呕吐，肠鸣下利，舌苔薄黄而腻，脉弦数者。

【药物】半夏、黄芩、干姜、人参、甘草（炙）、黄连、大枣。

【服用方法】开水煎服。

【注意事项】气滞或食积之心下痞满者，忌服。

118. 生姜泻心汤（《伤寒论》）

【功效】寒热并用，消痞除饮。

【主治】寒热错杂，水饮互结心下：心下痞硬，干噫食臭，胁下有水气，腹中雷鸣，下利。

【药物】生姜、甘草（炙）、人参、干姜、黄芩、半夏、黄连、大枣。

【服用方法】开水煎服。

【注意事项】胃肠积热而痞者，忌服。

119. 甘草泻心汤（《伤寒论》）

【功效】寒温并用，和中消痞。

【主治】寒热错杂，中元不和：伤寒中风，医反下之，胃气虚弱，下利日数十行，完谷不化，腹中雷鸣，心下痞硬而满，干呕，心烦不得安。

【药物】甘草（炙）、黄芩、干姜、半夏、大枣、黄连。

【服用方法】开水煎服。

【注意事项】脾胃湿热者，忌服。

120. 大黄黄连泻心汤（《伤寒论》）

【功效】泄热和胃，消痞除胀。

【主治】胃中积热：心下痞结，按之濡；胃脘堵胀、烧心、嘈杂、泛酸。

【药物】大黄、黄连。

【服用方法】冷水煎服。

【注意事项】脾胃虚弱者，忌服。

121. 附子泻心汤（《伤寒论》）

【功效】温中除寒，泄热消痞。

【主治】寒热错杂，三焦痞结：心下痞满，脘腹冷痛，热积下利不爽，尿短赤；兼见恶寒、汗出。

【药物】大黄、黄连、黄芩、附子。

【服用方法】开水煎服。

【注意事项】脾胃虚寒者，忌服。

122. 加味二陈汤（《济阳纲目》）

【功效】寒热并用，清火化痰。

【主治】寒热错杂，痰火上逆证：主舌下肿结如核，或重舌、木舌及满口生疮，尿短赤或涩痛。

【药物】半夏、茯苓、黄连、青竹茹、生地黄、当归、陈皮、桔梗、甘草梢、生姜。

【服用方法】开水煎服。

【注意事项】脾胃虚寒者，忌服。

123. 黄芩二陈汤（《景岳全书》）

【功效】清热化痰理肺。

【主治】痰热阻肺：咳嗽，咯痰黏稠色黄，咽痛，舌红，苔薄黄或黄腻，脉数或弦数。

【药物】黄芩、陈皮、半夏、茯苓、甘草、生姜。

【服用方法】开水煎服。

【注意事项】肺阴不足者，忌服。

124. 调中丸（《御药院方》）

【功效】和中通利，清热化湿。

【主治】湿热中阻，三焦不和：烦躁发渴，不思饮食，头目昏眩，小便不清，胸膈痞闷，胁肋䐜胀。

【药物】赤茯苓、白术、陈皮、桔梗、猪苓、泽泻、黄芩、大黄、桂枝、枳壳、葛根、木通、半夏、滑石、黑牵牛。

【服用方法】制为丸剂，或水煎，温服。

【注意事项】燥实内结者，忌服。

125. 生姜和中汤（《脾胃论》）

【功效】和中化湿，清热生津。

【主治】湿困中脘，郁热伤津：治食不下，口干虚渴，四肢困倦。

【药物】生甘草、炙甘草、酒黄芩、生黄芩、柴胡、橘皮、升麻、人参、葛根、白术、羌活、苍术。

【服用方法】加生姜 5 片，枣 2 枚，冷水同煎，食前温服。

【注意事项】脾虚泄泻，忌服。

126. 清燥汤（《脾胃论》）

【功效】清热利湿，益气养阴。

【主治】湿热内蕴，日久成痿：腰以下痿软，行走不正，或瘫痪不能动，便溏不爽，尿短黄，舌红、苔黄腻。

【药物】黄连、酒黄柏、柴胡、麦门冬、当归身、生地黄、炙甘草、猪苓、神曲、人参、白茯苓、升麻、橘皮、白术、泽泻、苍术、黄芪、五味子。

【服用方法】冷水煎煮，空腹时温服。

【注意事项】肝肾不足之痿痹，忌服。

127. 助阳和血补气汤（《脾胃论》）

【功效】疏风，平肝，明目。

【主治】风邪郁于目窍：由于服苦寒药太过，眼中白睛红，多眵泪，无疼痛而隐涩难开，昏花不明。

【药物】白芷、蔓荆子、炙甘草、当归身、柴胡、升麻、防风、黄芪。

【服用方法】冷水煎煮，临卧时热服。

【注意事项】服药期间，忌风寒及食冷物。

128. 黄芩加半夏生姜汤（《伤寒论》）

【功效】和中止呕，清热止痢。

【主治】太阳与少阳合病，自下利而兼呕者：痢疾或泄泻，身热不恶寒，腹痛口苦，干呕；胆咳，咳而呕苦水者。

【药物】黄芩、芍药、甘草、大枣、半夏、生姜。

【服用方法】开水煎服。

【注意事项】脾胃虚寒者，忌服。

七、和调虚实类

129. 强胃汤（《脾胃论》）

【功效】健脾强胃，和中顺运。

【主治】脾胃虚弱，中虚不运：因饮食劳役所伤，腹胁满闷短气，遇春口淡无味，遇夏虽热而恶寒，常如饱，不喜食冷物。

【药物】黄柏、甘草、升麻、柴胡、当归身、陈皮、生姜、神曲、草豆蔻、半夏、人参、黄芪。

【服用方法】开水同煎，食前温服。

【注意事项】湿热泄泻，忌服。

130. 异功散（《小儿药证直诀》）

【功效】健脾理气。

【主治】脾胃虚弱，中焦气滞：饮食减少，大便溏薄，胸脘痞闷不舒，或呕吐泄泻。

【药物】人参、茯苓、白术、陈皮、甘草。

【服用方法】加生姜5片，大枣2个，冷水同煎，空腹时温服。

【注意事项】湿热浸淫者，忌服。

131. 调中丸（《幼幼新书》）

【功效】调和阴阳，健脾柔肝。

【主治】肉疳，阴阳俱虚、肝脾不运：日渐赢瘦，面黄萎弱，眼目常痛，饮食不下，食物不化。

【药物】鳖甲、当归、黄芪、人参、附子、桂心、胡黄连。

【服用方法】制为丸剂，米汤送服。

【注意事项】忌鱼，油物。

132. 黑逍遥散（《医宗己任编》）

【功效】养血疏肝，健脾和中。

【主治】肝郁血虚：胁痛头眩，或胃脘当心而痛，或肩胛绊痛，或时眼赤痛，连及太阳；及妇人郁怒伤肝，致血妄行，赤白淫闭，沙淋崩浊。

【药物】柴胡、白芍、归身、白术、茯苓、甘草、熟地黄、生姜、大枣。

【服用方法】冷水煎服。

【注意事项】肝之阴血不足证，忌服。

133. 桔梗圆方（桔梗散）（《太平圣惠方》）

【功效】滋阴清热，祛痰止咳。

【主治】肺痨痰咳：痰唾稠黏，日晚即热，面色赤，胁肋胀满。

【药物】桔梗、知母、柴胡、炒杏仁、人参、炙鳖甲、郁李仁、赤茯苓、白前、制半夏、槟榔、炒陈皮。

【服用方法】加生姜少许，开水煎服。

【注意事项】外感表实证，忌服。

134. 气阴平和汤（自拟）

【功效】益气养阴，清热敛汗。

【主治】更年期综合征，气阴两虚：身烘热、汗出清冷，乏力，烦躁，寐差，口干舌燥，舌红少苔或无苔，脉细数或细弱。

【**药物**】生地黄、山萸肉、泽泻、炒知母、杜仲、女贞子、五味子、当归、生牡蛎、防风、生黄芪、枳壳。

【**随症加减**】气虚较甚，加党参、桔梗、炙升麻；腰膝酸软，加续断、补骨脂；烦躁不安，加连翘、焦黄柏。

【**服用方法**】水煎服。

【**注意事项**】外感表实证、气虚自汗者忌服。

八、和调气机类

135. 疏肝散（汤）（《证治准绳》）

【**功效**】疏肝理气。

【**主治**】肝郁气滞：怒而气郁，胁肋疼痛而胀闷，不得俯仰，喜太息，寒热往来，脉弦。

【**药物**】柴胡、陈皮、川芎、芍药、枳壳、甘草（炙）、香附。

【**服用方法**】冷水煎服。

【**注意事项**】肝火气逆者，忌服。

136. 柴胡疏肝散（汤）（《张氏医道》）

【**功效**】疏肝解郁，理气降逆。

【**主治**】肝气上逆：怒火伤肝，胁痛，血菀于上；呕血，脉弦数。

【**药物**】柴胡、橘皮、川芎、芍药、枳壳、炙甘草、香附、山栀。

【**服用方法**】生姜为引，冷水煎服，食前温服。

【**注意事项**】肝之阴血不足证，忌服。

137. 桂枝汤（《千金方》）

【**功效**】降逆止嗽。

【**主治**】肺失宣肃，气阻逆上：婴儿猝得䜩咳，吐乳呕逆，暴嗽昼夜不得息。

【**药物**】桂枝、甘草、紫菀、麦门冬。

【**服用方法**】水煎服。

【**注意事项**】高热而咳者，忌服。

138. 逍遥散（《医学入门》）

【**功效**】平肝清热，降肺止咳。

【**主治**】肝阴不足，木火刑金：烦躁不安，胁肋发胀而气憋，潮热咳嗽，大便干结，舌红，苔黄、少津，脉细弦数。

【**药物**】白芍、白术、白茯苓、麦门冬、生地、甘草、桔梗、地骨皮、当归、山栀仁、黄柏。

【服用方法】水煎，温服。

【注意事项】风寒束肺、风热犯肺、痰湿阻肺者，忌服。

139. 泻心汤（《奇效良方》）

【功效】泻火清热，通痞和中。

【主治】火热内郁，胸腹痞塞：发热、口渴、胸腹灼热、面红、便秘尿黄、舌红苔黄而干、脉数或洪等。

【药物】大黄、当归、芍药、荆芥、麻黄、甘草、白术、生姜、薄荷。

【服用方法】冷水煎服。

【注意事项】脾胃虚寒者，忌服。

140. 泻心汤（《金匮要略》）

【功效】通利三焦，消痞泄热。

【主治】心下痞结，三焦积热，血热妄行：吐血，衄血，便秘溲赤；眼目赤肿，口舌生疮，外证疮疡，心胸烦闷，大便秘结；湿热黄疸，胸中烦热痞满，舌苔黄腻，脉数实者。

【药物】大黄、黄连、黄芩。

【服用方法】冷水煎服。

【注意事项】脾胃虚寒、肠虚下利者，忌服。

141. 大和中饮（《景岳全书》）

【功效】和中除痞，消食导滞。

【主治】食滞中焦，胃失和降：饮食积滞，胃脘痞闷不适，或呃逆，纳呆不食，大便溏结不调，或泻下酸腐，口气较重，舌苔腻。

【药物】陈皮、枳实、砂仁、山楂、麦芽、厚朴、泽泻。

【服用方法】冷水煎煮，空腹时温服。

【注意事项】脾胃虚寒者，忌服。

142. 小和中饮（《景岳全书》）

【功效】消积，化滞，和中。

【主治】中焦积滞证：胸膈胀满，或妇人胎气滞满；胃口不开，饮食不进，呃逆；食饮寒凉而呕，兼胀兼痛；小儿伤食呕吐，或痞块，兼胃脘停积，食滞而中满作胀、作痛，便溏或泄泻。

【药物】陈皮、山楂、茯苓、厚朴、甘草、扁豆、生姜。

【服用方法】冷水煎煮。

【注意事项】饮食积滞而热者，忌服。

143. 枳实消痞丸（《兰室秘藏》）

【功效】消痞除满，健脾和胃。

【主治】脾虚气滞，寒热互结证：心下痞满，不欲饮食，倦怠乏力，大便不畅，苔腻而微黄，脉弦。

【药物】干生姜、甘草、麦芽曲、白茯苓、白术、半夏曲、人参、厚朴、枳实、黄连。

【服用方法】开水煎服。

【注意事项】燥实内结者，忌服。

144. 保和丸（《丹溪心法》）

【功效】消食健胃和中。

【主治】食积停滞证：胸脘痞满，腹胀时痛，嗳腐吞酸，恶食，或呕吐泄泻，脉滑，舌苔厚腻或黄。

【药物】山楂、神曲、半夏、茯苓、陈皮、连翘、萝卜子。

【服用方法】开水煎服。

【注意事项】燥实内结者，忌服。

145. 解肝煎（《景岳全书》）

【功效】疏肝理气，化湿和中。

【主治】肝郁气滞，中焦失和：胸胁胀满疼痛，脘痞不舒，呕恶，泄泻，或妊娠恶阻，或胎动不安。

【药物】陈皮、半夏、厚朴、茯苓、苏叶、芍药、砂仁。

【服用方法】开水煎服。

【注意事项】孕妇服用时，宜量小、试服；食积而热、胃火炽盛而胀满者，忌服。

146. 二术煎（《景岳全书》）

【功效】疏肝理脾，和中止泻。

【主治】脾弱肝旺，肠腑气滞：胁肋不适，或腹痛急胀，或腹痛即泻，暴注泄泻，或食后泻，便泻不爽，甚或里急后重。

【药物】白术、苍术、芍药、陈皮、炙甘草、茯苓、厚朴、木香、干姜、泽泻。

【服用方法】冷水煎煮，空腹时服。

【注意事项】脾胃虚寒、脾胃湿热泄泻者，忌服。

147. 越鞠丸（《丹溪心法》）

【功效】理气解郁，宽中除满。

【主治】肝气郁滞化火，脾胃气滞，停食蕴湿生痰：胸脘痞闷，腹中胀满，饮食停滞，嗳气吞酸。

【药物】苍术、香附、川芎、神曲、栀子。

【服用方法】可制丸药，也可水煎服。

【注意事项】脾胃虚寒证，忌服。

148. 木香顺气丸（《沈氏尊生书》）

【功效】行气化湿，健脾和胃。

【主治】湿浊阻滞气机：胸膈痞闷，脘腹胀痛，呕吐恶心，嗳气纳呆。

【药物】木香、青皮、橘皮、甘草、枳壳、川朴、乌药、香附、苍术、砂仁、桂心、川芎。

【服用方法】水煎服。

【注意事项】孕妇、气虚者，忌服；忌生冷油腻食物。

149. 十香丸（《景岳全书》）

【功效】行气，散寒，止痛。

【主治】气滞寒凝：胃痛、腹痛、疝痛等。

【药物】木香、沉香、泽泻、乌药、陈皮、丁香、小茴香、香附、荔核、皂角。

【服用方法】如弹子大者磨化服；丸梧桐子大者，汤引下；用于痛疝之属，温酒送下。

【注意事项】气虚诸证，忌服。

150. 大半夏汤（《金匮要略》）

【功效】和中降逆。

【主治】脾阴不濡，胃虚气逆：朝食暮吐或暮食朝吐；膈间痰饮，心下痞硬，肠中沥沥有声。

【药物】半夏、人参、白蜜。

【服用方法】开水煎服。

【注意事项】食积有热而吐者，忌服。

151. 升阳举陷汤（升陷汤）（《医学衷中参西录》）

【功效】升阳举陷。

【主治】气虚下陷证：胸中大气下陷，气短不足以息，或努力呼吸，有似乎喘，或气息将停，危在顷刻；兼见寒热往来，或咽干作渴，或满闷怔忡，或神昏健忘，脉沉迟微弱。

【药物】生黄芪、知母、柴胡、桔梗、升麻。

【服用方法】冷水煎服。

【注意事项】气滞气逆者，忌服。

152. 升阳汤（《脾胃论》）

【功效】益中气，泻阴火。

【主治】脾之气阴不足，中虚不摄：大便一日三四次，溏而不多，有时泄泻，腹中鸣，小便黄。

【药物】柴胡、益智仁、当归身、橘皮、升麻、甘草、黄芪、红花。

【服用方法】冷水煎煮，热服。

【注意事项】气滞、燥实内结者，忌服。

153. 升阳汤（《仙拈集》）

【功效】益气升提固脱。

【主治】气虚脱肛：肛门脱出，轻者在大便时肛门下脱，便后又慢慢收合，甚者因病延日久，肛门滑脱不收，不能自然收缩。

【药物】人参、黄芪、川芎、当归、升麻。

【服用方法】冷水煎煮，热服。

【注意事项】气滞者，忌服。

154. 和顺调气方（自拟）

【功效】疏肝理气，益气升提。

【主治】肝郁气滞，脾气不摄之气滞气虚：烦躁，胁肋不舒或胀痛，口苦；脘腹虚痞或下坠不适，按之无痛而柔软，舌淡暗、苔薄白，脉弦或细弦。

【药物】郁金、桑叶、白芍、槟榔、厚朴、法半夏、金钱草、丹参、牡丹皮、生黄芪、桔梗、炙升麻、炙甘草。

【随症加减】经行淋漓不止，加白及、藕节；胃下垂较甚，加炒柴胡；大便稀溏，加怀山药、白术。

【服用方法】水煎服。

【注意事项】气滞气逆者，忌用。

155. 瓜蒌薤白白酒汤（《金匮要略》）

【功效】通阳散结，行气祛痰。

【主治】胸痹：胸部闷痛，甚至胸痛彻背，喘息咳唾，短气，舌苔白腻，脉沉弦或紧。

【药物】瓜蒌、薤白、白酒。

【服用方法】冷水煎服。

【注意事项】方性偏温燥，若胸痹属于阴虚有热者应忌用。方中白酒用量，当视患者酒量而定，一般可用 30 ～ 60mL，不宜过多。

156. 芍药枳术丸（《景岳全书》）

【功效】健脾和胃，消滞化积。

【主治】脾胃不和证：食积痞满，腹部胀闷，时常疼痛。

【药物】白术、赤芍药、枳实、陈皮。

【服用方法】上为细末，用荷叶汤煮黄老米粥为丸，如梧桐子大。每服 100 丸，用米汤或白开水送下。

【注意事项】脾虚泄泻者，忌服。

157. 神香散（《景岳全书》）

【功效】理气宽中。

【主治】中焦寒凝气滞：胸胁或胃脘胀痛，呕哕气逆，噎膈。

【药物】丁香、白豆蔻（砂仁亦可）。

【服用方法】上为末，每次 1.5 ～ 2.1g，甚者 3g，温开水送服。

【注意事项】食积气滞者，忌服。

158. 大腹皮散方（《普济方》）

【功效】理气健脾，温中和中。

【主治】中焦寒凝气滞：饱后冷气烦闷，大小肠不调，心腹胀痛。

【药物】大腹皮、陈橘皮、厚朴、吴白芷、人参、肉桂。

【服用方法】加大枣 2 枚，生姜少许，同煎。

【注意事项】忌生冷、油腻。

159. 丁香散方（《太平惠民和剂局方》）

【功效】和中益胃。

【主治】胃虚失和气逆：呕吐不定，精神羸困。

【药物】人参、丁香、藿香叶。

【服用方法】冷水煎服。

【注意事项】食积呕吐，忌服。

160. 温胃汤（《备急千金要方》）

【功效】温胃散寒，降逆止嗽。

【主治】胃寒气逆证：腹胀咳嗽，食欲不振，口淡清涎。

【药物】附子、当归、厚朴、人参、橘皮、芍药、甘草、干姜、蜀椒。

【服用方法】开水煎服。

【注意事项】肺热咳嗽者，忌服。

161. 半夏散（《太平圣惠方》）

【功效】 温中和中，降逆和胃。

【主治】 中焦虚寒，胃气上逆：喘息短气，不得安卧，胸满肠鸣者。

【药物】 半夏、吴茱萸、桂心、白术、当归、厚朴、枳实。

【服用方法】 加生姜4g，开水煎服。

【注意事项】 胃热气逆者，忌服。

162. 宣肃止嗽汤（自拟）

【功效】 宣肃肺气，止咳。

【主治】 外邪束肺，肺失宣肃：咳嗽、气急，痰液不多，咽干，舌淡红，脉微数。

【药物】 防风、荆芥、白芷、杏仁、葶苈子、射干、连翘、焦柏、生甘草。

【服用方法】 水煎服。

【注意事项】 体虚者，慎用。

163. 宣通理肺汤（自拟）

【功效】 宣肃通肺。

【主治】 肺胀、肺痹（阻塞性肺病、慢阻肺）；痰瘀互结、肺失肃降之证：咳嗽、喘促、气急难续，心胸憋闷、唇紫绀；面紫暗或浮肿，舌暗红或紫暗，苔腻，脉弦滑或涩。

【药物】 桑白皮、葶苈子、薤白、甜瓜蒌、厚朴、浙贝母、莱菔子、皂角刺、莪术、丹参、防风、白芷。

【随症加减】 气短较甚，加生黄芪、党参；痰湿较甚，加陈皮、白芥子；血瘀较甚，加蒲黄、生三七；胀满较甚，或大便不通，加枳实。

【服用方法】 水煎服。

【注意事项】 风寒束肺证、风热犯肺证，忌用。

164. 祛风理肺汤（自拟）

【功效】 祛风理肺。

【主治】 风袭气道（过敏），肺失宣肃：咳嗽、咽喉瘙痒难耐，气急难续，甚或心胸，或痰涎憋阻。

【药物】 桑白皮、葶苈子、白芥子、莱菔子、防风、白芷、荆芥、白鲜皮、苦参、皂角刺、射干、厚朴、丹参。

【随症加减】 气虚较甚，加生黄芪；胀满较甚，或大便不通，加枳实。

【服用方法】 水煎服。

【注意事项】孕妇，禁止服用；小儿，慎服。

165. 苏子降气汤（《太平惠民和剂局方》）

【功效】降气疏壅，引火归元，祛痰止咳。

【主治】上盛下虚之喘咳：膈壅痰多，咽喉不利，咳嗽，虚烦引饮，头目昏眩，腰疼脚弱，肢体倦怠，冷热气泻，大便风秘，涩滞不通，肢体浮肿，纳呆不食。

【药物】紫苏子、半夏、川当归、甘草、前胡、厚朴、肉桂、陈皮，引子：生姜、大枣、紫苏。

【服用方法】开水煎服。

【注意事项】若中虚痰多，或肺肾两虚者，不宜使用。

九、和调情志类

166. 加味二陈汤（《玉案》）

【功效】解郁化痰。

【主治】梅核气：六郁七情神思所伤，结成痰核，介介喉中，咯之不出，咽之不下；烦躁难安，心中烦热，甚者气促上逆。

【药物】白茯苓、陈皮、半夏、厚朴、桔梗、枳实、黄芩、贝母、苏子、甘草、肉桂。

【服用方法】加生姜2片，开水煎服。

【注意事项】肝气郁结而气火上逆者，忌服。

167. 人参散方（《太平圣惠方》）

【功效】温胆养气，宁心安神。

【主治】胆气虚冷证：经常恐惧，不能独卧，心慌心悸，如人将捕，头目不利，胸中满闷。

【药物】人参、枳壳、五味子、桂心、柏子仁、山茱萸、甘菊花、茯神、枸杞子、熟干地黄。

【服用方法】上为细散，以温酒调服。

【注意事项】肝气郁结者，忌服。

168. 半夏散（《伤寒论》）

【功效】涤痰开结，散寒止痛。

【主治】寒凝痰结证：咽喉痞塞不适而痛，伴恶寒，气逆，欲呕，痰涎多，舌淡胖，苔白腻，脉弦滑。

【药物】半夏、桂枝、炙甘草。

【服用方法】开水煎服。

【注意事项】热毒咽肿者，忌服。

169. 温胆汤（《三因极一病证方论》）

【功效】理气化痰，和胃利胆。

【主治】胆郁痰扰证：胆怯易惊，头眩心悸，心烦不眠，夜多异梦；或呕恶呃逆，眩晕，癫痫，苔白腻，脉弦滑。

【药物】半夏、竹茹、枳实、陈皮、甘草、茯苓。

【服用方法】加生姜 5 片，大枣 1 枚，开水煎服。

【注意事项】肝火逆乱者，忌服。

170. 半夏散（《太平圣惠方》）

【功效】温胆化痰，寒热并用。

【主治】胆虚痰扰，寒热错杂：易怒，精神不守，恐畏不能独卧，目视不明，胸中满闷。

【药物】半夏、前胡、人参、赤芍药、枳实、细辛、杏仁、甘草、麦冬。

【服用方法】加生姜半分，开水煎煮，空腹温服。

【注意事项】肝气郁结者，忌服。

171. 半夏散（《太平圣惠方》）

【功效】疏肝理气，化痰散结。

【主治】气郁痰凝：气郁痰凝，结成瘿气，咽喉肿塞，心胸烦闷。

【药物】半夏、射干、牛蒡子、杏仁、羚羊角屑、桔梗、昆布、槟榔、枳壳、赤茯苓、甘草。

【服用方法】加生姜 4g，开水煎服。

【注意事项】外感咽痛者，忌服。

172. 理气化瘀启窍汤（自拟）

【功效】疏肝理气，涤痰化瘀，开启窍闭。

【主治】抑郁，肝气郁结、痰瘀阻窍之证：情绪低落，神情黯淡，或目睛无光，或呆滞不灵，或烦躁不安，不寐，口苦黏腻不适，舌暗或紫暗，苔腻，脉弦或弦滑。

【药物】郁金、桑叶、制香附、胆南星、礞石、槟榔、石菖蒲、厚朴、浙贝母、白芥子、丹参、连翘、焦柏、生甘草。

【随症加减】烦躁较甚，加白芍、青皮；苔腻较甚，加莱菔子、金钱草；便溏较甚，加怀山药、法半夏；大便秘结，或腹胀，加枳实、生大黄。

【服用方法】水煎服。

【注意事项】肝火气逆者，忌服。

第二节　常用药对举隅

本节内容，依据笔者的临床用药经验及习惯而汇集。每一组药对之分析，重在把握每味药全面药性的基础上，主要从二药（三药）合用机理及效用的角度，集中简析其主要的适用病证及其功效。

每一组药对，均从和合要点、合用之机、主治功效、注意事项四个方面进行分析讨论，涉及合用的药物特性及特点、针对的病机、辨病与辨证用药、主要配伍等内容。

在合用之机中，仅将和合使用药物的相关药性做简要联系性分析，未对每个药物的所有药性做全面阐述。

所选药物的性味、归经等内容依据，主要选自《中药大辞典》[105]。

1. 防风与荆芥

【合用之要】疏风解表，为治外感、抗过敏的代表性药对。

【合用之机】防风，味辛、甘，性微温，可祛风解表、止痒；荆芥，味辛，性微温，可解表散风、透疹。二药合用，为相辅相成之药对，针对病机为外邪在表，或风邪为患。

【主治功效】

（1）辨病用药之要：感冒，疏风解表；过敏性疾病，祛风抗敏止痒。

（2）辨证用药配伍

①外感病

风寒外束，配藁本、白芷、麻黄、细辛。

风热外犯，配桑叶、金银花、连翘。

风湿袭表，配羌活、独活、佩兰、苍术。

体虚外感，滋阴解表治阴虚外感，配玉竹、白芍、葛根；益气解表治气虚外感，配人参、苏梗、枳壳；养血解表治血虚外感，配当归、白芍、鸡血藤；温阳解表治阳虚外感，配附子、干姜、细辛。

②抗过敏

风邪郁表而皮肤瘙痒，配白芷、白鲜皮、苦参。

脾虚生风而皮肤瘙痒，配白芷、白鲜皮、苦参、莲子、怀山药。

血热生风而肤干瘙痒，配生地黄、炒知母、赤芍、茜草、白鲜皮、苦参、葛根。

风客鼻窍而喷嚏、鼻痒、清涕，配白芷、藁本、苍耳子、白鲜皮、苦参。

风郁气道而咽痒、呛咳难息、气憋气促，配桑白皮、葶苈子、白芷、白鲜皮、苦参、射干、牛蒡子、皂角刺。

【注意事项】注意用量，不可过大，以免发散太过而耗气伤阴。

2. 防风与白芷

【合用之要】疏风解表，祛风止痒，止痛；治外感，抗过敏，止疼痛，皮肤增白。

【合用之机】防风，味辛、甘，性微温，可祛风解表、止痒；白芷，祛风除湿，通窍止痛，消肿排脓。二药合用，为相辅相成之药对。

【主治功效】

（1）外感病

风寒外束，配荆芥、藁本、细辛。

风湿袭表，配防风、荆芥、羌活、独活、佩兰、苍术。

（2）抗过敏

风邪郁表而皮肤瘙痒，配荆芥、白鲜皮、苦参。

脾虚生风而皮肤瘙痒，配荆芥、白鲜皮、苦参、莲子、怀山药。

血热生风而肤干瘙痒，配生地、炒知母、赤芍、茜草、荆芥、白鲜皮、苦参。

风客鼻窍而喷嚏、鼻痒、清涕，配荆芥、藁本、苍耳子、白鲜皮、苦参。

风郁气道而咽痒、呛咳难息、气憋气促，配荆芥、桑白皮、葶苈子、白芷、白鲜皮、苦参、射干、牛蒡子、皂角刺。

（3）鼻渊疼痛、流脓腥臭，配藁本、苍耳子、白鲜皮、苦参、皂角刺、败酱草、紫花地丁。

（4）偏头痛，属于风邪侵扰、经脉不通者，配藁本、羌活、天麻、延胡索。

（5）胸痹，心脉受阻而痛者，配薤白、甜瓜蒌、丹参。

（6）风火牙痛，配玄参、露蜂房、细辛、败酱草、生地黄、炒知母、焦柏、赤芍。

（7）外伤或虫兽伤，或破伤风，伤口疼痛或身体拘急者，配白芍、小白附子。

【注意事项】注意用量，不可过大，以免发散太过而耗气伤阴；阴虚火旺之证不宜。

3. 防风与藁本

【合用之要】疏风解表，祛风散寒，除湿，止痛；治外感，抗过敏，止疼痛。

【合用之机】防风，味辛、甘，性微温，可祛风解表、止痒、胜湿止痛；藁本，味辛，性温，祛风、散寒、除湿、止痛。二药合用，为相辅相成之药对。

【主治功效】

（1）外感病

风寒外束，配荆芥、白芷、细辛、艾叶。

风湿袭表，配荆芥、白芷、羌活、独活、佩兰、苍术。

（2）抗过敏

风邪郁表而皮肤瘙痒，配荆芥、白鲜皮、苦参。

风阻鼻窍而喷嚏、鼻痒、清涕，配荆芥、白芷、苍耳子、白鲜皮、苦参。

（3）鼻渊疼痛、流脓腥臭，配白芷、苍耳子、白鲜皮、苦参、皂角刺、败酱草、紫花地丁。

（4）偏头痛或颠顶疼痛，属于风邪侵扰、经脉不通者，配白芷、羌活、天麻、延胡索。

【注意事项】注意用量，不可过大，以免发散太过而耗气伤阴；阴虚火旺之证不宜。

4. 防风与刺蒺藜

【合用之要】疏风解表，止痒，止痉；治外感，抗过敏，止痉。

【合用之机】防风，味辛、甘，性微温，祛风解表、止痉、止痒；刺蒺藜，味辛、苦，性微温，有小毒，活血祛风、明目、止痒。二药合用，为相辅相成之药对。

【主治功效】

（1）外感病

风寒外束，辛温解表，配荆芥、白芷、藁本、细辛、艾叶。

风热袭表，疏风清热解表，配桑叶、菊花、生柴胡、木贼。

（2）抗过敏

风邪郁表而皮肤瘙痒较甚，配荆芥、白芷、白鲜皮、苦参。

风邪郁表而目睛瘙痒较甚，视物受限，配苦参、桑叶、菊花、白芍、生柴胡、木贼、青葙子、连翘、焦柏、赤芍。

（3）风邪在表而肌肉𥉉动、或蠕动，拘急，配白芷、白芍。

【注意事项】注意用量，不可过大；刺蒺藜，血虚气弱及孕妇慎用。

5.防风与薄荷

【合用之要】疏风解表，止痒；治外感，抗过敏。

【合用之机】防风，味辛、甘，性微温，祛风解表、止痒；薄荷，味辛，性凉，疏散风热、清利头目、透疹。二药合用，均为味辛，为相辅相成之关系；分别为性微温与性凉，为相反相成之关系。

【主治功效】

（1）外感病：风热袭表，头目胀痛，配桑叶、生柴胡、白芍、菊花、藁本、白芷、木贼、连翘。

（2）抗过敏

风邪郁表而目睛瘙痒较甚，目干涩，配苦参、桑叶、菊花、白芍、刺蒺藜、木贼、连翘、焦柏、赤芍。

风阻鼻窍而喷嚏、鼻痒、鼻干，配藁本、白芷、苍耳子、刺蒺藜、葛根、白鲜皮、苦参。

（3）头痛而肝热上扰者，配桑叶、白芍、菊花、藁本、白芷、天麻、炒栀子、连翘、夏枯草。

【注意事项】注意用量，不可过大。

6.防风与桑叶

【合用之要】疏风解表，止痒；治外感，抗过敏，缓急。

【合用之机】防风，味辛、甘，性微温，祛风解表；桑叶，味甘、苦，性寒，疏散风热、清肺润燥、清肝明目。二药合用，其味分别为辛、甘与甘、苦，为相辅相成之关系；其药性，分别为微温与寒，为相反相成之关系。

【主治功效】

（1）外感病：风热袭表，头目胀痛，配白芍、菊花、藁本、白芷、生柴胡、木贼、连翘。

（2）抗过敏：风邪郁表而目睛瘙痒较甚，目干涩，配苦参、菊花、白芍、刺蒺藜、木贼、炒栀子、连翘、焦柏、赤芍。

（3）头痛而肝热上扰者，配白芍、菊花、藁本、天麻、炒栀子、连翘、夏枯草。

【注意事项】注意用量，不可过大。

7.防风与羌活

【合用之要】疏风解表，祛风散寒，除湿，止痛；治外感、风湿痹病，止疼痛。

【合用之机】防风，味辛、甘，性微温，可祛风解表、止痒、胜湿止痛；

羌活，味辛、苦，性温，能解表散寒，祛风除湿，止痛，治风寒感冒、风湿痹痛。二药合用，为相辅相成之药对。

【主治功效】

（1）外感病：风湿袭表，配荆芥、藁本、白芷、独活、佩兰、苍术。

（2）头痛如裹而沉重，属于风湿侵扰者，配藁本、白芷、独活、石菖蒲、苍术、延胡索。

（3）风寒湿邪阻络，肢体疼痛、困重，或身重，配独活、桑枝、豨莶草、桂枝、藁本、白芷、延胡索。

【注意事项】注意用量，不可过大；阴虚火旺之证不宜。

8. 防风与细辛

【合用之要】疏风解表，祛风止痒，止痛；治外感，风疹瘙痒，风湿痹痛。

【合用之机】防风，味辛、甘，性微温，可祛风解表、止痒；细辛，味辛，性温，祛风散寒、通窍止痛。二药合用，为相辅相成之药对。

【主治功效】

（1）外感病：风寒外束，辛温解表，配荆芥、藁本、白芷。阳虚外感，配熟附子、干姜。

（2）抗过敏：风疹瘙痒难耐，配荆芥、刺蒺藜、白鲜皮、苦参。风阻鼻窍而喷嚏、鼻痒、清涕不止，配荆芥、藁本、白芷、苍耳子、白鲜皮。风阻气道而咽喉瘙痒、呛咳难息，配荆芥、桑白皮、葶苈子、白芷、白鲜皮、苦参、牛蒡子。

（3）痰饮咳喘：配麻黄、干姜、桂枝、白芍、五味子、茯苓。

（4）风寒湿邪阻络，肢体疼痛、困重而冷：配独活、羌活、藁本、白芷、桑枝、豨莶草、桂枝、延胡索。

（5）风火牙痛：配玄参、露蜂房、白芷、败酱草、生地黄、炒知母、焦柏。

【注意事项】注意用量，不可过大，尤其注意细辛用量，一般不宜超过3g；阴虚火旺之证不宜。

9. 防风与白鲜皮

【合用之要】祛风止痒，解毒；抗过敏，修肌肤。

【合用之机】防风，味辛、甘，性微温，可祛风解表、止痒；白鲜皮，味苦，性寒，祛风解毒。二药合用，其味分别为甘与苦，药性为微温与寒，治里与治表相对，为相反相成之药对。

【主治功效】

（1）抗过敏：风邪郁表而皮肤瘙痒，配荆芥、白芷、苦参。脾虚生风而皮肤瘙痒、潮湿渗液，配荆芥、白芷、苦参、马齿苋、莲子、紫花地丁。血热生风而肤干瘙痒，配生地黄、炒知母、赤芍、茜草、荆芥、白芷、刺蒺藜、苦参、葛根。风阻鼻窍而喷嚏、鼻痒、清涕，配荆芥、藁本、苍耳子、苦参。风阻气道而咽痒、呛咳难息、气憋气促，配荆芥、桑白皮、葶苈子、白芷、苦参、射干、牛蒡子、皂角刺。

（2）修肌肤：皮肤瘙痒抓痕，皮肤粗糙甚或皮损，配荆芥、白芍、白芷、马齿苋、紫草。

【注意事项】注意用量，不可过大。

10.防风与苦参

【合用之要】祛风止痒，抗过敏，洁肌肤。

【合用之机】防风，味辛、甘，性微温，可祛风解表、止痒；苦参，味苦，性寒，清热燥湿。二药合用，其味分别为甘与苦，药性为微温与寒，治里与治表相对，为相反相成之药对。

【主治功效】

（1）抗过敏：风邪郁表而皮肤瘙痒，配荆芥、白芷、白鲜皮、马齿苋。脾虚生风而皮肤瘙痒、潮湿渗液，配荆芥、白芷、白鲜皮、马齿苋、莲子肉、紫花地丁。风阻鼻窍而喷嚏、鼻痒、清涕，配荆芥、藁本、苍耳子、白鲜皮。风阻气道而咽痒、呛咳难息、气憋气促，配桑白皮、葶苈子、荆芥、白芷、牛蒡子、皂角刺。

（2）修肤洁肤：肤痒搔抓，皮损甚或溃烂、渗液，配败酱草、紫花地丁、荆芥、藁本、白芷、白鲜皮、马齿苋、牡丹皮、紫草。

（3）下焦不适，尿短涩或尿急不畅，下焦潮湿、糜烂或流脓渗液、瘙痒，配败酱草、紫花地丁、焦柏、黄连、地肤子、蛇床子、白鲜皮、马齿苋、赤芍、牡丹皮。

【注意事项】脾胃虚寒者忌服；苦参，有小毒，当注意用量不宜过大。

11.防风与僵蚕

【合用之要】祛风，豁痰止痛，止痉；治头痛、惊痫抽搐、风湿痹痛、破伤风。

【合用之机】防风，味辛、甘，性微温，祛风、止痛、止痉、止痒；僵蚕（白僵蚕），味辛、咸，性平，祛风止痉、化痰散结。二药合用，为相辅相成之药对。

【主治功效】

（1）头痛，眩晕而痛，头胀如裹、沉重，呕恶，喉中痰涎不断，配贝母、法半夏、礞石、石菖蒲、天麻、厚朴。

（2）癫痫，或惊痫抽搐，口中痰涎壅盛，配贝母、法半夏、礞石、白芥子。

（3）肌肉瞤动或拘急、僵硬，配白芍、刺蒺藜、生牡蛎。

（4）风湿痹痛，肢体麻木沉重，配羌活、独活、藁本、白芷、苍术、桑枝、枳实。

（5）痰喘，喉中痰涎壅盛，气急难喘，口中黏腻，配桑白皮、葶苈子、贝母、法半夏、白芥子、莱菔子、厚朴。

（6）破伤风，身体拘急僵硬，喉中痰涎，神志受扰，配地龙、小白附子、白芷、刺蒺藜、石菖蒲。

【注意事项】注意用量，不可过大；孕妇忌服。僵蚕易致敏，过敏性咳喘慎用。

12. 防风与蜈蚣

【合用之要】祛风，通络，止痉；治经络痹阻、抽搐、破伤风。

【合用之机】防风，味辛、甘，性微温，祛风、止痛、止痉、止痒；蜈蚣，味辛，性温，有毒，息风镇痉，通络止痛，攻毒。二药合用，为相辅相成之药对。

【主治功效】

（1）肢体麻木，或疼痛而僵，或麻木无感觉，颤抖，配全蝎、僵蚕、刺蒺藜。

（2）惊痫抽搐，口中痰涎壅盛，配贝母、法半夏、僵蚕、地龙、礞石、白芥子。

（3）肌肉瞤动或拘急、抖颤，配白芍、刺蒺藜、全蝎、生牡蛎。

（4）中风口眼歪斜、半身不遂，配桑枝、豨莶草、枳实、全蝎、白芷、石菖蒲。

（5）破伤风，身体拘急僵硬，配僵蚕、小白附子、刺蒺藜、白芷、石菖蒲。

【注意事项】注意用量，不可过大；孕妇忌服。

13. 防风与全蝎

【合用之要】祛风，通络，止痉；治经络痹阻、抽搐、破伤风。

【合用之机】防风，味辛、甘，性微温，祛风、止痛、止痉、止痒；全蝎，味辛，性平，有毒，息风镇痉、通络止痛。二药合用，为相辅相成之药对。

【主治功效】

（1）肢体麻木，甚者麻木无感觉，配蜈蚣、刺蒺藜。

（2）肌肉眴动或拘急、抖颤，配蜈蚣、白芍、刺蒺藜、生牡蛎。

（3）中风口眼歪斜、半身不遂，配蜈蚣、白芷、石菖蒲、桑枝、豨莶草、枳实。

（4）破伤风，身体拘急僵硬，配僵蚕、小白附子、白芷、石菖蒲。

【注意事项】注意用量，不可过大；孕妇忌服；血虚生风者忌服。

14. 防风与五味子

【合用之要】疏风止痒，固表止汗；治荨麻疹、久嗽、汗出、寐差等。

【合用之机】防风，味辛、甘，性微温，祛风解表，止痒，现代研究有一定安神作用；五味子，味酸、甘，性温，收敛固涩，益气生津。二药合用，其味分别为辛、甘与酸、甘，发散与收涩并用，为相反相成之关系；其药性，则均为温，为相辅相成关系。

【主治功效】

（1）荨麻疹，夜间风团、痒疹骤起，皮肤干痒，配乌梅、槟榔、荆芥、白芷、白鲜皮、赤芍等。

（2）久嗽虚喘，气短、恶风，配葶苈子、紫菀、生黄芪、丹参、薤白。

（3）自汗，汗出清冷，恶风，配生牡蛎、浮小麦、糯稻根、白术、生黄芪；盗汗，汗出黏腻，或热，身烘热，配炒知母、焦柏、紫花地丁、生牡蛎。

（4）寐差，气血不足、营卫不和而虚烦不眠，易外感或气短者，配酸枣仁、生牡蛎、白芍、白术、枸杞、生黄芪。

【注意事项】注意用量，不可过大；内有实热，咳嗽初起，麻疹初期，均不宜用。

15. 藁本与白芷

【合用之要】辛温解表，祛风除湿，止痛；治外感及鼻渊，止疼痛。

【合用之机】藁本，味辛，性温，祛风、散寒、除湿、止痛；白芷，味辛，性温，散风除湿、通窍止痛、消肿排脓。二药合用，为相辅相成之药对。

【主治功效】

（1）外感病

风寒外束，辛温解表，配防风、荆芥、艾叶、细辛。

风湿袭表，疏风解表除湿，配防风、荆芥、羌活、独活、佩兰、苍术。

（2）头痛

外感头痛，疏风止痛，配防风、荆芥、羌活、连翘。

内伤头痛，阳热上逆，配桑叶、白芍、炒栀子、连翘、石决明。

（3）鼻渊疼痛、流脓腥臭，配防风、苍耳子、白鲜皮、苦参、皂角刺、败酱草、紫花地丁。

【注意事项】注意用量，不可过大；阴虚火旺之证不宜。

16. 藁本与苍耳子

【合用之要】祛风散寒，通窍止痛；治外感及鼻渊。

【合用之机】藁本，味辛，性温，祛风、散寒、止痛；苍耳子，味辛、苦，性温，有毒，能散风寒、通鼻窍，祛风湿。二药合用，为相辅相成之药对。

【主治功效】

（1）外感病：风寒外束，辛温解表，配防风、荆芥、白芷、艾叶。风湿袭表，疏风解表除湿，配防风、荆芥、羌活、独活、佩兰、苍术。

（2）外感头痛，疏风止痛，配防风、荆芥、白芷、羌活、连翘。

（3）鼻渊头痛、鼻阻、喷嚏，或流脓腥臭：配防风、荆芥、白芷、白鲜皮、皂角刺、败酱草、紫花地丁。

【注意事项】注意用量，不可过大；阴虚火旺之证，血虚之头痛、痹痛忌服。

17. 苍耳子与辛夷花

【合用之要】散风寒，通鼻窍；治外感鼻阻及鼻渊。

【合用之机】苍耳子，味辛、苦，性温，有毒，能散风寒、通鼻窍，祛风湿。辛夷花，味辛，性温，能散风寒，通鼻窍。二药合用，为相辅相成之药对。

【主治功效】

（1）风寒外束、风袭鼻窍，鼻阻清涕、喷嚏不止，鼻痒，配防风、荆芥、藁本、白芷。

（2）肺气不足、营卫不和而鼻塞不通，嗅觉欠灵，甚或丧失，清涕不止，久延而下漏清液如髓，配防风、荆芥、藁本、白及、白芍、生黄芪、桔梗、炙升麻。

（3）鼻渊头痛、涕稠，或流脓腥臭，配防风、藁本、白芷、白鲜皮、皂角刺、败酱草、紫花地丁。

【注意事项】注意用量，不可过大；阴虚火旺之证不宜。

18. 羌活与独活

【合用之要】祛风除湿，通痹止痛；治外感、风湿痹病，止疼痛。

【合用之机】羌活，味辛、苦，性温，能解表散寒，祛风除湿，止痛；独活，味辛、苦，性微温，能祛风除湿、通痹止痛。二药合用，为相辅相成之药对。

【主治功效】

（1）外感病：风湿袭表，恶寒发热，身困体重，酸痛，配防风、藁本、白芷、防己、佩兰、苍术、焦柏。

（2）头痛如裹而沉重，属于风湿侵扰者，配防风、藁本、白芷、藿香、佩兰、石菖蒲、延胡索。

（3）风寒湿痹，身痛、骨节疼痛，配桑枝、豨莶草、桂枝、防风、防己、藁本、白芷、法半夏、延胡索。

【注意事项】注意用量，不可过大；阴虚血燥者，不宜。

19. 桂枝与防风

【合用之要】辛温解表，通痹止痛；治外感，痹痛。

【合用之机】桂枝，味辛、甘，性温，能发汗解肌、温通经脉、助阳化气；防风，味辛、甘，性微温，可祛风解表、胜湿止痛。二药合用，为相辅相成之药对。

【主治功效】

（1）外感病

营卫不和，发热、恶风、汗出溱溱，配白芍、生姜、大枣。

风寒外束而身痛，辛温解表，配荆芥、藁本、白芷、细辛。

（2）风寒湿痹，身痛、骨节疼痛，配桑枝、豨莶草、防己、藁本、白芷、法半夏。

（3）胸痹，心中疼痛而冷，助阳化气通脉，配薤白、甜瓜蒌、丹参、延胡索。

【注意事项】阴虚火旺、营虚血热者，忌服。

20. 桂枝与白芍

【合用之要】调和营卫以解表，通痹缓急而止痛；治外感，痹痛。

【合用之机】桂枝，味辛、甘，性温，能发汗解肌、温通经脉、助阳化气；白芍，味苦、酸，性微寒，能止痛、养血、敛阴止汗。二药合用，药味为辛、甘与苦、酸，药性为温与微寒；辛味发散与酸味收涩、药性温与微寒，相反相成，为典型的和调药对。

【主治功效】

（1）外感病：营卫不和，发热、恶风、汗出溱溱，配防风、生姜、大枣。

（2）风寒湿痹，身痛、骨节疼痛，经脉拘急，配桑枝、豨莶草、鸡血藤、防风、藁本、白芷、法半夏。

（3）胸痹，心中冷疼，助通心脉而缓急，配薤白、甜瓜蒌、丹参、延胡索。

【注意事项】表寒实证，忌服。

21. 桂枝与独活

【合用之要】辛温通痹，温经止痛；治痹痛。

【合用之机】桂枝，味辛、甘，性温，发汗解肌、温通经脉，助阳化气；独活，味辛、苦，性微温，祛风除湿。二药合用，为相辅相成之药对。

【主治功效】

（1）风寒湿痹，身痛、骨节疼痛，配桑枝、豨莶草、羌活、苍术、防风、藁本、白芷、法半夏。

（2）寒痹，骨节冷痛彻骨，四末厥逆，配附子、干姜、桑枝、豨莶草、鸡血藤、枳实、羌活、川芎、姜黄。

【注意事项】阴虚血燥者，忌服。

22. 桂枝与桑枝

【合用之要】祛风除湿，通络通痹止痛；治痹痛。

【合用之机】桂枝，味辛、甘，性温，发汗解肌，温通经脉，助阳化气；桑枝，味微苦，性平，祛风湿，利关节。二药合用，为相辅相成之药对。

【主治功效】

（1）风寒湿痹，身酸痛麻木、骨节疼痛，配豨莶草、独活、羌活、木瓜、防风、藁本、白芷、法半夏。

（2）骨痹，骨节冷痛麻木，足萎软，配附子、豨莶草、鸡血藤、独活、羌活、杜仲、木瓜、续断、丹参、姜黄。

【注意事项】阴虚血燥者，忌服。

23. 桂枝与鸡血藤

【合用之要】通痹，活络，止痛；治痹痛、关节疼痛。

【合用之机】桂枝，味辛、甘，性温，发汗解肌、温通经脉、助阳化气；鸡血藤，味苦、甘，性温，补血、活血、通络。二药合用，为相辅相成之药对。

【主治功效】

（1）风寒湿痹，身痛麻木、骨节疼痛，配桑枝、豨莶草、独活、羌活、木瓜、防风、藁本、法半夏。

（2）腰膝关节疼痛、肢体麻木，或中风痿废、足萎软，配桑枝、豨莶草、熟地黄、山萸肉、泽泻、怀牛膝、杜仲、续断、补骨脂、木瓜、当归、丹参、黄芪。

【注意事项】阴虚血燥者，忌服。

24. 干姜与附子

【合用之要】温阳，散寒，止痛；治阳虚阴寒。

【合用之机】干姜，味辛，性热，温中散寒止痛、回阳通脉、温肺化饮；附子，味辛、甘，性大热，有毒，回阳救逆、补火助阳、散寒止痛。二药合用，相辅相成。

【主治功效】

（1）胸痹心痛，冷痛、面色清灰，配薤白、甜瓜蒌、桂枝、防风、白芷、川芎、丹参。

（2）虚寒吐泻，腹中绞痛、泻下清冷，配炮姜、厚朴、荜茇、砂仁、炒白术、怀山药、法半夏、苏梗。

（3）脘腹冷痛，配炮姜、厚朴、丁香、肉桂、人参、台乌药。

（4）肾阳虚衰，形寒肢冷、腰膝酸软、四末厥逆，配熟地黄、山萸肉、桂枝、杜仲、菟丝子、淫羊藿、当归、白芍。

（5）阴寒水肿，尿不畅或尿清长，配熟地黄、山萸肉、泽泻、茯苓、肉桂、杜仲、菟丝子、淫羊藿、当归。

（6）阳虚外感，配细辛、麻黄。

（7）阳痿宫冷，配熟地黄、山萸肉、肉桂、杜仲、菟丝子、淫羊藿、肉苁蓉、鹿茸、当归。

（8）寒湿痹痛，配桑枝、桑寄生、桂枝、独活、防己、防风、藁本、川芎、丹参。

（9）肺肾阳虚而水饮停蓄，咳喘、浮肿、小便不利，配葶苈子、苏子、熟地黄、山萸肉、泽泻、茯苓、杜仲、菟丝子、淫羊藿、紫花地丁、瞿麦。

【注意事项】外感热病、燥实证及孕妇，忌服。

25. 麻黄与细辛

【合用之要】辛温发汗，温化水饮，止痛，止痒；治风寒外感、寒饮内停、风疹瘙痒、风湿痹痛。

【合用之机】麻黄，味辛、微苦，性温，发汗解表、宣肺平喘、利水消肿；细辛，味辛，性温，祛风散寒、温肺化饮。二药合用，相辅相成。

【主治功效】

（1）风寒表实证、恶寒发热、无汗、头痛身疼，配防风、荆芥、藁本、白芷、羌活。

（2）外寒内饮，痰饮喘咳，配芍药、干姜、细辛、桂枝、五味子、半夏。

（3）外寒袭扰、水饮内停，恶寒，身浮肿，小便不利，配防风、白芷、葶苈子、茯苓、大腹皮、紫花地丁、瞿麦、厚朴。

（4）荨麻疹之风寒外束型，风团粉红，疹粒细小，遇寒即发，奇痒难耐，配白芍、防风、白芷、荆芥、白鲜皮、牡丹皮。

（5）风寒湿痹，寒邪偏甚，冷痛麻木为甚，配桂枝、桑枝、干姜、独活、羌活、延胡索。

【注意事项】注意用量，不可过大；一般而言，细辛用量，不宜超过 3g；麻黄，不宜超过 10g。阴虚火旺之证不宜。

26. 麻黄与荆芥

【合用之要】辛温发汗，散风透疹，止痒；治风寒外感、风疹不透并瘙痒。

【合用之机】麻黄，味辛、微苦，性温，发汗解表；荆芥，味辛，性微温，解表散风、透疹。二药合用，为相辅相成之药对。

【主治功效】

（1）风寒表实证、恶寒发热、无汗、头痛身疼，配防风、藁本、白芷。

（2）风寒外束，风疹不透，奇痒难耐，恶寒、无汗、身痛，配防风、白芷、白鲜皮、牡丹皮。

【注意事项】注意用量，不可过大；阴虚火旺之证不宜。

27. 麻黄与生石膏

【合用之要】解表散寒与清里去热并用，治外寒里热。

【合用之机】麻黄，味辛、微苦，性温，发汗解表；生石膏，味辛、甘，性寒，解肌清热、除烦止渴。二药合用，为寒热并用，相反相成，解表散寒并清里去热，为典型的相反相成之和调药对。

【主治功效】

（1）表寒里热之证，外寒里热，高热不退，恶寒重、无汗，身酸痛，咽痛灼热、口干而渴，配防风、荆芥、白芷、细辛、炒知母、连翘、玄参、山豆根、射干。

（2）表寒里热、腑气不通，咳嗽、气促、大便秘结，配防风、荆芥、白芷、杏仁、山豆根、射干、连翘、厚朴、枳实、生甘草。

【注意事项】注意用量，不可过大；阴虚火旺之证，忌服。

28. 麻黄与杏仁

【合用之要】宣肺止咳，治肺失宣肃而咳喘。

【合用之机】麻黄，味辛、微苦，性温，宣肺平喘、利水消肿；杏仁（苦杏仁），味苦，性微温，降气止咳平喘。二药合用，相辅相成。

【主治功效】

（1）表寒外束、里热渐起、肺失宣降之咳嗽、气急、咽痛、便结，配防风、荆芥、白芷、葶苈子、山豆根、射干、生石膏、连翘、焦柏、生甘草。

（2）外寒内饮，恶寒，咳嗽、胸满痰多，身浮肿，小便不利，大便不畅，配防风、白芷、葶苈子、猪苓、茯苓、大腹皮、紫花地丁、厚朴。

【注意事项】燥实内结、阴虚火旺之证，忌服。

29. 桑白皮与葶苈子

【合用之要】泻肺降逆，利水消肿；治肺气上逆而咳喘、痰饮内蓄。

【合用之机】桑白皮，味甘，性寒，泻肺平喘、利水消肿；葶苈子，味辛、苦，性大寒，泻肺平喘、行水消肿。二药合用，药味分别为甘与苦，药性分别为寒与大寒，均为相辅相成之关系，共奏泻肺降逆之效。

【主治功效】

（1）痰湿阻肺，配贝母、白芥子、莱菔子。若偏寒者，加细辛、麻黄、陈皮、法半夏；若偏热者，加桔梗、炒黄芩、连翘、败酱草、焦柏、射干。

（2）饮停胸胁，胸脘痞闷不舒或胀痛，按之柔软或濡，水声辘辘，或身浮肿，小便不利，配猪苓、茯苓、大腹皮、金钱草。若偏寒者，加陈皮、法半夏、白术；若偏热者，加炒黄芩、焦柏、紫花地丁、败酱草、郁金、槟榔。

【注意事项】注意用量，葶苈子不可过量；脾虚湿盛、脾胃虚寒者，慎用。

30. 桑白皮与葶苈子、杏仁

【合用之要】泻肺降逆，通腑通便；治肺气壅塞而咳喘、肠腑不通而排便不畅之证。

【合用之机】桑白皮，味甘，性寒，泻肺平喘、利水消肿；葶苈子，味辛、苦，性大寒，泻肺平喘、行水消肿；杏仁，味苦，性微温，降气止咳平喘、通便。三药合用，药味分别为甘与苦，药性分别为寒、大寒与微温，均为相反相成之关系，共奏泻肺降逆之效。

【主治功效】

（1）咳嗽气喘、胸满痰多，胸闷、气急，配贝母、白芥子、莱菔子、甜瓜蒌、法半夏、射干。

（2）肺气壅塞、腑气不通而胸腹喘满、口中黏腻、排便困难，配白芥子、莱菔子、厚朴、枳实、金钱草。

【注意事项】脾胃虚寒而泄泻者，慎用。

31. 杏仁与前胡

【合用之要】降肺，化痰，止咳；治痰热，肺失肃降而咳。

【合用之机】杏仁，味苦，性微温，降气止咳平喘。前胡，味苦、辛，性微寒，降气化痰、散风清热。二药合用，药味分别为苦与辛、苦，相辅相成；药性分别为微温与微寒，相反相成。

【主治功效】

（1）风热咳嗽，痰多或黄，配桑白皮、白芥子、生柴胡、金银花、连翘、炒黄芩、山豆根。

（2）肺气壅塞而痰热喘满、咯痰黄稠，配桑白皮、葶苈子、贝母、鲜竹沥、白芥子、莱菔子、桔梗、厚朴、败酱草。

【注意事项】风寒表实证，忌服。

32. 苏子与白芥子、莱菔子

【合用之要】降气，通肺，止咳喘；治痰涎壅塞、肺失肃降咳喘。

【合用之机】苏子，味辛，性温，降气化痰，止咳平喘，润肠通便；白芥子，味辛，性温，温肺豁痰利气；炒莱菔子，味辛，甘，性平，消食除胀，降气化痰。三药合用，相辅相成。

【主治功效】

（1）痰壅气逆，咳嗽痰浊壅盛，气急而胸闷，配桑白皮、葶苈子、贝母、陈皮、法半夏、厚朴。

（2）咳喘气憋，气道瘙痒难耐，喉间痹阻，配葶苈子、苦参、白鲜皮、皂角刺、防风、荆芥、白芷、丹参。

（3）久咳久喘，气短难续，张口抬肩，难以平卧，面紫绀，配薤白、甜瓜蒌、五味子、杜仲、蛤蚧、黄精、丹参、黄芪、桔梗、炙升麻。

（4）肺失宣肃、肠腑不通，咳嗽气促，腹胀而排便困难，配杏仁、厚朴、枳实。

【注意事项】注意分辨寒热虚实而配伍；阴虚喘咳及脾虚便溏者慎用。

33. 紫菀与款冬花

【合用之要】润肺下气，消痰止咳；治咳嗽痰多、肺失肃降。

【合用之机】紫菀，味辛、苦，性温，润肺下气、消痰止咳；款冬花，味辛、微苦，性温，润肺、止咳、化痰。二药合用，相辅相成而获润肺降气、化痰止咳之效。

【主治功效】

（1）痰多咳嗽，痰涎较多，气急而喘，配桑白皮、葶苈子、贝母、白芥子、陈皮、法半夏、厚朴。

（2）久病咳嗽，咳声无力，倦怠乏力，配防风、荆芥、贝母、五味子、桔梗、枳壳、生黄芪。

（3）痨嗽咳血，久咳阴亏，骨蒸潮热、咽干舌燥，咯痰黏稠或干咳，痰中带血，甚或咳鲜血，配百合、白果、沙参、炒知母、地骨皮、白及。

【注意事项】实热者，忌服。

34. 桑叶与菊花

【合用之要】疏散风热，清肝明目，解毒；治外感、肝热。

【合用之机】桑叶，味甘、苦，性寒，疏散风热、清肝明目；菊花，味甘、苦，性微寒，散风清热、平肝明目、清热解毒。二药合用，相辅相成。

【主治功效】

（1）外感病，风热袭表，头目胀痛，配白芍、金银花、生柴胡、木贼、连翘。

（2）过敏之风邪郁表而目睛瘙痒较甚，目干涩，配苦参、白鲜皮、防风、白芷、刺蒺藜、木贼、炒栀子、黄连、连翘、焦柏、赤芍。

（3）肝热而目睛干涩、目赤、视物不清，配白芍、决明子、青葙子、木贼、炒栀子、连翘、夏枯草、赤芍、紫草、玉竹。

【注意事项】脾胃虚寒者，忌服。

35. 桑叶与连翘

【合用之要】疏散风热，清热解毒，消肿散结；治肝热、肿痛。

【合用之机】桑叶，味甘、苦，性寒，疏散风热、清肝明目；连翘，味苦，性微寒，清热解毒、消肿散结、疏散风热。二药合用，相辅相成。

【主治功效】

（1）风热袭表，头目胀痛，咽痛，配白芍、金银花、生柴胡、木贼、山豆根、射干、桔梗、葛根。

（2）心肝火旺而烦躁不寐，头目发胀，配炒酸枣仁、忍冬藤、五味子、白芍、菊花、炒栀子、莲子心、焦柏、赤芍、玉竹。

【注意事项】脾胃虚寒者，忌服。

36. 桑叶与白芍

【合用之要】清肝散热、平肝柔肝；治肝热、挛急。

【合用之机】桑叶，味甘、苦，性寒，疏散风热、清肝明目；白芍，味苦、酸，性微寒，平肝止痛，养血调经，敛阴止汗。二药合用，桑叶发散、白芍酸收，相反相成。

【主治功效】

（1）风热袭表，目胀不适、干痛，配金银花、生柴胡、菊花、木贼、连翘。

（2）肝热，目睛干涩、目赤，烦躁易怒，配菊花、木贼、青葙子、草决明、炒栀子、连翘、黄连、夏枯草、赤芍、玉竹。

（3）气火上炎，头胀欲裂、晕眩、烦躁不安，甚或狂躁、目赤干涩，配郁金、菊花、木贼、炒栀子、石决明、生牡蛎、连翘、黄连、夏枯草、赤芍、枳实。

（4）肝郁气滞而肌肉瞤动、挤眉弄眼，配槟榔、炒使君子、乌梅、葛根、生牡蛎、连翘、防风、刺蒺藜。

【注意事项】脾胃虚寒者，忌服。

37. 桑叶与柴胡

【合用之要】疏散风热，疏肝解郁；治风热外感、寒热往来、肝郁不舒。

【合用之机】桑叶，味甘、苦，性寒，疏散风热、清肝明目；生柴胡，味苦、辛，性微寒，解表退热、疏肝解郁。二药合用，相辅相成。

【主治功效】

（1）风热袭表，目睛不适，配菊花、金银花、木贼、葛根、连翘、炒黄芩、焦柏。

（2）寒热往来，配白芍、防风、白芷、炒黄芩、连翘、牡丹皮。

（3）肝郁不舒，抑郁或焦虑、烦躁，或胁痛乳胀，配郁金、槟榔、白芍、乌梅、荔枝核（柴胡，用炒制或醋制）。

【注意事项】脾胃虚寒者，忌服。

38. 柴胡与白芍

【合用之要】疏肝，解郁；治邪在半表半里而寒热往来、肝郁不舒。

【合用之机】柴胡，味苦、辛，性微寒，归肝、胆经，解表退热、疏肝解郁；白芍，味苦、酸，性微寒，归肝、脾经，平肝止痛、养血调经、敛阴止汗。二药合用，药味分别为发散与酸收，相反相成；药性均属寒而相辅相成；均归肝经，为疏肝、解郁之要药。

【主治功效】

（1）邪在半表半里，寒热往来，配桑叶、防风、白芷、炒黄芩、连翘、牡丹皮。

（2）肝郁不舒，抑郁或焦虑、烦躁，或胁痛乳胀，配郁金、槟榔、桑叶、乌梅、荔枝核（柴胡，用炒制，或醋制）。

【注意事项】脾胃虚寒者，忌服。

39. 柴胡与黄芩

【合用之要】清解肝胆之热，治肝胆经热。

【合用之机】柴胡，味苦、辛，性微寒，解表退热、疏肝解郁；黄芩，味苦，性寒，清热燥湿、泻火解毒、安胎。二药均属苦寒之性味，均可归胆经，相辅相成。

【主治功效】

（1）湿温、暑温而呕恶、脘腹痞满、大便不爽、尿短赤，配苍术、佩兰、茵陈、金钱草、紫花地丁、黄连、焦黄柏、厚朴、木香。

（2）黄疸，舌红苔黄腻、尿短赤或艰涩，配茵陈、鸡骨草、金钱草、紫花地丁、淡竹叶、黄连、连翘、焦黄柏、厚朴、木香。

（3）胎热而胎动不安，配桑叶、白芍、焦黄柏。

【注意事项】脾胃虚寒者，忌服。

40. 菊花与金银花

【合用之要】清肝胆热，解毒；治肝胆经热。

【合用之机】菊花，味甘、苦，性微寒，散风清热、平肝明目、清热解毒；金银花，味甘，性寒，清热解毒、凉散风热。二药合用，相辅相成。

【主治功效】

（1）风热感冒而兼头痛、目干痛，配桑叶、生柴胡、木贼、青葙子、炒黄芩、黄连、焦黄柏、连翘。

（2）肝火上炎而头痛目眩，配夏枯草、龙胆草、桑叶、白芍、生牡蛎、玄参、炒栀子、连翘。

（3）目赤肿痛，配木贼、青葙子、炒栀子、连翘、焦柏、败酱草、紫花地丁、赤芍。

（4）疮痈肿毒，脓液较甚、凸起色红，配败酱草、紫花地丁、土茯苓、焦黄柏、皂角刺、桔梗、生大黄、赤芍。

【注意事项】孕妇、脾胃虚寒者，忌服。

41. 菊花与木贼

【合用之要】清肝，散热，明目；治肝热目睛不适。

【合用之机】菊花，味甘、苦，性微寒，散风清热、平肝明目、清热解毒；木贼，味甘、苦，性平，散风热、退目翳。二药合用，相辅相成。

【主治功效】

（1）风热外感而目赤疼痛，配桑叶、生柴胡、炒黄芩、焦黄柏、连翘。

（2）迎风流泪，目干不适，配桑叶、白芍、密蒙花、乌梅、槟榔、防风、炒黄芩、连翘。

（3）目生云翳，视物不清，目干涩，配桑叶、白芍、密蒙花、谷精草、乌梅、五味子、女贞子、杜仲、枸杞、连翘。

【注意事项】孕妇，慎用；脾胃虚寒者，忌服。

42. 菊花与青葙子

【合用之要】清肝，明目；治肝热目花。

【合用之机】菊花，味甘、苦，性微寒，散风清热，平肝明目、清热解毒；青葙子，味苦，性微寒，清肝泻火、明目退翳。二药合用，相辅相成。

【主治功效】

（1）肝火上炎而头痛目眩，配夏枯草、龙胆草、桑叶、白芍、生牡蛎、黄连、炒栀子、连翘、焦黄柏。

（2）目赤肿痛、目生云翳，目干涩，配桑叶、白芍、密蒙花、谷精草、木贼、青葙子、炒栀子、连翘、焦柏、赤芍、连翘。

【注意事项】孕妇、脾胃虚寒者，忌服。

43. 菊花与密蒙花、谷精草

【合用之要】清肝，养肝，明目；治肝热目睛不适。

【合用之机】菊花，味甘、苦，性微寒，散风清热、平肝明目、清热解毒；密蒙花，味甘，性微寒，清热泻火、养肝明目、退翳；谷精草，味辛、甘，性平，疏散风热、明目退翳。三药合用，相辅相成，清肝泻火、养肝明目。

【主治功效】

（1）肝火上炎而头痛目眩，配青葙子、夏枯草、龙胆草、桑叶、白芍、生牡蛎、黄连、炒栀子、连翘、焦柏、炒知母。

（2）肝血不足，目生云翳，视物不清，目干涩，配桑叶、白芍、枸杞、当归、五味子、女贞子、杜仲、连翘。

【注意事项】孕妇、脾胃虚寒者，忌服。

44. 菊花与草决明

【合用之要】清肝，泻热，明目，止目痒；治肝热目睛不适诸证。

【合用之机】菊花，味甘、苦，性微寒，散风清热，平肝明目，清热解毒；草决明（决明子），味甘、苦、咸，性微寒，清热明目。二药合用，相辅相成。

【主治功效】

（1）风热目赤，羞明多泪，配桑叶、白芍、青葙子、生柴胡、赤芍、炒黄芩、焦黄柏、连翘。

（2）风袭目睛，目痒难耐，目赤干涩，配桑叶、白芍、五味子、防风、荆芥、白鲜皮、苦参、葛根、连翘、赤芍。

（3）目赤肿痛、眼胞疔疖或麦粒肿、糜烂，配青葙子、木贼、炒栀子、炒黄芩、黄连、焦黄柏、败酱草、皂角刺、连翘。

【注意事项】孕妇、脾胃虚寒者，忌服。

45. 菊花与炒栀子

【合用之要】泻火，除烦，解毒；治心肝火旺、目睛不适。

【合用之机】菊花，味甘、苦，性微寒，散风清热、平肝明目、清热解毒；炒栀子，味苦，性寒，泻火除烦、凉血解毒。二药合用，相辅相成。

【主治功效】

（1）热病心烦、肝气偏旺、烦躁易怒，配桑叶、白芍、黄连、连翘、焦柏。

（2）心肝火旺而目赤、疼痛，尿短赤，配桑叶、白芍、青葙子、木贼、生柴胡、赤芍、连翘、炒黄芩、焦黄柏、淡竹叶。

（3）目赤肿痛、眼胞疔疖或麦粒肿、糜烂，配青葙子、木贼、炒黄芩、黄连、焦黄柏、龙胆草、紫花地丁、皂角刺、连翘。

【注意事项】孕妇、脾胃虚寒者，忌服。

46. 金银花与连翘

【合用之要】清热解毒，治火热毒盛。

【合用之机】金银花，味甘，性寒，清热解毒、凉散风热；连翘，味苦，性微寒，清热解毒、疏散风热。二药合用，相辅相成。

【主治功效】

（1）风热外感，咽喉肿痛，配桑叶、生柴胡、炒黄芩、玄参、山豆根、射干、败酱草。

（2）温病气分高热，配生柴胡、板蓝根、大青叶、贯众、蒲公英、炒知母、赤芍。

（3）痈肿疔疮，红肿热痛，配败酱草、蒲公英、焦黄柏、黄连、赤芍、皂角刺、槐角。

（4）丹毒，色红如丹而热痛，配水牛角末、紫草、茜草、赤芍、败酱草、蒲公英、焦黄柏、黄连。

【注意事项】孕妇、脾胃虚寒者，忌服。

47. 连翘与焦柏

【合用之要】清热，燥湿，解毒；治湿热毒蕴。

【合用之机】连翘，味苦，性微寒，清热解毒、疏散风热；焦黄柏，味苦，性寒，清热燥湿、泻火除蒸、解毒疗疮。二药合用，相辅相成。

【主治功效】

（1）下焦湿热，配炒知母、生地黄、黄连、败酱草、紫花地丁、苦参、地肤子。

（2）肝胆湿热，黄疸、胁肋疼痛、尿赤，配炒栀子、茵陈、金钱草、鸡骨草、紫花地丁、灯心草、木通、赤芍。

（3）疮疡肿毒，红肿热痛，配败酱草、蒲公英、土茯苓、黄连、赤芍、皂角刺、槐角。

（4）湿疹湿疮，瘙痒难耐，配白鲜皮、苦参、防风、白芷、败酱草、蒲公英、土茯苓、黄连、赤芍、皂角刺。

【注意事项】孕妇、脾胃虚寒者，忌服。

48. 连翘与莲子心

【合用之要】清心除烦，治心火旺盛、心神受扰。

【合用之机】连翘，味苦，性微寒，清热除烦；莲子心，味苦，性寒，清心安神。二药合用，均入心经，相辅相成。

【主治功效】

（1）温病，热入心包而神昏谵语，配玄参、水牛角、珍珠粉、生地黄、炒知母、赤芍、黄连、黄芩、炒栀子、麦冬。

（2）心火旺盛而失眠，烦躁、口舌生疮、尿短赤，配生牡蛎、炒栀子、黄连、焦黄柏、淡竹叶、灯心草。

【注意事项】孕妇、脾胃虚寒者，忌服。

49. 焦黄柏与炒知母

【合用之要】清热燥湿，泻火除蒸；治火热内盛。

【合用之机】焦黄柏，味苦，性寒，清热、泻火除蒸；炒知母，味苦，甘，性寒，清热泻火、生津润燥。二药合用，相辅相成。

【主治功效】

（1）下焦湿热，配生地黄、滑石、紫花地丁、瞿麦、淡竹叶、地肤子、苦参、连翘。

（2）高热烦渴，配炒黄芩、黄连、连翘、赤芍、生石膏、芦根。

（3）骨蒸潮热，配生地黄、山萸肉、泽泻、秦艽、地骨皮、银柴胡、杜仲、女贞子、牡丹皮。

（4）消渴，中下焦热盛阴伤，配黄连、连翘、生石膏、芦根、生地黄、山萸肉、泽泻、地骨皮、天花粉。

（5）热结便秘，配大黄、枳实、厚朴、麦冬。

【注意事项】孕妇、脾胃虚寒者，忌服。

50. 焦黄柏与黄连

【合用之要】清热燥湿，治湿热蕴结。

【合用之机】焦黄柏，味苦，性寒，清热、泻火除蒸；黄连，味苦，性寒，清热燥湿、泻火解毒。二药合用，相辅相成。

【主治功效】

（1）肝胆湿热，胁肋疼痛、尿赤，配炒栀子、茵陈、金钱草、龙胆草、紫花地丁、木通、赤芍、连翘。

（2）下焦湿热，配生地黄、滑石、紫花地丁、瞿麦、地肤子、苦参、连翘。

（3）骨蒸潮热而尿短黄，配生地黄、山萸肉、泽泻、女贞子、秦艽、地骨皮、紫花地丁、牡丹皮、玉竹。

【注意事项】脾胃虚寒者，忌服。

51. 黄芩与黄连

【合用之要】清热，泻火，解毒；治火热蕴结。

【合用之机】黄芩，味苦，性寒，清热燥湿、泻火解毒、安胎；黄连，味苦，性寒，清热燥湿、泻火解毒。二药合用，相辅相成。

【主治功效】

（1）肝胆湿热，口苦、咽干，配炒栀子、茵陈、金钱草、龙胆草、紫花地丁、焦黄柏、赤芍、连翘。

（2）消渴，肺热津伤，口干渴而多饮，配芦根、葛根、玄参、玉竹、桔梗、生石膏。

（3）疗疖热毒，配玄参、炒栀子、败酱草、紫花地丁、槐角、木贼、赤芍、连翘、焦黄柏。

（4）胎热而动，口舌干燥、舌红、苔薄黄，配炒栀子、玄参、葛根、玉竹。

【注意事项】脾胃虚寒者，忌服。

52. 黄连与木香

【合用之要】行气消滞，理气止痛；治肠腑气滞。

【合用之机】黄连，味苦，性寒，清热燥湿；木香，味辛、苦，性寒，平肝止痛、解毒消肿。二药合用，药味分别为苦涩与辛散，柔与散相对，相反相成。

【主治功效】

（1）胸腹胀痛、痞结，排便不爽，配厚朴、甜瓜蒌、法半夏、白芍。

（2）腹痛即泻、泻后则安，或里急后重，配槟榔、白芍、厚朴、防风、白芷、白鲜皮、金钱草、焦黄柏、连翘。

（3）湿热下利，腹痛、里急后重，配秦皮、白头翁、金钱草、紫花地丁、焦黄柏、连翘、白芍。

【注意事项】孕妇、脾胃虚寒者，忌服。

53. 黄连与制香附

【合用之要】理气止痛，平肝缓急；治肝胃气滞。

【合用之机】黄连，味苦，性寒，清热燥湿；制香附，味辛、微苦、甘，性平，平肝、理气、消积、止痛，酒炒通络止痛。二药合用，药味分别为苦涩与辛散，柔与散相对，相反相成；归经同入肝，相辅相成。

【主治功效】

（1）胸胁胀痛，口苦不适，排便不爽，配厚朴、甜瓜蒌、法半夏、槟榔、白芍、金钱草。

（2）腹痛即泻、泻后则安，或里急后重，配槟榔、白芍、厚朴、木香、延胡索、防风、白芷、白鲜皮、金钱草、焦黄柏。

（3）痰热不寐，烦躁，尿短赤、舌苔黄腻，配厚朴、法半夏、莱菔子、白芥子、槟榔、白芍、金钱草、紫花地丁、竹茹。

【注意事项】孕妇、脾胃虚寒者，忌服。

54. 干姜与黄连

【合用之要】清热与散寒并用，治中焦寒热错杂，为寒热并用之典型药对。

【合用之机】干姜，味辛，性热，温中散寒止痛、回阳通脉、燥湿消痰、温肺化饮；黄连，味苦，性寒，清热燥湿、泻火解毒。二药合用，药味辛散与苦涩相对，药性热与寒相反而并用，相反相成。

【主治功效】

（1）肝胃不和、寒热错杂，心下痞结灼热至喉间、反酸、吐清涎、口干苦，配厚朴、法半夏、炒知母、浙贝母、乌贼骨、金钱草、木香。

（2）寒热错杂，心下痞满不适、或干呕、或呕吐、肠鸣下利、舌苔薄黄而腻、脉弦数者，配法半夏、黄芩、人参、甘草（炙）、大枣。

（3）寒热错杂、三焦痞结，心下痞满、脘腹冷痛、热积下利不爽、尿短赤，配大黄、黄芩、附子。

【注意事项】脾胃湿热、胃肠积热、食积者，忌服。

55. 厚朴与枳壳

【合用之要】理气除满，消积止痛；治中焦气滞。

【合用之机】厚朴，味苦、辛，性温，燥湿消痰、下气除满；枳壳，味苦、辛、酸，性微寒，破气消积、化痰散痞。二药合用，药性分别为温与微寒，相反相成；药味均为苦、辛，相辅相成。

【主治功效】

（1）湿滞伤中，脘腹痞闷，呕恶，泄泻，配防风、藿香、苏梗、佩兰、苍术、茯苓、法半夏、陈皮。

（2）食积气滞，胃痛、腹胀满，嗳气酸腐，泄泻，配莱菔子、焦山楂、黄连、法半夏、茯苓、怀山药、金钱草；枳壳改枳实。

（3）腹胀便秘，腹胀满，嗳气酸腐，配木香、莱菔子、白芥子、黄连、连翘、焦黄柏、麦冬；枳壳改枳实。

（4）痰饮喘咳，胸中憋闷、脘腹心下痞满，痰涎壅盛，配桑白皮、葶苈子、贝母、陈皮、法半夏、金钱草、紫花地丁。

【注意事项】孕妇、气虚者，慎用。

56. 枳实与木香

【合用之要】行气除满，消积止痛；治肠腑气滞。

【合用之机】枳实，味苦、辛、酸，性微寒，破气消积、化痰散痞；木香，味辛、苦，性寒，平肝止痛，解毒消肿。二药合用，相辅相成。

【主治功效】

（1）眩晕头痛，呕恶、腹胀满硬、大便不通，配厚朴、旋覆花、莱菔子、白芥子、葶苈子、陈皮、法半夏、焦黄柏。

（2）食积气滞，胃痛、腹胀满，嗳气酸腐，泄泻，配槟榔、台乌、莱菔子、白芥子、焦山楂、黄连、法半夏、茯苓、金钱草。

（3）腹胀便秘，配厚朴、莱菔子、白芥子、大黄、连翘、焦黄柏、麦冬。

（4）胸中憋闷、脘腹心下痞满，痰涎壅盛，配桑白皮、甜瓜蒌、厚朴、贝母、陈皮、法半夏、金钱草、紫花地丁。

【注意事项】孕妇、气虚者，忌服。

57. 枳实与降香

【合用之要】降气除满，消积止痛；治胃肠气滞。

【合用之机】枳实，味苦、辛、酸，性微寒，破气消积、化痰散痞；降香，味辛、性温，行气活血，止痛。二药合用，药性分别为微寒与温，相反相成；药味均为辛，相辅相成。

【主治功效】

（1）脘腹疼痛，胀满、呃逆，配厚朴、木香、旋覆花、莱菔子、白芥子。

（2）肝郁胁痛，胁肋胀满、甚或刺痛、灼痛、嗳气叹息，配槟榔、青皮、制香附、厚朴、金钱草、紫花地丁、炒知母、蒲黄、赤芍、莱菔子。

（3）胸痹刺痛，胸胁胀满、气憋，配延胡索、制香附、乳香、蒲黄、姜黄、厚朴、薤白、甜瓜蒌。

【注意事项】孕妇、气虚者，忌服。

58. 降香与檀香

【合用之要】理气，行气，止痛；治中焦气滞。

【合用之机】降香，味辛、性温，行气活血，止痛；檀香，味辛、性温，行气温中，开胃止痛。二药合用，相辅相成。

【主治功效】

（1）寒凝气滞，脘腹疼痛喜温，或绞痛挛急，面灰青紫，配厚朴、吴茱萸、荜茇、干姜、白芍。

（2）胸膈不舒，痞满胀闷、呃逆、嗳气吞酸、口淡、便溏，配法半夏、黄连、厚朴、枳壳、莱菔子、金钱草、焦黄柏。

（3）胸痹心痛，痹而不通而压迫明显、面色清灰或紫暗，配薤白、甜瓜蒌、桂枝、干姜、防风、白芷、川芎、蒲黄、丹参。

【注意事项】孕妇、气虚者，忌服。

59. 降香与木香

【合用之要】理气行气，除满止痛；治胸胁、肠腑气滞。

【合用之机】降香，味辛、性温，行气活血，止痛；木香，味辛、苦，性寒，平肝止痛，解毒消肿。二药合用，药性分别为温与寒，相反相成；药味均为辛，相辅相成。

【主治功效】

（1）胸膈不舒，痞满胀闷、呃逆、大便不爽，配法半夏、黄连、厚朴、莱菔子、金钱草、焦黄柏。

（2）腹胀、呃逆、便秘，配枳实、厚朴、莱菔子、白芥子。

（3）胸胁胀满、疼痛，嗳气叹息，配青皮、制香附、枳实、白芍、金钱草、延胡索。

【注意事项】孕妇、气虚者，忌服。

60. 柿蒂与丁香

【合用之要】温中降逆，治寒证呃逆。

【合用之机】柿蒂，味苦、涩，性平，降逆下气；丁香，味辛，性温。温中降逆。二药合用，相辅相成。

【主治功效】

（1）脾胃虚寒之呃逆呕吐，配人参、厚朴、炮姜、陈皮、法半夏。

（2）食少吐泻，配防风、苏梗、藿香、厚朴、砂仁、陈皮、焦山楂、炒神曲。

（3）心腹冷痛、拘急，配台乌药、白芍、厚朴、炮姜、砂仁、陈皮。

【注意事项】注意用量，不可过大；肝郁气滞或热结呃逆，忌服。

61. 降香与竹茹

【合用之要】降逆止呃，治热证呃逆、气冲。

【合用之机】降香，味辛、性温，行气活血、止痛、止血；竹茹，味甘，性微寒，清热化痰、除烦、止呕。二药合用，药性温与微寒并用，相反相成。

【主治功效】

（1）脘腹疼痛，呃逆、口中酸腐或吞酸嗳气、排便不爽，配厚朴、枳实、木香、莱菔子、黄连、紫花地丁、焦黄柏。

（2）肝郁胁肋胀痛，胸腹气机走窜无定，配槟榔、香附、白芍、台乌、厚朴、连翘、炒栀子、焦黄柏、金钱草。

（3）胸痹刺痛，胁肋胀满、气逆上冲、尿短，配甜瓜蒌、厚朴、枳实、蒲黄、丹参、焦黄柏、紫花地丁。

（4）胆火夹痰、惊悸不宁，配法半夏、黄连、薤白、厚朴、枳壳、金钱草、紫花地丁、焦黄柏。

【注意事项】胃寒呕吐及感寒挟食作呕者，忌用。

62. 桔梗与炙升麻

【合用之要】升举升提，治不能升举反而下陷内缩诸证。

【合用之机】桔梗，味苦、辛，性平，宣肺、利咽、祛痰、排脓；炙升麻，味辛、微甘，性微寒，发表透疹，清热解毒，升举阳气。二药合用，共奏升提之力，相辅相成。

【主治功效】

（1）气虚下陷，内脏下垂、气不摄血而出血等，配黄芪、枳壳、炒柴胡、枸杞、丹参。

（2）虚实夹杂、正虚邪恋，气微陷、不宜补气者，配防风、白芷、枳壳、丹参、连翘、焦黄柏。

（3）风疹不透，瘙痒难耐，配防风、荆芥、白芷、薄荷、白鲜皮、木贼、牛蒡子、牡丹皮。

（4）脾虚痰湿蕴结，口腔黏膜糜烂、溃疡，口黏，配五味子、泽泻、紫花地丁、法半夏、防风、牡丹皮。

（5）疮疡脓成不溃，配皂角刺、槐角、败酱草、贝母、防风、白芷。

【注意事项】阴虚久咳，气滞、气逆及咳血者，忌服。

63. 薤白与甜瓜蒌

【合用之要】行气导滞，宽胸散结；治胸腹气机不畅。

【合用之机】薤白，味辛、苦，性温，通阳散结、行气导滞；甜瓜蒌，味甘、微苦，性寒，清热涤痰、宽胸散结。二药合用，药性温与寒并行，相反相成，以行气导滞。

【主治功效】

（1）胸痹心痛，配厚朴、枳壳、檀香、延胡索、白芷、丹参。

（2）脘腹痞满胀痛，心下不适，配厚朴、枳实、木香、法半夏、黄连、台乌。

（3）湿热壅肺，咳嗽胸痛、痰浊黄稠，配桑白皮、葶苈子、贝母、白芥子、莱菔子、败酱草、苇茎、皂角刺、焦黄柏。

【注意事项】阴虚或气虚久咳、咳血者，忌服。

64. 薤白与制远志

【合用之要】理气，散结，安神；治胸中气机不畅、心神不安。

【合用之机】薤白，味辛、苦，性温，通阳散结、行气导滞；制远志，味苦、辛，性温，安神益智、祛痰，消肿。二药合用，均归心经，相辅相成。

【主治功效】

（1）胸痹心悸不安，配甜瓜蒌、五味子、枳壳、檀香、延胡索、白芷、丹参、枸杞。

（2）寐差而心慌、气短难续，配炒酸枣仁、忍冬藤、五味子、生牡蛎、甜瓜蒌、枳壳、丹参、黄芪。

（3）健忘惊悸，配益智仁、五味子、生牡蛎、天麻、丹参、枸杞、连翘、焦黄柏。

【注意事项】阴虚阳亢者，忌服；远志有毒，用量不宜过大。

65. 郁金与槟榔

【合用之要】理气，解郁，化瘀；治肝气郁结、心神不安。

【合用之机】郁金，味辛、苦，性寒，行气化瘀、清心解郁、利胆退黄；槟榔，味苦、辛，性温，消积、行水。二药合用，均具苦味，相辅相成；药性寒温并用，相反相成。

【主治功效】

（1）肝气郁结，烦躁易怒、心神不宁，配桑叶、白芍、制香附、乌梅、生牡蛎、连翘、焦黄柏。

（2）痛经或经闭，配延胡索、制香附、红花、桃仁、益母草、厚朴、白芍。

（3）湿热黄疸，胁肋胀痛、口苦、尿短赤，配延胡索、枳实、金钱草、龙胆草、大黄、黄连、连翘、紫花地丁、木通、焦黄柏、赤芍。

【注意事项】脾胃虚寒、或阴虚阳亢者，忌服。

66. 郁金与延胡索

【合用之要】行气，化瘀，止痛；治气滞血瘀。

【合用之机】郁金，味辛、苦，性寒，行气化瘀、清心解郁、利胆退黄；延胡索，味辛、苦，性温，行气、活血、止痛。二药合用，均具辛味，相辅相成而行气；药性寒温并用，相反相成而调和。

【主治功效】

（1）气机郁滞而胸胁、脘腹胀满疼痛，烦躁不安，配槟榔、青皮、制香附、桑叶、白芍、厚朴、檀香、连翘、焦黄柏。

（2）肝气郁滞而痛经、经闭，少腹胀满刺痛，或血色紫暗有块，配厚朴、槟榔、制香附、桑叶、白芍、红花、桃仁、莪术、益母草。

（3）产后瘀阻，少腹胀满刺痛，经水不行，配枳实、川楝子、槟榔、杜仲、炒知母、红花、桃仁、莪术、益母草、生黄芪。

（4）跌打肿痛，配姜黄、制香附、红花、桃仁、枳实、白芍、苏木、桑枝。

（5）湿热黄疸，胁肋胀痛难耐、口苦、尿短赤，配枳实、金钱草、龙胆草、大黄、黄连、连翘、紫花地丁、木通、焦黄柏、赤芍。

【注意事项】脾胃虚寒或阴虚阳亢者，忌服。

67. 礞石与胆南星

【合用之要】下气，涤痰，定惊；治痰阻气滞。

【合用之机】礞石，味甘、咸，性平，坠痰下气、平肝镇惊；胆南星，味苦、微辛，性凉，清火化痰、息风定惊。二药合用，相辅相成。

【主治功效】

（1）肝气郁滞而痰蒙清窍，焦虑或抑郁，头重而不寐，舌苔厚腻，配槟榔、制香附、贝母、白芥子、法半夏、黄连、厚朴、檀香、石菖蒲、连翘、焦黄柏。

（2）顽痰胶阻、痰瘀互结于肺系，咳逆喘急、气急憋闷、烦躁、舌紫暗而瘀点，苔厚腻，配贝母、莱菔子、白芥子、苏子、法半夏、厚朴、枳实、檀香、丹参、莪术、连翘、焦黄柏。

（3）痰蒙清窍、气机阻滞而癫狂，苔厚腻，配厚朴、枳实、槟榔、生牡蛎、贝母、莱菔子、白芥子、法半夏、丹参、莪术、连翘。

（4）痰阻胸中，胸闷、脘痞、烦躁、苔厚腻，配厚朴、枳实、台乌、贝母、莱菔子、白芥子、法半夏、黄连、连翘、焦黄柏。

（5）惊风抽搐，喉中痰鸣、肢体沉重、苔厚腻，配贝母、白芥子、苍术、法半夏、僵蚕、防风、白芷、枳实、桑枝、丹参、紫花地丁。

【注意事项】脾胃虚寒或阴虚阳亢者，忌服。

68. 礞石与浙贝母

【合用之要】散结，化痰；治痰阻结滞。

【合用之机】礞石，味甘、咸，性平，坠痰下气、平肝镇惊；浙贝母，味苦，性寒，清热散结、化痰止咳。二药合用，相辅相成。

【主治功效】

（1）痰蒙清窍，焦虑或抑郁，头重如裹而不寐，配莱菔子、白芥子、法半夏、陈皮、厚朴、檀香、槟榔、制香附、石菖蒲、连翘、焦黄柏。

（2）痰火犯肺而咳嗽，咳逆喘急、胸胁胀满、烦躁、舌苔黄厚腻，配炒黄芩、黄连、焦黄柏、败酱草、苇茎、莱菔子、白芥子、法半夏、厚朴、枳实。

【注意事项】脾胃虚寒者，忌服。

69. 礞石与黄连

【合用之要】清热燥湿，化痰散结；治痰热结滞。

【合用之机】礞石，味甘、咸，性平，坠痰下气、平肝镇惊；黄连，味苦，性寒，清热燥湿、泻火解毒。二药合用，相辅相成。

【主治功效】

（1）痰火扰心而心悸不宁、不寐者，配胆南星、槟榔、制香附、竹茹、紫花地丁、法半夏、厚朴、连翘、焦黄柏。

（2）湿热痞满、呕吐吞酸者，配枳实、厚朴、制香附、法半夏、苍术、竹茹、紫花地丁、连翘、焦黄柏、炒知母。

（3）痰热壅肺而咳嗽，痰黄稠、胸痛、舌苔黄厚腻，配炒黄芩、黄连、焦黄柏、败酱草、苇茎、莱菔子、白芥子、法半夏、厚朴、赤芍。

【注意事项】脾胃虚寒、寒痰壅盛者，忌服。

70. 胆南星与槟榔

【合用之要】行气，定惊，止痛；治气滞气乱而痛。

【合用之机】胆南星，味苦、微辛，性凉，清火化痰、息风定惊；槟榔，味苦、辛，性温，消积、止痛。二药合用，其味皆辛、苦，相辅相成；其性凉与温，相反相成。

【主治功效】

（1）肝郁气逆，头目胀痛、胁肋胀满、气机走窜而逆，配桑叶、白芍、制香附、生牡蛎、生龙骨、枳实、连翘、炒栀子、丹参。

（2）痰火扰心而心悸不宁、不寐者，配制香附、竹茹、紫花地丁、法半夏、白芥子、厚朴、薤白、连翘、焦黄柏。

【注意事项】气虚乏力者，忌服。

71. 槟榔与制香附

【合用之要】理气，止痛；治气滞气乱而痛。

【合用之机】槟榔，味苦、辛，性温，消积、止痛；制香附，味辛、苦，性寒，平肝止痛、解毒消肿。二药合用，其味皆辛、苦，相辅相成；其性温与寒，相反相成。

【主治功效】

（1）肝气郁结，胁肋疼痛、烦躁、寐差，配桑叶、白芍、延胡索、台乌、佛手、厚朴、枳壳、连翘。

（2）肝郁气逆，头目及胁肋胀满、气机走窜而逆，配桑叶、白芍、胆南星、乌梅、生牡蛎、生龙骨、枳实、连翘、炒栀子、丹参。

【注意事项】气虚乏力者，忌服。

72. 炒使君子与槟榔

【合用之要】平肝，消积，止痛；治疳积不适。

【合用之机】炒使君子，味甘，性温，杀虫消积；槟榔，味苦、辛，性温，消积、止痛。二药合用，相辅相成。

【主治功效】

（1）小儿疳积，面黄肌瘦、多动、挤眉弄眼、磨牙，配桑叶、白芍、乌梅、连翘、太子参、厚朴、焦山楂、焦黄柏。

（2）成人脾弱肝旺，注意力不集中、挤眉弄眼、肌肉瞤动，配桑叶、白芍、青皮、乌梅、五味子、生牡蛎、防风、刺蒺藜、连翘、太子参、厚朴。

（3）虫积腹痛，腹饱闷胀痛、嗳腐吞酸、口中不适，配厚朴、枳实、木香、台乌、莱菔子、焦山楂。

【注意事项】气虚寒者，忌服。

73. 制香附与合欢皮

【合用之要】平肝，解郁，安神，止痛；治肝郁气滞、心神不宁。

【合用之机】制香附，味辛、苦，性寒，平肝止痛、解毒消肿；合欢皮，味甘，性平，解郁安神、活血消肿。二药合用，相辅相成。

【主治功效】

（1）肝郁不寐，神情抑郁、烦躁，配桑叶、白芍、槟榔、乌梅、五味子、炒酸枣仁、丹参。

（2）心神不安，恍惚怔忡、烦躁、健忘，配珍珠粉、白芍、五味子、益智仁、制远志、槟榔、乌梅、丹参。

（3）胸腹胁肋胀痛，甚或刺痛，嗳气，配厚朴、枳实、木香、胆南星、槟榔、桑叶、白芍、延胡索、蒲黄、丹参。

【注意事项】孕妇，慎服；气虚乏力者，忌服。

74. 合欢皮与佛手

【合用之要】疏肝，理气，止痛；治气滞疼痛、不宁。

【合用之机】合欢皮，味甘，性平，解郁安神、活血消肿；佛手，味辛、苦、酸，性温，疏肝理气、和胃止痛。二药合用，相辅相成。

【主治功效】

（1）肝郁气滞，心烦不宁、烦躁，配桑叶、白芍、槟榔、制香附、五味子、厚朴、连翘、丹参。

（2）肝胃气滞，嗳气吞酸，配厚朴、枳壳、莱菔子、槟榔、制香附、金钱草、连翘、焦黄柏。

（3）胸胁痞满胀痛，配桑叶、白芍、槟榔、制香附、延胡索、厚朴、枳实、连翘、蒲黄、丹参。

（4）胃脘痞满，配厚朴、枳实、木香、莱菔子、陈皮、金钱草、槟榔、制香附、连翘、焦黄柏。

【注意事项】气虚乏力者，忌服。

75. 炒酸枣仁与五味子

【合用之要】养心，宁心，安神，敛汗，生津；治心神不安、津伤、汗出诸证。

【合用之机】炒酸枣仁，味甘、酸，性平，养心补肝、宁心安神、敛汗、生津；五味子，味酸、甘，性温，收敛固涩、益气生津、补肾宁心。二药合用，相辅相成。

【主治功效】

（1）心悸失眠或虚烦不眠，配乌梅、槟榔、合欢皮、制远志、忍冬藤、刺五加、丹参。

（2）惊悸多梦，配桑叶、白芍、制香附、珍珠粉、生牡蛎。

（3）体虚多汗，配浮小麦、糯稻根、枸杞、防风、生黄芪、桔梗、炙升麻。

（4）津伤口渴或内热消渴，配天花粉、芦根、葛根、炒知母、炒黄芩、黄连、焦黄柏。

（5）梦遗滑精、遗尿、尿频，配芡实、海螵蛸、杜仲、桑椹。

【注意事项】表邪未解者，忌服。

76. 炒酸枣仁与忍冬藤

【合用之要】宁心，安神；治寐差不宁。

【合用之机】炒酸枣仁，味甘、酸，性平，养心补肝、宁心安神、敛汗、生津；忍冬藤，味甘，性寒，清热解毒、疏风通络。二药合用，相辅相成。

【主治功效】

（1）心肝火旺、寐差不宁，配桑叶、白芍、槟榔、制香附、五味子、生牡蛎、连翘、炒栀子、丹参。

（2）心脾不足而寐差，配黄芪、党参、五味子、枸杞、丹参、大枣、白术、木香。

【注意事项】表邪未解者，忌服。

77. 五味子与珍珠母

【合用之要】宁心，平肝；治肝气偏旺、心神不宁。

【合用之机】五味子，味酸、甘，性温，收敛固涩、益气生津、补肾宁心；珍珠母，味咸，性寒，平肝潜阳、定惊明目。二药合用，味甘酸与咸，药性温与寒，相反相成而和调。

【主治功效】

（1）烦躁失眠，配胆南星、槟榔、炒酸枣仁、忍冬藤、炒栀子、连翘、丹参。

（2）惊悸多梦，配桑叶、白芍、槟榔、制香附、生牡蛎、制远志。

（3）肝热目赤，配菊花、青葙子、木贼、炒栀子、黄连、连翘、赤芍。

【注意事项】脾胃虚寒者，忌服。

78.五味子与生牡蛎

【合用之要】重镇收敛，平肝宁心；治肝气偏旺、心神不宁。

【合用之机】五味子，味酸、甘，性温，收敛固涩、益气生津、补肾宁心；生牡蛎，味咸，性微寒，重镇安神、潜阳补阴。二药合用，味甘酸与咸，药性温与寒，相反相成而和调。

【主治功效】

（1）烦躁失眠，配桑叶、白芍、胆南星、槟榔、炒酸枣仁、忍冬藤、炒栀子、连翘、丹参。

（2）惊悸多梦，配槟榔、制香附、珍珠母、制远志。

（3）头目晕胀，配菊花、青葙子、钩藤、石决明、炒栀子、连翘、赤芍、焦黄柏。

【注意事项】脾胃虚寒者，忌服。

79.五味子与石菖蒲

【合用之要】开窍，醒神，益智；治寐差、耳鸣。

【合用之机】五味子，味酸、甘，性温，收敛固涩、益气生津、补肾宁心；石菖蒲，味辛、苦，性温，开窍豁痰，醒神益智。二药合用，药味酸收与辛散，相反相成而和调。

【主治功效】

（1）痰湿蒙阻，清窍不利而不寐、耳鸣，配胆南星、槟榔、炒酸枣仁、贝母、白芥子、陈皮、法半夏、厚朴、丹参。

（2）健忘耳聋，配磁石、珍珠粉、益智仁、天麻、炒酸枣仁、杜仲、桑叶、白芍、制远志、丹参。

【注意事项】表邪未尽者，忌服。

80.石菖蒲与龙胆草

【合用之要】开窍，泻肝，定惊；治窍闭不通。

【合用之机】石菖蒲，味辛、苦，性温，开窍豁痰、醒神益智；龙胆草，味苦，性寒，清热燥湿、泻肝定惊。二药合用，味均为苦而涩，药性温与寒，均相反相成而和调。

【主治功效】

（1）湿热蕴结、耳窍被蒙，高热或咽喉肿痛之后，耳鸣、耳底发胀疼痛，或听力下降，配败酱草、焦黄柏、紫花地丁、金钱草、皂角刺、防风、白芷、黄连、连翘。

（2）痰火阻窍，烦热不寐、耳鸣或耳痛，配胆南星、槟榔、贝母、白芥子、黄连、紫花地丁、焦黄柏、赤芍。

【注意事项】脾胃虚寒者，忌服。

81. 生牡蛎与生龙骨

【合用之要】重镇安神，敛汗固精；治气火逆乱不安、汗出精出。

【合用之机】生牡蛎，味咸，性微寒，重镇安神、潜阳补阴；生龙骨，味甘、涩，性平，重镇安神、镇惊安神、敛汗固精。二药合用，相辅相成。

【主治功效】

（1）惊悸失眠，配炒酸枣仁、五味子、珍珠粉、丹参。

（2）头眩目胀耳鸣，配石决明、珍珠粉、钩藤、夏枯草、菊花、连翘、焦黄柏。

（3）躁狂不定，甚者肢颤手抖，配磁石、生铁落、白芍、黄连、大黄、连翘、焦黄柏。

（4）汗出不禁，配浮小麦、糯稻根、五味子、乌梅、防风。

（5）遗精滑精，配芡实、桑螵蛸、桑椹、杜仲、五味子、乌梅。

【注意事项】燥实内结者，忌服。

82. 生牡蛎与石决明

【合用之要】平肝清热，重镇安神；治气火逆乱不安。

【合用之机】生牡蛎，味咸，性微寒，重镇安神、潜阳补阴；石决明，味咸，性寒，平肝清热、明目去翳。二药合用，相辅相成。

【主治功效】

（1）头胀目眩，配桑叶、白芍、钩藤、夏枯草、菊花、木贼、黄连、连翘、焦黄柏。

（2）气火上逆失眠，头晕胀不寐，配炒栀子、连翘、黄连、焦黄柏、枳实、珍珠粉、炒酸枣仁、五味子、丹参。

【注意事项】燥实内结、脾胃虚寒者，忌服。

83. 天麻与石决明

【合用之要】平肝，息风，止痉；治肝旺风动。

【合用之机】天麻，味甘，性平，平肝息风止痉；石决明，味咸，性寒，平肝清热、明目去翳。二药合用，相辅相成。

【主治功效】

（1）头胀眩晕、疼痛，配生牡蛎、桑叶、白芍、钩藤、防风、藁本、白芷、菊花、连翘、焦黄柏。

（2）肢体麻木伴头胀，配桑枝、豨莶草、白芍、防风、藁本、刺蒺藜、丹参、连翘、焦黄柏。

（3）癫痫抽搐，烦躁而吼声高亢，配生牡蛎、贝母、白芥子、白芍、防风、白芷、刺蒺藜、厚朴。

【注意事项】燥实内结、脾胃虚寒者，忌服。

84. 天麻与石菖蒲

【合用之要】开窍，豁痰，息风，止痉；治痰涎内阻。

【合用之机】天麻，味甘，性平，平肝息风止痉；石菖蒲，味辛、苦，性温，开窍豁痰、醒神益智。二药合用，相辅相成。

【主治功效】

（1）头目眩晕、呕恶，配贝母、白芥子、莱菔子、厚朴、枳壳、陈皮、法半夏、防风、苏梗、藿香。

（2）肢体麻木、沉重，配桑枝、豨莶草、僵蚕、地龙、防风、厚朴、法半夏、丹参、紫花地丁、焦黄柏。

（3）癫痫抽搐，痰涎壅盛，配贝母、白芥子、白芍、白芷、厚朴、陈皮、法半夏。

【注意事项】燥实内结者，忌服。

85. 石决明与菊花

【合用之要】平肝，清热，明目；治肝热头痛、目痛。

【合用之机】石决明，味咸，性寒，平肝清热、明目去翳；菊花，味甘、苦，性微寒，平肝明目、清热解毒。二药合用，相辅相成。

【主治功效】

（1）头目胀痛，配桑叶、白芍、生牡蛎、钩藤、夏枯草、木贼、连翘、焦黄柏、赤芍。

（2）目赤肿痛，烦躁不安，配桑叶、白芍、青葙子、黄连、连翘、焦黄柏、紫花地丁。

（3）肝火气逆失眠，配炒栀子、连翘、黄连、焦黄柏、枳实、生牡蛎、炒酸枣仁、五味子。

【注意事项】脾胃虚寒、气虚者，忌服。

86. 石决明与钩藤

【合用之要】平肝清热，息风定惊；治肝热内风。

【合用之机】石决明，味咸，性寒，平肝清热、明目去翳；钩藤，味甘，性凉，清热平肝、息风定惊。二药合用，相辅相成。

【主治功效】

（1）头胀目眩，头痛如裂，烦躁易怒，配生牡蛎、生龙骨、夏枯草、菊花、炒栀子、连翘、焦黄柏、赤芍、枳实。

（2）肝火上逆失眠，配珍珠粉、生牡蛎、炒酸枣仁、五味子、菊花、炒栀子、连翘、黄连、焦黄柏。

【注意事项】脾胃虚寒者，忌服。

87. 钩藤与夏枯草

【合用之要】清泄肝热，清肝明目；治肝火上炎。

【合用之机】钩藤，味甘，性凉，清热平肝、息风定惊。夏枯草，味苦、辛，性寒，清肝明目、散结解毒。二药合用，均归肝经，相辅相成。

【主治功效】

（1）头胀目眩，头痛如裂，烦躁易怒，配生牡蛎、生龙骨、天麻、炒栀子、连翘、焦黄柏、赤芍、枳实。

（2）目赤羞明、目珠疼痛，配菊花、木贼、青葙子、炒栀子、大黄、连翘、黄连、焦黄柏、赤芍、生地黄、炒知母。

（3）乳痈、疟腮、痈疖肿毒，红肿热痛，配败酱草、蒲公英、土茯苓、皂角刺、路路通、紫花地丁、连翘、焦黄柏、赤芍。

【注意事项】脾胃虚寒者，忌服。

88. 延胡索与台乌

【合用之要】行气，顺气，止痛；治气滞血瘀。

【合用之机】延胡索，味辛、苦，性温，活血、行气、止痛；台乌，味辛，性温，顺气止痛。二药合用，均归肝经，相辅相成。

【主治功效】

（1）胸痹疼痛，刺痛或冷痛，配薤白、甜瓜蒌、檀香、丹参、莪术、川芎、防风、白芷。

（2）胸胁闷胀疼痛，配槟榔、制香附、乳香、姜黄、川芎、厚朴、枳实。

（3）脘腹疼痛，撑胀不适、嗳气或呃逆，配厚朴、枳实、降香、槟榔、莱菔子。

（4）经闭痛经、少腹胀痛、刺痛，配厚朴、川楝子、益母草、丹参、红花、桃仁、白芍、乳香、没药。

（5）跌打肿痛、瘀胀痛甚，配红花、桃仁、白芍、乳香、没药、姜黄、苏木、桑枝、防己、枳实。

【注意事项】孕妇，气虚、阴虚内热者，忌服。

89. 延胡索与川楝子

【合用之要】行气，止痛；治肝经气滞疼痛。

【合用之机】延胡索，味辛、苦，性温，活血、行气、止痛；川楝子，味苦，性寒，有小毒，疏肝泄热、行气止痛。二药合用，均归肝经而止痛，相辅相成。

【主治功效】

（1）肝郁化火，胸胁及脘腹胀痛，甚而颠顶、少腹疼痛不适，配炒栀子、连翘、黄连、焦黄柏、槟榔、制香附、檀香、降香、姜黄、枳实。

（2）少腹气滞血瘀胀痛，或刺痛，配川楝子、沉香、槟榔、白芍、姜黄、丹参、防风、白芷。

（3）经闭痛经，少腹胀痛、刺痛，配川楝子、沉香、槟榔、益母草、丹参、红花、桃仁、白芍。

【注意事项】孕妇、脾胃虚寒者，忌服。

90. 延胡索与姜黄

【合用之要】活血，行气，止痛；治气滞血瘀疼痛。

【合用之机】延胡索，味辛、苦，性温，活血、行气、止痛；姜黄，味辛、苦，性温，破血行气、通经止痛。二药合用，均归肝经而活血止痛，相辅相成。

【主治功效】

（1）胸痹疼痛，刺痛，配甜瓜蒌、檀香、丹参、莪术、川芎、防风、白芷。

（2）胸胁闷胀刺痛，配桑叶、白芍、槟榔、制香附、乳香、川芎、蒲黄、厚朴。

（3）经行愆期，甚或闭经、少腹刺痛，配川楝子、槟榔、白芍、益母草、丹参、红花、桃仁。

（4）跌打肿痛、瘀胀痛甚，配红花、桃仁、白芍、乳香、没药、苏木、防己、桑枝、枳实。

【注意事项】孕妇、气虚者，忌服。

91. 延胡索与乳香、没药

【合用之要】行气，活血，止痛；治气滞血瘀疼痛。

【合用之机】延胡索，味辛、苦，性温，活血、行气、止痛；乳香，味辛、苦，性温，活血止痛；没药，味辛、苦，性平，散瘀定痛、消肿生肌。三药合用，相辅相成。

【主治功效】

（1）胸痹心痛，刺痛、面色青灰、紫暗，舌紫瘀滞，配薤白、甜瓜蒌、莪术、丹参、蒲黄、厚朴、防风、白芷。

（2）血瘀胃脘疼痛，配厚朴、木香、台乌、焦山楂、莱菔子。

（3）痛经、经闭及产后瘀阻，配郁金、蒲黄、当归、红花、桃仁。

（4）癥瘕腹痛，配枳实、贝母、白芥子、莱菔子、路路通、莪术、红花、桃仁。

（5）风湿痹痛，配桑枝、海风藤、独活、羌活、防己、防风、藁本、白芷、川芎、丹参、焦黄柏、紫花地丁。

（6）跌打损伤，配桑枝、苏木、伸筋草、透骨草、续断、防己、防风、白芷、川芎、姜黄、焦黄柏。

【注意事项】孕妇、气虚者，忌服。

92. 黄连与浙贝母

【合用之要】清热燥湿，散结化痰；治湿热痰阻。

【合用之机】黄连，味苦，性寒，清热燥湿、泻火解毒、敛疮；浙贝母，味苦，性寒，清热散结、化痰止咳。二药合用，相辅相成。

【主治功效】

（1）寒热错杂、湿热中阻，痞满呕吐、嗳腐吞酸，配法半夏、炒知母、苍术、佩兰、厚朴、甜瓜蒌、焦黄柏、金钱草、紫花地丁。

（2）肝胃不和，呕吐吞酸，配槟榔、制香附、白芍、法半夏、厚朴、枳壳、焦黄柏、金钱草、紫花地丁。

（3）痰热内盛，心烦不寐或心悸不宁，配礞石、胆南星、炒黄芩、连翘、焦黄柏、法半夏、厚朴、薤白、甜瓜蒌、赤芍。

（4）痰火咳嗽，配桑白皮、葶苈子、白芥子、青黛、炒黄芩、连翘、焦黄柏、紫花地丁、竹茹。

【注意事项】孕妇、脾胃虚寒者，忌服。

93. 黄连与法半夏

【合用之要】清热燥湿，化痰消痞，降逆止呕；治痰湿内结、寒热错杂。

【合用之机】黄连，味苦，性寒，清热燥湿、泻火解毒、敛疮；法半夏味辛，性温，有毒，燥湿化痰、降逆止呕、消痞散结。二药合用，药性寒温并用，相反相成，专攻寒热错杂。

【主治功效】

（1）寒热错杂中阻，痞满呕吐、嗳腐吞酸，配炒知母、苍术、厚朴、枳壳、焦黄柏、金钱草、紫花地丁。

（2）肝胃不和，呕吐吞酸、便溏或泄泻，配槟榔、白芍、厚朴、枳壳、莱菔子、炒神曲、焦黄柏、金钱草、紫花地丁。

（3）痰热内盛，心烦不寐或心悸不宁，配胆南星、炒黄芩、连翘、焦黄柏、浙贝母、厚朴、甜瓜蒌、赤芍。

（4）痰热壅肺咳嗽，配桑白皮、葶苈子、浙贝母、白芥子、桔梗、炒黄芩、连翘、焦黄柏、紫花地丁。

【注意事项】孕妇、脾胃虚寒者，忌服。

94. 茵陈与金钱草

【合用之要】清利湿热，利胆退黄；治湿热内蕴。

【合用之机】茵陈，味苦、辛，性微寒，清利湿热、利胆退黄；金钱草，味甘、咸，性微寒，清利湿热、通淋、消肿。二药合用，相辅相成。

【主治功效】

（1）肝胆湿热，黄疸、尿短黄或涩，配鸡骨草、海金沙、龙胆草、焦黄柏、连翘、炒栀子、木通、瞿麦、生地黄、炒知母、赤芍。

（2）湿温暑湿，高热缠绵不退，或身热不扬、头身重痛、尿短黄，配龙胆草、佩兰、苍术、石菖蒲、羌活、厚朴、黄连、焦黄柏、萹蓄、赤芍。

（3）湿疮瘙痒，配苦参、白鲜皮、马齿苋、皂角刺、防风、白芷、败酱草、紫花地丁。

（4）肝胆结石、尿路结石，配海金沙、乌梅、琥珀（同煎）、紫花地丁、瞿麦、萹蓄、枳实、木香。

【注意事项】孕妇、脾胃虚寒者，忌服。

95. 金钱草与海金沙

【合用之要】清热利湿，通淋止痛；治湿热内蕴瘀阻。

【合用之机】金钱草，味甘、咸，性微寒，清利湿热、通淋、消肿；海金沙，味甘、咸，性寒，清利湿热、通淋止痛。二药合用，相辅相成。

【主治功效】

（1）肝胆湿热瘀阻，胁肋胀痛或刺痛、绞痛，黄疸、尿短黄、涩，配茵陈、龙胆草、琥珀（同煎）、白芍、焦黄柏、连翘、炒栀子、紫花地丁、瞿麦、赤芍、蒲黄。

（2）尿路结石，配黄连、焦黄柏、紫花地丁、瞿麦、萹蓄、淡竹叶、琥珀（同煎）、川楝子、木香、赤芍。

【注意事项】孕妇、脾胃虚寒者，忌服。

96. 海金沙与琥珀

【合用之要】清热，利湿，散结，通淋；治湿热瘀滞成砂石。

【合用之机】海金沙，味甘、咸，性寒，清利湿热、通淋止痛；琥珀，味甘，性平，散瘀止血、利水通淋。二药合用，相辅相成。

【主治功效】

（1）肝胆湿热、瘀阻成砂石，胁肋或胀痛、或刺痛、绞痛，配金钱草、乌梅、白芍、厚朴、枳实、焦黄柏、炒栀子、紫花地丁、赤芍、蒲黄。

（2）尿路有砂石，配黄连、焦黄柏、紫花地丁、瞿麦、萹蓄、淡竹叶、川楝子、木香、赤芍。

【注意事项】孕妇，忌服；脾胃虚寒者，忌（琥珀，同煎）。

97. 紫花地丁与金钱草

【合用之要】清热，利湿，通淋；治湿热蕴结、小便不利。

【合用之机】紫花地丁，味苦、辛，性寒，清热解毒、凉血消肿；金钱草，味甘、咸，性微寒，清利湿热、通淋、消肿。二药合用，相辅相成。

【主治功效】

（1）肝胆湿热之黄疸，尿短黄涩痛，配茵陈、木通、瞿麦、白芍、厚朴、木香、焦黄柏、炒栀子、赤芍。

（2）下焦湿热蕴结，尿短黄或艰涩或灼热疼痛，配灯心草、淡竹叶、瞿麦、焦黄柏、黄连、赤芍、川楝子。

（3）疔疮痈疽、肿毒发背，红肿热痛、脓积未溃、尿短赤，配败酱草、蒲公英、土茯苓、苦参、地肤子、焦黄柏、皂角刺、白芥子、赤芍。

【注意事项】孕妇、脾胃虚寒者，忌服。

98. 紫花地丁与桑螵蛸

【合用之要】利尿通淋并收涩止尿，治排尿不畅但夜尿频。

【合用之机】紫花地丁，味苦、辛，性寒，清热解毒、凉血消肿；桑螵蛸，味甘、咸，性平，固精缩尿。二药合用，药味苦、辛与甘、咸相对，通利与固涩相对，相反相成而和调。

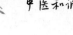

【主治功效】

（1）下焦不利并肾虚，尿频数却淋漓难尽、夜尿频繁，配生地黄、山萸肉、泽泻、炒知母、杜仲、瞿麦、石菖蒲、焦黄柏、牡丹皮。

（2）少腹急胀、尿频急却艰涩难解，或淋漓难尽、夜尿频繁，配炒知母、杜仲、滑石、瞿麦、石菖蒲、川楝子、荔枝核、天花粉、牡丹皮。

【注意事项】孕妇、脾胃虚寒者，忌服。

99. 败酱草与蒲公英

【合用之要】清热解毒，消肿散结，利尿通淋；治湿热毒邪蕴结。

【合用之机】败酱草，味辛、苦，性凉，清热解毒、消痈排脓；蒲公英，味苦、甘，性寒，清热解毒、消肿散结、利尿通淋。二药合用，相辅相成。

【主治功效】

（1）湿热蕴结下焦，配金钱草、紫花地丁、瞿麦、萹蓄、焦黄柏、泽泻、连翘、生地黄、炒知母、赤芍。

（2）肠痈，配紫花地丁、皂角刺、槐角、焦黄柏、桔梗、川楝子、枳实、木香、赤芍。

（3）肺痈，胸痛、咳吐腥臭脓痰，配桑白皮、葶苈子、贝母、白芥子、苇茎、薤白、京半夏、炒黄芩、黄连、赤芍、焦黄柏。

（4）疔疮痈疽、肿毒发背，红肿热痛、脓积未溃、尿短赤，配土茯苓、金钱草、苦参、焦黄柏、紫花地丁、皂角刺、槐角、白芥子、赤芍。

（5）湿疮而流水流脓、瘙痒，配苦参、白鲜皮、马齿苋、皂角刺、防风、白芷、紫花地丁。

【注意事项】孕妇、脾胃虚弱者，忌服。

100. 败酱草与土茯苓

【合用之要】清热解毒，消肿散结，利尿通淋，收涩止尿；治湿热毒邪蕴结。

【合用之机】败酱草，味辛、苦，性凉，清热解毒、消痈排脓。土茯苓，味甘、淡，性平，除湿、解毒、通利关节。二药合用，相辅相成。

【主治功效】

（1）湿疹之湿热毒邪蕴结、风邪郁结于表，湿疹成片、色红糜烂、渗液流脓、尿短黄或涩，配苦参、白鲜皮、马齿苋、焦黄柏、紫花地丁、瞿麦、炒知母、赤芍、紫草、防风、白芷。

（2）湿热蕴结下焦，尿短赤、涩痛，配金钱草、紫花地丁、瞿麦、萹蓄、焦黄柏、泽泻、生地黄、炒知母、赤芍。

（3）痈疽、肿毒，红肿热痛、脓积未溃、尿短赤，配黄连、金钱草、苦参、焦黄柏、紫花地丁、皂角刺、槐角、白芥子、赤芍。

【注意事项】孕妇、脾胃虚弱者，忌服。

101. 白鲜皮与苦参

【合用之要】清热燥湿，祛风解毒；具有抗过敏作用，治抗过敏。该药对为抗过敏之重要药对，常与防风、荆芥协同共用，可为抗过敏辨病用药之代表。

【合用之机】白鲜皮，味苦，性寒，清热燥湿、祛风解毒；苦参，味苦，性寒，清热燥湿，杀虫，利尿。二药合用，相辅相成。

【主治功效】

（1）辨病用药之治：祛风抗过敏止痒；治皮肤糜烂瘙痒之病，清热燥湿、祛风解毒。

（2）辨证用药配伍

①风邪郁表而皮肤瘙痒，配防风、荆芥、白芷、刺蒺藜、牡丹皮。

②湿疹而渗液、流水流脓、瘙痒难耐，配防风、白芷、马齿苋、败酱草、皂角刺、槐角、紫花地丁、焦黄柏、赤芍。

③脾虚生风而皮肤瘙痒，配防风、荆芥、白芷、莲子、怀山药。

④血热生风而肤干瘙痒，配生地黄、炒知母、赤芍、茜草、防风、荆芥、白芷。

⑤风阻鼻窍而喷嚏、鼻痒、流清涕，配防风、荆芥、白芷、苍耳子。

⑥风阻气道而咽痒、呛咳难息、气憋气促，配桑白皮、葶苈子、防风、荆芥、白芷、牛蒡子、皂角刺。

⑦湿热疮毒、黄水淋沥、尿短赤艰涩，配败酱草、紫花地丁、木通、蛇床子、地肤子、皂角刺、焦黄柏、赤芍。

【注意事项】孕妇、脾胃虚弱者，忌服。

102. 白鲜皮与马齿苋

【合用之要】清热燥湿，祛风解毒，凉血止血；治湿疹瘙痒。

【合用之机】白鲜皮，味苦，性寒，清热燥湿、祛风解毒。马齿苋，味酸，性寒，清热解毒，凉血止血。二药合用，相辅相成。

【主治功效】

（1）湿疹而渗液、流水流脓、瘙痒难耐，配苦参、败酱草、皂角刺、槐角、紫花地丁、焦黄柏、赤芍。

（2）湿热疮毒、黄水淋沥、尿短赤艰涩，配苦参、败酱草、土茯苓、紫花地丁、蛇床子、地肤子、皂角刺、焦黄柏、赤芍。

【注意事项】孕妇、脾胃虚弱者，忌服。

103. 白鲜皮与皂角刺

【合用之要】清热燥湿，祛风，消肿排脓；治脓肿、瘙痒。

【合用之机】白鲜皮，味苦，性寒，清热燥湿、祛风解毒。皂角刺，味辛，性温，消肿托毒、排脓。二药合用，药味苦与辛，收涩与辛散相对；药性寒与温相反，相反相成而调和。

【主治功效】

（1）湿疹而渗液、流水流脓、瘙痒难耐，配苦参、败酱草、槐角、防风、白芷、紫花地丁、焦黄柏、赤芍。

（2）痈疽、肿毒，红肿热痛、脓积未溃，配苦参、败酱草、土茯苓、槐角、金钱草、焦黄柏、紫花地丁、白芥子、赤芍。

【注意事项】孕妇、忌服。

104. 五倍子与炒地榆

【合用之要】清热解毒，止血敛疮；治湿热、脓肿。

【合用之机】五倍子，味酸、涩，性寒，涩肠止泻、止血、收湿敛疮。炒地榆，味苦、酸、涩，性微寒，凉血止血、清热解毒、敛疮。二药合用，相辅相成。

【主治功效】

（1）下焦湿热蕴结，前后阴潮湿糜烂、渗液或流脓，配苦参、白鲜皮、地肤子、蛇床子、焦黄柏。

（2）肛门周围湿疹或痔疮疼痛、坠胀，排便不爽，配枳实、木香、川楝子、皂角刺、紫花地丁、焦黄柏、黄连、白芷。

【注意事项】孕妇、脾胃虚弱者，忌服。

105. 紫花地丁与瞿麦

【合用之要】清热解毒，利尿通淋；治湿热蕴结。

【合用之机】紫花地丁，味苦、辛，性寒，清热解毒、凉血消肿；瞿麦，味苦，性寒，利尿通淋、活血通经。二药合用，性味相同，相辅相成。

【主治功效】

（1）下焦湿热，尿短黄或艰涩或灼热疼痛，配灯心草、淡竹叶、滑石、石菖蒲、地肤子、焦黄柏、黄连、赤芍、川楝子。

（2）疔疮痈疽，红肿热痛、脓积未溃、尿短赤，配败酱草、蒲公英、土茯苓、苦参、焦黄柏、皂角刺、槐角、白芥子、赤芍。

【注意事项】孕妇、脾胃虚弱者，忌服。

106. 紫花地丁与萆薢

【合用之要】清热解毒，分清泌浊；治湿热内蕴、清浊不分。

【合用之机】紫花地丁，味苦、辛，性寒，清热解毒、凉血消肿；萆薢，味苦，性平，祛风、利湿、泌浊。二药合用，相辅相成。

【主治功效】

（1）下焦湿热，尿短黄或艰涩或灼热疼痛，配灯心草、淡竹叶、滑石、石菖蒲、地肤子、焦黄柏、黄连、赤芍、川楝子。

（2）肝胆不利、尿酸偏高，尿短赤、或虽清长，但泡沫较多、腥臭，配金钱草、海金沙、瞿麦、厚朴、焦黄柏、焦山楂。

（3）乳糜尿、混浊不清，配杜仲、五味子、泽泻、芡实、茯苓、金钱草、海金沙、瞿麦、焦黄柏。

【注意事项】孕妇，忌服。

107. 萆薢与泽泻

【合用之要】祛湿利尿，分清泌浊；治湿蕴下焦、清浊不分。

【合用之机】萆薢，味苦，性平，祛风、利湿、泌浊；泽泻，味甘，性寒，利小便，清湿热。二药合用，相辅相成。

【主治功效】

（1）下焦湿热，尿短黄或艰涩或灼热疼痛，配淡竹叶、滑石、地肤子、焦黄柏、黄连、赤芍、川楝子。

（2）肝胆不利、尿酸偏高，尿短赤、腥臭，配金钱草、海金沙、紫花地丁、瞿麦、厚朴、黄连、焦黄柏、焦山楂。

（3）乳糜尿、混浊不清，配杜仲、五味子、茯苓、金钱草、海金沙、紫花地丁、瞿麦、焦黄柏。

【注意事项】孕妇，忌服。

108. 泽泻与五味子

【合用之要】清利与固涩并用，分清泌浊；治下焦清浊不分。

【合用之机】泽泻，味甘，性寒，利小便，清湿热。五味子，味酸、甘，性温，收敛固涩，益气生津。二药合用，均具甘而平缓之性，五味子味酸而收涩；药性，寒与温相对，相反相成而和调。

【主治功效】

（1）湿蕴下焦、清浊不分，尿混浊，配紫花地丁、瞿麦、萆薢、茯苓、猪苓、滑石、地肤子。

（2）肾气不化，形寒肢冷、腰酸膝软、小便不利、身肿，配生地黄、山萸肉、杜仲、续断、附子、干姜、紫花地丁、瞿麦、生黄芪。

（3）紫癜性肾病，身肿、尿短黄、或尿黄褐红，配生地黄、炒知母、金钱草、紫花地丁、瞿麦、厚朴、黄连、焦黄柏、紫草。

（4）消渴病，下焦积热、口渴少津、尿清长或短涩，配生地黄、炒知母、山萸肉、天花粉、葛根、杜仲、地骨皮、焦黄柏、黄连。

【注意事项】孕妇，忌服。

109. 怀山药与莲子

【合用之要】健脾化湿，益肾涩精；治脾虚泄泻、肾虚不摄，抗过敏。

【合用之机】怀山药，味甘，性平，补脾养胃、生津益肺、补肾涩精；莲子，味甘、涩，性平，补脾止泻，益肾涩精，养心安神。二药合用，相辅相成。

【主治功效】

（1）脾虚久泻，配炒白术、砂仁、芡实、茯苓、白扁豆、枳壳、党参、生黄芪、五味子。

（2）遗精、带下、遗尿，配五味子、海螵蛸、炒白术、芡实、萆薢、枳壳、党参、生黄芪。

（3）脾虚生风（过敏），皮肤疹起、潮湿、瘙痒，便溏或泄泻，配炒白术、茯苓、枳壳、生黄芪、防风、白芷、荆芥、白鲜皮、紫花地丁。

【注意事项】麸炒山药，补脾；莲子肉入药，先煎30分钟。燥实内结者，忌服。

110. 怀山药与白术

【合用之要】健脾益气，燥湿利水，安胎；治脾虚泄泻。

【合用之机】怀山药，味甘，性平，补脾养胃、生津益肺、补肾涩精；白术，味苦、甘，性温，健脾益气、燥湿利水、安胎。二药合用，相辅相成。

【主治功效】

（1）脾虚泄泻，配党参、砂仁、法半夏、茯苓、白扁豆、枳壳、五味子（白术，炒）。

（2）肾气不化，身肿、便溏或泄泻、尿闭，配附子、干姜、肉桂、杜仲、茯苓、猪苓、枳壳、石菖蒲、瞿麦、生黄芪。

（3）脾气虚弱，妊娠恶阻、胎动不安，配枳壳、砂仁、防风、苏梗、茯苓、法半夏、芡实、党参（白术，炒）。

（4）自汗，汗出清冷、便溏，配五味子、防风、浮小麦、小枣、枳壳、生黄芪。

【注意事项】燥实内结者，忌服。

111. 怀山药与炒神曲

【合用之要】健脾和胃，消食化积；治伤食泄泻。

【合用之机】怀山药，味甘，性平，补脾养胃；炒神曲，味甘、辛，性温，健脾和胃，消食化积。二药合用，相辅相成。

【主治功效】

（1）外感风寒夹食，恶寒、发热、上吐下泻、脘腹疼痛，配防风、苏梗、藿香、荆芥、白芷、连翘、焦黄柏、莱菔子、法半夏、厚朴、延胡索。

（2）食积泄泻，脘腹胀满疼痛、食欲不振、口中酸腐、便溏或泄泻，配厚朴、枳壳、台乌药、莱菔子、焦山楂、茯苓、陈皮、法半夏、金钱草、连翘、焦黄柏。

【注意事项】燥实内结者，忌服。

112. 怀山药与炒莱菔子

【合用之要】和胃，消食；治食积泄泻。

【合用之机】怀山药，味甘，性平，健脾养胃；炒莱菔子，味辛、甘，性平，消食除胀，降气化痰。二药合用，怀山药健脾止泻，炒莱菔子消食除胀，相反相成而和调。

【主治功效】

（1）外感风寒夹食，上吐下泻、脘腹疼痛，配防风、苏梗、藿香、荆芥、连翘、焦黄柏、炒神曲、陈皮、法半夏、厚朴。

（2）食积泄泻，脘腹胀满疼痛、食欲不振、口中酸腐、便溏或泄泻，配厚朴、枳壳、台乌药、焦山楂、茯苓、陈皮、法半夏、金钱草、连翘、焦黄柏。

【注意事项】燥实内结者，忌服。

113. 怀山药与焦山楂

【合用之要】健胃，消食；治伤食泄泻。

【合用之机】怀山药，味甘，性平，健脾养胃；焦山楂，味酸、甘，性微温，消食健胃。二药合用，相辅相成。

【主治功效】

（1）外感风寒夹食，上吐下泻、脘腹疼痛、呃逆，食积，配防风、苏梗、藿香、连翘、焦黄柏、炒神曲、法半夏、厚朴、延胡索。

（2）脾虚食积，纳呆不食、气短乏力、口中不适、黏腻、便溏或泄泻，配党参、白术、厚朴、枳壳、茯苓、法半夏、莱菔子、金钱草、焦黄柏。

（3）食积泄泻，脘腹胀满疼痛、食欲不振、口中酸腐、便溏或泄泻，配厚朴、枳壳、台乌、茯苓、陈皮、法半夏、金钱草、连翘、焦黄柏。

【注意事项】燥实内结者，忌服。

114. 怀山药与芡实

【合用之要】补脾止泻，收涩止带；治脾虚泄泻、带下。

【合用之机】怀山药，味甘，性平，健脾养胃；芡实，味甘、涩，性平，补脾止泻、除湿止带。二药合用，相辅相成。

【主治功效】

（1）脾虚泄泻，配党参、炒白术、砂仁、法半夏、茯苓、白扁豆、枳壳、五味子。

（2）带下清稀，气短懒言、少腹坠胀不适，配生黄芪、桔梗、炙升麻、枳壳、杜仲、茯苓、莲子肉。

（3）遗精、遗尿、尿频，尿清长，配桑螵蛸、杜仲、炒白术、莲子肉、紫花地丁、焦黄柏。

（4）尿白浊，表面似油，配萆薢、泽泻、紫花地丁、五味子、枳壳、生黄芪。

【注意事项】燥实内结者，忌服。

115. 怀山药与法半夏

【合用之要】燥湿化痰，和胃消痞；治痰湿中阻。

【合用之机】怀山药，味甘，性平，健脾养胃；法半夏，味辛，性温，有毒，燥湿化痰、消痞散结。二药合用，相辅相成。

【主治功效】

（1）外感风寒夹食，上吐下泻、脘腹疼痛、呃逆，配防风、苏梗、白芷、连翘、焦黄柏、炒神曲、陈皮、厚朴、延胡索。

（2）脾虚食积，纳呆不食、气短乏力、便溏或泄泻，配党参、厚朴、枳壳、茯苓、莱菔子、金钱草、焦黄柏。

（3）痰湿壅肺，咳嗽痰多、泡沫色白、便溏或泄泻，配桑白皮、葶苈子、射干、干姜、细辛、防风、白芷、厚朴、陈皮、金钱草。

【注意事项】燥实内结者，忌服。

116. 生地黄与炒知母

【合用之要】养阴生津，清热泻火；治阴虚火旺等。

【合用之机】生地黄，味甘，性寒，清热凉血、养阴、生津；炒知母，味苦、甘，性寒，清热泻火、生津润燥。二药合用，相辅相成。

【主治功效】

（1）阴虚火旺，配山萸肉、泽泻、牡丹皮、赤芍、焦黄柏。

（2）阴虚潮热、骨蒸劳热，配山萸肉、泽泻、秦艽、银柴胡、地骨皮、杜仲、女贞子、牡丹皮、焦黄柏。

（3）高热后、舌绛烦渴，配生石膏、芦根、葛根、玉竹、连翘、牡丹皮、赤芍、茜草。

（4）内热消渴，配山萸肉、泽泻、地骨皮、杜仲、女贞子、生石膏、玉竹、牡丹皮、黄连、焦黄柏、生黄芪。

（5）血热而吐血、衄血、发斑，配水牛角末、牡丹皮、赤芍、茜草、紫草、桔梗、炙升麻、地骨皮。

【注意事项】脾胃虚寒者，忌服。

117. 生地黄与杜仲

【合用之要】养肾阴，补肝肾；治肝肾不足。

【合用之机】生地黄，味甘，性寒，清热凉血、养阴、生津；杜仲，味甘，性温，补肝肾、强筋骨、安胎。二药合用，药味甘而补益，药性寒与温相对，相反相成而和调。

【主治功效】

（1）肝肾不足，配山萸肉、泽泻、炒知母、续断、补骨脂、女贞子、菟丝子、当归、枸杞、丹参、生黄芪、焦黄柏。

（2）腰膝酸软、筋骨无力，配续断、补骨脂、金毛狗脊、菟丝子、制首乌、木瓜、桑寄生、桑枝、白芍、枸杞、丹参、生黄芪。

（3）头晕目眩、腰膝酸软、口干舌燥，配山萸肉、泽泻、炒知母、补骨脂、女贞子、菟丝子、当归、丹参、天麻、石决明、生黄芪。

（4）胎动不安，配山萸肉、泽泻、炒知母、续断、女贞子、菟丝子、当归、生黄芪、焦黄柏。

【注意事项】脾胃虚寒者，忌服。

118. 杜仲与女贞子

【合用之要】滋肾阴，养肝肾；治肝肾不足。

【合用之机】杜仲，味甘，性温，补肝肾、强筋骨、安胎；女贞子，味甘、苦，性凉，滋补肝肾、明目乌发。二药合用，药味甘而补益，相辅相成；药性温与凉相对，相反相成而和调。

【主治功效】

（1）肝肾不足，配山萸肉、泽泻、炒知母、续断、补骨脂、菟丝子、桑椹、当归、枸杞子、丹参、生黄芪、焦黄柏。

（2）腰膝酸软、筋骨无力，配续断、补骨脂、金毛狗脊、菟丝子、制首乌、木瓜、桑寄生、桑枝、枸杞子、丹参、生黄芪。

（3）阴虚潮热、骨蒸劳热，配生地黄、山萸肉、泽泻、秦艽、银柴胡、地骨皮、桑椹、牡丹皮、玄参、黄连、焦黄柏。

（4）须发早白、腰膝酸软，配生地黄、熟地黄、山萸肉、泽泻、制首乌、续断、补骨脂、黑芝麻、菟丝子、当归、枸杞、生黄芪、焦黄柏。

（5）内热消渴，配生地黄、山萸肉、泽泻、地骨皮、玉竹、天花粉、牡丹皮、黄连、焦黄柏、生黄芪。

（6）目暗不明、干涩不适，配枸杞、菊花、谷精草、密蒙花、桑叶、白芍、生地黄、山萸肉、泽泻、炒知母、女贞子、生黄芪、玉竹。

【注意事项】脾胃虚寒者，忌服。

119. 杜仲与菟丝子

【合用之要】滋肾之阴阳，养肝肾；治肝肾不足而阳偏虚。

【合用之机】杜仲，味甘，性温，补肝肾、强筋骨、安胎；菟丝子，味辛、甘，性平，补益肝肾、固精缩尿、安胎、明目。二药合用，相辅相成。

【主治功效】

（1）肝肾不足、肾阳不足，配熟地黄、生地黄、山萸肉、泽泻、肉桂、续断、补骨脂、桑椹、枸杞、牡丹皮、生黄芪。

（2）腰膝酸软或冷痛、筋骨无力，配续断、补骨脂、金毛狗脊、制首乌、木瓜、桑寄生、桑枝、附子、肉桂、枸杞、丹参、生黄芪。

（3）妇女经行愆期、量少、色淡，或性欲低下或阳痿，配熟地黄、山萸肉、泽泻、炒知母、淫羊藿、肉苁蓉、当归、牡丹皮、焦黄柏。

（4）须发早白、腰膝酸软，配生地黄、熟地黄、山萸肉、泽泻、炒知母、制首乌、续断、补骨脂、黑芝麻、肉苁蓉、当归、枸杞、生黄芪。

【注意事项】脾胃虚寒者，忌服。

120. 女贞子与菟丝子

【合用之要】滋肾阴，养肝肾；治肝肾不足。

【合用之机】女贞子，味甘、苦，性凉，滋补肝肾、明目乌发；菟丝子，味辛、甘，性平，补益肝肾、固精缩尿、安胎、明目。二药合用，相辅相成。

【主治功效】

（1）肝肾不足、神衰体倦、性欲低下，配生地黄、山萸肉、泽泻、炒知母、杜仲、桑椹、枸杞、牡丹皮、生黄芪。

（2）腰膝酸软、筋骨无力，配续断、补骨脂、金毛狗脊、制首乌、木瓜、桑寄生、桑枝、枸杞、丹参、生黄芪。

（3）须发早白，腰膝酸软，配生地黄、熟地黄、山萸肉、泽泻、炒知母、制首乌、续断、补骨脂、黑芝麻、枸杞、丹参、生黄芪、焦黄柏。

【注意事项】脾胃虚寒者，忌服。

121. 菟丝子与覆盆子、桑椹

【合用之要】滋养肝肾，治肝肾不足。

【合用之机】菟丝子，味辛、甘，性平，补益肝肾、固精缩尿、明目；覆盆子，味甘、酸，性温，益肾固精缩尿、养肝明目；桑椹，味甘、酸，性寒，滋阴补血、生津润燥。三药合用，药味均有甘味而补益，辛与酸相对；药性，平、温、寒相对，具相辅相成与相反相成关系，协同而和之。

【主治功效】

（1）遗精滑精、阳痿早泄，配生地黄、山萸肉、泽泻、炒知母、杜仲、续断、补骨脂、淫羊藿、枸杞、牡丹皮、生黄芪。

（2）遗尿、尿频，配莲子肉、芡实、杜仲、桑螵蛸、紫花地丁、丹参、党参。

（3）肝肾不足之不孕不育，配熟地黄、生地黄、山萸肉、泽泻、炒知母、杜仲、女贞子、淫羊藿、紫河车、枸杞、牡丹皮、生黄芪。

（4）目暗不明、干涩不适，配枸杞、菊花、谷精草、桑叶、白芍、生地黄、山萸肉、泽泻、炒知母、杜仲、女贞子、生黄芪。

【注意事项】表邪未尽、燥实内结者，忌服。

122. 续断与补骨脂

【合用之要】温肾助阳，补肝肾，强筋骨；治肝肾不足而偏阳虚，也为治疗白癜风的主要药对。

【合用之机】续断，味苦、辛，性微温，补肝肾、强筋骨、续折伤；补骨脂，味辛、苦，性温，温肾助阳（外用消风、祛白斑）。二药合用，相辅相成。

【主治功效】

（1）肝肾不足，腰膝酸软而冷痛，配熟地黄、山萸肉、泽泻、炒知母、金毛狗脊、巴戟天、怀牛膝、木瓜、桑枝、枸杞、丹参、生黄芪。

（2）遗精滑精、阳痿早泄，配熟地黄、山萸肉、泽泻、炒知母、杜仲、淫羊藿、怀牛膝、桑椹、枸杞、生黄芪。

（3）遗尿、尿频，尿清长而冷，配莲子肉、芡实、杜仲、桑螵蛸、紫花地丁、丹参、党参。

（4）须发早白，腰膝酸软冷痛，配熟地黄、山萸肉、泽泻、炒知母、制首乌、黑芝麻、杜仲、淫羊藿、巴戟天、枸杞、生黄芪、焦黄柏。

（5）白癜风（肝肾不足），配生地黄、山萸肉、泽泻、炒知母、杜仲、女贞子、菟丝子、丹参、紫草、防风、焦黄柏。

【注意事项】阴虚火旺者，忌服。

123. 续断与金毛狗脊

【合用之要】补肝肾，强筋骨，祛风湿；治肝肾不足而筋骨不利。

【合用之机】续断，味苦、辛，性微温，补肝肾、强筋骨、续折伤；金毛狗脊，味苦、甘，性温，补肝肾、强腰脊、祛风湿。二药合用，相辅相成。

【主治功效】

（1）肝肾不足，腰膝酸软而冷痛，配熟地黄、山萸肉、泽泻、炒知母、杜仲、巴戟天、怀牛膝、木瓜、桑枝、枸杞、丹参、生黄芪。

（2）骨痹疼痛，骨骼痿软，或骨质疏松，或骨节变形萎缩，配熟地黄、生地黄、山萸肉、泽泻、杜仲、补骨脂、淫羊藿、肉苁蓉、怀牛膝、木瓜、桑枝、枸杞、生黄芪。

（3）风湿痹痛，腰膝酸软、形寒肢冷，配附子、干姜、独活、羌活、桑枝、桂枝、防己、防风、白芷、杜仲、补骨脂、枳实、木瓜、焦黄柏。

【注意事项】阴虚火旺者，忌服。

124. 炒知母与地骨皮、银柴胡

【合用之要】养阴生津，清热泻火；治阴虚而热之虚热。

【合用之机】炒知母，味苦、甘，性寒，清热泻火、生津润燥；地骨皮，味甘，性寒，凉血除蒸、清肺降火、生津止渴；银柴胡，味甘，性微寒，清虚热、除疳热。三药合用，相辅相成。

【主治功效】

（1）肝肾阴亏，腰膝酸软而烘热疼痛，配生地黄、山萸肉、泽泻、杜仲、女贞子、怀牛膝、木瓜、桑枝、枸杞、焦黄柏。

（2）骨蒸盗汗，配龟甲、生地黄、山萸肉、泽泻、生牡蛎、杜仲、女贞子、秦艽、赤芍、牡丹皮、焦黄柏、黄连。

（3）肺肾阴亏，虚劳咳嗽，或干咳无痰，或咳鲜血，配百合、芦根、玉竹、鳖甲、生地黄、山萸肉、杜仲、女贞子、赤芍、白及。

（4）小儿疳积发热，夜啼不安、烦躁、好动，配桑叶、白芍、槟榔、炒使君子、乌梅、连翘、焦黄柏、牡丹皮、太子参。

【注意事项】脾胃虚寒者，忌服。

125.炒知母与秦艽

【合用之要】祛风湿，清虚热，止痹痛；治虚热、痹痛。

【合用之机】炒知母，味苦、甘，性寒，清热泻火、生津润燥；秦艽，味辛、苦，性平，祛风湿、清湿热、止痹痛。二药合用，相辅相成。

【主治功效】

（1）肝肾阴亏，腰膝酸软而骨干烘热疼痛，配生地黄、山萸肉、泽泻、地骨皮、杜仲、女贞子、木瓜、桑枝、丹参、黄连、焦黄柏。

（2）潮热盗汗，配白芍、生牡蛎、生地黄、山萸肉、泽泻、女贞子、银柴胡、赤芍、牡丹皮、焦黄柏、黄连。

（3）风湿热痹，骨节肢体沉重疼痛、酸胀疼痛难耐、尿短黄、舌苔黄腻，配桑枝、海风藤、苍术、防己、羌活、防风、白芷、滑石、茵陈、薏苡仁、茯苓。

【注意事项】脾胃虚寒者，忌服。

126.炒知母与浙贝母、乌贼骨

【合用之要】清热制酸，治胆胃不和而泛酸。

【合用之机】炒知母，味苦、甘，性寒，清热泻火、生津润燥；浙贝母，味苦，性寒，清热散结、化痰止咳；乌贼骨（海螵蛸），味咸，性微温，除湿、制酸、止血、敛疮。三药合用，苦与苦相合，甘与苦相对，咸以中而沉，寒与温并用，相辅相成与相反相成并行而和之。

【主治功效】

（1）胆胃不和，脘腹痞结疼痛而呃逆气上冲，或心下至喉间灼热不适，或心中泛酸，或大便不爽，配厚朴、甜瓜蒌、木香、黄连、法半夏、金钱草、茵陈、龙胆草、紫花地丁、焦黄柏。

（2）胃肠积热而呕血或便血，尿短赤，配厚朴、降香、木香、黄连、连翘、五倍子、炒地榆、藕节、白及、金钱草、焦黄柏。

【注意事项】燥实内结者，忌服。

127.乌贼骨与瓦楞子

【合用之要】制酸止痛，治胆胃不和而泛酸。

【合用之机】乌贼骨（海螵蛸），味咸，性微温，除湿、制酸、止血、敛疮；瓦楞子，味甘、咸，性平，消痰化瘀、软坚散结、制酸止痛。二药合用，相辅相成。

【主治功效】

（1）胆胃不和，脘腹痞结疼痛、心下至喉间灼热不适，或心中泛酸较甚，或口苦，或大便不爽，配炒知母、浙贝母、厚朴、木香、黄连、法半夏、金钱草、茵陈、紫花地丁、焦黄柏。

（2）胃肠积热而呕血或便血，尿短赤，配厚朴、降香、木香、黄连、连翘、炒知母、浙贝母、炒地榆、白及、金钱草、焦黄柏。

【注意事项】燥实内结者，忌服。

128. 炒知母与桑枝

【合用之要】清湿热，祛风湿，利关节；治关节肢体痹痛。

【合用之机】炒知母，味苦、甘，性寒，清热泻火；桑枝，味微苦，性平，祛风湿、利关节。二药合用，相辅相成。

【主治功效】

（1）风湿阻络日久，肩臂、关节酸痛麻木而灼热，配独活、羌活、防己、防风、藁本、白芷、川芎、焦黄柏、紫花地丁。

（2）风湿热痹，骨节肢体酸胀疼痛难耐、沉重难举、尿短黄、舌苔黄腻，配海风藤、苍术、防己、羌活、防风、白芷、滑石、茵陈、薏苡仁、茯苓。

（3）肝肾阴亏，腰膝酸软而骨干烘热、甚则灼热疼痛，配生地黄、山萸肉、泽泻、地骨皮、秦艽、银柴胡、杜仲、女贞子、木瓜、丹参、黄连、焦黄柏。

【注意事项】脾胃虚寒者，忌服。

129. 桑枝与枳实

【合用之要】通络脉，利关节；治经脉痹阻不通。

【合用之机】桑枝，味微苦，性平，祛风湿、利关节；枳实，味苦、辛、酸，性微寒，破气消积、通络散痞。二药合用，药味微苦与苦协同，辛与酸则为散与收相对而和之。

【主治功效】

（1）血虚而络脉失养而痹阻，筋脉挛急不舒、肢体麻木，配白芍、当归、桂枝、鸡血藤、木瓜、防己、川芎、丹参、生黄芪。

（2）风湿阻络日久，肩臂、关节、肢体麻木或发凉无感觉，配独活、羌活、木瓜、防己、防风、藁本、白芷、石菖蒲、川芎、丹参。

（3）肾阳不足，形寒肢冷、四末厥逆，配桂枝、鸡血藤、附子、干姜、当归、川芎、丹参、生黄芪。

【注意事项】孕妇、脾胃虚寒者，忌服。

130. 丹参与牡丹皮

【合用之要】活血化瘀，治瘀血阻滞，为活血化瘀之典型药对。

【合用之机】丹参，味苦，性微寒，活血祛瘀、调经止痛、养血安神；牡丹皮，味苦、辛，性微寒，清热凉血，活血化瘀。二药合用，性味相近，治疗切入点相似，丹参为活血养血之要药，牡丹皮为化瘀消散之代表，相辅相成。

【主治功效】

（1）气虚血瘀证，配党参、黄芪、桔梗、炙升麻、白芍、枸杞、当归。

（2）气滞血瘀之证，配郁金、姜黄、枳实、木香、桃仁、红花。

（3）阳虚寒凝而血瘀之证，配附子、干姜、桂枝、枳实、川芎，

（4）阴亏热盛、血受煎熬而瘀之证，配生地黄、炒知母、地骨皮、银柴胡、赤芍、茜草、小蓟、芦根、玉竹。

（5）血虚而血瘀之证，配熟地黄、生地黄、山萸肉、白芍、枸杞、当归、生黄芪。

【注意事项】孕妇，忌服。

131. 丹参与紫草

【合用之要】活血，化瘀，消斑；治瘀血阻滞、斑块显露。

【合用之机】丹参，味苦，性微寒，活血祛瘀、调经止痛、养血安神；紫草，味甘、咸，性寒，清热凉血、活血化瘀消斑。二药合用，相辅相成。

【主治功效】

（1）黄褐斑，斑点紫暗而瘀、烦躁、身烘热、便干，配郁金、槟榔、白芍、生地黄、炒知母、防风、白芷、白鲜皮、牡丹皮。

（2）干性或湿性湿疹，或荨麻疹等，病中或病后，皮肤受损而紫暗成斑，配牡丹皮、白鲜皮、防风、白芷、葛根、桔梗、炙升麻。

【注意事项】孕妇、脾胃虚寒者，忌服。

132. 丹参与蒲黄

【合用之要】活血，化瘀，通络；治瘀血阻滞不通。

【合用之机】丹参，味苦，性微寒，活血祛瘀、调经止痛、养血安神；蒲黄，味甘，性平，止血、化瘀。二药合用，相辅相成。

【主治功效】

（1）瘀阻脑窍，各种原因致颅内出血后瘀滞或梗塞，头痛而固定或刺痛、舌青紫，配石菖蒲、牡丹皮、天麻、连翘、生黄芪。

（2）血瘀胸痹，刺痛或憋闷疼痛、唇紫绀，配檀香、厚朴、薤白、甜瓜蒌、桃仁、红花、莪术。

（3）黄褐斑，斑点紫暗、有瘀点、烦躁、舌面瘀点瘀斑，配郁金、槟榔、白芍、紫草、牡丹皮、生地黄、炒知母、白芷、白鲜皮。

（4）痛经或经行愆期，甚者闭经、刺痛、舌面瘀点瘀斑，配郁金、延胡索、槟榔、白芍、益母草、桃仁、红花、生地黄、炒知母、杜仲。

【注意事项】孕妇，忌服。

133. 丹参与莪术

【合用之要】行气活血，破瘀消积，止痛；治瘀血结滞较甚。

【合用之机】丹参，味苦，性微寒，活血祛瘀、调经止痛、养血安神；莪术，味辛、苦，性温，行气破血、消积止痛。二药合用，药味均为苦，莪术兼辛；药性微寒与温并用，相反相成而破瘀血之力更强。

【主治功效】

（1）癥瘕积聚，质地坚硬、推之不移、刺痛，配三棱、蒲黄、桃仁、水蛭、浙贝母、白芥子。

（2）血瘀胸痹，刺痛、或憋闷疼痛、唇紫绀，配延胡索、檀香、厚朴、薤白、甜瓜蒌、桃仁、红花。

（3）痰瘀阻肺，咳喘不畅、痰难咔出、胸口憋闷、气憋难续、舌暗苔腻，配桑白皮、葶苈子、贝母、白芥子、莱菔子、厚朴、薤白、甜瓜蒌、红花。

（4）瘀血经闭，痛经或经行愆期、甚者闭经，刺痛、舌面紫暗瘀点，配郁金、延胡索、槟榔、白芍、益母草、桃仁、红花、生地黄、炒知母、杜仲。

【注意事项】孕妇，忌服。

134. 丹参与枸杞

【合用之要】活血，养血，明目；治阴血失和而瘀。

【合用之机】丹参，味苦，性微寒，活血祛瘀、调经止痛、养血安神；枸杞，味甘，性平，补肝肾、养阴血、明眼目。二药合用，相辅相成。

【主治功效】

（1）血虚血瘀而目花干涩、视物不清，配桑叶、白芍、当归、女贞子、生地黄、炒知母、菊花、密蒙花、谷精草。

（2）气血不和而月经不调，配当归、益母草、生黄芪、党参、桔梗、炙升麻。

（3）血虚失眠，心悸烦热、头晕眼花、唇干或干红少津，配白芍、当归、五味子、炒枣仁、制远志、玉竹、炒知母。

【注意事项】外感发热者，忌服。

135. 枸杞与当归

【合用之要】补血，养血；治阴血不足。

【合用之机】枸杞，味甘，性平，补肝肾、养阴血、明眼目；当归，味甘、辛，性温，补血活血、调经止痛、润肠通便。二药合用，相辅相成。

【主治功效】

（1）血虚而目花干涩、视物不清，配桑叶、白芍、桑椹、女贞子、菊花、密蒙花、谷精草、生地黄、炒知母。

（2）血虚失眠，心悸烦热、头晕眼花、唇干或干红少津，配白芍、五味子、炒酸枣仁、制远志、玉竹、炒知母。

（3）气血不和而月经不调，配益母草、丹参、生黄芪、党参、桔梗、炙升麻。

（4）血虚肠燥，大便干结难解，配木香、麦冬、玉竹、郁李仁、火麻仁、柏子仁。

【注意事项】外感发热者，忌服。

136.枸杞与桂圆

【合用之要】补血，养血；治阴血不足。

【合用之机】枸杞，味甘，性平，补肝肾、养阴血、明眼目；桂圆，味甘，性温，补益心脾、养血安神。二药合用，味甘而养血，补肝肾与益心脾协同，脏腑皆养，相辅相成。

【主治功效】

（1）心脾气血不足，心悸怔忡、倦怠乏力，配党参、黄芪、白术、大枣、丹参、白芍、制远志、枳壳、炙甘草。

（2）健忘失眠，配丹参、炒枣仁、五味子、益智仁、黄芪、白术、大枣、白芍、枳壳。

（3）血虚萎黄，配黄芪、当归、丹参、杜仲、桑椹、女贞子、熟地黄、茵陈。

【注意事项】外感发热者，忌服。

137.枸杞与菊花

【合用之要】养血，平肝，明目；治阴血不足、目干涩。

【合用之机】枸杞，味甘，性平，补肝肾、养阴血、明眼目；菊花，味甘、苦，性微寒，散风清热、平肝明目。二药合用，相辅相成。

【主治功效】

（1）阴血不足而目干涩、视物不清，配生地、山萸肉、泽泻、炒知母、地骨皮、牡丹皮、当归、白芍、金钱草、草决明、密蒙花、玉竹。

（2）血虚外感而目干痒，口干咽燥，配桑叶、白芍、金银花、木贼、防风、连翘、牛蒡子、牡丹皮、赤芍、葛根、玉竹。

【注意事项】脾胃虚寒者，忌服。

138. 玄参与赤芍

【合用之要】清热凉血，解毒散结；治热毒蕴结、血热瘀滞。

【合用之机】玄参，味甘、苦、咸，性微寒，清热凉血、滋阴降火、解毒散结；赤芍，味苦，性微寒，清热凉血、散瘀止痛。二药合用，相辅相成。

【主治功效】

（1）热入营血，高热不退、神昏、瘀斑渐起，配水牛角末、茜草、小蓟、牡丹皮、生地黄、炒知母、连翘、黄连、焦黄柏、炙升麻、葛根。

（2）咽喉肿痛，配金银花、山豆根、重楼、连翘、炒栀子、青黛、败酱草、焦黄柏、紫花地丁。

（3）痈疽疮毒，配败酱草、焦黄柏、紫花地丁、皂角刺、路路通、重楼、连翘。

【注意事项】湿蕴脾胃、脾虚便溏者，忌服。

139. 茜草与小蓟

【合用之要】清热解毒，凉血止血；治热毒蕴结、血热瘀滞。

【合用之机】茜草，味苦，性寒，凉血、祛瘀、止血；小蓟，味甘、苦，性凉，凉血止血、散瘀解毒消痈。二药合用，相辅相成。

【主治功效】

（1）热入营血，高热、瘀斑渐盛而紫暗，配水牛角末、玄参、赤芍、生地黄、炒知母、连翘、黄连、焦黄柏、炙升麻、葛根。

（2）血热崩漏，出血鲜红不止，配血余炭、荆芥炭、玄参、赤芍、牡丹皮、生地黄、炒知母、焦黄柏。

（3）血热瘀阻经闭，配生地黄、炒知母、玄参、赤芍、益母草、桃仁、焦黄柏、连翘。

（4）风湿热痹痛，热邪偏盛，配玄参、赤芍、海风藤、大黄藤、焦黄柏、败酱草、紫花地丁。

（5）痈疖肿毒，红肿热痛、肿痛热盛红赤，配玄参、赤芍、牡丹皮、败酱草、蒲公英、焦黄柏、紫花地丁、皂角刺、槐角。

（6）血尿，或尿色黄红如酱油，配玄参、赤芍、白及、败酱草、焦黄柏、紫花地丁。

【注意事项】脾胃虚寒及无瘀滞者，忌服。

140. 白及与藕节

【合用之要】收敛止血，化瘀；治出血，为止血主要药对。

【合用之机】白及，味苦、甘、涩，性微寒，收敛止血、消肿生肌；藕节，味甘、涩，性平，收敛止血、化瘀。二药合用，相辅相成。

【主治功效】

（1）咯血，配桑白皮、百合、白果、沙参、牡丹皮、桔梗。

（2）吐血，配乌贼骨（海螵蛸）、浙贝母、炒知母、金钱草、厚朴、炒延胡索。

（3）衄血，配防风、薄荷、苍耳子、茜草、桔梗。

（4）便血，配赤石脂、赤芍、五倍子、炒地榆。

（5）月经过多，甚则淋漓不止，配阿胶珠、炒艾叶、荆芥炭、白芍、益母草。

【注意事项】外感热病及内热壅盛者，忌服。

141. 阿胶珠与白及

【合用之要】收敛止血，治出血，为止血主要药对。

【合用之机】阿胶珠，味甘，性平，补血止血、滋阴润燥；白及，味苦、甘、涩，性微寒，收敛止血、消肿生肌。二药合用，相辅相成（阿胶珠制法：以文火炒阿胶，至微黄、发泡而成珠，碾粉兑服）。

【主治功效】

（1）吐血，配乌贼骨（海螵蛸）、浙贝母、藕节、炒知母、金钱草、厚朴、炒延胡索。

（2）便血，配藕节、赤石脂、赤芍、五倍子、炒地榆。

（3）月经过多，甚则淋漓不止，配藕节、炒艾叶、荆芥炭、白芍、益母草。

（4）妊娠胎漏，配藕节、枸杞、杜仲、白芍、益母草。

【注意事项】外感热病及内热壅盛者，忌服。

142. 生黄芪与败酱草

【合用之要】托里，透脓，解毒；治毒邪内结而成痈成脓之证，为扶正祛邪、托里透脓之主要药对。

【合用之机】生黄芪，味甘，性微温，扶正祛邪、行滞通痹、托毒排脓、敛疮生肌；败酱草，味辛、苦，性凉，清热解毒、消痈排脓、活血行瘀。二药合用，为攻补兼施、扶正祛邪之相反相成而和调之代表。

【主治功效】

（1）热毒内蕴，发热久延，或低热，或面赤，或尿短黄赤，或身体局部红肿热痛而原因不明，配蒲公英、土茯苓、皂角刺、紫花地丁、连翘、焦黄柏、赤芍、牡丹皮。

（2）咽喉肿痛、乳蛾（扁桃体）肿大、痄腮红肿，配射干、山豆根、重楼、蒲公英、皂角刺、槐角、紫花地丁、连翘、焦黄柏、赤芍。

（3）疮疡疔疖、痈疽，肿痛、脓成而难溃，配蒲公英、皂角刺、槐角、紫花地丁、白花蛇舌草、桔梗、连翘、焦黄柏、赤芍。

（4）皮肤湿疹、疮疡，渗液、流脓、瘙痒、创面久不愈，配蒲公英、白鲜皮、马齿苋、皂角刺、槐角、紫花地丁、连翘、焦黄柏、牡丹皮（炉甘石、冰片、硼砂，碾粉外敷）。

（5）肠痈腹痛、里急后重、或便秘，配蒲公英、土茯苓、皂角刺、槐角、紫花地丁、桔梗、连翘、焦黄柏、黄连、木香、大黄。

（6）湿热毒瘀下焦、腰痛、尿短涩或黄红、下肢肿胀、便秘，配蒲公英、紫花地丁、瞿麦、木通、龙胆草、黄连、焦黄柏、大黄、赤芍、小蓟。

【注意事项】孕妇、脾虚者，忌服。

143. 生黄芪与皂角刺、槐角

【合用之要】托里，透脓，解毒；治痈疽成痈成脓未破之证。

【合用之机】生黄芪，味甘，性微温，扶正祛邪、行滞通痹、托毒排脓、敛疮生肌；皂角刺，味辛，性温，消肿托毒、排脓；槐角，味苦，性寒，清热泻火、凉血止血。三药合用，托里透脓而消痈排脓，为攻补兼施、扶正祛邪之相反相成而和调之代表。

【主治功效】

（1）咽喉肿痛、乳蛾（扁桃体）肿大、痄腮红肿，配败酱草、山豆根、重楼、紫花地丁、连翘、焦黄柏、赤芍。

（2）疮疡疔疖、痈疽，肿痛、脓成而难溃，配败酱草、紫花地丁、白花蛇舌草、桔梗、连翘、焦黄柏、赤芍。

（3）皮肤湿疹、疮疡，积脓积液而未净、瘙痒、创面难愈、或瘢痕挛缩，配败酱草、白鲜皮、马齿苋、路路通、紫花地丁、桔梗、连翘、焦黄柏、赤芍、牡丹皮。

（4）痔疮疼痛、坠胀不适、肛周发胀、或排便无力、或便秘，配败酱草、五倍子、炒地榆、紫花地丁、桔梗、焦黄柏、木香。

【注意事项】孕妇、脾虚者，忌服。

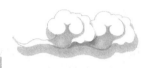

下 篇

"和调"思想诊治疑难病概览及举隅

应用和调思想诊治中医疑难病，需要把握中医疑难病的基本特点及其诊治概要。本篇提要性地探析中医疑难病的基本特点及其和调之治；从病机归类的角度，对若干疑难病证的诊治做概要性举隅分析。

第七章 中医"和调"思想诊治疑难病提要

中医诊治疑难病，既要胆大心细，又要缜密周全，力达行方智圆。

胆大，就是要拓展思维，善于思辨，抓住病证诊治的关键；心细，就是要能够从病证的细微特殊变化中，见微知著，发现并抓住特殊的病变信息而深究之。缜密，就是要全面诊察、四诊合参，理法方药一体，三思而行，以"和"为纲；周全，就是在确定治则治法，遣方用药时，既要主次有别，切中主证，又能注意邪正相争及其盛衰关系，和调而治。行方智圆，就是要正确辨病辨证，紧扣病机，逐机而治，和调而治，理法方药思想一致，医患和谐，最终治愈疾病。

疑难病证，多为病情复杂或危重，临床表现不典型、疑似病证较多的病证。其诊治不易，接诊之始，就需要建立相互信任、相互配合、和谐互动的医患关系；诊断之时，必须全面诊察，四诊合参，抓住其病机不和、失和的本质，辨病辨证；治疗之时，常需协同化地"多法互用""多方（方义、主药）协用"，也就需要综合性的"和调"。

以和调思想诊治疑难病证，必须坚持以"和"的状态为目的，通过"调"的过程，以调和、和解、中和等方法，将人体"不和""失和""失衡"的病变状态调整恢复到"阴平阳秘""和者则平""以和为期""以平为期"的正常功能状态。[106]

第一节 疑难病诊治的难点

一、对疑难病的基本认识

当今世界人们正面临许多威胁健康、给身心带来痛苦的疑难病患。这些病患，挑战着人类已有的科学知识与医疗技术手段，也在挑战着传统的中医药学，成为人们所言的疑难杂病。

疑难病诊治较难，往往既无现成的理论（经验）可资参考、指导，也无可知的规律可循。概括而言，大凡具有"难诊、难治、难愈"，或是"少见、罕见、疑似"，或是"夹杂太甚、复杂多变"等特点之一者，均可归为此言的疑难病。

疑难病的诊治之难，主要在于其病情复杂，病机多变，多为人体内外、阴阳、气血、脏腑、心身等出现"不和""失和""失畅"，诊断不易，治疗较难。

诊断或治疗疑难病，需要医者以"和调"思想为指导，"以和识变"，识"和"辨"不和"，周密诊察，慎密分析，严密逻辑推论，严谨慎重做出诊断结论；"和其不和"，以"和调"为统筹，立治则，定治法，选方药，善用"和剂（和方）""和药"及相应药对，采用理法方药一致的多种适宜方法进行有效治疗。

二、多种因素导致人体"不和""失和"

疑难病证之所以具有非典型性、疑似性、罕见性、危重性、多样性、交叉性等特点，主要在于其成因及其病机较为复杂。

（一）主要成因

1. 自然生态环境不良因素增多

随着诸多因素的影响，自然生态环境中不利于人体健康的因素增多。中医学认为，人与天地相应，禀天地之气而生，食自然界五谷清气而长。人类生存所依赖的自然生态环境的恶化，必然影响着人类的健康。

现在已知的若干种疑难病患，如癌症、过敏性疾病、结石病等，常常与患者的生存环境直接相关。

2. 社会环境变化及竞争加剧

随着社会环境变化及其竞争的加剧，人的生命活动也发生着极大的变化。一方面，随着社会的发展，物质文明的改善，人类的寿命越来越长；另一方面，社会竞争日趋激烈，人际关系日益复杂，对人的心理、生理的影响日益巨大，心身性疾病越来越多，新的疑难性疾病也就越来越多。

3. 生活方式的负性因素增多

随着物质条件的改善及科技的发展进步，人们的生活条件极大改善，生存及生活方式也发生着极大的变化。其中一些不良因素，成为影响健康的负面因子，导致人的健康水平下降，新的病患由此而生。

过劳、过逸、过食（饮食结构不当）是生活方式变化中影响人体健康的最主要的负面因子。如大量食用速食食品、合成饮料等，已经成为影响健康，尤其是青少年健康的最大潜在危险因素。

4. 惰性心理因素增多

在笔者诊治的疑难病患者中，尤其是成年人，大部分病人在患有身体疾病的同时，多兼有心因性疾患。其心理状态大多不好，惰性心理因素增多，直接影响或导致较为复杂的疑难病证，呈现生理与心理交互影响而使病情恶化。

5. 疾病谱在不断变化

由于自然与社会生态环境的变化，社会竞争的激烈、人际关系的紧张、生活方式的变化、饮食结构的改变，代谢性疾病呈现新的高发状态，由高血糖、高血脂、高血压、高血尿酸等引致的若干疾患，也多为难治之病。若干传统常见病的发病特点及阶段特征已不明显、不典型；若干疾患的发病年龄段已不典型，且有低龄化的趋势。

6. 医源性疾患增多

医源性因素导致的疾病，往往都是危重、疑难之病。由于诊断不明而盲目治疗，或是治疗有误之失治（延误时机而失于治疗）、误治（错误治疗）、过治（过度治疗），均会导致医源性疾病。药物滥用，超剂量、超时限、超承受力的过度治疗，是医源性疾病的又一类新问题。

7. 多种因素相互影响并交织

人作为自然与社会紧密结合的生命体，每一个人均处于一个具体特定的生存环境中，有着自身特定的禀赋体质、心理素养，承担着各种社会角色。因此，前述容易引致疑难病证的五种因素及其变化，均会时时影响着人的健康。有时还会多种因素相合而交织，引致各种疑难病证。

8. 超前诊断发现的特殊病患越来越多

借助科技新方法、新手段与新的仪器设备，人们可以从分子、量子水平进行人的基因组学、蛋白质组学、微生态等检测，可以从微观、超微观、多学科综合地进行疾病的早期诊断，超前发现或诊断出许多以往未能诊断和发现的新的疾病，为治疗赢得了时间。

但这类早期或超前诊断出的病况，其相应的系统诊断与治疗尚缺标准及规范，其治疗往往也就成为一个新的难题。

（二）疑难病证的关键病机

疑难病证的关键病机，主要是阴阳失和失衡、脏腑失和失调、气血不和失和、气机失畅逆乱、内外失和失调等，形成多个网结交织的病机关系。这是由于以上多样性、多重性病因的作用与影响，导致疑难病证的邪正相争往往都较为剧烈或复杂，邪正盛衰也较为突出及复杂，人体自身的自调自稳能力遭到破坏，机体不和、失和或失衡。

三、诊断不易

（一）临床表现非典型性突出

疑难病的主要特征之一，就是非典型性。其临床表现，多为多病多证相兼，表现特点不典型，疑似病证较多。

以笔者诊治的一例"特发性肺含铁血黄素沉着、喘促、短气并脑室扩大"为例。

该患儿因头痛、脸色苍白并发紫半年，曾在某市某儿童医院住院治疗。入院诊断：贫血原因待查，脑积水。一月后，出院诊断：特发性肺含铁血黄素沉着症，重度贫血，小儿偏头痛？脑室扩大。笔者诊治时，该患儿头颅较大，颅骨较方；头痛，烦躁，夜寐不安；面色黑红紫而晦暗，颜面浮肿；鼻塞，呼吸不畅，喘促，胸闷。诊为肺脾俱虚、气血不足、痰瘀互结胸中，以补益脾肺、调补气血、活血破瘀、涤痰化湿、宣肺利水之法及相应方药治之。

初期，服药1周，咳嗽时痰液由白色转为微黄红色；中后期，服药3周后，痰色由黄红色转为白色，渐至无咯痰，咳嗽止，胸部无特殊感觉；头痛等症消失。守方治疗1月，颜面浮肿消失，面容恢复正常，呼吸正常；头型完全正常，无畸形状态。

笔者诊治评析：该患儿之病情，可见多种疾病交织，临床表现均非传统的一般病证的典型表现，鉴别诊断十分困难，治疗也十分不易。

第一，从其喘促看，若仅从中医辨病辨证的角度分析，到底是何因所致。是外邪侵扰所致还是久病内伤之喘促，很难明确。其在某著名儿童医院住院治疗后诊断为"特发性肺含铁血黄素沉着（症）"极为重要。据此分析并治疗，才能最终确定其病，喘促应是由于"特发性肺含铁血黄素沉着（症）"所致。

含铁血黄素沉着于肺部，影响肺部的气体交换，血氧饱和浓度下降，机体缺血缺氧，肺主气、司呼吸的功能受损，肺脏之宗气不足，不能"朝百脉"，遂出现头痛，烦躁，面色黑红紫晦暗，颜面浮肿，呼吸不畅，喘促，胸闷等症。

治疗本病之关键，在于促进肺部含铁血黄素的吸收与排除。从中医辨证及病因病机分析的角度看，该患儿"特发性肺含铁血黄素沉着症"的主要症结应为"痰瘀互结"。

第二，该患儿头颅较大，颅骨较方，应与髓海不足有关；但是，又同时出现头痛、烦躁、夜寐不安等心神不宁、清窍被蒙等症。该病起于先天肾精不足，又由于后天失调所致，故出现方颅（脑积水或脑室扩大）。同时，由于其

"特发性肺含铁血黄素沉着（症）"的影响，体内均有"有形之痰"与"无形之痰"为患之表现。其有形之痰形成后，停阻气道，影响肺之宣发、肃降，肺气上逆而致咳嗽、喘促等；积于胸中肺部，致胸闷难耐。其无形之痰生于内，阻脑络，致气结而头大、头痛；络阻较甚，痰湿与瘀血内聚，阻碍气血敷布，脑髓失养，清窍被蒙，故头痛，烦躁，夜寐不安。

基于这样的分析判断而遣方用药，终获较好疗效。

（二）多种疾患多个证候相兼并现

疑难病之临床表现，多为多种病患同时存在，证候表现多证交织相兼，辨证不易。

仍以上节所举"特发性肺含铁血黄素沉着、喘促、短气并脑室扩大"为例。该患儿之病，主为喘促、方颅；证见肺脾俱虚、气血不足、痰瘀互结，多个病证交织；主要病机为痰瘀内结胸中肺部，有形之痰阻于肺部，无形之痰阻滞髓海脑窍，痰瘀互结尤甚。

（三）发生率较低且病况罕见特殊

疑难病的一大特点，就是发生概率不高，病况十分罕见而特殊。以笔者诊治的一例"足底穴位按摩不当致头肿"为例。

该患者就诊时，病变特点突出且特殊：面部红肿紫暗，头面部呈倒三角形，先疼痛，后肿胀，再流水（渗出）；明显不同于一般感染性疾病之先肿胀、再溃烂（渗出）、疼痛。为何成此状，其因难寻，其证难辨。

经反复诊察、分析得知：其病因足底按摩穴位敏感点，受到强烈刺激，足少阴肾经之气机凝滞、积阻于头及颈项部而发病。积久，积毒积瘀积热，致头面肿胀、溃烂流水。辨病为面肿、大头瘟（淋巴管及淋巴结炎）。辨证，属经脉不通、热毒积聚、痰瘀互结、肉腐血壅之证。治疗当疏通经脉之气、通利阻滞不通之淋巴管，畅通淋巴液回流，以清热（渗湿）解毒、调畅气机、涤痰化瘀、软坚散结、护肤修肤之法及其方药治之，面肿、大头瘟悉除，疼痛、肿胀、溃烂等症均消。

（四）缺乏传统理论依据或诊断标准

疑难病，为发生概率不高且病况罕见的特殊病，其可依据之理论指导、诊断治疗标准等十分缺如。

仍以上节所举"足底穴位按摩不当致头肿"为例。该患者所病之特点突出且特殊，其因难寻，其证难辨，确实缺乏传统理论依据或诊断标准可资借鉴。

（五）微观检查异常但临床表现不明显

疑难病证从微观、超微观的层面进行诊察，常会发现客观指标的异常，但患者尚未出现相应或典型的临床表现（症状、体征）。中医诊断也就缺乏辨病、辨证诊断的依据与切入点，即无证（症）不辨。患者面对这样的情况时，往往又多选择中医来调治、解决。这就形成了对中医诊疗的挑战，对中医提出了新的要求，我们必须在传统的望闻问切的基础上，进一步研究和拓展临床诊断辨病、辨证的方法及其观察指标、诊断标准，进而发挥中医药的优势，对疑难病进行干预或治疗。

四、治疗较难

（一）不易明确治疗的切入点

由于疑难病的非典型性，其临床表现常常是多病多证相兼，各自的表现多不典型，且疑似病证较多，不易找到找准关键的证候，治疗时也就难以找准治疗的关键切入点。有时，为了兼顾多种病证，治疗的主攻点及其方向（靶向）容易模糊，影响治疗的准确度与有效度。

（二）治疗需要兼顾解决的问题较多

治疗疑难病，针对其复杂多样且相互交织的病因、多路交叉而错综复杂的病机、复杂多绪的临床表现、错综交叉的多个病种及证候，需要统筹兼顾、和调解结。这就要求，既要找准抓住主要的病证进行治疗，解决主要矛盾或矛盾的主要方面，还应兼顾次病、次证，解决和抑制其他的次要矛盾。

（三）缺乏可资借鉴的治疗方案或经验

疑难病的病变较为罕见，发生概率不高，诊治的病例较少，因此临床积累的诊疗经验也相应不足。同时，疑难病的疑难复杂程度越高，其治疗越困难，成功有效的经验也就越少。

（四）缺乏疗效标准而把握预后较难

由于疑难病的诊断与治疗较为困难，也就缺乏疗效判定标准，影响对其治疗效果的判断以及病变发展预后趋势的把握，在一定程度上也会影响临床用药的准确性、时效性与量效关系。

第二节　疑难病诊断的关键点

正常人体"正气存内，邪不可干"；病变之时，"邪之所凑，其气必虚"。正气与邪气相争，即为邪正相争，出现邪正盛衰的变化。在邪正相争或邪正盛衰的过程中，会随之出现阴阳、脏腑、气血、气机、内外等失调、失和、失畅的变化。疑难病证的诊断，要重视并辨清这些"和"与"不和"的情况。

一、辨清人体的失调、失和、失畅

阴阳失和、失调是常人变为病人的关键。正常人"阴阳和""阴平阳秘，精神乃治"。病变之时，阴阳失衡、失和，甚则"阴阳离决，精气乃绝"。

脏腑失和、失调是人体整体功能稳态失和的主要关键。五脏六腑不和，升清降浊不利，吐故纳新受碍，气血生化乏源；精神调适失常，心身失调不安，则百病由生。

气血失和是脏腑失和的主要结果与状态。气血失和，不仅是气血本身的病变，也直接影响并反映脏腑功能的变化与损伤。

气机失畅失和是病人脏腑功能运行异常的关键原因。病变之时，气机的升降出入紊乱甚至逆乱，五脏六腑不调，四肢百骸失养，则病变由生。

内外失和是人与自然、社会生态环境关系失和的典型。邪正相争及邪正盛衰的疾病发展变化过程，往往就是内外失和、整体不和的关键病机脉络。

二、抓住疑难病总体性的病因病机

（一）病因多来源多属性

疑难病的成因十分复杂，并呈现出多来源、多样化、多属性的特点，进而引致机体失和。自然生态环境、社会生态环境、生存生活方式等因素的变化，均会导致许多复杂病证的发生。疾病谱的不断变化，医源性疾病的产生，均会导致越来越多的疑难病证。

（二）病位多部位多脏腑受损

罹患疑难病时，在多来源、多样化、多属性病因的作用下，人体极易出现多个部位、多个脏腑受到侵害，出现多系统、多功能的失和与异常。

病起于表，可有一邪外侵，或多邪同犯；或外邪由表入里，表邪未尽，表证未解而里证已成之表里同病，或表证尽而里证起，或直中脏腑。

病发于里，常常会出现直接而典型的脏腑失和：脏腑同病，或多脏同病，或多腑同病，或脏病相传受累，或腑病相连而病，或脏病及腑，或腑病传脏。

病居于半表半里之间者，或病由表入里，里证渐起，表证未除之少阳证，即以小柴胡汤证为其代表；或素患里证，复感外邪，邪气客于募原，宜以达原饮治之。

（三）病性多样复杂

从发病学的逻辑关系看，病性是病邪侵袭人体一定部位（病位）导致脏腑机能、形态异常的属性，也就是病变结果的属性。

从辨病性的实际看，疑难病证的病性，多呈现出多样化、相兼化的特点，多为寒热并见、寒热错杂、寒热真假、虚实并见、虚实相间、虚实真假。

（四）病势多危重急难

大多数情况下，疑难病证的病势多为危、重、急、难，反映出疾病失和至极。

（五）病机错综复杂

疑难病的病机关系就是人体失和的集中反映。其相互关系错综复杂，呈现出"点""网结"与"线"的联系交叉，形成多样化、网络化的关系特点。

每个病的发展变化呈现前后联系的线性关系，每个证是同一个病的不同阶段、不同条件下的症结，也是不同的病在某一个相同的阶段、相同条件下的症结，因而有着同病异证、异病同证的表现及其关系。

疑难病临床表现常为多病、多证相兼交织，或为多线、多点交织。其病机就形成多样化、网络化的关系。因此，辨别疑难病证的病机，可以通过理清不同的线——病的脉络，抓住一个个关键的网结、关键点、失和点——证。

（六）多个失和点构成复杂证候

疑难病复杂的病机关系，往往具有多个失和点，导致证候表现的复杂多样，大多表现为证候的相兼（同病）、错杂、转化、真假。

要辨别这些复杂的病机，就要通过"司外揣内""审证求因"而抓住分别代表和反映病因、病位、病性、病势的提纲证，进而分辨复杂的复合证，注意分辨证候的相兼（同病）、错杂、转化、真假。

三、病证结合辨明"不和"的病证

疑难病的诊断，在辨清人体失调、失和、失畅的状态与具体变化，抓住总体性病因病机的基础上，还要注意按照"病证结合"的要求，辨别"不和""失和"病机形成的具体的"病"与"证"，把握其相互关系，弄清患者此阶段处于该病的哪个证（型），才能为有效的和调之治提供诊断依据。

概括并反映"不和""失和"病机的"病"与"证"诊断，应当注意以下几点：

一要弄清该病证中（病）线性失和与（证）网结性失和的关系及联系。

具体而言，就是要辨病把握病的线性失和脉络，辨证抓住证的网结性失和点，病证结合抓住失和之线与网结的结合点，辨别病证异同失和之线与网结的交叉。

二要纵横联系分辨并抓住网结性失和。具体而言，就是要纵横联系辨明病机抓网结的依据，辨别失和病机网结的主要方法。

三要把握并辨清适宜和调之病证。该类病证的病机关键主要为不和、失和、失畅、失衡，常见为脏腑失调、阴阳不和、气血失和、气机失畅、表里不和、营卫不和、心身失和等。

第三节　疑难病治疗的关键点

在诊断查明病证之不和、失和的病因病机关键及其具体的失和点后，治疗时确立治则治法，遣方用药，就要"和其不和"，施以和调之方药。

一、"和其不和"以求"阴阳和"

针对疑难病"不和""失和"的关键病机，其治疗必以"和其不和"为纲领，通过"和调"，促进机体"阴阳自和"，实现或恢复"阴阳和"的机体自稳的平衡状态。

从总体看，中医治疗疾病的手段与方法是多种多样的，有方药、针灸、推拿、导引等。不论何种治疗方法，其基本原理为："和调"为要，整体调治；为和而调，以调达和；机体自和，恢复功能；驱逐邪气，固扶正气；泻其太过，补其不足，最终实现"阴平阳秘"的"阴阳和"状态；治疗方法的核心就是"以和为期""以和为顺"。如是，通过各种方法，调整并恢复人体正常的动态的平衡，恢复或实现"阴阳自和""阴平阳秘、精神乃治"的自稳状态。

二、"和调"指导辨病与辨证论治结合

依据和调原理，治疗既需要阻断病变的基本矛盾（病），又要消除病变阶段性的症结（证）关键。这就需要辨病与辨证论治结合，将辨病论治强调的过程性与辨证论治重视的阶段性相统一，综合性地化解或消除"病"前后发展变化的线性联系，紧扣并消除"证"的阶段化症结的网结性问题。

辨病论治与辨证论治结合，是中医临床诊断与治疗模式。和调之治，基本的要求就是坚持病证结合论治。以辨病论治进行整体的前后联系的全面治

疗，消除病患的过程，解决某一个病的病变过程中前后联系的基本矛盾，消除或化解"病"的线性发展。以辨证论治针对病人在一定的时间、阶段和条件下具体的病变本质情况，进行因人、因地、因时而宜的辨治；抓住"证"这个"网结"或"症结"的节点性、网结性的病机联系，以此作为治疗的具体切入点，以切中病所，实现或恢复"阴阳和"的状态。

三、针对失和病机确立治则治法

有针对性地确立治则统筹治法，就是要谨守病机并逐机而治；基础是抓住失和、不和的关键性病机。

为"和"而治是和调的出发点与归宿，"阴阳和"与"阴阳自和"是和调方法的终极目标，促和、求和、达和是指导治法的基本要求，调而能和是选择治疗方法的基本标准。和调作为治则，要求做到求和而调、治病求本、守机以和、辨势而和；作为治法，就是以和解、调和的具体方法进行治疗。

治疗的切入点，就是病机中失和点及其关系，也是实施治则治法的基本立足点。如表里同治，针对的就是"表里同病"的失和点及其关系；寒温并用，切入的就是"寒热错杂"的失和点及其关系；攻补兼施，解决的就是"虚实夹杂"的失和点及其关系。

四、遣方用药重在"和调"

依据治则治法而依法遣方用药，就是要以和调为核心，选择和调性方药。

依"和调"遣方，应以协同为度。首先要明确和调组方立方之要，明确组方的基本要素及配伍，充分考虑其功效、主治、药物、配伍、量效、时效；处理好和调药物相反相成、相辅相成、协同调和的基本配伍关系；按照该方所用药物的作用关系，确定君臣佐使药物；协同方中针对辨病、辨证及逐机解扣而用药的关系及其量效关系；还应注意协调量效与时效关系，明确服用方法与宜忌。

依"和调"选方用方，应注意：方证对应者首选经方，组方而调者促和、达和，以和调角度要素选择药对。

五、据"和调"思想确定治疗护理方案

病证不同，治疗与护理的方式与途径也有所不同。对于疑难病证，其治疗与护理的方式与途径，往往直接影响并决定着治疗的效果。和调思想强调医患互助，整体、综合、和谐、协调而治的要求，是合理确定治疗及护理方式与

途径的基础。

根据疑难病患者的具体病况，或内服外治并举，或仅宜内服药物，或仅宜外治；或调心为主，或治体为主，或调心与治体并举并重；或药物与针灸推拿、导引诸法并用。

六、以"和调"的医嘱引导患者配合治疗

疑难病证的发病及诊治，往往与患者及家属的精神和心理状态直接相关。在确定治疗方案并实施治疗之时，医者还需配套简洁、准确、完整、有效的医嘱。将"和调"的思想及要求具体化，晓以简洁明确的诊治之理，提醒必要的服药宜忌，告知有效的护理方式等，以引导患者及家属积极配合。

七、医药结合多方法多角度"和调"

由医药同源、药食同源、内外并治逐渐发展而形成的医药结合、药食互助、多治相辅，是中医药理论及其方法体系的重要组成部分，也是和调思想的具体内容。

（一）医药同源与医药结合的和调

中医药学的基础来源于数千年前"医药同源""药食同源"的实践。因此，医药同源就是医药结合论治的源泉，和调是医药结合的基本要求，二者必须协同增效和互补。

（二）药食同源与药食互助的和调

"药食同源"同样是中医药学发展的源泉之一。和调也是药食互助的基本要求，二者同样需要协同增效和互补。以和调思想指导其具体使用。如下：

怀山药，既是百姓常食之品，又是健脾益气、固涩止泻之药；现代，认为其对消渴病（糖尿病）有较好的调治作用。

莲子，以莲子羹为代表，素为民间健脾、养胃、消暑之食品。从药用效果看，莲子皮具收涩之力，可作固涩止带、止泻之用；莲子心性寒，清心除烦，用于心火炽盛而心烦易怒之重证，用量宜小；莲子肉为健脾益气、调养脾阴之要药，益气而不伤阴，用量宜大。

其他如葛根、芦根、白及、藕节、橘皮（陈皮）、金银花、菊花等均是极好的食品，也是可入方剂的中药。

（三）内外并治与多治相辅的和调

中医治病，必须内外合治，内外并治，这本身就是较为典型的和调之治。体表的许多疾患，可以通过内服方药治之；体内的病，也可以用外治之法，从

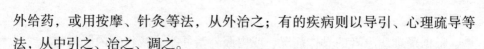

外给药，或用按摩、针灸等法，从外治之；有的疾病则以导引、心理疏导等法，从中引之、治之、调之。

由此，形成了内外并治、多种治法相辅相成的有效治疗方法体系。多种方法并用，多治相辅，内外兼治，调心与治体并重的原则与方法，是中医有效诊治疾病，尤其是诊治疑难病的主要原理与依据。

第八章　内外失和类病证的和调之治

内外失和，多为内外因素相互作用，内外合邪，引致机体失和而病。其可为外邪引动人体素有痼疾，或外邪与体内痼疾同时发作，或人体正气不足而致外邪侵入。内外合邪，主要来源于外部与内部诸多致病因素的相互作用与影响。

外部之因，多由气候异常，地理差异，冷暖失当，污染中毒，职业损伤，饮食不洁，疫疬之气等所致，俱为实邪。

内在之因，则有正气不足与内生邪气之别。正气虚弱不足，脏腑气血津液失和，抗邪无力，极易致病；或常与先天禀赋失和（遗传病）、体质偏性及其盛衰的因素相关，极易导致机体对某一类（种）疾病具有易感性。如素体为高敏体质者，极易发生过敏性疾病。内生邪气，则为人体脏腑、气血、津液失和日久而病。

内外失和类的病证，在临床较为广泛。在此主要举隅讨论诊治较为不易的难治性发热、顽固性疼痛及过敏反应。

第一节　难治性发热

一、概述

难治性发热，包括不明原因的发热，以及高热日久不退、体虚而发热缠绵、特殊热势及特殊部位发热、情志郁热或气乱而热。

从临床实际看，中医所认识并诊治的发热，包括人体的一切发热，依据体温变化测定或感觉的不同进行分辨，主要可分为物理性发热与机能性发热两大类。

物理性发热，即体征性发热，出现身体发热的客观体征表现——体温升高，可用体温计测定。

机能性发热，即感受性发热，多为人体自觉热感。虽体温并未升高，或是体温微升高，但其自觉体热难耐，常伴有其他不适，如情绪或机能的变化。

发热之病因病机，主要源于邪正相争，阴阳、脏腑、气血等失调。

邪正相争而热：因邪气盛、正不虚而邪正相争剧烈，其热主要为高热、实热；有的体虚外感者，病邪外侵，邪正相争而正不胜邪，故其热多为低热、虚热。

脏腑失调而热：在各种内外致病因素的作用下，脏腑失调，阴阳气血功能紊乱，或正气虚弱、阴阳气血失和而热。此类发热，多为里证之热。

体征性发热之病机，主要为内外之邪伤人，邪正相争而热，多为高热、壮热（高热）、中度热，少有低热；也有正气虚损而热者，多为低热。

感受性发热，多为微热、烘热、潮热，"火气"盛等，主要病机是脏腑、阴阳、气血功能紊乱所致。

难治性发热之治，常需要多法合一的和调方法；当分辨邪实而热与正虚而热。邪实而热者，当祛邪、泻实、清实热；正虚而热者，当调护正气除虚热。

二、高热日久不退

久热不退者，为发热持续一周以上，或热势不减反增，或持续高热不减，或由壮热、高热渐减为低热但缠绵不尽。

（一）表邪入里化热

1.外寒里热证

主要表现：恶寒，高热不已，无汗，头身疼痛；或兼烦躁、口渴，咳喘，痰阻，或大便不行，舌红，苔黄而燥，脉浮紧。

治疗：表里双解、散寒清热，以大青龙汤为主；药宜麻黄、桂枝、杏仁、石膏、生姜、大枣、甘草，辅以生柴胡、连翘、射干、川贝母等。

和调要点：该证为表里同病而不和、表寒里热；治宜表里双解、散寒清热而和；药以辛温发散之麻黄与清里泄热之生石膏为代表，多个药对，相反相成而和调。

2.表里俱热证

主要表现：壮热而憎寒，口苦咽干，烦渴引饮，目赤睛痛，咽喉不利；或兼胸膈痞满，咳呕不舒，大便干结，尿短赤涩，舌红，苔黄而腻，脉浮数或数而有力。

治疗：表里同解、疏风解表、泄热通里，方宜防风通圣散为主；药宜防风、荆芥、薄荷、麻黄、连翘、大黄、生石膏、黄芩、白芍、桔梗、滑石、栀子、甘草等。

和调要点：该证为热邪外犯与邪热侵里并存，致表里不和；治宜疏风以解表、泄热以通里而表里同解；药以辛凉解表、寒凉清里热等药对协同应用。

（二）湿热蕴结不化

主要表现：身热不扬，肢体困重，脘腹、胁肋痞满不适，呕恶纳呆，渴不多饮，大便泄泻而不爽，尿短黄，口中黏腻，或身目发黄而鲜亮，或皮肤瘙痒而潮湿，舌红苔黄腻，脉濡数或滑数。

治疗：清热化湿、利湿渗湿，方以三仁汤、甘露消毒丹为代表；药宜杏仁、白蔻仁、生薏苡仁、滑石、白通草、木通、紫花地丁、竹叶、厚朴、半夏；或茵陈、金钱草、黄芩、石菖蒲、川贝母、藿香、连翘、射干等。

和调要点：该证为热邪与湿邪缠绵胶着，脏腑气机受阻，湿热蕴阻，中焦与下焦失和；治以化解、和解、清解为上；药宜清热化湿并利湿渗湿，祛湿阻并清里热等多个药对协同应用。

（三）温病热入营血

主要表现：壮热较久，或其热势虽减但身热夜甚，心烦不寐，口渴或渴不欲饮；甚则神昏谵语，瘀点瘀斑，舌红绛，苔黄而干，脉细数。

治疗：清营清热、凉血化瘀，可选用清营汤、犀角地黄汤、化斑汤、清瘟败毒饮等方药；药宜犀角（可用水牛角代，加大剂量）、生地黄、麦冬、丹参、牡丹皮、赤芍、炒知母、玄参、竹叶、黄连、金银花、连翘等。

和调要点：该证为热邪侵扰营血，营分与血分失和而热势不减、血热成瘀，甚而心神受扰；治宜和营、理血，施以清营清热、凉血化瘀，使之逐渐消减热邪，病势得以"透热转气"而转缓和进而向愈；药宜滋养阴血、清热凉血化瘀之品和调之。

（四）肺肾阴亏

主要表现：低热不已，甚者经年缠绵不愈；或五心烦热，形体消瘦，腰膝酸软；或午后潮热，盗汗，颧红；或干咳少痰难咯，甚或痰中带血，或无痰，口干咽燥，声音嘶哑，舌红或光红，少苔或无苔。

治疗：滋养肺肾之阴、清热除痨，方以百合固金汤、知柏地黄丸为代表；药宜百合、百部、白及、沙参、麦冬、天冬、生地黄、山萸肉、泽泻、炒知母、龟甲、五味子、玄参、连翘等。

和调要点：该证为久病，肺肾阴亏，阴不敛阳而阴阳失和，虚热滋生；治宜肺肾双调，滋阴清热；药宜滋养肺肾、滋养阴血、滋阴清热之药对和合而用。

（五）邪留发病

邪留发病而现发热者，为"此邪致新病"之症，当消解生热之留邪，方可清解其热。

1. 瘀血阻滞而热

主要表现：局部烧灼发热而痛，瘀血瘀斑，或红肿热痛，或青紫掣痛。

治疗：活血化瘀而清热，方以桃红四物汤、血府逐瘀汤、桃核承气汤等为代表；药宜桃仁、红花、丹参、牡丹皮、赤芍、生地黄、玄参、黄芩、黄连、黄柏、大黄等。

和调要点：该证为瘀血阻滞日久，瘀久而气机阻滞生热之失和；治宜活血化瘀消其瘀阻之"留邪"，和之以凉血清热而使气血和调，则热邪得除；药以活血化瘀与凉血清热之药对合用。

2. 痰热壅肺而热

主要表现：发热，咳喘，胸闷，气喘息粗，痰黄稠，甚者胸痛不适，舌红或暗红、紫暗，苔黄腻或腐腻。

治疗：涤痰化瘀、化湿清热、宽胸开结，治以千金苇茎汤、泻白散等；药宜苇茎、败酱草、黄芩、桑白皮、鱼腥草、葶苈子、浙贝母、白芥子、莱菔子、赤芍、丹参、薤白等。

和调要点：该证为痰瘀互结于肺，肺失宣肃而失和畅，壅滞日久而生热；治宜祛壅滞、畅气机，消除互结痰瘀治本，除生热之基，宣畅肺气；药宜涤痰、化瘀、化湿清热、宽胸畅气等药对协同并举。

3. 食积虫积而热

主要表现：发热，或日晡潮热，胃脘嘈杂不舒，或心下痞满不适，嗳气吞酸，舌红苔黄腻，脉细数或滑数。

治疗：消食导滞而清热，宜以枳实导滞丸、保和丸、柴芍六君汤等治之；药宜焦山楂、莱菔子、白芥子、枳实、厚朴、神曲、半夏、大黄、黄芩、黄连、白芍、桑叶等。

和调要点：该证为"留邪"积滞肠腑，气机失于和畅而热；治宜消除积滞的食积虫积"留邪"，和畅肠腑气机而除热；药以消除食积虫积、和畅气机、导滞、清解"留邪"之热的药对协同用之。

（六）非和调而除之热（热毒实邪蕴结）

1. 阳明经证（气分热盛）

主要表现：大热、大汗、大渴、脉洪大，简称高热"四大症"。

治疗：清解气分之热，以白虎汤、黄芩汤、黄连解毒汤等治之；药宜生石膏、知母、黄芩、黄连、黄柏、栀子、金银花、连翘、玄参等。

2. 阳明腑证（热结肠腑）

主要表现：痞、满、燥、实的腑实"四大症"，高热不退，壮热不已，腹胀难耐，大便闭结，舌红苔黄燥，脉沉实而数。

治疗：通腑泄实热，以大承气汤，或小承气汤、调胃承气汤、复方大承气汤治之；药宜大黄、芒硝、枳实、厚朴、莱菔子、桃仁、赤芍等。

三、体虚而热

（一）体虚外感发热

体虚外感发热，即正气虚弱，不御外邪而患病，其或多或少均兼有恶寒发热（或恶风发热）；其治当以扶正解表为主。

1. 气虚外感

主要表现：发热，头痛，身酸困不适，素体虚弱，反复感冒不愈，气短懒言，舌淡苔白，脉浮弱。

治疗：益气解表，以参苏饮治之；药宜党参、紫苏叶、茯苓、葛根、前胡、法半夏、枳壳、桔梗、木香、生姜、大枣、甘草等。

和调要点：该证为气虚而营卫虚弱、卫表不固之失和而热；治宜益气固表、和调营卫；药宜和养气血、益气、固表（解表）之药对合用。

2. 阳虚外感

主要表现：发热，恶寒，四肢厥逆，舌淡苔白，脉沉细。

治疗：助阳解表，以麻辛附子汤为代表方治之；药宜麻黄、细辛、附子，加防风、白芷等。

和调要点：该证为阳气不足、卫外不固失和而热；治宜温阳助阳、和调卫表；药宜温热助阳、辛温或平和解表等药对合用。

3. 血虚外感

主要表现：发热，头痛，微恶寒或恶风，无汗，面萎黄，头晕目眩，目睛干涩，舌淡苔薄少津，脉浮而细数。

治疗：养血解表，以葱白七味饮为基础加减；药宜葱白（连须）、干葛、（新）淡豆豉、生姜、生麦门冬、干地黄、当归等。

和调要点：该证为阴血不足、营卫不和而热；治宜滋养阴血、和调营卫而解表；药宜涵养阴血、平缓解表等药对协同应用。

4. 阴虚外感

主要表现：发热，恶寒，少汗，口干咽燥，干咳少痰，舌红少苔，或苔白少津，脉细数。

治疗：滋阴解表，以加减葳蕤仁汤治之；药宜玉竹、桔梗、白薇、豆豉、薄荷、炙甘草、大枣等。

和调要点：该证为阴液匮乏、阴不敛阳、卫表不和而热；治宜濡养阴液、和调卫表而解表；药宜濡养阴液、平和解表之药对和合而用。

（二）气虚发热

主要表现：动则身热，由内向外透发；或劳则身乏而烘热不适，常伴气短懒言，汗出清冷，舌淡、苔薄白而少津，脉细弱。

治疗：补中益气、甘温除热，以补中益气汤为主；药宜生黄芪、枳壳、桔梗、炙升麻、防风、生牡蛎、大枣、浮小麦、牡丹皮、白芍、五味子等。

和调要点：该证为中气不足、生化乏源，气血失和而生之虚热；治宜补中益气、生化有源、气血相和而除热；药宜甘温益气、固表助表之药对相合。

四、特殊热势及特定部位发热

（一）寒热往来

寒邪与热邪交替为患，恶寒与发热交替发作，是为人体之寒热失调失和。

1. 邪在少阳

主要表现：寒热往来，胁肋不适而苦满；心烦喜呕，嘿嘿不欲饮食，口苦咽干，目眩，脉弦。

治疗：和解少阳，方宜小柴胡汤；药宜柴胡、黄芩、人参、甘草、半夏、生姜、大枣，辅以桑叶、白芍等。

和调要点：该证为邪气相争在半表半里之间的少阳经；治宜和解少阳而清解；药宜解表清热与扶正和中之品合用，为和调法中"和解"之典型代表。

2. 邪在募原

主要表现：寒热往来无定时，胸痞脘闷，腹胀，呃逆，苔腻，脉弦滑。

治疗：宣透疏通，以达原饮为代表方；药宜槟榔、厚朴、草果、知母、白芍、黄芩、佩兰、石菖蒲、焦黄柏等。

和调要点：募原居于人体之半表半里之间，多为肠腑所主。该证多为暑湿所伤，气机失畅，运化失健而寒热失和；治宜宣透暑湿、疏通气机、和畅运化；药以辛香、宣透、调畅之品厚朴、草果、佩兰、石菖蒲与柔敛之药槟榔、知母、白芍协同合用，辅之以黄芩、焦黄柏、知母清热。

3. 疟疾

主要表现：寒战、壮热之寒热往来，定时发作，一日一发或二三日一发，休作有时；或恶寒甚而寒战、颤抖，继而出现体征性发热之高热，汗出则热退。

治疗：祛邪截疟、和解表里，方宜柴胡截疟饮；药宜柴胡、黄芩、人参、甘草、半夏、常山、乌梅、槟榔、桃仁、生姜、大枣；宜视病情辅以青蒿、草果、苍术、佩兰等。

和调要点：疟虫之邪客于人体，邪气为患于半表半里，导致寒热失和而寒热往来；治宜祛邪截疟、和解表里；药以祛除疟邪、和畅气机、寒热并用之药对合用。

（二）骨蒸潮热

骨蒸潮热者，其热如潮水定时而至，似火热发于骨髓而向外蒸腾。

1.肾阴不足

主要表现：热势如蒸，阵发而作，夜热尤甚；兼潮热盗汗，腰膝酸软，五心烦热、耳鸣失聪、齿松发落，失眠健忘，舌红或光红，少苔或无苔，少津，脉细数。

治疗：滋阴清热，以清骨散或知柏地黄丸为主；药宜生地黄、山萸肉、泽泻、牡丹皮、炒知母、黄柏、银柴胡、胡黄连、秦艽、青蒿、地骨皮、龟甲、鳖甲等。

和调要点：该证为肾经阴液不足，阴阳失和，阴不敛阳而虚热如潮水波动；治宜和调阴阳、滋阴清热；药宜滋肾阴、清虚热之药对合用。

2.肝肾阴亏

主要表现：热如自骨髓深部透出，午后及夜间尤甚；兼腰膝酸软，五心烦热、头晕目花，目睛干涩，视物不清；或手足、肌肉蠕动、眴动，舌红或光红，少苔或无苔，少津，脉细数。

治疗：滋养肝肾（滋水涵木）、养阴清热，以知柏地黄丸合杞菊地黄丸为主；药宜生地黄、熟地黄、山萸肉、牡丹皮、炒知母、黄柏、地骨皮、枸杞、白芍、桑叶、菊花、玉竹、龟甲、鳖甲等。

和调要点：该证为肝肾之真阴不足，阴不敛阳，阴阳失和而虚热自身体深部如潮水波动涌出；治宜肝肾同补、补阴和阳、滋阴清热；药宜滋补肝肾真阴、清解虚热之药对协同合用。

3.肺肾阴虚

主要表现：低热不已，午后潮热，入夜骨蒸潮热；或干咳少痰难咯，甚或痰中带血，或无痰，口干咽燥，声音嘶哑，舌红少津，或无苔，脉细数。

治疗：滋养肺肾之阴而清热，方以百合固金汤合知柏地黄丸为主；药宜生地黄、熟地黄、山萸肉、牡丹皮、炒知母、黄柏、地骨皮、百合、白果、白芍、麦冬、玉竹、芦根、沙参、五味子等。

和调要点：该证为肺肾之阴亏耗，阴不敛阳，阴阳失和，肺肾失养而热；治宜滋养肺肾之阴、滋阴液而清虚热；药宜滋养肺阴、填补肾阴、清解虚热之药对合用。

4. 气阴不足

主要表现：潮热夜甚，或动则身热，时有骨蒸之感；兼潮热盗汗而汗液清稀，或动则汗出，倦怠乏力，气短懒言；或腰膝酸软，五心烦热、头晕目眩，舌红或淡红，苔薄白少津或无苔，脉细弱、微数。

治疗：益气养阴、清热除烦，以补中益气汤合知柏地黄丸为主；药宜生黄芪、枳壳、桔梗、炙升麻、防风、生牡蛎、生地黄、山萸肉、牡丹皮、炒知母、黄柏、地骨皮、白芍、沙参、五味子等。

和调要点：该证为气阴不足而失和，气不足无以化生阴津，阴亏虚无以养气；治宜和调气阴，益气以化生阴津、滋阴以养气，气阴充足和谐，则热除烦消；药宜益气、养阴、清解虚热之药对协同。

（三）五心烦热

五心烦热，即手足之心、心窝（膻中）不适，烦热难安。

1. 阴虚火旺

主要表现：五心烦热常与骨蒸潮热并见，以午后或夜间尤甚；兼潮热盗汗，腰膝酸软，耳鸣失聪，齿松发落，失眠健忘，舌红或光红，少苔或无苔，少津，脉细数。

治疗：同前节"骨蒸潮热"之肾阴不足之证；需加重炒知母、黄柏、地骨皮的用量；若心烦较甚，可加用连翘、炒栀子。

和调要点：同前节"骨蒸潮热"之肾阴不足证。

2. 气滞郁热

主要表现：五心烦热而常伴身烘热；兼心中懊憹不适，胁肋胀满或胀痛不舒、灼热，心烦不安，或夜寐不安，舌红，苔薄黄。

治疗：疏肝理气、解郁除热，以疏肝散或逍遥散为主方；药宜桑叶、白芍、枳壳、制香附、炒栀子、连翘、黄柏、炒知母、牡丹皮、赤芍、合欢皮等味。

和调要点：该证为气机失和而郁滞生热；治宜和畅气机，疏肝理气、解郁而热自消；药宜疏肝、解郁、理气、清肝热之药对合用。

3. 心肝火旺

主要表现：五心烦热，以心胸发热为主，手心发胀；兼烦躁易怒，头胀而热，目胀、目赤，胁肋胀痛灼热，口干苦；或尿黄而涩痛，或大便干结，舌红苔黄而燥。

治疗：清肝泻火、清心除烦，以龙胆泻肝汤合导赤散为基础加减；药宜龙胆草、连翘、黄芩、黄连、黄柏、生地黄、泽泻、炒知母、淡竹叶、灯心草、赤芍等。

和调要点：该证为脏腑失和，心火与肝火交织内结而热，情志与气机俱失和；治宜和调脏腑，清泄脏腑火热；药以清泄心肝之火、导热外出之药对和合而用。

（四）心胸发热

心胸发热者，主要表现为心中不适而似火热中烧，常伴烦躁不安、心情不舒、易怒心急。

1. 心肝火旺

主要表现：心胸不适，心中似火热中烧，常伴手足心热或头胀而热，面红目赤。

治疗：同前节"五心烦热"之心肝火旺之证。加重连翘、黄芩、炒知母的用量，加用玄参、菊花等药。

和调要点：该证为脏腑失和，心肝火炽，郁结心胸，气机失畅；其治之理，同前节"五心烦热"之心肝火旺之证。

2. 胃阴不足

主要表现：心胸烦热，咽喉以下至膻中部位烧灼疼痛，常伴发酸、反胃，心下嘈杂不舒，大便干结，口干，舌红苔黄燥，脉弦数。

治疗：调护胃阴、滋阴清热，以玉女煎为主；药宜生石膏、炒知母、玄参、生地、玉竹、沙参、麦冬、粉葛、赤芍等。

和调要点：该证为胃阴匮乏，胃失濡养，不降反升而上逆，胃腑失和而生虚热；治宜和养胃阴，助胃气顺和而降；药以滋养胃阴、濡润除热之药对合用。

五、情志郁热或气乱而热

情致不畅，所愿不遂，或受外界强烈刺激，致气机郁滞，久郁生热，甚而化火，是为情志郁热。

（一）气滞郁热

主要表现：自觉心胸烦闷而身热，或情志不畅则身热并呈阵发性烘热，体征性发热不明显（体温不高），烦躁不安，难以自静；或闷闷不乐，胁肋不舒，常感叹息，夜寐不安。

治疗：疏肝理气、解郁清热，以四逆散、越鞠丸、逍遥散等为主方加减；药宜桑叶、柴胡、白芍、制香附、郁金、合欢皮、佛手、枳实、栀子、连翘、川芎、赤芍、牡丹皮等。

和调要点：该证为肝气不舒、气机失和而郁滞生热；治宜疏肝理气，解郁，和畅气机而热自除；药宜疏肝、理气、解郁、清泄肝热之药对合用。

（二）肝火上炎

主要表现：自觉身热如火烧但体征性发热不明显（体温不高）、头热而胀，头痛目赤，烦躁易怒，甚而常呈暴怒骤作；胁肋胀痛甚或灼痛，口苦，大便干结难排。

治疗：清肝泻火、平肝降逆，方宜龙胆泻肝汤为基础加减；药宜龙胆草、栀子、连翘、钩藤、刺蒺藜、天冬、生地黄、枳实、桑叶、白芍、赤芍、牡丹皮等。

和调要点：该证为肝火热盛，炎上而逆，气机失畅之脏腑失和；治宜清泄肝经火热，和降上逆之气；药宜清泄肝火、清热降逆之药对合用。

（三）气火上逆

主要表现：头胀而热，如火热之气直冲颠顶；兼烦躁易怒、头胀目胀，甚则头晕目眩，血压升高，足履不稳，舌红，苔黄或燥，少津，脉弦滑数。

治疗：清肝平肝、泻火降逆，以天麻钩藤饮为主；药宜连翘、栀子、明天麻、石决明、钩藤、刺蒺藜、枳实、降香、生地黄、泽泻、桑叶、白芍、赤芍、牡丹皮等。

和调要点：该证为肝经火热炽盛，气郁而逆，气火相携而上逆冲脑，脑窍受扰，脏腑失和；治宜清泄脏腑火热，清肝平肝，降上逆之气，消脑窍之扰；药宜清泄肝经火热、重镇降逆之药对合用。

（四）心肝火旺气乱

主要表现：身烘热但体征性发热不明显（体温不高），烦躁不安，甚而狂乱，语言无序；面赤气粗，夜不能寐，大便燥结不解，舌暗红或绛红，苔黄燥或黄腻，脉弦滑数而实。

治疗：清泄心肝之火、重镇降逆、清心安神，方宜镇肝息风汤合生铁落饮；药宜生铁落、代赭石、生龙骨、石决明、胆南星、钩藤、刺蒺藜、生地黄、泽泻、炒知母、枳实、沉香、连翘、黄连、赤芍等。

和调要点：该证为脏腑失和，心肝火热旺盛，情志受扰，气与火逆乱而上冲脑窍；治宜清泄心肝火热，降逆顺气；药宜清泄心肝火热、重镇降逆之药对协同合用。

第二节 顽固性疼痛

一、概述

顽固性疼痛，多为不明原因之痛，或是他病继发疼痛而不止，或是久治不消；不仅身体疼痛，其心智也常受其困扰。

疼痛之机，关键是经脉络脉失和失畅，即经脉络脉不通或失养而拘急挛缩，谓之不通则痛或不荣则痛。

不通则痛，关键在于实邪为患，邪客经脉络脉，经气络气郁滞而经脉失和，阻滞不通而痛。寒热湿邪，气血痰瘀虫积食积，皆可导致经脉不通而致痛。

不荣则痛，其要害在于正虚不足，经气虚弱不运，经脉络脉失养失和而痛。气血阴阳之虚，均可致经脉失养而痛。

疼痛之最为严重者，多为脏腑之痛，或是深部筋脉（神经）的病变之痛。虚实之证，均可出现。

疼痛之感，为患者的自我感受。同样程度的疼痛，不同心智的人的反应和耐受程度是不一样的，往往会影响对疼痛的诊断与治疗。在诊治时，患者的心理状态及其配合十分重要。

治疗疼痛的总则是通其不通、通则不痛与养其不荣、荣则不痛，同时注意调情志、畅气机、增其效。

二、躯干（四肢、腰脊、骨骼）疼痛

（一）四肢疼痛

1.寒湿凝滞

主要表现：肢体疼痛而僵直，难以转侧、抬举、屈伸；肌肉酸胀或僵硬冷痛，舌淡暗，苔白或白腻，脉紧或弦紧。

治疗：温经散寒除湿、通络止痛，方以当归四逆汤为基础加减；药宜桂枝、独活、羌活、川乌、威灵仙、防己、木瓜、当归、杜仲、续断、海风藤。

和调要点：该证为寒与湿重着凝滞，阻滞经脉，经气失于和畅，不通而痛；治宜温通经脉，散寒除湿，畅通经脉经络之气而止痛；药宜温通经脉、散寒除湿之药对协同而用。

2. 湿热阻络

主要表现：肢体疼痛而发热者，舌红或暗红，苔黄或黄腻，脉弦数或弦滑数。

治疗：清热化湿，方以宣痹汤为主；药宜防己、防风、白芷、羌活、桑枝、滑石、杏仁、连翘、焦黄柏、炒知母、赤芍、牡丹皮等。

和调要点：该证为湿与热重着交阻，经络阻滞，经气失畅，不通而痛；治宜清热化湿，宣畅经络之气而止痛；药宜清热化湿、宣畅经脉之药对合用。

3. 血热窜络

主要表现：四肢经脉灼痛如针刺刀割，肢体皮色微红或沿血脉走向而红赤发烫，皮下红筋显露，甚者皮色紫暗并肌肤甲错，常以下肢为甚。

治疗：清热解毒、凉血通脉，方宜桃核承气汤合普济消毒饮；药宜大黄、桃仁、芒硝、赤芍、丹参、牡丹皮、水牛角末（代犀牛角）、败酱草、连翘、黄芪、黄连、马勃、桔梗。

和调要点：该证为热毒内炽，窜于血络，血热渐盛，经络受损，络气失畅不通而痛；治宜清热解毒，合以凉血通脉而止痛；药宜凉血化瘀、清热解毒、和畅络脉之气的药对合用。

4. 瘀血阻络

主要表现：单侧或单个肢体疼痛如针刺刀割，或兼痛处肌肤皮色晦暗、干涩，触之发硬而痛甚，舌暗或青紫，脉细涩或弦涩。

治疗：活血祛瘀、通络止痛，方以身痛逐瘀汤为主；药宜桃仁、红花、川芎、丹参、水蛭、秦艽、防己、防风、白芷、桑枝、豨莶草、炒知母等。

和调要点：该证为瘀血阻滞，经脉之气失于和畅，阻滞不通而痛；治宜活血祛瘀、和畅络气而止痛；药宜活血祛瘀、疏通经脉之药对合用。

（二）肩背疼痛

1. 寒滞经脉

主要表现：颈项、肩背痛僵滞发硬，不能俯仰，甚则腰部僵硬不能转侧。

治疗：温经散寒、通络止痛，注意久暂之别。

初始之时，祛风散寒、祛湿通络，方宜羌活胜湿汤；药宜独活、羌活、防风、藁本、白芷、桂枝、川芎、延胡索、鸡血藤。

久之不解，温经通络、散寒止痛，方以当归四逆汤为主；药宜当归、桂枝、独活、羌活、川乌、干姜、威灵仙、防己、藁本、白芷、海风藤。

和调要点：该证为寒邪凝滞经脉，经脉之气失于和畅、阻滞不通而痛；治宜温热除寒、温经通络、温畅经脉之气而止痛；药宜温经通络、温热除寒、通脉止痛之药对合用。

2. 湿热蕴结

主要表现：背痛而痛处热盛、重胀感，舌暗红，苔黄腻。

治疗：清热化湿、解肌缓急，方以柴葛解肌汤为代表；药宜柴胡、葛根、炒知母、焦黄柏、桑枝、豨莶草、秦艽、络石藤、威灵仙、防己、防风、赤芍、牡丹皮。

和调要点：该证为湿邪与热邪蕴结，凝滞经脉，经脉之气失和不通而胀痛；治宜化解与疏通并用，清热化湿与通脉解肌缓急并举而止痛；药宜清热化湿与疏通经络之品合用。

3. 火热灼络

主要表现：背痛而痛处灼热，甚者微刺，舌暗红或红绛，苔黄燥。

治疗：清热泻火、通络止痛，仍以柴葛解肌汤为基础加减；药宜前方加泻火止痛之药，如龙胆草、玄参、马钱子、露蜂房。另用冰片，以水调而敷于痛处。

和调要点：该证为热邪内盛，火热结滞背部，经络受灼失和而痛；治宜清热泻火，通脉而止痛；药宜清热泻火、解毒之药与通经脉、缓拘急之品合用。

4. 瘀血停滞而心脉痹阻（详见下段"心痹疼痛"）

（三）腰痛

1. 寒湿凝滞

主要表现：腰痛僵硬重着，不能转侧或屈伸，僵直难动，动则痛甚，舌暗，脉沉细紧或细涩。

治疗：温经散寒、祛湿止痛，方以当归四逆汤为主；药宜当归、桂枝、独活、川乌、干姜、威灵仙、防己、木瓜、杜仲、续断、金毛狗脊、海风藤。

和调要点：该证为寒湿客于腰府，腰为肾之府，寒湿凝滞沉着，引致腰府气血不和、经脉不畅而挛急为痛；治宜温热散寒祛湿与强肾舒经缓急并举；药宜温通除寒祛湿与入肾经、强筋骨、缓拘急之品合用。

2. 肾阳不足

主要表现：腰痛发凉而如冰，尿清长，腰膝酸软。

治疗：温阳祛寒、壮腰健肾，方以金匮肾气丸为代表；药宜熟地黄、熟附子、山萸肉、泽泻、肉桂、桂枝、附子、干姜、续断、巴戟天、桑枝、鸡血藤等。

和调要点：该证为肾阳不足，阴阳失和，阳不制阴，阴寒凝滞腰府而痛；

治宜温阳和阴、祛寒止痛、壮腰健肾；药宜温阳补肾、温通活络之药对合用。

3. 肾虚不养

主要表现：腰痛隐隐，腰膝酸软，骨痿力弱，形寒肢冷，脉沉细弱。

治疗：壮腰健肾，方以地黄饮子为基础；药宜熟地黄、生地黄、山萸肉、石斛、五味子、肉苁蓉、杜仲、续断、肉桂、茯苓、丹参等。

和调要点：该证为肾精亏虚，腰府失养，经脉失和而痛；治宜补肾填精，燮理阴阳，壮骨强腰；药以填补肾精、和调阴阳之药对合用。

4. 瘀血停滞

主要表现：腰部刺痛，固定不移，不可转侧或动作；多发于外伤跌扑或闪腰岔气之后，或他病之后。

治疗：活血祛瘀、强筋壮骨，方以血府逐瘀汤合桑枝饮为基础；药宜桃仁、丹参、红花、乳香、没药、牡丹皮、生地黄、杜仲、续断、补骨脂、苏木、桑枝等。

和调要点：该证为瘀血停滞腰府，经脉瘀阻失畅而痛；治宜活血祛瘀、强筋壮骨、通络止痛；药以活血化瘀、强筋壮骨、舒经活络之药对和合用之。

5. 经穴闭阻而经脉痹阻、络气不通

主要表现：腰痛并呈放射状痛及下肢痛，甚者直至足尖；其痛或麻木，或刺痛，或烧灼痛。

治疗：开穴起闭、畅通经络，方以自拟桑枝饮合龙胆泻肝汤；药宜桑枝、海风藤、怀牛膝、生地黄、山萸肉、泽泻、龙胆草、炒知母、焦黄柏、露蜂房、赤芍、牡丹皮、金钱草等。

和调要点：该证为任督经脉及相关经脉穴位受压，经气阻滞不通失畅，郁久生热，积为热毒，循经下传而痛，且痛或麻木或刺痛或烧灼痛；治宜通与清相合，开穴起闭、畅通经络为通，清热解毒以清；药以启闭通络、清热解毒之药对协同用之。

（四）骨骼疼痛

骨骼疼痛，即指骨干、骨节及关节疼痛，也谓之为骨痹。

1. 骨中冷痛

（1）阳虚而寒凝痹阻骨中

主要表现：骨干或骨节冷痛麻木，僵滞不利，甚者冰冷之感由骨髓而出；或骨节肿大僵硬，皮色不变或微苍白，舌暗或青紫，脉沉紧或沉迟、细弱。

治疗：温阳散寒、强筋壮骨、通痹止痛，方宜当归四物汤为基础加减；药宜川附片、干姜、肉桂、当归、熟地黄、生地黄、山萸肉、白芍、独活、五加皮、千年健、木瓜、川芎等。

和调要点：该证为阳虚阴盛、寒凝痹阻、骨骼失于温煦而痛；治宜温阳和阴散寒、温通骨骼经脉；药以温补肾阳、舒经活络通痹之药对合用。

（2）风寒湿凝滞骨节

主要表现：关节、骨节冷痛较甚，僵滞不举，转侧不利，舌暗，苔白，脉沉迟或细弦。

治疗：祛风除湿，温经散寒，强筋健骨，方宜独活寄生汤为主；药宜桑寄生、杜仲、牛膝、独活、羌活、威灵仙、防己、干姜、肉桂、海风藤、五加皮、千年健、木瓜。

和调要点：该证为内外失和，风寒湿邪外侵，凝滞骨节而痹阻疼痛；治宜逐邪外出、和畅内外，祛风除湿，温经散寒，强筋健骨；药宜外逐风寒湿邪之祛风除湿散寒之药，合以强筋健骨之品。

2. 骨中热痛

骨中热痛者，其热自骨中发出，轻重不一，虚实有别，治各不同。

（1）湿热蕴结

主要表现：骨节、关节疼痛而热，不能转动，甚者关节发烫或发热，关节红肿疼痛，舌红或暗红，苔黄腻，脉滑数或弦滑数。

治疗：清热除湿、凉血清热解毒、消瘀散肿，方以当归拈痛汤或宣痹汤为代表加减；药宜炒知母、焦黄柏、滑石、桑枝、秦艽、络石藤、羌活、威灵仙、防己、防风、藁本、赤芍、牡丹皮。

和调要点：该证为湿热蕴结，经脉瘀阻，热灼络伤，骨脉失和不通而痛；治宜清热除湿解毒、凉血消瘀散肿、通络止痛；药宜清热除湿解毒、凉血消瘀散肿、通络止痛的药对协同用之。

（2）气郁热积

主要表现：骨干胀痛而热，时有烘热阵作；或手足心烘热，烦躁易怒，情志不畅则四肢胀痛而不适；胁肋不适，口苦，舌暗或暗红，脉弦数。

治疗：理气通络、清热止痛，方宜金铃子散为基础加减；药宜金铃子、枳实、丝瓜络、桑枝、秦艽、白芍、郁金、制香附、炒知母、牡丹皮、赤芍等。

和调要点：该证为经脉气机失畅不通，郁而积热，络气受阻不通而痛；治宜和畅气机、理气通络、清热止痛；药宜疏通经脉、调畅气机、凉血清热等药对合用。

（3）阴虚火旺

主要表现：肢体骨干如热蒸腾，潮热，常伴灼热酸痛，身形羸瘦，腰膝酸软，舌红，少苔或无苔、光红，脉细数，或细弱、微数。

治疗：滋阴补肾、强筋壮骨、除热止痛，方以大补阴丸为主；药宜熟地黄、生地黄、龟甲、鳖甲、焦黄柏、炒知母、地骨皮、秦艽、麦冬、玉竹、白芍、赤芍、牡丹皮等。

和调要点：该证为肾阴不足，阴不敛阳，阴阳失和，阴虚生热灼伤骨干而痛；治宜滋阴补肾、强筋壮骨、清除虚热；药宜滋养肾阴、强筋壮骨、清除虚热等药对合用。

3.骨中空虚而痛

（1）肾虚不养

主要表现：骨节纤细、隐痛，骨软、冷痛不举，腰膝酸软，神疲乏力，阳痿遗精，经少或闭经，舌淡或淡暗，脉沉细弱。

治疗：补益肾精、阴阳双补，方以地黄饮子为主；药宜熟地黄、生地黄、山萸肉、泽泻、龟甲、鳖甲、巴戟天、续断、金毛狗脊、肉桂、炒知母、秦艽、白芍、丹参、桑枝等。

和调要点：该证为肾主骨，肾精不足，阴阳不足失和，骨失所养而痛；治宜补肾填精，燮理阴阳，壮骨强筋；药以阴阳双补、壮骨强筋之药对合用。

（2）气血亏耗

主要表现：骨干、关节发软而隐痛，四肢无力，常遇劳累或动作之时加剧，面色萎黄或㿠白无泽，舌淡白，脉细弱无力。

治疗：气血双补、充养经脉，方以人参养荣汤为主；药宜当归、熟地黄、枸杞、丹参、人参、黄芪、杜仲、续断、当归、白术、白芍、防风、大枣、炙甘草等。

和调要点：该证为气血耗损失和，后天失养而累及先天之本也亏，骨干经脉肌肉失养而痛；治宜气血双补、充养经脉、补肾强筋；药以气血双补、充养经脉、补肾强筋等药对合用。

三、局部疼痛

（一）头痛

外感头痛为常见病证，分风寒外束、风热外犯、风湿袭表、暑湿困表而治，分别见于相关章节。

1.火热炽盛

主要表现：头痛暴作而胀，伴高热，面红目赤；兼汗出，口干舌燥，大便秘结不通，舌红苔黄燥。

治疗：清火泄热、降逆止痛，方以银翘散合白虎汤为主；药宜生石膏、炒知母、连翘、金银花、桑叶、菊花、龙胆草、枳实、生地黄、赤芍、牡丹皮等。

和调要点：该证为热病之中，火热之邪炽盛，火性炎上，循肝经上冲，脑窍积热失和而痛；治宜清火泄热、清肝降逆、缓急止痛；药以清火泄热、清肝降逆、凉血清热诸药对合用。

2. 肝火上炎

主要表现：头晕胀痛而热，或阵发性身烘热；兼目赤，目眵，烦躁易怒，胁肋不适或胀痛或灼痛，口苦而干，大便秘结。

治疗：清肝泻火，方以龙胆泻肝汤为主；药宜龙胆草、菊花、夏枯草、炒栀子、生地黄、炒知母、槟榔、桑叶、白芍、赤芍、牡丹皮等。

和调要点：该证为肝热火旺，火热循肝经炎上，脑窍积热失和而痛；治宜清肝泻火，缓急和顺；药以清肝泻火、缓急柔肝、凉血清热等药对合用。

3. 气火上逆

主要表现：头部暴痛，头胀头晕，似有血热上冲颠顶而痛；兼目胀红赤，情志不宁，烦躁难安，躁动不已，甚或手足无措，肌肉瞤动，肢体不稳，寝食不安。

治疗：平肝息风、泻火降逆，方以天麻钩藤饮为主；药宜明天麻、钩藤、夏枯草、枳实、降香、石决明、生牡蛎、代赭石、炒栀子、连翘、菊花、川牛膝、赤芍、牡丹皮、玉竹等。

和调要点：该证为肝气逆乱、肝火炽旺，气火相携，循肝经上逆冲脑，脑窍受扰失和而痛；治宜平肝息风、泻火降逆；药以平肝清肝泻火、重镇降逆息风、凉血清热诸药对合用。

4. 肝阳上亢

主要表现：头胀脑痛，头晕目眩，目睛发胀不适，手足颤抖或步履不稳，言语謇涩。

治疗：镇肝息风、补阴潜阳，方以镇肝息风汤为主；药宜生地黄、怀牛膝、代赭石、生牡蛎、生龟甲、玄参、白芍、桑叶、天冬、石菖蒲、蜈蚣、钩藤、赤芍、玉竹等。

和调要点：该证为肝（阴）不足、阴阳失和、阴不敛阳、阳热上亢生风，冲于脑窍；治宜镇肝息风、补阴潜阳；药以补阴潜阳、重镇降逆、平肝息风等药对和合而用。

5. 痰湿中阻（风痰上扰）

主要表现：头痛而重，昏沉不已，目睛转动不灵或呆滞，兼有呕恶，脘痞胸闷，舌淡暗，苔白腻，脉弦细或弦滑。

治疗：燥湿化痰、息风醒窍，方以半夏白术天麻汤为基础加减；药宜法半夏、天麻、茯苓、橘红（陈皮）、白术、贝母、白芥子、莱菔子、石菖蒲、礞石、胆南星、地龙、丹参等。

和调要点：该证为痰湿中阻、虚风内动，风与痰相携上扰，脑窍被蒙失和而痛；治宜燥湿化痰、息风醒窍；药以燥湿化痰、涤痰息风醒窍诸药对和合而用。

6. 瘀血阻滞

主要表现：头痛固定不移，痛如针刺，面色青晦或紫暗，舌暗瘀点、瘀斑，脉弦涩或细涩。

治疗：活血祛瘀、通窍止痛，方以通窍活血汤为基础加减；药宜桃仁、红花、丹参、蒲黄、葱白、生姜、石菖蒲、桔梗、炙升麻等。

和调要点：该证为瘀血停蓄，阻滞脑窍，清窍失和而痛；治宜活血祛瘀、通窍止痛；药以活血祛瘀、通窍醒脑等药对合用。

7. 气血不足

主要表现：头痛而晕，或头部隐痛，记忆力下降，眼目昏花，目睛干涩，面色萎黄或㿠白。

治疗：益气补血、养心安神，方以人参养荣汤为主；药宜人参、黄芪、桂心、白术、白芍、五味子、熟地黄、当归、枸杞子、丹参、炙远志、益智仁、炙甘草等。

和调要点：该证为气血不足，心主神明失养失和而痛；治宜益气补血、养心安神；药以益气、补血、养心、安神诸药对合用。

8. 中气不足

主要表现：头痛而隐痛，动则眩晕而呕恶不适，身倦乏力，气短懒言，舌淡，苔薄白微腻，脉细弱或无力。

治疗：补中益气、升清降浊，方以补中益气汤为主；药宜炙黄芪、党参、枳壳、桔梗、炙升麻、茯苓、法半夏、佩兰、荷叶、砂仁、甜瓜蒌等。

和调要点：该证为中气不足，升清降浊失和，心神心智失养而痛；治宜补中益气、升清降浊；药以健脾升清降浊、补中益气升提诸药对合用。

9. 髓海失养

主要表现：头痛头晕如髓海无物，空痛隐痛，记忆力下降，面色㿠白或晦暗，气短懒言，腰膝酸软，舌淡，苔薄白，脉沉细弱。

治疗：大补气血、养脑荣髓，方以十全大补汤为主；药宜人参、黄芪、白术、白芍、茯苓、熟地黄、生地黄、山萸肉、当归、枸杞、丹参、蒲黄、肉桂、益智仁、核桃仁、猪脑髓等。

和调要点：该证为气血亏虚、精血不足，髓海失养，脑窍失和而痛；治宜大补气血、填精养血、养脑荣髓；药以调养气血、填精补血养血、养脑益智等药对和合而用。

（二）胁肋胸胁疼痛

1. 饮停胸胁

主要表现：胸痛而胀，胸廓下部为甚，稍动可感胸胁摩擦不适而痛者；有的可感水饮辘辘，甚者呼吸受限，咳吐痛甚。

治疗：逐水化饮，方以泻白散与葶苈大枣泻肺汤合用之意；药宜桑白皮、葶苈子、泽泻、茯苓、大枣、薤白、炒延胡索、台乌、地骨皮等。

和调要点：该证为水饮停蓄，积于胸胁，气机受阻失和而痛；治宜逐水化饮、宽胸理气；药以逐水化饮、宽胸理气、行气止痛等药对合用。

2. 瘀滞胸胁

主要表现：胸肋、膈下疼痛，痛处不移如刺，呼吸痛剧。

治疗：活血化瘀、理气止痛，方以膈下逐瘀汤为主；药宜当归、五灵脂、川芎、桃仁、红花、牡丹皮、槟榔、乌药、延胡索、薤白、瓜蒌、枳壳、甘草等。

和调要点：该证为瘀血停滞胸胁，气机瘀滞失畅而痛；治宜活血化瘀、理气止痛；药以活血化瘀、宽胸理气、行气止痛诸药对合用。

（三）口舌疼痛之治

1. 火热炽盛

主要表现：舌红而灼热疼痛，或舌尖为甚，或黏膜呈片状发红而痛；或兼大便干结，或小便热痛或灼热刺痛。

治疗：清心泻火、导赤泄热，方以导赤散合知柏地黄丸为主；药宜生地黄、山萸肉、泽泻、炒知母、焦黄柏、连翘、玄参、淡竹叶、木通、赤芍、牡丹皮等。

和调要点：舌为心之苗，心与小肠相表里。该证为火热内炽，灼烧于舌；舌被火热邪气袭扰，移热于小肠，脏腑同病失和；治宜清心泻火、导赤泄热、和调脏腑；药以清心泻火、凉血清热、利尿导赤诸药对合用。

2. 热毒蕴结

主要表现：舌体或口腔黏膜有暗红瘀斑或糜烂，或呈斑块状红赤而暗，瘀斑，疼痛灼热难耐，舌红或暗红，或红绛。

治疗：清热解毒、凉血泻火止痛，方以黄连解毒汤为代表；药宜黄连、黄芩、黄柏、大黄、连翘、玄参、炒知母、生地黄、赤芍、牡丹皮、茜草、玉竹等。可用冰片、硼砂研极细末，为冰硼散，敷涂糜烂之处。

和调要点：心主神，舌为心之苗。该证为热毒蕴结于心之苗，热毒灼烧舌体，心神被扰而疼痛难耐；治宜清热解毒、凉血清心、泻火止痛；药以清热解毒、凉血泻火、清心止痛诸药对合用。

3. 湿热内蕴

主要表现：舌面或口腔黏膜溃疡、糜烂而肿胀，疼痛灼热，或斑块状瘀斑，中有黄白脓点，口臭龈肿。

治疗：清热渗湿、凉血消肿止痛，方以仙方活命饮为主加减；药宜生地黄、滑石、杏仁、白芷、赤芍、牡丹皮、皂角刺、穿山甲、石菖蒲、焦黄柏、紫花地丁、白芥子等。

和调要点：该证为湿热内蕴于心之苗——舌体，湿热毒邪侵及舌体，湿热内盛而肉腐血壅，气血失和，舌体溃烂或生脓；治宜清热渗湿、凉血止痛、透脓消肿；药以凉血清热、渗湿利尿、透脓消肿等药对合用。

4. 阴虚火旺

主要表现：舌干痛而红赤或暗红，或黏膜片状红赤糜烂而痛，口干无津，胃中灼热，或腰膝酸软；或大便干结，或小便短黄，舌体瘦瘪而干，苔少或干红无苔。

治疗：滋阴清热、泻火止痛，方以知柏地黄丸为主；药宜生地黄、山萸肉、泽泻、炒知母、焦黄柏、连翘、玄参、鳖甲、玉竹、沙参、天花粉、赤芍、牡丹皮等。

和调要点：该证为阴液亏虚，不能上濡，其性属火之心失于阴液滋润，虚火内热自盛，心之苗受累而脏腑失和，移热小肠，影响胃腑而胃燥热盛；治宜滋阴清热、泻火止痛；药以滋养肾阴、濡养胃阴、凉血清心清热诸药对合用。

（四）牙痛之治

1. 胃火炽盛

主要表现：牙痛连及头部痛，牙龈肿痛，牙齿喜冷恶热，或牙龈出血鲜红，或牙龈红肿溃烂，口渴喜冷饮，口臭气秽，大便秘结，尿短黄。

治宜：清泻胃火、凉血止痛，方宜清胃散合玉女煎；药宜生地黄、泽泻、玄参、生石膏、炒知母、黄连、黄柏、牡丹皮、赤芍、大黄等。

和调要点：该证为胃火内炽，循经上炎，血热壅积于牙床，热灼经脉而痛；治宜清泻胃火、凉血止痛；药以清泻胃火、凉血清热止痛的多个药对合用。

2. 热毒蕴结

主要表现：牙痛并牙龈肿痛溃烂，甚者流出脓血，口臭气秽，大便秘结，尿短黄，舌红苔黄，脉滑数。

治宜：清热解毒、凉血止痛，方宜清瘟败毒饮合玉女煎；药宜败酱草、蒲公英、土茯苓、皂角刺、露蜂房、生地黄、玄参、炒知母、黄柏、赤芍、大黄、生黄芪（少量）等。

和调要点：该证为热毒蕴结胃经，热灼牙床经脉、肉腐血壅而痛；治宜清热解毒、凉血止痛；药以清热解毒、凉血清热、以毒攻毒止痛诸药对合用。

3. 阴虚火旺

主要表现：牙痛而松浮，齿枯龈萎，腰膝酸软，口干舌燥，舌红少苔或无苔，脉细数。

治疗：滋阴泻火、固齿止痛，方以知柏地黄丸为基础加减；药宜生地黄、熟地黄、山萸肉、怀山药、炒知母、焦黄柏、杜仲、女贞子、麦冬、龟甲、鳖甲、赤芍、当归、牡丹皮等。

和调要点：齿为骨之余，肾主骨。该证为肾之真阴亏虚，阴不敛阳，虚热内生，脏腑阴阳失和；治宜滋阴泻火、固齿止痛；药以滋养肾阴、阴阳双调、凉血清热泻火等多个药对合用。

（五）癥瘕积聚疼痛

1. 痰湿内聚

主要表现：痛处重着而紧，有撑胀感，触之柔软但如有物。

治疗：涤痰化湿通络，方宜涤痰汤；药宜贝母、白芥子、莱菔子、茯苓、佩兰、砂仁、厚朴、金钱草、桑枝。

和调要点：该证为痰湿内聚，停滞凝聚，经脉之气失畅而痛；治宜涤痰化湿通络；药以涤痰、化湿、通络诸药对合用。

2. 瘀血停蓄

主要表现：痛处固定不移，如针刺刀割，甚者灼热刺痛，肌肤甲错。

治疗：活血祛瘀，方宜血府逐瘀汤；药宜桃仁、红花、水蛭、莪术、延胡索、姜黄、制香附、没药、连翘、焦黄柏。

和调要点：该证为瘀血停滞，凝聚阻滞，络气失畅而痛；治宜活血祛瘀；药以活血、祛瘀、行气等多个药对合用。

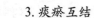

3. 痰瘀互结

主要表现：疼痛如有根，深而不移，多为痰瘀互结，常兼触之如有物而拒按，唇有瘀斑，舌暗而现瘀点瘀斑，苔白或黄腻，脉弦滑。

治疗：涤痰化瘀，软坚散结，方宜涤痰汤合血府逐瘀汤；药宜桃仁、丹参、莪术、三棱、制香附、延胡索、乳香、没药、浙贝母、白芥子、茯苓、厚朴、金钱草。

和调要点：该证为瘀血停滞，痰湿凝聚，痰湿与瘀血胶结不散，阻滞气机，气失和畅而痛；治宜涤痰化瘀，软坚散结；药宜涤痰、化瘀、软坚散结、行气止痛等多个药对合用。

（六）食积、虫积疼痛之治

1. 食积而痛

主要表现：胃脘及腹部疼痛，饱闷拒按；兼纳呆不食，或嗳腐吞酸，舌暗，苔腻，脉弦紧。

治疗：消食导滞、理气止痛，方宜木香槟榔丸或保和丸加减；药宜枳壳、厚朴、木香、槟榔、陈皮、白芥子、炒莱菔子、鸡内金、焦山楂、延胡索、连翘等。

和调要点：该证为食积于胃肠，中焦失于升降，气机阻滞而痛；治宜消食导滞、理气止痛；药宜消除食积、导滞通腑、理气止痛诸药对合用。

2. 虫积而痛

主要表现：腹痛、胀痛，或脐周疼痛尤甚；兼面色晦暗或有白斑，夜卧磨牙，流清涎，常伴食积不化。

治疗：除虫消积、柔肝缓急；药宜乌梅、附子、细辛、干姜、黄连、当归、蜀椒、桂枝，人参、黄柏。

和调要点：该证为虫积于腹，寒热错杂，肝气不舒，气机失畅而痛；治宜除虫消积、柔肝缓急；药宜除虫消积、柔肝缓急、寒温并用、理气止痛等多个药对合用之。

四、特殊痛势

（一）牵拉性疼痛

牵拉性疼痛，主要是指疼痛时，多个部位或相邻部位的疼痛相互之间呈现牵拉掣痛，引致疼痛部位挛缩、紧张而发硬。多发生于肢体或胸腹、内脏。

1. 风寒湿凝滞经脉

主要表现：全身肢节、肌肉疼痛僵直、扯掣，肌肉筋脉紧张、牵拉而发硬或酸痛，重着，难以转侧，抬举、屈伸不利。

治疗：祛风除湿，温经通络，缓急止痛，方以羌活胜湿汤为代表；药宜独活、羌活、威灵仙、防己、防风、藁本、白芷、白芍、海风藤、五加皮、木瓜、川芎、延胡索。

和调要点：该证为风寒湿邪凝滞经脉，经脉失和，拘急挛缩而痛；治宜祛风除湿，温经通络，缓急止痛；药宜祛风除湿散寒、温经通络、缓急止痛的多个药对合用。

2. 邪客体内

机体内部牵拉疼痛，尤其是胸腔、腹腔之内，或胸腹牵拉而痛。

（1）寒凝血瘀

主要表现：胸口发紧，胸中如物内聚牵拉而痛，面色青灰，舌暗，脉弦涩。

治疗：温阳通脉、宣痹祛瘀、缓急通络，方宜四逆汤合血府逐瘀汤；药宜附子、干姜、薤白、甜瓜蒌、丹参、生三七、川芎、苏合香、麝香、防风、白芷、白芍、延胡索等。

和调要点：该证为寒邪凝滞、血凝瘀阻，经脉失和不通，拘急挛缩而痛；治宜温阳除寒通脉、宣痹祛瘀通络、缓急止痛；药以温阳通脉、宣痹祛瘀、缓急通络的多个药对合用。

（2）肠腑气结血瘀

主要表现：腹中发紧而收引拘急，腹部微硬，行走微前倾护腹；矢气不通，大便不行。

治疗：行气导滞、理气祛瘀、通腑缓急，方以四磨汤或枳实导滞丸为基础加减；药宜枳实、木香、沉香、川楝子、乌药、制香附、乳香、没药、甜瓜蒌、白芍等。

和调要点：该证为肠腑气机结滞、气滞血瘀，气机失和不通，肠腑拘急收引而痛；治宜行气导滞、理气祛瘀、通腑缓急；药宜行气导滞、理气祛瘀、通腑缓急的诸药对协同。

（3）气结胃脘

主要表现：心下胃脘痞结而紧缩，挛急疼痛，干呕，呃逆，嘈杂，舌暗，脉弦紧。

治疗：宽胸散结、理气消痞、缓急止痛，方以小陷胸汤为代表；药宜黄连、法半夏、薤白、甜瓜蒌、白芍、枳壳、降香、沉香、乌药、制香附、白芥子、莱菔子、焦黄柏等。

和调要点：该证为心下及胃腑寒热错杂，气机不畅，痞结失和，挛急收引而痛；治宜宽胸散结、理气消痞、缓急止痛；药宜寒热并用、宽胸散结、理气消痞、缓急止痛等药对合用。

（二）走窜性疼痛

走窜性疼痛，即疼痛游走不定，窜痛而移。

1. 风寒湿邪侵袭

主要表现：四肢及关节疼痛，走窜不定，多在小关节及骨缝之间交替游走疼痛，时有肢麻或虫行感；兼恶寒、微热，舌淡暗或淡红，苔薄白或微腻，脉浮紧而弦。

治疗：祛风除湿、散寒通络，方以羌活胜湿汤为基础加减；药宜羌活、独活、防己、防风、威灵仙、藁本、白芷、刺蒺藜、海风藤、鸡血藤、川芎、丹参等。

和调要点：该证为风邪协寒湿之邪客于肢节，风邪走窜无定，诸邪游走经络之间，络气失和而痛；治宜祛风除风为要，散寒祛湿、通络止痛；药宜祛风通络、散寒祛湿、活血止痛等药对协同。

2. 风热湿邪侵袭

主要表现：全身或肢体、骨节酸痛，或热痛或灼痛，或关节、骨节红肿而痛，游走于上下肢不同关节或部位，舌暗红，苔黄腻，脉弦滑或弦数。

治疗：祛风通络、清热渗湿，方以宣痹汤为代表；药宜独活、羌活、防己、防风、炒知母、焦黄柏、桑枝、秦艽、海桐皮、络石藤、赤芍、牡丹皮等。

和调要点：该证为风邪协湿热之邪客于肢节，风邪走窜无定，风热湿邪游走经络之间，络气失和而痛；治宜祛风通络、清热渗湿、宣痹止痛；药宜祛风通络、清热渗湿、宣痹止痛诸药对合用。

3. 气结气乱无定

主要表现：胀痛无定，游走窜痛，常发于胸腹、颈项，或气由下腹向上冲至膻中、天突，或胁肋胀痛，窜痛；或气冲颠顶，烦躁不安，脉细弦或弦涩。

治宜：疏肝理气、平肝降逆、柔敛缓急，方以柴胡疏肝散为基础加减；药宜炒柴胡、桑叶、白芍、炙香附、槟榔、郁金、五味子、生牡蛎、枳壳、沉香、乌药、牡丹皮、丹参。

和调要点：该证为肝气不舒，郁结至极而乱动，乱而无定，窜于经络，经脉失和而痛；治宜疏肝理气、平肝降逆、柔敛缓急；药宜疏肝理气、平肝降逆、柔敛缓急、活血通络诸药对合用。

（三）深部筋脉（神经）疼痛

神经疼痛，亦即深部筋脉之痛，为疼痛之中最难忍受、痛势剧烈严重者。其多持续疼痛，多呈放射状疼痛、掣痛、灼痛、刺痛。在此，简要讨论两种常见之病状。

1. 坐骨神经痛

主要表现：腰痛并腰骶部疼痛，由环跳穴及其以下呈放射状刺痛及下肢痛，或烧灼痛。

治疗：清热解毒、泻火通络、凉血化瘀，方以龙胆泻肝汤为主；药宜败酱草、龙胆草、桑枝、秦艽、络石藤、生地黄、炒知母、赤芍、牡丹皮、连翘、焦黄柏、露蜂房、防风、白芷。

和调要点：该证为毒邪热蕴环跳穴，相关经脉络气失和而痛；治宜清热解毒、泻火通络、凉血化瘀；药宜清热解毒、泻火通络、凉血化瘀、以毒攻毒等药对合用。

2. 三叉神经痛

主要表现：由牙床、腮部、耳根疼痛向上入脑，痛势剧烈，如火烧烤炙而灼痛难耐，刺痛；多表现为火邪灼经之证而烦躁难安，便秘，尿短黄。

治宜：清热泻火、解毒止痉，方以当归拈痛汤为基础加减。

药宜：可选择生地黄、泽泻、炒知母、当归、马钱子、露蜂房、黄连、黄柏、连翘、龙胆草、赤芍、牡丹皮、小白附子（少量）、全蝎、冰片等。

使用时，当尽量从简选用以上药物，小剂量开始。神经疼痛剧烈之时，可用雪上一枝蒿，以土碗之粗糙底部为臼，少量清水研末成汁，取少量药液蘸搽疼痛处。因雪上一枝蒿有毒，切不可过量多搽。

和调要点：该证为热毒蕴结该经，络脉受灼伤、络气失和、挛急而痛；治宜清热泻火、解毒止痉；药宜清热泻火、解毒止痉、凉血化瘀、以毒攻毒等药对协同合用。

五、脏腑疼痛

（一）心与小肠疼痛

1. 心脉痹阻（胸痹）疼痛

（1）寒凝心脉

主要表现：心绞痛，甚则痛及上臂，气憋胸闷，面青灰或紫暗，脉弦紧或沉细。

治疗：温通开痹、急开胸痹，方以回阳救逆汤为主；药宜熟附子、肉桂、干姜、桂枝、薤白、人参、白术、茯苓、五味子、半夏等。

和调要点：该证为寒邪凝滞，心脉痹阻，气机失畅而痛；治宜温通开痹、急开胸痹；药宜温阳散寒、温通心脉、行气止痛诸药对合用。

（2）气滞血瘀

主要表现：心痛而兼胸部胀痛、刺痛难耐，憋闷烦躁，脉弦涩，或结代。

治疗：活血化瘀、行气止痛，方以血府逐瘀汤为主；药宜桃仁、丹参、红花、当归、薤白、瓜蒌、桔梗、郁金、延胡索、合欢皮、石菖蒲、冰片等。

和调要点：该证为气滞血瘀，气血失和，心脉痹阻，气机失畅而痛；治宜活血化瘀、行气止痛；药宜活血化瘀、理气通脉、行气止痛等药对协同而用。

（3）气虚血瘀

主要表现：心痛而胸部刺痛、气憋难息，气短懒言，舌质淡暗、瘀点瘀斑，脉细涩。

治疗：益气活血、通脉止痛，以补阳还五汤为代表；药宜炙黄芪、丹参、当归、红花、丹参、薤白、瓜蒌、白术、枳壳等。

和调要点：该证为气虚无力运血，气血失和，瘀血停滞，心脉痹阻而痛；治宜益气活血、通脉止痛；药以益气、活血、通脉、理气止痛等药对合用。

（4）痰瘀阻滞

主要表现：胸部憋闷发胀并刺痛，甚者胸痛彻背，不能安卧，舌暗，苔腻，脉弦涩。

治疗：涤痰化瘀、开痹通（胸）阳，方以瓜蒌薤白半夏汤为基础加减；药宜甜瓜蒌、薤白、法半夏、白芥子、贝母、白酒、枳壳、丹参、蒲黄、生三七等。

和调要点：该证为痰瘀胶结，阻滞心脉，脉道痹阻，气机失畅而痛；治宜涤痰化瘀、理气宽胸、开痹止痛；药宜涤痰、化瘀、宽胸、理气、开痹等药对协同合用。

2. 心火热移小肠而尿涩痛

主要表现：尿短赤、灼热涩痛，兼见心烦、尿赤、短黄，舌红苔黄燥，脉细数。

治疗：清心泻火、利尿通淋，方以导赤散为代表；药宜生地黄、木通、玄参、金银花、连翘、淡竹叶、紫花地丁、赤芍、牡丹皮等。

和调要点：该证为脏与腑失和，心火炽盛，移热于小肠而排尿涩痛；治宜清心泻火、利尿通淋；药宜清心、泻火、利尿通淋、凉血清热诸药对合用。

（二）肝与胆疼痛

1. 湿热蕴结肝胆

主要表现：胁肋胀痛或灼痛而身黄目黄如橘，尿黄，壮热，身黄尿黄。

治疗：清热渗湿、利胆退黄治之，方以龙胆泻肝汤或茵陈蒿汤为代表；药宜茵陈、金钱草、龙胆草、生柴胡、连翘、栀子、生地黄、泽泻、黄柏、木通、赤芍、牡丹皮等。

和调要点：该证为湿热蕴结阻滞，肝胆疏泄失畅，脏腑失和；治宜清热渗湿、利胆退黄；药以清热凉血、渗湿退黄、疏肝利胆等药对合用。

2. 寒滞肝脉

主要表现：阴缩（外阴或阴茎紧缩内收）而冷痛，或颠顶疼痛而冷痛，胁肋部冷痛，面色青晦，干呕清涎，舌淡暗，脉弦紧或沉细。

治疗：温经散寒、行气缓急止痛，方宜吴茱萸汤或暖肝煎为代表；药宜吴茱萸、干姜、桂枝、小茴香、肉桂、桑枝、白芍、台乌、槟榔、沉香、川芎、丹参等。

和调要点：该证为寒邪凝滞肝经，挛急收引，经脉失和，外阴内缩而痛；治宜温经散寒、行气理气、缓急止痛；药宜温经散寒、行气理气、缓急止痛等药对协同合用。

此外，因湿热内蕴、砂石瘀聚肝胆而痛者，参见本书"第十二章第四节"。

（三）脾与胃疼痛

1. 中气不足

主要表现：胃脘隐隐而坠痛（内脏下坠），面色㿠白或无华，气短懒言，倦怠乏力；兼纳呆，舌淡，苔薄白，脉细弱。

治疗：补中益气、升阳举陷为主，方以补中益气汤为主，辅以消食化滞之药；药宜人参、黄芪、白术、怀山药、枳壳、桔梗、炙升麻、焦山楂、炒谷芽、炒麦芽、砂仁等。

和调要点：该证为中气不足、脾胃虚弱、气虚失和而痛；治宜补中益气、升阳举陷；药宜补中健脾、益气升阳、消食健胃诸药对协同合用。

2. 脾胃虚寒

主要表现：胃脘及腹部冷痛，甚者绞痛而喜温喜按，便溏甚则下利清谷，纳呆不食，舌淡暗，苔白或腻，脉沉细弱、迟。

治疗：温阳散寒、益气健脾，方以桂附理中汤为基础；药宜肉桂、附子、干姜、人参、白术、茯苓、炒扁豆、炒怀山药、法半夏等。

和调要点：该证为脾阳不足、中焦虚寒、脾胃运化失和而痛；治宜温阳散寒、益气健脾；药宜温阳散寒、益气健脾、健胃运化等药对合用。

3. 寒邪直中胃脘

主要表现：腹痛急迫暴作，绞痛难耐，胃脘发凉，或呕吐，或泄泻清稀。

治疗：温中散寒，方以理中汤为主；药宜干姜、高良姜、胡椒、荜茇、毕澄茄、白术、茯苓等。

和调要点：该证为寒邪直中，凝滞胃脘，挛急收引，脏腑失和而痛；治宜温中散寒；药宜温中、散寒、健胃诸药对合用。

4. 胃阴不足

主要表现：胃脘及食道灼痛隐隐，口燥咽干，嘈杂善饥，大便干结，舌红，苔薄少津，脉细数。

治疗：养阴益胃、清除虚火、和中止痛，方以一贯煎为代表；药宜沙参、麦冬、玉竹、白芍、炒知母、当归、生地黄、牡丹皮、粉葛等。

和调要点：该证为胃阴不足，虚火积于胃腑，灼伤胃络，胃气失和而痛；治宜养胃阴、清虚火、和中养胃；药宜养阴润燥、清除虚火、和中养胃等药对合用。

（四）肺与大肠疼痛

1. 热邪壅肺

主要表现：胸痛而热，若火烤炙；咳嗽而气喘难定，甚者鼻翕，呼气如灼；兼口干而渴，咽红肿痛，舌红苔黄，脉数或滑数。

治疗：清热泻肺、宣肃肺气、止咳平喘，方以泻白散为代表；药宜桑白皮、葶苈子、黄芩、生石膏、杏仁、金银花、连翘、玄参、射干、赤芍、牡丹皮、甜瓜蒌等。

和调要点：该证为热邪壅肺，肺失宣肃而上逆，咳喘难定；治宜清热泻肺、宣肃肺气、止咳平喘；药宜清热泻火、凉血、泻肺、宣肃肺气、止咳平喘等药对合用。

2. 痰热壅肺

主要表现：胸痛而灼热撑胀，胸闷，咳嗽而咯痰黄稠，量多，甚者痰色如脓血铁锈且腥臭；气喘息粗，甚者鼻翼翕动，舌红苔黄腻，脉滑数。

治疗：清热涤痰、清肺止咳平喘，方宜清金降火汤，或苇茎汤合泻白散；药宜川贝母、苇茎、桑白皮、鱼腥草、炒黄芩、京半夏、薏苡仁、冬瓜仁、败酱草、炒知母、连翘、赤芍、牡丹皮等。

和调要点：该证为痰热胶结，壅滞于肺，成瘀成痈，肺失宣肃而咳喘；治宜清热涤痰、清肺止咳平喘；药宜清肺热、涤痰瘀、排痈脓、凉血热等药对协同合用。

3. 寒饮停肺

主要表现：胸痛胸痞而咳喘不止，呼吸急迫，气喘难续，肺部胸中水饮声响，面色青晦，不能平卧；或伴恶寒发热，身痛，无汗；或身体浮肿，头面四肢为甚，舌苔白滑，脉弦滑，或脉浮紧。

治疗：温肺化饮，方以小青龙汤为主；药宜麻黄、白芍、细辛、干姜、桂枝、五味子、半夏、甘草。

和调要点：该证为内外失和，外寒内饮，肺气被束，失于宣肃而咳喘不止；治宜温肺化饮、宣肺止咳；药宜温化寒饮、辛温解表、宣肺止咳诸药对合用。

4. 肺肾气虚

主要表现：胸痛弊闷而呼多吸少，喘促不宁，夜不能卧，端坐呼吸，腰膝酸软，面青灰或㿠白，脉沉细弱。

治疗：补肺益气、补肾纳气、降气平喘，方以人参蛤蚧散为主；药宜蛤蚧、人参、贝母、炒知母、茯苓、桑白皮、黄芪、丹参、薤白、熟地黄、生地黄、山萸肉等。

和调要点：该证为脏腑气虚而失和，肺肾气虚，不能摄纳，喘促不宁；治宜补肺益气、补肾纳气、降气平喘；药宜补肺、益肾、纳气、降气平喘等药对协同合用。

5. 肠腑气结而痛

主要表现：肠腑不通，腑气不降，结而郁阻，出现（肠梗阻、肠套叠等）腹痛而胀，或硬满不可触。

治疗：降气、破气、行气而通结开结解痛，方以枳实芍药散为主；药宜枳实、厚朴、木香、降香、沉香、甜瓜蒌、郁金、延胡索、石菖蒲、白芥子、炒莱菔子、牡丹皮、玉竹。

和调要点：该证为肠腑气机失畅，结而郁阻，传化阻滞，不通而痛；治宜降气、破气、行气、通结开结解痛；药宜降气、破气、行气、开结、止痛诸药对协同合用。

（五）肾与膀胱疼痛

1. 湿热蕴结下焦（肾与膀胱）

主要表现：腰部及少腹疼痛、酸胀而灼热，尿短黄、或赤而涩痛，甚者尿中带血，舌红或暗红或红绛，苔黄腻，脉弦数或弦滑数。

治疗：清热渗湿解毒、渗利通淋，方宜二妙散加减；药宜生地黄、车前子、瞿麦、萹蓄、紫花地丁、焦黄柏、滑石、木通、茯苓、连翘、炒栀子、大黄、赤芍等。

和调要点：该证为湿热蕴结，热毒内蕴，下焦不利，肾与膀胱气化行水失和而痛；治宜清热解毒、渗利通淋；药宜清热解毒、渗利通淋、凉血化瘀等药对协同合用。

2. 肾虚并中气不足

主要表现：肾下垂而腰部隐痛、胀痛、坠痛，常伴尿清长，腰膝酸软。

治疗：补中益气、升阳举陷并壮腰健肾，方以补中益气汤为基础加减；药宜黄芪、人参、升麻、柴胡、橘皮、当归身、白术、炙甘草、熟地黄、生地黄、山萸肉、泽泻、续断、杜仲、海螵蛸等。

和调要点：该证为脏腑失和，肾气不足与中气不足相互影响，肾脏下垂而腰府失养而痛；治宜补中益气、升阳举陷、壮腰健肾；药宜补中健脾、升阳举陷、壮腰健肾等药对合用。

3. 肾虚（冲任不足）而胞宫虚弱

主要表现：子宫下垂而少腹隐痛、坠痛或兼腰部隐痛而坠，少气懒言，面色㿠白或萎黄无华，常兼月经异常，或经行先期，或淋漓不止。

治疗：补中益气、升阳举陷并调经养血、滋养胞宫，方宜补中益气汤合当归四物汤加减；药宜黄芪、人参、升麻、柴胡、橘皮、当归、白芍、白术、益母草、枸杞、炙甘草等；经行淋漓不止，加炒艾叶、阿胶珠、白及。

和调要点：该证为脏腑经脉失和，肾气亏虚、冲任不足，胞宫虚弱下垂而腰府失养而痛；治宜补中益气、升阳举陷并调经养血、滋养胞宫；药宜益气、升阳举陷、调经养血诸药对合用。

六、心身不适疼痛

（一）焦虑、抑郁而痰瘀阻窍疼痛

主要表现：焦虑或抑郁日久，自觉身体疼痛不适，难言其状，或牵拉疼痛，或走窜无定而痛，或某一部位刺痛、胀痛；兼神情黯淡，情绪难以自控，喉中如物堵塞，或沉默不语，或情绪亢奋；面色暗黑，唇紫暗，舌质青紫。

治疗：涤痰化瘀启窍、理气止痛，方以礞石滚痰丸合天麻饮为主；药宜礞石、胆南星、槟榔、明天麻、郁金、浙贝母、白芥子、石菖蒲、连翘、枳实、桑枝、丹参、姜黄等。

和调要点：该证为忧思气结日久，痰瘀互结，蒙阻清窍，脏腑失和而莫名疼痛；治宜涤痰化瘀启窍、理气止痛；药宜涤痰、化瘀、启窍、行气止痛等药对合用。

（二）肝气郁滞疼痛

主要表现：胁肋胀痛，烦躁易怒，面红目赤，口苦烦渴，大便干燥，尿短黄。

治疗：疏肝解郁、理气止痛，方以逍遥散为代表；药宜桑叶、白芍、制香附、郁金、香橼、延胡索、枳壳、乌梅、槟榔、连翘、焦黄柏、牡丹皮等。

和调要点：该证为肝气郁滞，气机失畅，气阻而痛；治宜疏肝解郁、理气止痛；药宜疏肝、解郁、理气、止痛等药对合用。

（三）气火逆乱疼痛

主要表现：头部暴痛，头晕目胀，体内似有气机上冲，游走窜痛，甚则直达颠顶，胀痛无定；兼烦躁易怒，躁动不已，甚或手足无措，肢体不稳，寝食难安，舌红或暗红，苔黄，脉弦滑数。

治疗：平肝降逆、清热泻火，方以钩藤饮为主；药宜连翘、菊花、龙胆草、钩藤、夏枯草、刺蒺藜、枳实、降香、石决明、生牡蛎、代赭石、赤芍、牡丹皮等。

和调要点：该证为情志失和，肝气郁滞而逆乱、肝火炽旺，气火相携，循肝经上逆，气火逆乱，走窜经脉而痛；治宜平肝降逆、清热泻火；药宜平肝、降逆、清热、泻火、凉血等药对合用。

第三节　过敏反应

过敏反应是典型的内外失和之病。从内而言，多与人体的禀赋（过敏体质）及脏腑功能失和有关；究其外因，则与环境中的若干致敏因子（外邪）高度相关。

一、概述

传统的中医学虽无"过敏"一词，但对过敏反应引致病变的诊断治疗，已形成了相应的理论与应用体系。

中医根据该类疾病发病急、传变迅速、部位游走多变、瘙痒难耐等临床表现，认为其具有风邪致病"善行数变，走窜无定"的典型特点。[107]

过敏反应之关键，应为内外失和、脏腑失和、风邪为患、善行数变、多部位受累。外因感受风邪为患或热毒生风，内因肺脾肾虚弱而生风，尤以肺脾失调为主。肺脾肾虚弱或禀赋不足之人，为易发生过敏的特殊体质，容易感受外风之邪，也易产生内风而出现过敏症状。

据此，中医学认为该类疾病之主要病因病机，可归结为外风侵袭、热毒生风、脾虚生风、血虚生风、血热（阴亏）动风等。治疗过敏性疾病，首当疏风祛风，去除病因而消除风源；根据脏腑失调失和的情况而调和脏腑。

二、过敏性皮肤病

过敏性皮肤病是发病率较高，且难治难愈的疾病之一。因其多伴有肌肤的炎性变化，也称其为过敏性皮炎。诊治过敏性皮肤病，须辨病论治与辨证论治结合，全面论治。

过敏性皮肤病常见湿疹、荨麻疹、药物疹、接触性皮炎、过敏性紫癜等，均有急性发作与慢性发展之不同病程。

一般而言，过敏性皮肤病多急发，若治之及时得当，也可速愈；若病情迁延，或治之不力不当，转为慢性病程，则缠绵难治。不论处于急性期或慢性期，均易因瘙痒而搔抓，导致肤损严重，出现肤烂、渗液、流脓、渗血，形成疱疹，或苔藓样病变，或肤损而出现瘢痕或血痂。在慢性病程中，还会出现皮肤增厚、干燥，或如皮革状、脱屑，瘢痕挛缩等表现。肤损严重时的渗液、流脓，复又成为新的致敏因子，遂致过敏反应缠绵难尽。

因此，治疗过敏性皮肤病，不仅要抗过敏止其痒，更要视皮损的情况，祛痈排脓，修肤、护肤、养肤、润肤。

（一）辨病论治之要

1. 辨病诊断

（1）湿疹：湿疹之发，主要为皮肤表面疹粒凸起，或为风疹细粒而聚散无常，或为丘疹，或为丘疱疹，或为斑疹，瘙痒，甚者瘙痒难耐，抓痕累累，常伴皮肤发红、肿胀，甚者红肿赤痛，严重者局部或大面积肌肤渗液、溃烂、脱屑，瘢痕挛缩。

因发病特点的不同，湿疹又常分为湿性湿疹与干性湿疹。湿性湿疹者，多见风湿郁表、热毒蕴结之证；也可见风寒外束、风热外袭之证。干性湿疹者，多见风寒外束、风热外袭、热毒蕴结、血虚生风、阴亏生风之证。

（2）荨麻疹：荨麻疹的发病特点为：阵发性发作，过后多无痕迹。发作时，大面积风团疹起，或红白相间，或粉红而赤，或风团苍白，均瘙痒难耐；荨麻疹发作后留下痕迹者，多为其发作时瘙痒太甚而搔抓，皮肤受损所致。

荨麻疹又分为风寒外束、风热外袭、热毒蕴结、脾虚生风、血虚生风等证。

（3）药疹：因服用或使用药物而致敏起疹子者，谓之为药物疹，简称药疹；常见热毒蕴结、脾虚生风之证。

（4）接触性皮炎：因衣物紧束，或接触某些特殊物品（如接触某些金属、佩戴某些首饰）而致肌肤疹起、斑显，或瘙痒，或皮损者，为接触性皮炎。该病之证，多为风湿郁表、热毒蕴结、脾虚生风、血虚生风。

（5）过敏性紫癜：过敏性紫癜为过敏性疾病中特殊的一类疾病。其病往往累及多个脏腑与部位，但其主要表现之一，是皮下瘀斑发紫如癜。故多将该病列为过敏性皮肤病而论治。

该病多见热毒蕴结、脾虚生风、血虚生风证。但各证受过敏性紫癜的影响，又有着该病的特殊性。主要病机关键，均与气血的运行相关。热毒蕴结之证，主为热结血瘀，毒蕴耗血而血络破损，在热毒炽盛的同时热结血瘀的表现亦明显。脾虚生风之证，主为脾气不足，气不摄血而血溢脉外，在脾虚不运的同时，气虚血瘀的表现明显。血虚生风之证，主要为久病耗伤气血，血瘀不行，新血不生，故血虚生风而血虚血瘀之象明显。

2. 辨病治疗之要

（1）主要治法：用药特点从辨病论治而言，治疗过敏性皮肤病，主以疏风为要；对于热毒蕴结生风者，适用祛风之药。

（2）用药特点：主要宜选入肺经，药性轻灵，疏风为主之品，也有少量的祛风之药。一般而言，过敏性皮肤病的病变用药，以防风、荆芥与白鲜皮、苦参为代表。

（3）和调要点：该病为风邪为患、脏腑失和所致，发病部位广泛，大多表现为体表肌肤受损，但其病发于内、现于外，治疗应以内服为主；辨病而治，重在祛风，选用祛风之药对防风、荆芥与白鲜皮、苦参；结合辨证而治，以区别不同的机体失和情况及其证型，和调脏腑气血，以消风源，治本消敏。

（二）辨证论治要点

1. 风寒外束

主要表现：风团色白或粉红，或风疹色淡红，或丘疹，瘙痒而肤紧，肌肤起斑但色淡或粉红；或兼恶寒，脉浮紧。

治疗：辛温解表、疏风透疹止痒，方以麻黄汤为基础加减；药宜麻黄、桂枝、防风、荆芥、藁本、白芷、艾叶、胡荽、细辛、白鲜皮等。

和调要点：该证为风寒之邪外束，肺卫失于宣发而风邪为患于肌表而肤痒疹起；治宜辛温解表、疏风透疹；药宜辛温解表、疏风透疹、消敏止痒诸药对合用。

2. 风热外袭

主要表现：风团色红或紫暗红，或风疹色红而尖，或丘疹，或丘疱疹，瘙痒而肤干，肌肤红斑或红赤紫暗；或兼发热、恶寒，口干咽燥，脉浮数。

治疗：辛凉解表、疏风透疹止痒，方以荆防败毒散为基础加减；药宜防风、荆芥、桑叶、牛蒡子、柽柳、刺蒺藜、木贼、白鲜皮、连翘、赤芍、牡丹皮等。

和调要点：该证为风热之邪外袭，肺卫宣肃失和而肤痒疹起；治宜辛凉解表、疏风透疹；药宜辛凉解表、疏风透疹、凉血、消敏止痒诸药对合用。

3. 风湿郁表

主要表现：丘疹，或丘疱疹，中有浆液，瘙痒而肌肤潮湿，易渗液而肌肤糜烂，红斑而色红或表面覆膜；或兼发热、恶寒，肢体困重，尿短黄，脉浮濡或滑。

治疗：疏风或祛风除湿、透疹止痒，方以羌活胜湿汤为基础加减；药宜羌活、防风、藁本、白芷、佩兰、苍术、石菖蒲、刺蒺藜、白鲜皮、苦参、皂角刺、桑枝、牡丹皮等。

和调要点：该证为风湿之邪外袭，郁结于表，肺卫宣发失和而肤痒疹起；治宜疏风或祛风，解表除湿、透疹止痒；药以疏风（祛风）解表、芳香化湿、透疹止痒、消敏止痒、疏通络脉等药对合用。

4. 热毒蕴结

主要表现：皮肤奇痒难耐，斑块红赤或紫暗；患部或全身丘疹，或丘疱疹，中有浆液或黏液；或兼肌肤肿胀而糜烂、溃烂而渗液流脓；或肌肤渗血而瘢痕、血痂，或皮下瘀血成斑；或肌肤干燥而起屑脱屑；或兼高热、烦躁不安，大便秘结，尿短黄。

治疗：清热解毒、凉血消斑、祛风止痒，方宜普济消毒饮合防风汤加减；药宜败酱草、露蜂房、土茯苓、生地黄、泽泻、炒知母、连翘、焦黄柏、苦参、白鲜皮、皂角刺、马齿苋、防风、荆芥、牡丹皮、生甘草。

和调要点：该证为热毒蕴结于表，肺卫受损，宣发失和而肤损、疹起、瘙痒；治宜清热解毒、凉血消斑、祛风止痒；药宜清热解毒（以毒攻毒）、凉血消斑、祛风消敏止痒等药对合用。

5. 脾虚生风

主要表现：风团色白或粉红，或风疹色淡红，或丘疹，或丘疱疹，渗液潮湿而糜烂，瘙痒；或兼皮下瘀斑、紫癜，色红或紫暗而兼腹痛难耐，便溏泄泻；舌淡体胖，苔薄白，脉细弱或细濡。

治疗：健脾益气、疏风止痒，方宜六君子汤合消风汤；药宜苏条参、白术、茯苓、莲子肉、京半夏、枳壳、防风、荆芥、藁本、白芷、白鲜皮。

和调要点：该证为脏腑失和，脾虚生风而肤痒疹起；治宜健脾益气、疏风止痒；药宜健脾、益气、疏风、消敏止痒等药对合用。

加减：紫癜者，宜益气摄血、疏风消斑，宜加生黄芪、桔梗、炙升麻、牡丹皮、紫草等。

6. 血虚生风

主要表现：风团色粉红或白，皮肤干燥而瘙痒，疹粒细小而干，搔抓而血痕累累，斑块色淡红或淡暗；常兼面色萎黄或晦暗，目睛干涩而瘙痒，舌淡，脉细弱或细弦。

治疗：养血息风、祛风止痒，方宜当归四物汤合防风汤加减；药宜当归、枸杞子、丹参、紫草、鸡血藤、生地黄、防风、白芍、刺蒺藜、牛蒡子、白鲜皮等。

和调要点：该证为气血失和，血虚失养而虚风内生，风邪为患，肌表肤痒疹起；治宜养血息风、祛风止痒；药宜养血息风、祛风、消敏止痒等药对合用。

7. 阴亏生风

主要表现：肌肤干燥甚者皲裂，瘙痒难耐，搔抓极易起屑脱皮；斑疹色红，疹粒细小干燥；常兼口咽干燥而不欲饮水，身烘热或五心烦热，大便干结，尿短黄，舌红或光红无苔。

治疗：滋阴清热、息风止痒，方宜知柏地黄丸合消风汤加减；药宜生地黄、山萸肉、泽泻、炒知母、女贞子、焦黄柏、玉竹、防风、荆芥、白鲜皮、白芍、赤芍、牡丹皮等。

和调要点：该证为阴阳失和，阴亏而虚风内生，风邪为患，肌表肤损疹痒；治宜滋阴清热、息风止痒；药以滋阴清热、息风消敏止痒、凉血等药对合用。

三、过敏性鼻渊（鼻炎）

过敏性鼻炎，多属中医学之"鼻渊"的范畴，为风邪侵及鼻窍而发，以鼻痒、喷嚏为主要表现，有着较为明显的季节性或条件性。其可单独发生，也常与过敏性皮肤病、咳喘、眼结膜炎、肠炎等相伴而生。

1. 风寒阻窍

主要表现：鼻痒鼻阻、喷嚏而清涕、清稀，常兼风寒外束之证。

治疗：辛温解表、疏风通窍止痒，方宜麻黄汤加减；药宜麻黄、苍耳子、防风、荆芥、藁本、白芷、胡荽、艾叶、细辛、白鲜皮等。

和调要点：该证为内外失和，风寒外侵，肺卫失和，肺窍被阻而鼻痒、喷嚏；治宜辛温解表、疏风通窍；药宜辛温解表、疏风通窍、消敏止痒等药对合用。

2. 风热袭窍

主要表现：鼻干而痒、喷嚏而浊涕、黏稠，常兼风热外犯之证。

治疗：辛凉解表、疏风通窍止痒，方宜桑菊饮加减；药宜桑叶、金银花、防风、荆芥、薄荷、牛蒡子、刺蒺藜、木贼、白鲜皮、连翘、焦黄柏、赤芍、牡丹皮等。

和调要点：该证为内外失和，风热外袭，肺卫失和，热邪犯鼻窍而鼻干痒、喷嚏；治宜辛凉解表、疏风通窍；药宜辛凉解表、疏风通窍、消敏止痒、凉血等药对合用。

3. 热毒壅窍

主要表现：鼻痒或痒痛，奇痒难耐，鼻涕黏稠或黄绿，甚者腥臭冲脑窍；鼻头红赤或糜烂；或兼高热、烦躁不安，大便秘结，尿短黄。

治疗：清热凉血、解毒通窍、祛风止痒，方宜清温败毒饮合防风汤加减；药宜防风、苍耳子、辛夷花、露蜂房、败酱草、焦黄柏、苦参、白鲜皮、皂角刺、马齿苋、石菖蒲、赤芍、牡丹皮、生甘草。

和调要点：该证为内外失和，热毒壅滞鼻窍，肺卫失和而鼻干痒、涕稠或黄绿，甚者腥臭；治宜清热凉血、解毒通窍、祛风止痒；药宜清热凉血、解毒通窍、消敏止痒诸药对合用。

4. 脾虚窍阻

主要表现：鼻痒或嗅觉不灵，甚者不辨气味；喷嚏而清涕，清稀甚则如水；气短懒言，常易感冒，鼻炎缠绵不愈，便溏或泄泻。

治疗：健脾益气、疏风通窍止痒，方宜玉屏风散或补中益气汤合消风汤加减；药宜生黄芪、苏条参、白术、怀山药、枳壳、桔梗、炙升麻、防风、荆芥、藁本、白芷、苍耳子、辛夷花。

和调要点：该证为脏腑失和与内外失和并存，脾气虚弱，肺气失养，鼻窍失和不利而鼻痒或嗅觉不灵甚者不辨气味，喷嚏而清涕；治宜健脾益气（益肺）、疏风通窍；药宜健脾益气（益肺）、疏风通窍、消敏止痒药对合用。

5. 阴亏窍燥

主要表现：鼻干鼻痒，喷嚏瘙痒难耐，少涕或无涕，甚者鼻道萎缩，不辨气味，或鼻衄出血；或大便干结，尿短黄。

治疗：滋阴润燥、疏风通窍止痒，方宜麦冬饮合消风汤加减；药宜生地黄、炒知母、麦冬、玉竹、沙参、防风、荆芥、薄荷、粉葛、牛蒡子、白鲜皮、赤芍、牡丹皮等。

和调要点：该证为阴阳失和与内外失和并存，肺阴不足，鼻窍失养而鼻干鼻痒，少涕或无涕；治宜滋阴润燥、疏风通窍；药宜滋阴润燥、疏风通窍、消敏止痒药对合用。

四、过敏性眼结膜炎

过敏反应发生于目窍者，以目睛瘙痒难耐，目赤或红肿疼痛，迎风流泪，目眵等为主要表现。

（一）肝经郁热生风

主要表现：目赤瘙痒，迎风流泪，目眵堆积，眼角红赤痒甚；烦躁不安，心烦易怒，大便干结。

治疗：清肝泄热、疏风止痒，方以桑菊饮或龙胆泻肝汤为基础加减；药宜桑叶、菊花、木贼、刺蒺藜、夏枯草、青葙子、防风、薄荷、牛蒡子、白鲜皮、连翘、焦黄柏、赤芍等。

和调要点：该证为脏腑失和，肝经郁热，风邪生风，犯于目窍而目赤瘙痒；治宜清肝泄热、疏风止痒；药以清肝柔肝、泄热、辛凉疏风、消敏止痒药对合用。

加减：若口苦、烦躁较甚，便秘者，加用龙胆草、生地黄、炒知母等。

（二）热毒蕴结生风

主要表现：目睛红赤肿痛而瘙痒，疱疹粒坚硬而痒，或目胞肿胀而糜烂，甚者渗液、流脓；或目睛黑睛（角膜）溃烂，或兼高热、烦躁不安，大便秘结，尿短黄。

治疗：清热凉血、祛腐生新、祛风止痒，方宜龙胆泻肝汤或普济消毒饮合防风汤加减；药宜龙胆草、夏枯草、败酱草、连翘、焦黄柏、苦参、白鲜皮、皂角刺、木贼、防风、露蜂房、马齿苋、赤芍、牡丹皮、生甘草。

和调要点：该证为热毒蕴结，热盛生风，积于目窍，肉腐血壅；治宜清热凉血、祛腐生新、祛风止痒；药宜清热解毒、凉血、祛腐生新、消敏止痒药对合用。

（三）阴血不足风起

主要表现：目睛干涩瘙痒，目赤肿痛但无渗液或溃烂；或视物不清，目翳飞花；或大便干结，尿短黄。

治宜：滋阴润燥、祛风明目止痒，方宜知柏地黄丸或杞菊地黄丸合消风汤加减；药宜菊花、桑叶、白芍、枸杞、赤芍、牡丹皮、生地黄、炒知母、沙参、防风、薄荷、谷精草、密蒙花、白鲜皮等。

和调要点：该证为脏腑失和，肝之阴血不足而生风，目窍受扰；治宜滋阴润燥、祛风明目止痒；药宜滋阴润燥、祛风明目、消敏止痒诸药对合用。

五、过敏性咳喘

过敏性咳喘之典型表现为：久患咳喘不愈，反复发作，发则咽喉瘙痒至气道、胸中、膻中，气促气憋难续；或痰鸣不出，憋阻喉头，甚则面唇青紫、气短不续。

其发生多属患者素为过敏体质，复感病邪（致敏原）而发。若为急性过敏性咳喘，多发病迅速、病势急、病情重；若失治或误治，可因喉头水肿、气道憋阻而休克，甚则阴阳离决而亡。

治疗过敏性咳喘，当以疏风、祛风、抗过敏为要，辨证施治而施以宣发、肃降肺气，止咳平喘之药。

（一）风扰气道

主要表现：咽喉瘙痒而咳喘，痰液较少，多呛咳或无痰，瘙痒多起于咽喉，直至气道、膻中；可兼见风寒束肺之证或风热犯肺之证。

治疗：疏风止痒、宣降肺气，方宜泻白散合荆防败毒散加减；药宜桑白皮、前胡、防风、荆芥、藁本、白芷、白鲜皮、苦参、射干等。

和调要点：该证为内外失和，风邪侵袭肺经气道，走窜不定，肺气失于宣肃而咳喘；治宜疏风止痒、宣降肺气；药宜疏风止咳、宣降肺气、消敏止痒等药对合用。

加减：若兼风寒束肺之证，加麻黄、艾叶、细辛；若兼风热犯肺之证，加牛蒡子、刺蒺藜、木贼、连翘、焦黄柏、赤芍、玉竹。

（二）热毒蕴结

主要表现：咽喉肿痛痹阻而瘙痒、咳喘，痰阻气粗，或哮鸣痰阻，痰液黏稠而黄绿或黄红；或气道、胸中、膻中瘙痒堵塞而发紧不舒，胸闷气促气憋难续，甚则面唇青紫。

治疗：清热解毒、凉血开痹、宣降肺气，方宜清瘟败毒饮合消风汤加减；药宜桑白皮、葶苈子、苇茎、败酱草、玄参、射干、皂角刺、川贝母、白芥子、白鲜皮、苦参、防风、白芷、丹参、赤芍等。

和调要点：该证为内外失和，热毒蕴结携风而行，痹塞气道，肺气上逆而咳喘、瘙痒堵塞；治宜清热解毒、凉血开痹、宣降肺气；药宜清热解毒、凉血开痹、宣降肺气、消敏止痒等药对合用。

（三）痰瘀阻滞

主要表现：咽喉及气道痹阻不适而瘙痒、咳喘，或哮鸣痰阻，痰液黏稠成块；或气道、胸中、膻中堵塞板结而胸闷疼痛，气促气憋难续，面唇青紫，手足瘀滞。

治疗：涤痰化瘀、开痹宽胸、宣降肺气，方宜泻白散合薤白饮加减；药宜薤白、甜瓜蒌、桑白皮、葶苈子、川贝母、白芥子、莪术、丹参、苦参、皂角刺、路路通、防风、白芷、枳壳等。

和调要点：该证为内外失和，邪留发病，痰瘀胶结，协风而行，痹塞气道，肺气上逆而咳喘、哮鸣痰阻、瘙痒；治宜涤痰化瘀、开痹宽胸、宣降肺气；药宜涤痰化瘀、开痹宽胸、宣降肺气、消敏止痒等药对合用。

六、过敏性肠炎

过敏反应发生于肠腑，肠腑气机失和，传化功能失常，出现腹痛即泻，泻后则安等症，多发于结肠与直肠。

（一）脾虚不运

主要表现：素有纳呆不食，胃脘隐痛不舒或发酸口淡等，遇辛辣或鱼腥之味，则腹痛肠鸣即泻，缠绵反复；常兼神疲倦怠，气短懒言等。

治疗：健脾益气、祛风止泻，方宜六君子汤合消风汤加减；药宜生黄芪、太子参、白术、茯苓、陈皮、法半夏、枳壳、防风、荆芥、白芷、白鲜皮、生甘草。

和调要点：该证为脏腑失和，脾虚不运而生风，风邪窜于肠腑，肠腑气机失和而挛缩拘急，传化不利；治宜健脾益气、祛风止泻、缓急止痛；药宜健脾益气、止泻、祛风消敏等药对合用。

（二）肝脾不调

主要表现：平素纳食正常，遇情志不畅、心烦意乱或偶食辛辣或鱼腥，则腹痛肠鸣，腹痛即泻，泻后即安；或里急后重，排便不爽等。

治疗：疏肝健脾、缓急止痛、祛风止泻，方宜痛泻要方合消风汤加减；药宜桑叶、白芍、郁金、炒延胡索、槟榔、苏条参、白术、怀山药、京半夏、枳壳、防风、白芷、白鲜皮、苦参、生甘草。里急后重者，加木香、黄连。

和调要点：该证为脏腑失和，肝脾不调，脾土虚弱而肝木克伐太过，肝气横逆困脾，风邪窜于肠腑，肠腑气机失和而挛缩拘急，传化不利；治宜疏肝健脾、缓急止痛、祛风止泻；药宜疏肝柔肝、健脾止泻、祛风消敏、缓急止痛诸药对合用。

七、过敏性关节炎

过敏性关节炎，以关节游走性疼痛并关节腔、骨缝内瘙痒难耐，久则骨节肿大为主要特征，类似于中医学传统理论之"风痹"及"尪痹"。

（一）风寒湿邪困阻

主要表现：四肢及关节重痛或酸痛，走窜不定，大小关节及骨缝之间瘙痒难耐，时有肢麻或虫行感，久之骨节肿大而重着难行。

治疗：祛风散寒、除湿通络、开痹止痛，方以羌活胜湿汤合消风汤为基础加减；药宜独活、羌活、威灵仙、防己、防风、藁本、白芷、细辛、白鲜皮、皂角刺、海风藤、松节、五加皮、当归、川芎等。

和调要点：该证为内外失和，风寒湿邪外侵，困阻肢节经脉，风邪窜于经络，络气失畅而痛、痒；治以祛风散寒、除湿通络、开痹止痛；药宜祛风散寒、除湿通络、开痹止痛、消敏止痒等药对合用。

（二）风湿热邪痹阻

主要表现：四肢关节疼痛而热，甚或红肿，瘙痒疼痛无定，甚者痛处如火烧而灼痛，久则骨节肿大而热痛。

治疗：祛风清热、除湿通络、宣痹止痛，方以宣痹汤合消风汤为基础加减；药宜桑枝、秦艽、海桐皮、防己、防风、白鲜皮、皂角刺、苦参、石菖蒲、滑石、焦黄柏、炒知母、赤芍、牡丹皮等。

和调要点：该证为内外失和，风热湿邪外侵，痹阻肢节经脉，风邪窜于络，湿热瘀滞而骨节痛、红肿、瘙痒；治宜清热除湿、祛风通络、宣痹止痛；药宜清热、凉血、除湿、祛风通络、宣痹止痛、消敏止痒等药对合用。

八、过敏反应之危象

过敏反应者，若治之不力或不当，误治误服药物，或突然复遇特殊致敏物质（致敏原），过敏反应加剧，均可出现过敏反应危象。其主要表现为：原有过敏反应表现加剧，瘙痒更甚，喉间如物阻塞不舒，气憋难续，甚则咽喉肿胀而堵塞不通，气憋气促而胸闷气短，面唇青紫发绀，舌青紫、瘀点瘀斑；更有甚者，神识昏蒙，或口吐涎沫，终致休克昏迷而不省人事。

1.在其危象渐显，尚未休克期间，主要病机为风邪夹热毒蕴结、痰瘀阻滞气道、心窍；治宜息风开窍、清热解毒、涤痰化瘀。具体用药，当根据辨证及其关键病机，定治法、择用药。

一是针对瘙痒剧烈，予以息风开窍抗过敏之药：白鲜皮、苦参、皂角刺、防风、荆芥、藁本、白芷、牛蒡子、刺蒺藜、石菖蒲。

二是针对热毒蕴结，予以清热解毒之药：败酱草、蒲公英、玄参、射干、皂角刺、路路通、连翘、焦黄柏、赤芍。若腑气不通，便结、尿短者，加大黄、枳实、紫花地丁、瞿麦。

三是针对痰瘀互结而阻塞气道咽喉、痹阻心胸，出现喘促气憋，青紫瘀斑者，予以涤痰化瘀、宣痹开窍之药：川贝母、白芥子、莱菔子、桑白皮、葶苈子、莪术、三棱、丹参、薤白、甜瓜蒌。

四是和调要点：辨别此阶段主要证候之关键，分别采用和调致敏之治则治法及方药治之。

2. 危象已现，进入休克、昏闭状态，当及时启闭开窍，不宜再以"和调"为主，并注意避免再次过敏而禁用易致敏药物及饮食。

第九章　脏腑失和类病证的和调之治

脏腑失和，影响甚广，表现多种多样。有脏腑失和而出现的脏腑自身的病证；更有脏腑失和而引致全身功能失和。本章重点讨论因脏腑失和而引致全身机能失和的运化失常及感觉、气息、动作失常。

第一节　运化失常

一、概述

中医所言运化失常，主要指人体水谷、水湿的受纳、腐熟、运化及气血精微的化生、敷布及代谢异常，多类似于现代所认识的代谢紊乱性疾病。

运化失常主要源于脏腑失和，也与内外失和、气机失畅、气血失和相关，容易引致水饮、痰湿、瘀血停滞，或是痰瘀互结为患。这几类病邪，均为"前病生此邪，此邪致新病"的"邪留发病"之邪，所致病证，多为不易治愈的疑难病证，且多为虚实夹杂。

治疗运化失常，总原则为攻补兼施、和调五脏、通畅六腑，驱逐水饮、涤痰化湿、活血化瘀、调五脏、畅六腑，主要调治脾、肝、肾，和调同治心与肺。调脾胃，保健运，促运化；调肝胆，畅气机，促疏泄；调肾气，固本元，促气化；调肺气，畅宣肃，促通调；调心气，畅血脉，促统摄。

二、水肿

中医学认为，身形肿胀者，有水肿与气肿之别。水肿为运化失常所致。气肿主因是气机失畅，将在下一章气机失畅中讨论。

水肿，可分为阴水与阳水。阴水，主为正气虚损，或是阳虚不温，或是气虚不运而成；阳水，主因病邪侵袭，湿热或水饮积而化热所致。

（一）风袭水聚

主要表现：身肿，眼睑或四肢为甚，按之凹陷不起，皮色光亮；兼见恶寒发热，无汗，身酸困，尿少。

治疗：解表宣肺、利水消肿，方以越婢加术汤为基础加减；药宜麻黄、白术、苍术、防风、白芷、柴胡、滑石、车前草、木通、茯苓、猪苓等。

和调要点：该证为内外失和与脏腑失和并存，风邪袭表，肺气郁闭，失于通调，风水相搏，聚于肌肤；治宜解表宣肺、利水消肿；药宜解表、宣肺、利水、消肿诸药对合用。

（二）下焦湿热

主要表现：全身浮肿，皮色光亮或发红，按之凹陷不起；兼见高热，烦躁，尿短赤涩痛或淋沥不畅，或大便干结，下焦潮湿。

治疗：清热利湿、清利下焦、利水消肿，方以八正散合五淋散为基础加减；药宜生地黄、泽泻、炒知母、炒栀子、焦黄柏、滑石、车前草、木通、萹蓄、紫花地丁、淡竹叶、赤芍、牡丹皮、猪苓、金钱草等。

和调要点：该证为湿热蕴结，下焦阻滞，气化不利失畅而水湿停蓄；治宜清热利湿、清利下焦、利水消肿；药宜清热、利湿、通利下焦、利水消肿等药对合用。

（三）心肺虚损

主要表现：全身浮肿，下肢为甚，或先发于下肢；皮色晦暗或光亮，按之凹陷不起；兼见心悸或胸痛而气憋，倦怠乏力；或胸闷气短，喘促不宁；舌淡暗或瘀滞，苔白或白腻，脉细弱或结代。

治疗：补益心肺、利水消肿，方以瓜蒌薤白汤合补中益气汤为基础加减；药宜生黄芪、人参、枳壳、桔梗、炙升麻、薤白、甜瓜蒌、大腹皮、茯苓、猪苓、白术、法半夏、丹参等。

和调要点：该证为脏腑失和，心肺虚损，气虚不运，失于通调而致水湿停蓄；治宜补益心肺、益气理气、利水消肿；药宜补益心肺、益气理气、宽胸通脉、利水消肿诸药对合用。

（四）肾虚水泛

主要表现：全身浮肿，皮色晦暗或光亮，按之凹陷不起；兼见尿清长或尿癃闭不解，腰膝酸软；或心悸咳喘或胸闷气短，唇舌青紫瘀斑，舌淡暗或瘀滞，苔白或水滑。

治疗：补肾益气、温阳化气、利水消肿，方以真武汤为基础加减；药宜熟附片、干姜、肉桂、熟地黄、泽泻、甜瓜蒌、大腹皮、茯苓、猪苓、白术、苍术、浙贝母、丹参等。

和调要点：该证为脏腑失和，肾阳虚衰，肾气不足，气化无力而水湿停蓄；治宜补益心肺、益气理气、利水消肿；药宜补肾、温阳、化湿、利水消肿等药对合用。

三、癃闭

癃闭，也称为尿潴留，即小便不利，甚而不行，点滴淋漓，甚则尿闭不通。其可与水肿同时出现，也可单独出现而无水肿之征。

（一）下焦湿热

主要表现：尿短赤涩痛，甚或点滴难出，或淋沥不畅，或排尿涩痛而伴砂石细粒，甚则点滴不出；兼小腹急胀疼痛，前阴肿痛难耐，或灼热疼痛；舌暗红或红绛，苔黄厚腻。

治疗：清热解毒、利尿通淋、启闭开窍，方宜八正散加减；药宜滑石、车前草、木通、萹蓄、紫花地丁、败酱草、金钱草、海金沙、泽泻、炒知母、焦黄柏、赤芍、牡丹皮、石菖蒲等。

和调要点：该证为湿热蕴结，下焦阻滞，脏腑失和，气化不利，气机失畅，水湿不利而下窍闭阻；治宜清热解毒、利尿通淋、启闭开窍；药宜清热解毒、利尿通淋、启闭开窍等药对合用。

（二）气虚不运

主要表现：小腹臌胀而无尿意，排尿无力而困难，尿清，量少；兼见心悸胸闷气短，倦怠乏力；或喘促不宁，舌淡暗或瘀滞，苔白或白腻，脉细弱或结代。

治疗：升降相因，益气与通利并举；补益心脾、益肺利水、通关启闭，方宜补中益气汤合通关散加减；药宜生黄芪、人参、枳壳、桔梗、炙升麻、甜瓜蒌、桑白皮、茯苓、猪苓、白术、法半夏、车前草、萹蓄、川芎等。

和调要点：该证为脏腑失和，心脾肺气虚弱，运化无力，失于通调，水液敷布失畅而下窍不利；治宜升降相因，益气与通利并举；药宜补益心脾、益肺、利水、升提、通关等药对合用。

加减：若因手术等原因，小腹触之鼓胀而麻木，无尿意者，加川楝子、荔枝核、石菖蒲、麝香。

（三）肾虚水停

主要表现：尿闭或尿清而点滴难出、淋漓不畅，身肿而皮色晦暗或光亮，按之凹陷不起；兼见腰膝酸软，心悸、咳喘或胸闷气短，大便稀溏，舌淡暗或瘀滞，苔白或水滑。

治宜：补肾益气、温阳化气、启闭通淋，方宜真武汤加减；药宜熟附片、干姜、肉桂、熟地黄、泽泻、大腹皮、茯苓、猪苓、白术、车前草、萹蓄、瞿麦、金钱草等。

和调要点：该证为脏腑失和，肾气不足，气化无力，开阖不利而下窍不利；治宜补肾益气、温阳化气、启闭通淋；药宜补肾、温阳、益气、启闭、通淋诸药对合用。

四、痛风

古称痛风为"虎咬风"，或为"历节"。其典型表现为肢节疼痛不已，或伴有趾节肿胀或骨节肿大，皮下结节等，甚者局部红肿热痛，甚则肌肤溃烂流脓。

（一）脾虚湿盛

主要表现：肢节、趾节微痛，或血尿酸明显增高，尿清但泡沫成堆，尿腥异味；兼脘腹痞闷不舒，或大腹便便，神疲乏力；大便稀溏或溏结不调，舌淡或淡暗，苔白腻。

治疗：健脾渗湿、化湿消脂，方宜参苓白术散加减；药宜党参、枳壳、厚朴、茯苓、怀山药、白术、苍术、法半夏、白芥子、草薢、金钱草、海金沙等。

和调要点：该证为脏腑失和，脾虚不运，水湿不化，痰湿渐盛，蓄积为脂；治宜健脾渗湿、化湿消脂；药宜健脾、渗湿、化湿、消脂等药对合用。

（二）肝胆不利

主要表现：肢节、趾节发紧不舒，或骨节微凸起而时有痛感；或血尿酸明显增高，尿短赤或混浊起泡，腥臭难闻；兼烦躁不安，胁肋胀满疼痛，口苦、口腻不适。

治宜：疏肝利胆、涤痰化湿、通络散结，方宜龙胆泻肝汤合茵陈蒿汤加减；药宜桑叶、白芍、郁金、龙胆草、金钱草、海金沙、紫花地丁、焦黄柏、连翘、莱菔子、枳实、皂角刺、赤芍、牡丹皮等。

和调要点：该证为肝胆失和，疏泄不利，水湿不化，痰湿内聚，湿渐为脂；治宜疏肝利胆、涤痰化湿、化湿消脂、通络散结；药宜疏肝、利胆、涤痰、化湿、通络、散结药对合用。

（三）湿热瘀阻

主要表现：肢节、趾节红肿热痛，下肢为甚，甚者足不能落地，或表面溃烂渗液流脓；尿短赤涩痛或混浊起泡，腥臭难闻，舌暗红或红绛，苔黄腻。

治宜：清热利湿、凉血解毒、祛腐生肌，方宜四妙勇安汤合透脓散加减；药宜生地黄、泽泻、炒知母、玄参、连翘、焦黄柏、败酱草、生黄芪、穿山甲、赤芍、牡丹皮、路路通、怀牛膝、海风藤、雷公藤、紫花地丁、生甘草等。

和调要点：该证为湿热蕴结而瘀阻经脉，热毒炽盛，肉腐血壅；治宜清热利湿、凉血解毒、祛腐生肌；药宜清热、利湿、凉血解毒、祛腐生肌、通络散结诸药对合用。

（四）痰瘀互结

主要表现：肢节、趾节发紧或发硬，肌肤发暗或瘀斑；或骨节凸起，刺痛，或动则疼痛；或血尿酸明显增高，尿混浊而泡沫成堆，异味难闻冲鼻；大便稀溏或溏结不调，舌面瘀斑瘀点。

治宜：涤痰化瘀、散结通络，方宜涤痰汤合身痛逐瘀汤加减；药宜浙贝母、白芥子、炒莱菔子、皂角刺、路路通、厚朴、紫花地丁、金钱草、桃仁、红花、姜黄、秦艽、怀牛膝、桑枝、生甘草等。

和调要点：该证为脏腑失和，邪留发病，痰瘀结滞，阻滞经脉，运化不利；治宜涤痰化瘀、散结通络；药宜涤痰、化瘀、通利、散结、通络等药对合用。

加减：骨节肿大明显，加三棱、苏木、防己、马钱子。

五、消渴

消渴之病古已有之。现代所认识的糖尿病，即与中医的消渴高度相似。

（一）火热伤津

主要表现：烦渴引饮，饮水不解口渴；或腹中常空，消谷善饥；或肌肤干燥，肌肉瘦削，甚则进行性消瘦；或尿量增多，或口干舌燥，大便干结。

治疗：清热泻火，养阴生津，方宜玉女煎加减；药宜生石膏、生地黄、炒知母、天花粉、玉竹、玄参、牡丹皮、连翘、焦黄柏等。

和调要点：该证为脏腑失和，津液失和，肺胃火热，阴津受损；治宜清热泻火、养阴生津；药宜甘寒清热、泻火、养阴生津等药对合用。

（二）脾虚湿盛

主要表现：形体丰腴，气短乏力，倦怠懒言；纳呆不食，胸脘痞闷或呕恶不舒，口中黏腻，口干不饮；大便稀溏或泄泻，尿发甜味，舌淡或淡白，苔白腻，或水滑。

治疗：健脾益气、醒脾开胃、消脂除积，方宜参苓白术散加减；药宜苏条参、生黄芪、枳壳、厚朴、白术、茯苓、怀山药、陈皮、法半夏、焦山楂、白芥子、金钱草等。

和调要点：该证为脏腑失和，津液失和，脾虚不运，痰湿不化，津不上承；治宜健脾益气、醒脾开胃、消脂除积；药宜健脾醒脾、益气理气、除积、消脂诸药对合用。

（三）痰瘀互结

主要表现：形体或丰腴或消瘦或外形无大异，或纳呆不食，胸脘痞闷，口干不饮；或口唇瘀滞，面色青紫晦暗，胫腓骨干瘀斑，肢端紫绀或瘀滞；或视物受限，或视物不清；大便稀溏或干结，舌淡暗或暗红，舌面瘀斑瘀点，苔腻。

治疗：涤痰化瘀、消脂除积，方宜平胃散合血府逐瘀汤加减；药宜厚朴、陈皮、苍术、茯苓、法半夏、川贝母、白芥子、莱菔子、焦山楂、丹参、紫草、金钱草等。

和调要点：该证为脏腑失和，脾失健运，痰湿不化，血滞成瘀，痰瘀互结，运化不利；治宜涤痰化瘀、消脂除积；药宜涤痰化瘀、消脂健胃诸药对合用。

（四）阴虚火旺

主要表现：消瘦较甚，形瘦骨立，烦渴引饮，兼腰膝酸软，骨蒸潮热，五心烦热；大便燥结难排，尿短黄，舌红或光红无苔。

治疗：涵养肝肾、滋阴清热、养阴生津，方宜知柏地黄丸加减；药宜生地黄、泽泻、山萸肉、炒知母、焦黄柏、怀山药、牡丹皮、杜仲、地骨皮、麦冬、天花粉、玉竹、玄参、连翘等。

和调要点：该证为肝肾不足，阴阳失和，阴虚而虚热内生，消灼阴血；治宜涵养肝肾、滋阴清热、养阴生津；药宜涵养肝肾、滋阴清热、养阴生津等药对合用。

（五）阴阳两亏

主要表现：消瘦较甚，腰膝酸软，或骨蒸潮热，五心烦热；或形寒肢厥，甚或肢端紫绀坏死而溃烂；或视物不清，甚或失明；或尿清长不止，夜尿频，或尿臊腥臭，甚则如苹果腐烂之味，口中黏腻不舒；舌红或暗红，苔少或无苔。

治疗：滋阴补阳、养阴清热、温阳散寒，方宜二仙汤或金匮肾气丸加减；药宜生地黄、熟地黄、泽泻、山萸肉、怀山药、丹参、牡丹皮、熟附片、肉桂、炒知母、地骨皮、焦黄柏、杜仲、连翘等。

和调要点：该证为肝肾精亏，阴损及阳，阴阳俱虚而失和；治宜滋阴补阳、养阴清热、温阳散寒；药宜阴阳双补、清虚热、温虚阳诸药对合用。

加减：偏于阴亏，加龟甲、鳖甲、玉竹、麦冬；腰膝酸软较甚，加女贞子、桑椹、续断。

偏于阳虚，重用熟附片、肉桂，加桂枝、独活；若尿清长而频仍不止、夜尿频频，加桑螵蛸、芡实。

第二节　感觉失和

一、概述

人的感觉分为听觉、视觉、嗅觉、触觉、味觉、温觉、痛觉、定位觉等。它们是人体不同的感觉器官（感受器）接受各种信息后，人的五脏六腑，尤其是心神（髓海、脑窍、清窍之功能）对这些信息产生的综合反应及其感受。正常情况下，健康人的感觉正常，不应出现异常感觉。

在邪气侵袭而邪正相争、脏腑失和、气血不和、阴阳失和的状态下，人的感觉即会发生失和而异常，实为邪气侵扰、脏腑功能失调之结果。脏腑失和，必致气血不和、痰湿由生，瘀血停滞，风邪内动，遂致感觉失和异常。同时，感觉异常作为患者的自我感受，其变化及程度多与精神情志密切相关。

治疗感觉异常，一是清解病邪，二是和调脏腑，三是调顺功能。

清解病邪：即消除引致脏腑失和的病因，消除外邪，清解内邪，祛除留邪，减少或解除不良情志因素的刺激。

和调脏腑：一要调治脏腑自身异常，实则泻之，抑制过亢过盛之证；虚则补之，补益虚损之气、血、阴、阳。二要调治脏腑失和而导致的机体功能异常及正气之虚损。

调顺功能：必须调其气机，畅达气行，补虚泻实；和顺功能，加强情志调摄，用好心理引导，恢复正常感觉。

二、口中异味

（一）口苦

1.肝胆气郁

主要表现：口苦咽干，胁肋胀痛，烦躁易怒，脉弦。

治疗：疏肝理气、疏利胆汁，方宜疏肝散；药宜柴胡、桑叶、白芍、制香附、郁金、青皮、金钱草、海金沙、牡丹皮等。

和调要点：该证为脏腑失和，肝胆气郁，失于疏泄，胆汁外溢而口苦；

治宜疏肝理气、疏利胆汁；药宜疏肝、理气、利胆等药对合用。

2. 肝火上炎

主要表现：口苦胁痛，头痛目赤，烦躁易怒，舌红苔黄，脉弦滑数有力。

治疗：清肝泻火、疏利肝胆，方以龙胆泻肝汤为主；药宜龙胆草、炒栀子、黄芩、菊花、连翘、生地黄、泽泻、当归、桑叶、白芍、赤芍等。

和调要点：该证为脏腑失和，肝火内炽，胆汁受热外溢而口苦；治宜清肝泻火、疏利肝胆；药宜清肝、泻火、凉血、利胆等药对合用。

3. 肝胆湿热蕴结

主要表现：身目黄染如橘，口干而苦，胁肋不适或胀灼痛，大便秘结，小便短黄或赤，舌红苔黄腻。

治疗：清热利胆、利湿退黄，方以茵陈蒿汤为主；药宜茵陈蒿、金钱草、大黄、炒栀子、蒲公英、连翘、焦黄柏、金钱草、海金沙、车前草、紫花地丁、赤芍、茜草等。

和调要点：该证为湿热蕴结，脏腑失和，肝胆瘀滞，胆汁溢于脉外而口苦、身黄；治宜清热利胆、利湿退黄；药宜清热、利湿、利胆、退黄、凉血诸药对合用。

4. 寒湿困阻肝胆

主要表现：身目发黄而色暗，或如熏灰，口苦而黏或淡而不渴；兼脘腹痞闷不舒，纳呆不食，大便稀溏，舌淡，苔腻。

治疗：温化寒湿、利胆健脾，方以茵陈术附汤为基础加减；药宜茵陈蒿、金钱草、白术、附子、干姜、肉桂、茯苓、猪苓、佩兰、泽泻、炙甘草等。

和调要点：该证为脏腑失和，寒湿困阻，凝滞肝胆，脾失运化，胆汁疏泄不利而口苦、身黄；治宜温化寒湿、利胆健脾；药宜温热除寒、化湿、利胆、健脾等药对合用。

5. 肝胆气滞血瘀

主要表现：胁肋胀痛或刺痛，或胁下如物阻滞，情志不畅则加剧，口苦而渴不欲饮，唇紫暗，舌暗瘀滞，脉弦涩。

治疗：理气行气、活血化瘀、疏利肝胆，方以疏肝散合血府逐瘀汤为主；药宜柴胡、桑叶、白芍、制香附、郁金、枳实、青皮、丹参、乳香、金钱草、海金沙等。

和调要点：该证为脏腑失和，肝胆气郁，气滞血瘀，胆汁失疏；治宜理气行气、活血化瘀、疏利肝胆；药宜理气、行气、活血化瘀、疏肝、利胆诸药对合用。

（二）口甜

1. 脾虚湿盛

主要表现：口中发甜而淡，或流清涎，胃脘隐隐不舒，或脘痞呕恶；兼纳呆不食，大便稀溏，气短懒言。

治疗：健脾益气、化湿渗湿，方以香砂六君子汤为主；药宜苏条参、白术、苍术、砂仁、木香、茯苓、法半夏、枳壳、厚朴、陈皮、生姜等。

和调要点：该证为脏腑失和，脾虚不运，水湿不化；治宜健脾益气、化湿渗湿；药宜健脾、益气、理气、化湿、渗湿等药对合用。

2. 湿阻中焦

主要表现：口中发甜而黏腻，脘腹痞闷，或恶心欲呕；或纳呆饱闷，大便黏腻而稀溏；或排便不爽，苔白腻。

治疗：醒脾化湿、疏利中焦，方以藿朴夏苓汤为代表；药宜藿香、佩兰、白术、厚朴、茯苓、猪苓、生薏苡仁、法半夏、泽泻、石菖蒲、广木香、黄连等。

和调要点：该证为湿阻中焦，脾胃受困，脏腑失和，运化受阻，水湿不化；治宜醒脾化湿、疏利中焦；药宜醒脾、理气、化湿、渗湿诸药对合用。

（三）口淡

1. 脾气虚弱

主要表现：口中淡而无味，或黏腻不爽，或自觉清涎较多，甚而不止；或胃脘饱闷而隐隐不舒，不思饮食，大便稀溏，倦怠乏力，气短懒言。

治疗：健脾益气、健胃消食，方以六君子汤为主加减；药宜苏条参、白术、茯苓、怀山药、法半夏、枳壳、焦山楂、砂仁、陈皮、石菖蒲等。

和调要点：该证为脏腑失和，脾虚不运，运化无力，不能运化升清；治宜健脾益气、化湿消食；药宜健脾、益气、化湿、消食等药对合用。

2. 脾之气阴不足

主要表现：口淡无味而口干，胃脘痞满而时有嘈杂不舒，食纳饥饱无常，时有口中泛酸，口唇干红或微皲裂，或起屑；兼大便溏结不调，倦怠乏力。

治疗：调养脾胃气阴，方以四君子汤为基础加减；药宜莲子肉、生薏苡仁、怀山药、苏条参、白术、枳壳、炒知母、白芍、玉竹、焦黄柏、连翘、生甘草等。

和调要点：该证为脏腑失和，脾气虚弱而运化无力，脾阴不足而失于濡养；治宜调养脾胃气阴；药宜健脾、益胃、益气、养阴诸药对合用。

（四）口咸

1. 肾阴不足

主要表现：口干舌燥而咸，或兼腰膝酸软，或潮热盗汗，或五心烦热，或大便燥结，尿短黄。

治疗：滋养肾水、清热降火，方宜知柏地黄汤加减；药宜生地黄、山萸肉、泽泻、炒知母、焦黄柏、玄参、牡丹皮、玉竹、沙参、麦冬、粉葛等。

和调要点：该证为阴阳失和，肾阴不足，虚热（火）内生，积于下元，伤精耗液而口咸；治宜滋养肾水、清热降火；药宜滋养肾水、清热、降火、甘寒生津等药对合用。

2. 肾虚水泛

主要表现：口中发黏而咸，形寒肢冷，尿清而不利，或身浮肿，或头目眩晕，或心下悸动。

治疗：温补肾阳、温阳利水，方以真武汤为主；药宜熟附片、生姜、干姜、菟丝子、杜仲、白术、茯苓、法半夏、木通、石菖蒲等。

和调要点：该证为阴阳失和，肾阳不足，失于温化，水湿不化而口咸；治宜温补肾阳、温阳利水；药宜补肾、温阳、利水诸药对合用。

3. 下焦湿热毒瘀

主要表现：口黏口干而感咸，舌糙不舒，尿短黄或淋漓涩痛，大便稀溏而灼热，或排便不爽，下焦潮湿，男子阴囊肿胀，女子带下色黄量多或腥臭。

治疗：清泄下焦火热、利尿通淋解毒，方以八正散为代表；药宜车前子、紫花地丁、泽泻、瞿麦、萹蓄、滑石、生地黄、炒栀子、木通、大黄、赤芍、生甘草等。

和调要点：该证为湿热毒瘀下焦，气机受阻而失和不利，湿热毒蕴而口咸；治宜清泄下焦火热、利尿通淋解毒；药宜清火、泄热、利尿、通淋、凉血、解毒等药对合用。

（五）口辣

1. 胃阴不足

主要表现：口中发辣，灼热而干，口渴不饮，食道及胃脘灼热隐痛，消谷善饥；兼大便干结，尿短黄，舌红。

治疗：滋养胃阴、养阴清热，方以玉女煎为主；药宜生石膏、生地黄、炒知母、玄参、麦冬、粉葛、牡丹皮、赤芍、焦黄柏等。

和调要点：该证为胃阴不足，阴阳失和，虚热滋生，热灼血络而口辣；治宜滋养胃阴、养阴清热；药宜养胃阴、清虚热、凉血诸药对合用。

2. 寒热错杂

主要表现：口中发辣而黏腻，胃脘痞闷嘈杂，口中泛酸，饥不欲食，时有灼痛；兼大便稀溏，或溏结不调，尿黄。

治疗：寒温并用、清热散寒，方以半夏泻心汤为主；药宜法半夏、黄芩、黄连、干姜、怀山药、厚朴、白芍、金钱草、浙贝母、白芥子、紫花地丁、连翘、生甘草等。

和调要点：该证为寒热错杂，寒热之证并见，气机失和，中焦痞塞而口辣；治宜寒温并用、清热散寒；药宜清热、散寒、导滞、缓急等药对合用。

（六）口酸

1. 脾虚湿盛

主要表现：口中发酸而常伴口淡无味，或感清涎较多而酸，或仅发于口中，或感胃脘冷痛而反酸；兼纳呆不食，大便稀溏，小便清长，倦怠乏力，气短懒言。

治疗：温阳健脾、制酸和胃，方以桂附理中汤合乌贝散为主；药宜肉桂、熟附片、炮姜、苏条参、白术、怀山药、法半夏、枳壳、乌贼骨、瓦楞子、川贝母、砂仁、陈皮等。

和调要点：该证为脏腑失和，脾阳不足，气虚不运，湿盛不化，久积化酸；治宜温阳健脾、制酸和胃；药宜温阳、健脾、制酸、和胃诸药对合用。

2. 肝脾不调并肝胃不和

主要表现：口中发酸而常伴口苦，酸苦之味多自腹中上溢；胃脘及胁肋不适或发胀；兼神疲乏力，易怒不安，纳呆，便溏。

治疗：调和肝脾、疏肝和胃，方以柴芍六君汤为主；药宜炒柴胡、桑叶、白芍、郁金、制香附、枳壳、苏条参、怀山药、法半夏、浙贝母、金钱草、海金沙、生甘草等。

和调要点：该证为肝脾失调，肝胃失和，脾胃虚弱，肝木客伐太过，肝性过旺而酸；治宜调和肝脾、疏肝和胃；药宜疏肝、健脾、和胃、理气、利胆等药对合用。

（七）口秽

1. 湿热毒蕴

主要表现：口中味秽难闻不适，或如馊腐食物之味，或为尿臊腥臭，或如苹果腐烂发酸而冲鼻，或如酒醇蕴胃而上泛；舌暗或紫暗，苔白或灰白腻，脉弦滑或细涩。

治疗：清热渗湿、清利解毒，方宜茵陈蒿汤合甘露消毒丹；药宜茵陈蒿、金钱草、海金沙、大黄、炒栀子、连翘、焦黄柏、石菖蒲、川贝母、茯苓、败酱草、牡丹皮、生甘草等。

和调要点：该证为湿热毒蕴，中焦失和，运化失常，聚而腐败，秽浊上犯而口秽；治宜清热渗湿、清利解毒；药宜清热、渗湿、清利、解毒、凉血诸药对合用。

2. 阳虚水泛

主要表现：口中味秽酸腐，或为尿臊发腥，形寒肢冷，身浮肿，尿清而短少，甚者癃闭，大便稀溏或泄泻不止，舌淡或淡暗青紫，舌胖而齿痕，苔白或灰白腻、水滑，脉细弱或沉迟。

治疗：温补肾阳、温阳利水，方以真武汤为主；药宜熟附片、干姜、白术、茯苓、法半夏、石菖蒲、佩兰、紫花地丁、瞿麦、浙贝母、白芥子等。

和调要点：该证为脏腑失和，肾阳亏虚，不能温化，水湿内盛泛滥，积久成秽；治宜温补肾阳、温阳利水；药宜补肾阳、渗湿、利水等药对合用。

3. 痰瘀毒聚

主要表现：口中味秽如痈脓之味而腥臭，或胸痛，或肢端紫暗坏死溃烂，唇干而紫，舌暗或紫暗，苔白腻。

治疗：涤痰化瘀、逐邪排毒，方宜黄连解毒汤合膈下逐瘀汤；药宜黄芩、黄连、黄柏、炒栀子、连翘、五灵脂、乳香、没药、桃仁、红花、蒲黄、皂角刺、浙贝母、白芥子、生甘草等。

和调要点：该证为脏腑失和，邪留发病，痰瘀日久，聚而成毒，肉腐血壅而秽；治宜涤痰化瘀、逐邪排毒；药宜涤痰、化瘀、清热、解毒、透痈脓诸药对合用。

三、视物不清

（一）风热侵扰

主要表现：眼热发干，不能久视，目赤睛红，瘙痒流泪，或咽干咽痛，脉浮数。

治疗：疏风清热、清肝明目，方以桑菊饮为主；药宜桑叶、菊花、生柴胡、草决明、金银花、白芍、连翘、青黛、木贼、赤芍、牡丹皮等。

和调要点：该证为风热袭扰肝目，内外失和，肝经热盛；治宜疏风清热、清肝明目；药宜疏风、清热、清肝、明目、凉血等药对合用。

（二）肝火上炎

主要表现：目胀而痛，眼红目赤，烦躁易怒，目眵较多，视物如蒙，或目痛发胀骤作，脉弦数。

治疗：清热泻火、清肝明目，方以龙胆泻肝汤为主；药宜龙胆草、菊花、决明子、桑叶、夏枯草、白芍、连翘、焦黄柏、生地黄、山萸肉、泽泻、赤芍、牡丹皮等。

和调要点：该证为脏腑失和，肝经火旺，火热上炎，目睛受扰；治宜清热泻火、清肝明目；药宜清热、泻火、清肝、明目、凉血等药对合用。

（三）湿热毒蕴

主要表现：目睛肿胀，红赤疼痛；目胞糜烂，甚者渗液流脓；或瞳仁受损，视物不清，甚则失明；舌红或暗红，苔黄腻。

治疗：清热化湿、解毒祛瘀，方宜普济消毒饮加减；药宜生地黄、泽泻、炒知母、黄连、败酱草、皂角刺、紫花地丁、龙胆草、金钱草、赤芍、牡丹皮、木贼等。

和调要点：该证为湿热毒蕴，肝经郁滞，脏腑失和，毒瘀目睛；治宜清热祛湿、解毒祛瘀；药宜清热、解毒、祛湿、凉血祛瘀、祛腐药对合用。

（四）瘀血瘀滞

主要表现：眼目疼痛而刺，视物不清，或重影，或有盲区，目眶青晦或紫暗瘀滞，唇暗紫或紫绀，舌暗或暗红。

治疗：活血祛瘀、明目化瘀，方宜血府逐瘀汤加减；药宜桃仁、红花、当归、蒲黄、赤芍、牡丹皮、牛膝、生地黄、桔梗、谷精草、密蒙花、生甘草等。

和调要点：该证为脏腑失和，瘀血积滞目睛；治宜活血祛瘀、明目化瘀；药宜活血、祛瘀、化瘀、明目等药对合用。

（五）气血亏虚

主要表现：视力逐渐下降，视物模糊不清，目睛飞翼；兼头晕目眩，气短懒言，面色萎黄或㿠白。

治疗：益气养血、濡养明目，方宜人参养荣汤加减；药宜黄芪、人参、当归、枸杞、丹参、白术、生地黄、五味子、白芍、密蒙花、谷精草等。

和调要点：该证为脏腑失和，气血亏虚失和，目睛失养；治宜益气养血、濡养明目；药宜益气、活血、养血、明目诸药对合用。

（六）肝血不足

主要表现：视物模糊，干涩不适或眼目发热，面色萎黄；兼头晕目眩，或肌肉瞤动，或昼间视物无异而夜间则盲。

治疗：补养肝血、养血明目，方宜四物汤合石斛夜光丸加减；药宜生地黄、熟地黄、石斛、当归、白芍、川芎、枸杞、五味子等；或辅以胡萝卜、猪肝、羊肝等品治之。

和调要点：该证为脏腑失和，肝血亏虚，目睛失养；治宜补养肝血、滋养阴血、明目；药以补养肝血、养血明目等药对合用。

（七）肝肾不足（阴虚火旺）

主要表现：视物不清，渐致视物不辨，头晕目眩，腰膝酸软；舌淡或淡红，苔薄少津或光红无苔，脉沉细弱或细数。

治疗：补养肝肾、滋阴降火、养阴明目，方以杞菊地黄丸为主；药宜枸杞、菊花、炒知母、生地黄、熟地黄、当归、白芍、五味子、玉竹、沙参、谷精草、焦黄柏等。

和调要点：该证为脏腑、阴阳失和，肝肾真阴亏虚，阴不制阳，虚火内盛，上扰目睛；治宜补养肝肾、滋阴降火、养阴明目；药宜滋养肝肾、滋阴降火、清肝明目诸药对合用。

四、头胀

（一）肝气不舒

主要表现：头胀不舒，随情志变化而变，情志不畅则剧；兼烦躁不安，面色青晦。

治疗：疏肝理气、降气除胀，方宜逍遥散合四磨汤加减；药宜炒柴胡、桑叶、白芍、石决明、制香附、郁金、槟榔、沉香、乌药、佛手等。

和调要点：该证为脏腑、气机失和，情志不畅，肝气郁结，循经上逆，气机失畅而头胀；治宜疏肝理气、降气除胀；药宜疏肝、理气、降逆、除胀等药对合用。

（二）肝火上炎

主要表现：头胀而热，常伴头胀而晕，或阵发性身烘热，烦躁易怒，目睛鼓胀不适或红赤、干涩，目眵，口干舌燥，大便秘结。

治疗：清肝泻火，以龙胆泻肝汤为主；药宜龙胆草、夏枯草、钩藤、夏枯草、桑叶、白芍、槟榔、炒栀子、黄连、炒知母、赤芍、玉竹等。

和调要点：该证为脏腑失和，肝经火旺，火热上炎，肝经失畅而头胀；治宜清肝泻火；药宜清肝、泻火、平肝、除烦等药对合用。

（三）气火上逆

主要表现：头胀而痛，甚或暴痛，胀痛而头晕，似有血热上冲；目胀红赤，烦躁难安，躁动不已；甚或手足无措，肌肉瞤动，肢体不稳，寝食不安，舌红或暗红，苔黄。

治疗：清肝泻火、平肝降逆、降气除胀，用天麻钩藤饮合枳实散；药宜明天麻、石决明、生牡蛎、钩藤、刺蒺藜、生地黄、炒知母、白芍、枳实、降香、连翘、牡丹皮、赤芍、玉竹等。

和调要点：该证为脏腑、气机失和，肝气逆乱，火旺热盛，气火上逆，肝经失畅而头胀；治宜清肝泻火、平肝降逆、降气除胀；药宜清肝、平肝、泻火、降逆、除胀诸药对合用。

（四）阴虚阳亢

主要表现：头胀而晕，目睛鼓胀、干涩而发花；或眩晕不定，步履不稳；兼或五心烦热，或手足、肌肉蠕动、瞤动。

治疗：滋阴潜阳、平肝息风，方以镇肝息风汤为主；药宜生龙骨、生牡蛎、明天麻、石决明、生地黄、炒知母、龟甲、鳖甲、桑叶、白芍、钩藤、连翘、丹参、赤芍等。

和调要点：该证为脏腑、阴阳失和，肝肾阴亏，阴不敛阳，虚风内动，循经亢上而头胀；治宜滋阴潜阳、平肝息风；药宜滋阴清热、重镇潜阳、平肝、息风等药对合用。

五、眩晕

（一）气血不足

主要表现：眩晕，动则加剧，劳累则发；兼气短懒言，倦怠乏力，唇甲无华，心悸，寐差或不寐。

治疗：益气补血、调养心脾，方以归脾汤为主；药宜炙黄芪、潞党参、枳壳、桔梗、炙升麻、白术、怀山药、枸杞、当归、桂圆肉、大枣、炙远志、五味子、炙甘草等。

和调要点：该证为脏腑、气血失和，心脾气血不足，脑髓脑窍失养而晕；治宜益气补血、调养心脾；药宜益气、补血、养心、健脾、安神诸药对合用。

（二）肝肾不足

主要表现：头晕目眩日久，形衰神疲，腰膝酸软，目睛干涩，视物不清，健忘多梦；或兼男子遗精，女子经行量少或愆期；或耳鸣、齿松龈萎；或潮热、五心烦热。

治疗：补养肝肾、填精补髓，方以左归丸为主；药宜熟地黄、生地黄、山萸肉、炒知母、龟甲、鳖甲、紫河车、杜仲、菟丝子、枸杞、当归、白芍、五味子、沙参等。

和调要点：该证为脏腑失和，肝肾精亏，脑髓不足，脑窍失养而晕；治宜补养肝肾、填精补髓；药宜补养肝肾、填精补髓、补养阴血等药对合用。

（三）肝阳上亢

主要表现：眩晕而头目发胀、疼痛，耳鸣，烦劳气郁则加剧，甚则跌扑，烦躁易怒，肢麻体颤，肌肉𥆧动，舌麻或偏斜。

治疗：滋阴潜阳、平肝息风，方以镇肝息风汤为主；药宜生地黄、炒知母、龟甲、鳖甲、生龙骨、生牡蛎、明天麻、石决明、桑叶、白芍、钩藤、赤芍、麦冬等。

和调要点：该证为脏腑、阴阳失和，肝肾阴亏，阴不敛阳，虚风内动上亢而眩晕；治宜滋阴潜阳、平肝息风；药以滋阴清热、重镇潜阳、平肝、息风等药对合用。

（四）气火上逆

主要表现：眩晕而头胀痛，甚或暴痛，目胀红赤，情志不宁，躁动不已，舌红或暗红，苔黄。

治疗：清肝泻火、平肝降逆，方宜天麻钩藤饮合枳实散；药宜明天麻、石决明、龙胆草、夏枯草、钩藤、生地黄、炒知母、桑叶、白芍、枳实、炒栀子、连翘、黄连、牡丹皮、赤芍等。

和调要点：该证为脏腑、气机失和，肝气逆乱，火旺热盛，气火上逆，肝经失畅而眩晕；治宜清肝泻火、平肝降逆、降气除胀；药宜清肝、平肝、泻火、凉血、降逆诸药对合用。

（五）痰湿阻窍

主要表现：眩晕而昏蒙，头重如裹，不能睁眼，张目则视物旋转不已；兼胸闷脘痞，呕恶不适，嗜卧不醒。

治疗：健脾和胃、祛痰化湿，方以半夏白术天麻汤为主；药宜明天麻、法半夏、白术、茯苓、石菖蒲、陈皮、佩兰、藿香、苏梗、厚朴、金钱草等。

和调要点：该证为邪留发病，脏腑、气机失和，痰湿中阻，清气不升，浊气不降，清窍被蒙而眩晕；治宜健脾和胃、祛痰化湿、降浊开窍；药宜健脾、和胃、祛痰、化湿、降浊、开窍等药对合用。

（六）瘀阻清窍

主要表现：眩晕而头痛如刺，心悸，健忘，不寐，面色青紫或紫暗，唇绀而紫，舌暗或紫暗。

治疗：祛瘀生新、活血通窍，方以通窍活血汤为主；药宜川芎、红花、麝香、丹参、蒲黄、桔梗、枳壳、石菖蒲、益智仁等。

和调要点：该证为邪留发病，气血失和，瘀血停滞，瘀阻清窍而眩晕；

治宜祛瘀生新、活血通窍；药宜祛瘀生新、活血、行气、通窍诸药对合用。

六、耳鸣（脑鸣）、耳障、耳聋

耳鸣、耳障、耳聋，三者相互联系，相互影响。一般而言，听力下降，多先见耳鸣，渐致耳障，甚则耳聋；也有起病即见耳障、耳聋者。特殊之时，可感知头颅内、脑髓中嗡嗡作响而为脑鸣。

（一）热毒蕴结

主要表现：耳底疼痛，或肿痛流脓，听力受损，耳鸣，甚或耳障耳聋暴作，舌红苔黄燥或黄腻。

治疗：清热解毒、通窍利耳，方以普济消毒饮为主；药宜黄芩、黄连、马勃、败酱草、露蜂房、重楼、漏芦、皂角刺、赤芍、防风、白芷等。

和调要点：该证为热毒蕴结，脏腑失和，耳窍被蒙；治宜清热解毒、通窍利耳；药宜清热、解毒、凉血、通窍利耳等药对合用。

（二）肝胆不利

主要表现：如耳道被蒙，或发胀，听音声小，辨音不清，耳鸣，甚则脑鸣声高而头胀；或耳障，甚或一过性耳聋；诸症随情志变化而加剧或减轻，烦躁易怒。

治宜：疏肝利胆、开窍利耳，方宜疏肝散加减；药宜桑叶、白芍、制香附、郁金、槟榔、合欢皮、佛手、石菖蒲、金钱草、连翘、焦黄柏等。

和调要点：该证为脏腑失和，肝气郁滞，胆气不疏，耳窍不利而蒙；治宜疏肝利胆、开窍利耳；药宜柔肝疏肝、理气利胆、开窍利耳、清热等药对合用。

（三）肾经火热上冲

主要表现：耳底发热或发胀而不适，耳鸣、耳障；兼烦躁，梦遗，下焦潮湿，尿短黄或淋漓涩痛。

治疗：清泻肾火、清除下焦之热，方宜黄连解毒汤加减；药宜生地黄、泽泻、山萸肉、炒知母、黄芩、黄连、黄柏、炒栀子、滑石、紫花地丁、蛇床子、赤芍、牡丹皮等。

和调要点：该证为脏腑失和，肾经相火旺盛，循经上冲，耳窍不利而蒙；治宜清泻肾火、除下焦热、通窍利耳；药宜养肾阴、泻肾火、利下焦、凉血等药对合用。

（四）气血亏虚

主要表现：听音声小，辨音不清，耳鸣声低小而尖，耳障渐起，甚则耳聋；甚或头颅内隐隐作响而声低；兼见倦怠乏力，舌淡，苔白，脉细弱。

治疗：益气补血、通窍益听，方以十全大补汤为主；药宜熟地黄、生地黄、白芍、当归、枸杞、桂圆、丹参、生黄芪、党参、怀山药、枳壳、桔梗、炙升麻等。

和调要点：该证为脏腑、气血失和，肝肾精亏，气血亏虚，耳窍失养而蒙；治宜益气补血、通窍益听；药宜补益肝肾、益气、补血、通窍诸药对合用。

（五）肝肾不足

主要表现：耳鸣至久，渐为耳障，甚者耳聋失聪；或兼见头部空虚不适，昏晕而脑鸣作响；身体羸弱，腰膝酸软，脉细弱或沉细数。

治疗：补养肝肾、护窍助听，方宜地黄饮子加减；药宜熟地黄、生地黄、山萸肉、杜仲、巴戟天、官桂、五味子、麦冬、沙参、石菖蒲、生黄芪、枳壳、炙升麻等。

和调要点：该证为脏腑、阴阳失和，肝肾不足，阴阳两亏，耳窍失养；治宜补养肝肾、护窍助听；药宜补养肝肾、温肾阳、养阴血、益气、开窍护窍等药对合用。

七、嗅觉失常

（一）风邪侵扰

主要表现：嗅觉不灵或嗅觉超敏，稍遇异味则鼻痒不适、喷嚏频仍。

治疗：疏风解表、通窍止痒为主，方宜自拟消风通窍汤；药宜防风、荆芥、白鲜皮、白芷、苍耳子、辛夷花、刺蒺藜、牛蒡子等。

和调要点：该证为内外失和，风邪侵袭，肺卫失宣，肺窍被扰；治宜疏风解表、通窍止痒；药宜疏风、解表、通窍、止痒诸药对合用。

加减：兼风寒外束，加麻黄、桂枝、细辛；兼风热外犯，加金银花、连翘、薄荷、桑叶、桔梗等。

（二）肺经郁热并毒邪蕴积

主要表现：嗅觉不灵，涕阻鼻窍，或黄绿黏稠，或黄浊，或清浊交替，自觉腥臭异味上冲，甚者直冲脑窍。

治疗：清热解毒、宣肺通窍，方宜黄芩汤合仙方活命饮；药宜黄芩、桑白皮、防风、白芷、皂角刺、穿山甲、浙贝母、败酱草、连翘、桔梗、赤芍、生甘草等。

和调要点：该证为内外失和，肺经郁热，日久蕴毒，肺窍被扰；治宜清热解毒、宣肺通窍；药宜清热、解毒、宣肺、通窍、祛脓（涕）等药对合用。

（三）肺脾气虚

主要表现：嗅觉不灵，或嗅觉低下，涕多清稀或少涕；兼气短懒言，倦怠乏力，或恶风而易外感。

治疗：补益脾肺、通窍宣畅，方以补中益气汤合玉屏风散为主；药宜生黄芪、苏条参、枳壳、桔梗、炙升麻、防风、荆芥、白芷、苍耳子、五味子、白术、丹参、怀山药等。

和调要点：该证为内外失和，脏腑失和，肺脾气虚，主气主水之力虚弱，肺窍失宣；治宜补益脾肺、通窍宣畅；药宜补脾、益肺、益气、疏风宣畅、通窍诸药对合用。

（四）气阴不足

主要表现：嗅觉失灵，难辨气味，多兼鼻干而涕少，甚者无涕，或鼻衄；乏力，气短，口干咽燥，大便干结，尿短黄等。

治疗：调养气阴、润鼻通窍，方以补中益气汤合玉女煎为主；药宜生黄芪、桔梗、炙升麻、防风、荆芥、薄荷、生石膏、生地黄、麦冬、五味子、炒知母、赤芍等。

和调要点：该证为脏腑失和，肺之气阴不足，肺卫虚弱，肺窍失润；治宜调养气阴、润鼻通窍；药宜益肺气、养肺阴、润鼻道、宣肺窍等药对合用。

（五）肺肾精亏

主要表现：嗅觉失灵，难辨气味，或嗅觉全无，鼻干甲萎，涕少鼻干，甚者无涕；或久病、重病之后，鼻涕久流不止，先由清浊之涕交替流淌，久之则流淌清涎（脑之液），鼻甲鼻骨萎缩，渐致嗅觉完全丧失，甚者伴有头颅缩小。

治疗：填精补髓、通窍养髓，方以补中益气汤合左归丸为主；药宜熟地黄、生地黄、山萸肉、怀山药、川牛膝、猪脑髓、菟丝子、杜仲、白及、生黄芪、枳壳、桔梗、炙升麻、防风、白芷等。

和调要点：该证为脏腑失和，肺肾精亏，主气宣畅失和，鼻窍失和；治宜填精补髓、通窍养髓；药宜填精补髓、益气、疏风、通窍诸药对合用。

八、肢厥

四肢末端（四末）厥逆冰冷，是为肢厥。

（一）阳虚肢厥

主要表现：身寒形冷，四肢不温，四末厥逆如冰，舌淡白，苔薄白，脉迟沉细弱。

治疗：回阳救逆、温阳散寒通脉，方以四逆汤为主；药宜附子、干姜、人参、桑寄生、川芎等。

和调要点：该证为脏腑失和，肾阳不足，体失温煦，四肢寒凝而肢厥；治宜回阳救逆、温阳散寒通脉；药宜回阳救逆、温阳散寒、通脉等药对合用。

（二）阳郁肢厥

主要表现：四末逆冷，但胸腹热甚，甚或高热憎寒，或身热不寒，舌红或暗红，苔黄燥，脉沉弦，或弦数。

治疗：行气通郁、清热除闭、破滞通络，方以四逆散为代表；药宜枳实、柴胡、白芍、郁金、桑枝、连翘、牡丹皮、赤芍等。

和调要点：该证为脏腑、气机失和，阳热郁闭，气机失和，阳气郁滞，不达四末而肢厥；治宜行气通郁、清热除闭、破滞通络；药宜行气、通郁、清热、破滞、通络、凉血诸药对合用。

（三）气血不和（经脉不畅）肢厥

主要表现：易外感，畏寒或恶风，倦怠；四肢欠温，四末指（趾）端厥逆冰凉而紫绀，舌淡白，苔薄白，脉迟细。

治疗：补益气血、理气通络，方以自拟桑枝饮合玉屏风散为主；药宜桑枝、豨莶草、桂枝、白芍、枳实、厚朴、丹参、川芎、姜黄、生黄芪、防风、白芷、五味子等。

和调要点：该证为脏腑、气血失和，经脉闭阻，四末失养而肢厥；治宜补益气血、通络理气；药宜益气、补血、活血、理气、通络诸药对合用。

九、身体发麻

身体发麻，即自觉皮下，或肌肉，或经脉麻木不舒，或如虫行蚁爬，或如轻风吹拂。

（一）气血不足

主要表现：肢体或患部受压，或姿势固定较久则发麻，甚而僵硬不动；或肌肉瞤动，或倦怠乏力，气短懒言。

治疗：益气养血、舒筋通络，方宜桑枝饮合人参养荣汤；药宜生黄芪、潞党参、枳壳、桔梗、炙升麻、桑枝、豨莶草、鸡血藤、丹参、枸杞、刺蒺藜等。

和调要点：该证为脏腑失和，气血不足，经脉失养，络气不畅而发麻；治宜益气养血、舒筋通络；药宜益气、养血、活血、舒筋、通络等药对合用。

（二）络气郁滞

主要表现：患部发胀而发麻，常兼情志不畅，烦躁不安，脉弦等。

治疗：疏肝理气、行气通络，方以四逆散或越鞠丸为主；药宜枳实、柴胡、桑叶、白芍、川芎、炒栀子、郁金、槟榔、乌药、防风、刺蒺藜、甘草。

和调要点：该证为脏腑失和，气机郁结，络气郁滞，经脉失和而发麻；治宜疏肝理气、行气通络；药宜疏肝、理气、行气、通络诸药对合用。

（三）痰湿停滞

主要表现：身体局部或肢体麻木，患部或触之有块而外形不显，或皮色无变，或伴有重滞之感。

治疗：涤痰化湿、通络开窍，方宜涤痰汤合桑枝饮；药宜胆南星、浙贝母、白芥子、皂角刺、桑枝、石菖蒲、川芎、防风、白芷、地龙、僵蚕等。

和调要点：该证为脏腑失和，津液失和，痰湿停滞，气机阻滞，经脉失和而发麻；治宜涤痰化湿、通络开窍；药宜涤痰、化湿、活血、通络、开窍等药对合用。

（四）瘀血阻滞

主要表现：患部微僵滞或硬，皮色无变或微晦暗而青紫，伴有微麻刺感，舌暗。

治疗：活血祛瘀、通络开窍，方宜通窍活血汤为主；药宜桃仁、红花、川芎、水蛭、牡丹皮、麝香、桔梗、枳壳、僵蚕、生甘草等。

和调要点：该证为脏腑失和，邪留发病，瘀血阻滞，经脉闭阻而发麻；治宜活血祛瘀、通络开窍；药宜活血、祛瘀、行气、通络、开窍诸药对合用。

（五）风邪窜络

主要表现：身体发麻之患部无定，肢麻体麻而动作失准、行走不稳，或肌肉瞤动，或言謇语涩，或舌体歪斜或抖动。

治疗：平肝息风、安神开窍，方以钩藤饮为基础加减；药宜桑叶、白芍、蜈蚣、全蝎、僵蚕、羚羊角、天麻、钩藤、防风、白芷、石菖蒲、甘草等。

和调要点：该证为脏腑失和，邪留发病，内生风邪，走窜无定，经络挛缩，甚或风动扰乱心神；治宜平肝息风、安神开窍；药宜柔肝平肝、息风止痉、安神、开窍等药对合用。

第三节　气息失和

一、概述

气息失和，即人体气息的流动、运行及交换异常，表现形式多种多样。

人体之呼吸、发声等气息的运行失和，会出现气道受阻、呼吸不畅而咳嗽、鼻塞喷嚏，或呼吸无力而气短气促，或发声不彰而音暗；或呼吸、发声失控、气逆而喘促不宁、发声不收而音破；或发出异常的气息声响，如叹息、呃逆等。

气息失和异常，病机关键在于气机失常失和，与五脏六腑相关。

五脏和合，肺主气司呼吸而吐故纳新，肝主疏泄而调畅气机，心主神明、主神气而统摄全身气机运行，肾为气之根而纳气，脾为中枢而化生气血。若病邪袭扰，或脏腑失调，气血失和，皆可致气机失和失常，出现气息流动、运行及交换失和失常。

调治气息异常，当调治五脏六腑，针对病因而祛除病邪，从其寒热虚实之性而治；以调畅气机为主，分别施以益气、理气、行气、降气、破气诸法，或多法同用。

二、夜鼾气憋

（一）肺窍不通

主要表现：外感热病后，患者自觉咽喉部不适而有堵塞感，或声暗不张，鼻窍不通，夜鼾呼噜，时有气憋而醒；或时有恶寒微热，舌淡红，苔薄白或薄黄。

治疗：宣肺通窍、利咽消肿，方宜银翘散或桑杏汤加减；药宜桑叶、金银花、防风、连翘、射干、马勃、败酱草、皂角刺、浙贝母、赤芍、生甘草等。

和调要点：该证为脏腑失和，肺气失宣，阻于气道鼻窍，会厌阻塞而夜鼾；治宜宣肺通窍、利咽消肿；药宜宣肺、通窍、清热、利咽消肿诸药对合用。

（二）痰瘀互结

主要表现：鼾声较大，呼噜痰声，鸣响不止，突然出现气憋胸闷而惊醒，醒后心慌心悸不适；兼面色紫绀，唇暗而青紫或发乌。

治疗：健脾化湿，涤痰化瘀开结，方宜泻白散合逐瘀汤；药宜生黄芪、枳壳、桑白皮、葶苈子、白芥子、炒莱菔子、浙贝母、射干、薤白、莪术、丹参、牡丹皮。

和调要点：该证为脏腑失和，脾虚湿盛，痰瘀结滞，阻于气道会厌，肺气失宣而夜鼾；治宜益气健脾化湿，涤痰化瘀开结；药宜健脾、化湿、涤痰、化瘀、开结诸药对合用。

三、气短

气短为一个常见症状，可见于多种病证之中。此处所论，仅集中探究气短明显且典型，而其余兼症不明显时的论治。

（一）心肺气虚

主要表现：气短而息弱，声音低弱；常兼倦怠乏力，面色㿠白或晦暗。

治疗：补益心肺，方宜补中益气汤合薤白散；药宜生黄芪、党参、防风、五味子、大枣、枸杞、薤白、枳壳、桔梗、炙升麻、炙甘草等。

和调要点：该证为脏腑失和，心肺气虚，主气无力而气短；治宜补益心肺；药宜补心肺、益气血、宽心胸等药对合用。

（二）肺肾气虚

主要表现：气短而难续，呼吸表浅，张口呼吸；常兼面色青灰或紫暗，腰膝酸软。

治疗：补益肺肾之气，方以人参蛤蚧散为代表；药宜生黄芪、人参、熟地黄、生地黄、山萸肉、泽泻、肉桂、蛤蚧、防风、五味子、枸杞、丹参等。

和调要点：该证为脏腑失和，肺肾气虚，主气纳气无力而气短难续；治宜补益肺肾之气；药宜补益肺肾、养真气、益气血等药对合用。

（三）瘀阻胸中

1. 肺脏气道瘀阻

主要表现：胸部憋闷发胀，呼吸不畅，张口气短难续；面色青灰或紫暗，唇绀，舌暗，苔腻，脉弦或涩或滑数。

治疗：涤痰化瘀、通瘀畅气，方宜泻白散合血府逐瘀汤加减；药宜桑白皮、葶苈子、苏子、白芥子、炒莱菔子、浙贝母、皂角刺、枳壳、厚朴、薤白、莪术、丹参等。

和调要点：该证为脏腑失和，痰湿或瘀血久积，气道阻滞，肺失宣肃而气短；治宜涤痰化瘀、通瘀畅气；药宜涤痰、化瘀、通瘀、理气诸药对合用。

2. 气溢胸中（自发性气胸）

主要表现：胸部不明原因之痛而气短，面色晦暗或青灰，心胸憋闷，不能劳累动作；舌淡或淡暗，苔薄白，脉弦紧涩。

治疗：攻补兼施，益气宣肺、涤痰化瘀降逆，方宜薤白散合补中益气汤加减；药宜生黄芪、党参、薤白、甜瓜蒌、枳壳、桔梗、炙升麻、防风、桑白皮、葶苈子、白及、五味子、丹参等。

和调要点：该证为脏腑失和，肺气失和，络气受损，气溢胸中而闭阻；治宜益气宣肺、涤痰化瘀降逆；药宜益气、养肺、宣肺、涤痰、化瘀、降逆等药对合用。

3. 痰瘀并水饮停蓄

主要表现：气短，呼吸表浅而胸中或胸胁疼痛、刺痛、胀痛，深呼吸则疼痛加剧；唇紫暗，舌淡暗，苔白腻，脉弦数或弦涩。

治疗注意分清两种情况：

涤痰化瘀，治痰瘀互结胸中或胸胁者，方宜泻白散合血府逐瘀汤为主；药宜葶苈子、白芥子、浙贝母、皂角刺、路路通、枳壳、厚朴、茯苓、薤白、莪术、丹参、射干等。

逐水化饮，治水饮停蓄胸胁者，方宜泻白散合葶苈大枣泻肺汤；药宜桑白皮、葶苈子、泽泻、大腹皮、茯苓、薤白、延胡索、台乌、地骨皮、大枣等。

和调要点：该证为脏腑失和，邪留发病，痰湿或瘀血或水饮积于胸胁，气道阻滞，肺失宣肃；治宜涤痰化瘀、泻肺祛饮、通瘀畅气；药宜涤痰、化瘀、通瘀、祛饮、泻肺、理气诸药对合用。

四、咳嗽、哮鸣、喘促

咳嗽、哮鸣、喘促三者，均为呼吸之气异常的表现，常相互影响而互见，故合而论治。

该类病状，既有常见病证，也有难治难愈之病状。在此，仅探讨咳嗽、哮鸣、喘促中较为难治难愈的病状。不再论述常见的风寒束肺、风热犯肺、燥邪犯肺、热邪犯肺、痰热壅肺、痰湿阻肺等证。

（一）痰瘀阻肺

主要表现：久病咳喘，咳声不畅而胸闷堵塞，张口气促难续，胸部憋闷发胀；面色青灰或紫暗，唇绀，舌暗，苔腻，脉弦或涩或滑数。

治疗：宣肃理肺、涤痰破瘀，方宜泻白散合血府逐瘀汤；药宜桑白皮、葶苈子、苏子、白芥子、炒莱菔子、浙贝母、皂角刺、枳壳、薤白、甜瓜蒌、莪术、丹参、射干等。

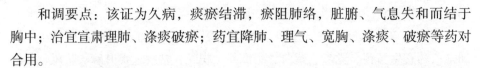

和调要点：该证为久病，痰瘀结滞，瘀阻肺络，脏腑、气息失和而结于胸中；治宜宣肃理肺、涤痰破瘀；药宜降肺、理气、宽胸、涤痰、破瘀等药对合用。

（二）心肺气虚

主要表现：咳嗽声低，或喘促，气短息弱；常兼倦怠乏力，面色㿠白或晦暗。

治疗：补益心肺、养肺止咳，方宜补中益气汤合薤白散；药宜生黄芪、党参、紫菀、款冬花、防风、五味子、大枣、枸杞、丹参、薤白、枳壳等。

和调要点：该证为脏腑、气息失和，心肺气虚，主气无力而咳喘、气短；治宜补益心肺、养肺止咳；药宜益气、养血、养心、益肺、止咳诸药对合用。

（三）肺肾气虚

主要表现：喘促、气短而呼吸难续，张口抬肩，不能平卧；常兼面色青灰或紫暗，腰膝酸软，舌淡暗，苔白，脉沉细弱或沉迟。

治疗：补益肺肾、益气平喘，方以人参蛤蚧散为代表；药宜生黄芪、人参、枳壳、苏子、熟地黄、生地黄、山萸肉、泽泻、附子、肉桂、蛤蚧、黄精、防风、五味子、丹参等。

和调要点：该证为脏腑、气息失和，肺肾气虚，摄纳失和而喘促、气短难续；治宜补益肺肾、益气平喘；药宜益肺气、补肾精、和阴阳、平喘促等药对合用。

（四）肺肾阴虚

主要表现：干咳少痰难咯，甚或痰中带血，或无痰，口干咽燥，声音嘶哑，甚则喘促；常兼低热不已，或五心烦热，或午后潮热，盗汗，颧红；或腰膝酸软，遗精；或舌红少津，或无苔，脉细数。

治疗：滋阴清热、止咳平喘，方宜百合固金汤合知柏地黄丸；药宜生地黄、熟地黄、山萸肉、泽泻、炒知母、地骨皮、百合、龟甲、鳖甲、沙参、天花粉、苏子、杏仁、前胡、焦黄柏等。

和调要点：该证为脏腑、阴阳失和，肺肾阴虚，虚热灼伤肺经，气息失和而咳喘；治宜滋养肺肾之阴、清热、止咳平喘；药宜滋肾阴、养肺阴、清虚热、止咳平喘等药对合用。

五、喑哑失声

发声语音嘶哑者，是为音哑、喑哑；欲语而无声无音者，是为失声、失音。外感或内伤之病，均可出现该病状。邪实所致，肺失清肃，是为金实不鸣；正虚至甚，肺金失养，则为金破不鸣。

（一）外邪侵扰

外邪侵扰而暗哑失声，为常见之证，主要见于外感风寒、风热袭扰、外寒里热（"寒包火"）之证，分别施以辛温解表、宣肺利咽止咳；疏风解热、利咽消肿、宣肺启闭；发汗解表、清热利咽、宣肺止咳。

唯应注意：外寒里热（"寒包火"）之证，为外感而音暗，属失音中最重且常见者，关键之因为过用寒凉之品清热利咽。鉴此而诚，不可一见咽痛或音暗初起，即用大量寒凉之品清利之，必当辨病辨证而治之。

（二）痰湿壅肺

主要表现：发声重浊不清、低钝，痰声鸣响；常兼咳嗽或哮鸣不断，痰涎壅盛而黏腻或稠厚，咳吐不尽，大便稀溏。

治疗：涤痰化湿、宣肺启闭，方以二陈汤合三子养亲汤为主；药宜射干、石菖蒲、桑白皮、浙贝母、白芥子、莱菔子、苏子、葶苈子、法半夏、陈皮、厚朴、茯苓、防风、白芷等。

和调要点：该证为脏腑、气息失和，痰湿不化而壅肺，肺窍不张，咽喉痹阻而暗哑失声；治宜涤痰化湿、宣肺启闭；药宜涤痰、化湿、宣肺、利咽、启闭诸药对合用。

（三）暴怒气结

主要表现：气郁声嘶，或喉间如物壅堵，咯之不出，咽之不下，发声不畅或吐音不清；烦躁易怒，目胀红赤，心神不宁而不寐。

治疗：清肝泻火、降气开结、利咽通窍，方以柴胡疏肝散合龙胆泻肝汤为主；药宜玄参、射干、胖大海、荔枝核、川贝母、桑叶、白芍、龙胆草、酸枣仁、制香附、沉香、丹参、连翘、焦黄柏等。

和调要点：该证为脏腑、气机失和而气息失和，情志不畅，肝火郁结，木火刑金，肺窍不利而气郁声嘶、喉堵；治宜清肝泻火、降气开结、利咽通窍；药宜平肝清肝、泻火、降气、开结、利咽、通窍等药对合用。

（四）肺肾阴亏

主要表现：久病之后，或渐起而见，声音嘶哑而低弱，甚者失音不声；兼干咳少痰难咯，甚或痰中带血，或无痰，口干咽燥，或腰膝酸软，遗精。

治疗：滋养肺肾之阴、止咳启闭，方以百合固金汤合知柏地黄丸为主；药宜生地黄、山萸肉、泽泻、炒知母、百合、白果、龟甲、鳖甲、沙参、天花粉、杏仁、前胡、牛蒡子、胖大海等。

和调要点：该证为脏腑、阴阳失和，肺肾阴虚，虚热伤肺，金破不鸣而声嘶暗哑；治宜滋养肺肾之阴、止咳启闭；药宜滋肾阴、养肺阴、清虚热、利咽、通窍等药对合用。

（五）气阴耗损

主要表现：久病或热病之后，病邪渐退，声音嘶哑，气短懒言，发声低弱无力，心悸，或胸闷；或兼干咳少痰，或无痰，口干咽燥；舌红少津，或光红无苔，脉细弱或细数。

治疗：益气养阴、润肺利咽启闭，方以补中益气汤合知柏地黄丸为主；药宜生黄芪、苏条参、枳壳、生地黄、炒知母、沙参、天花粉、杏仁、前胡、丹参、牛蒡子、木蝴蝶、桔梗等。

和调要点：该证为久病，脏腑失和，肺气虚，肺阴亏，肺窍失养而声嘶暗哑；治宜益气养阴、润肺利咽启闭；药宜益肺气、养肺阴、润肺燥、止咳、利咽、启闭等药对合用。

六、呃逆、嗳气

（一）食积不化

主要表现：呃逆而呃声频作声响，或嗳腐吞酸，嗳气不已；常伴腹胀、腹痛，纳呆不食，口中异味且馊腐、酸腐之气尤甚。

治疗：消食导滞、降逆止呃，方宜消食导滞散合四磨汤；药宜苏条参、厚朴、枳实、降香、槟榔、台乌、莱菔子、焦山楂、鸡内金、法半夏、连翘、焦黄柏、生甘草等。

和调要点：该证为食积不化，积热酸腐，脏腑、气机失和，肠腑气逆而呃逆；治宜消食导滞、降逆止呃；药宜消食、清热、导滞、降逆、止呃诸药对合用。

（二）寒邪凝滞

主要表现：呃逆而清冷吞酸，常伴胃脘冷痛或绞痛暴作，纳呆不食，口中清涎或发酸，大便溏结或泄泻。

治疗：温中散寒、降逆和胃止呃，方以丁蔻理中汤为主；药宜党参、干姜、丁香、柿蒂、沉香、厚朴、台乌药、吴茱萸、肉豆蔻、荜茇、怀山药、茯苓、法半夏等。

和调要点：该证为寒邪凝滞胃脘，脏腑失和，运化失常而吞酸；治宜温中散寒、降逆和胃止呃；药宜温中、散寒、降逆、和胃、止呃等药对合用。

（三）胃火热盛

主要表现：呃逆而呃声响亮，气热上冲，胃中灼热而痛，拒按，口臭，或消谷善饥，或牙龈肿痛溃烂，齿龈出血，大便干结，尿短黄。

治疗：清泻胃火、降逆止呃，方以玉女煎为主；药宜生石膏、生地黄、炒知母、牛膝、玄参、连翘、黄连、黄柏、竹茹、木香、代赭石、玉竹、沙参、赤芍等。

和调要点：该证为胃火热盛，中焦失健，脏腑失和而呃声响亮；治宜清泻胃火、降逆止呃；药宜清胃、养阴、泻火、降逆、止呃、凉血诸药对合用。

（四）肝郁犯胃

主要表现：脘腹发胀而呃逆，呃声、嗳气不畅，常随情志而变化，胸胁发胀或胀痛，烦躁不安，大便秘结。

治疗：疏肝和胃、降逆止呃，方以柴芍六君汤或五磨饮子为主；药宜炒柴胡、桑叶、白芍、制香附、郁金、台乌药、炒延胡索、木香、沉香、槟榔、枳实、佛手等。

和调要点：该证为肝郁犯胃，肝胃不和，脏腑、气机失和而腹胀、呃逆；治宜疏肝和胃、降逆止呃；药宜柔肝、疏肝、和胃、降逆、止呃诸药对合用。

（五）脾胃虚弱

主要表现：呃逆而呃声低弱，或胃脘冷痛，或隐痛，喜温喜按，大便稀溏或泄泻，倦怠乏力。

治疗：健脾益胃、和胃止呃，方以香砂六君汤为主；药宜生黄芪、党参、枳壳、厚朴、白术、砂仁、丁香、柿蒂、怀山药、法半夏等。若兼脾阳不足、虚寒之象者，加以熟附片、干姜等。

和调要点：该证为脾胃虚弱，中焦不和，运化无力，气机失和而呃逆；治宜健脾益胃、和胃止呃；药宜温中、健脾、益胃和胃、行气、止呃诸药对合用。

第四节　动作失和

一、概述

动作失和失常，是人体脏腑功能失和失调的具体表现，以身体或肢体易摇、易动、易颤不止为表现特征；是人的定位觉异常而躯体、肢体和手指、足趾不能按照人的意愿完成一定有效的动作，甚或出现一些失于自我控制的异常动作与行为。

其表现，主要为身体不稳，行走、坐立困难；或肢体颤动，不能完成正常动作；或全身痉挛而四肢抽搐，甚则角弓反张；或（小儿）坐立不安，躁动不已，或局部肌肉𥆧动而挤眉弄眼、撮鼻弄唇；或伴肌肉𥆧动；常兼见舌体偏斜，伸舌即偏，或舌体颤动、抖动，或语言謇涩，舌卷不音，语言能力受限或降低，或反应迟缓或迟钝，或表情漠然、僵滞等。

动作失和失常总的病因病机是风邪内生为患，窜于经脉，络脉受阻，筋脉拘急、挛急痉挛。内生风邪之机，主要为脏腑失调、气血阴阳失和、心窍受阻、心神受扰；其主要的归类，则有风中经络、风中脏腑、阳热亢越、虚风内动、心窍被蒙、气逆风动；其证多为虚实夹杂。

动作失和失常的治疗总则，首当祛风息风，缓急止痉；兼以祛除病邪，调和脏腑气血。

风中经络者，主以疏风、祛风、息风之法，缓急止痉，开痹通络而治。

风中脏腑者，治宜醒脑通窍，息风止痉，调治脏腑。

阳热亢越者，实热火邪而热极生风，当清热泻火、平肝降逆、息风止痉；阴液亏虚而阴虚阳亢于上，治宜滋阴潜阳、息风止痉。

虚风内动者，血虚生风，治宜养血息风、缓急止痉；阴虚生风，治当养阴清热、柔敛息风；脾（气）虚生风，治当补脾益气、充养气血而消风。

心窍被蒙者，痰蒙清窍，当涤痰化湿、宁心开窍；气郁痰蒙，宜疏肝解郁、涤痰开窍；热极生风而神昏，需清热解毒、息风开窍。

气逆风动者，气滞气结，经脉不利而较轻者，治宜疏肝理气、解郁缓急；气机逆乱，气火上逆风动而较重者，治当泻火降逆、息风止痉。

二、震颤麻痹（帕金森病）

震颤麻痹，即类似于西医学的帕金森病（Parkinson's disease），多在 60 岁以后发病；主要表现为患者动作缓慢，手脚或身体其他部位震颤，身体失于柔软，渐为僵硬僵滞。

（一）血虚气弱

主要表现：肢体颤抖不定，无力握物，劳累或动则尤甚；兼身体痿弱，气短懒言，舌淡苔白，脉细弱或细弦。

治疗：调补气血，方以人参养荣丸为主；药宜熟地黄、白术、怀山药、党参、炙黄芪、枳壳、枸杞、丹参、当归、五味子、乌梅、白芍、蜈蚣等。

和调要点：该证为脏腑、气血不和，气血虚弱而虚风内动，经脉痿软失常而肢体颤抖不定；治宜调补气血；药宜补益脾肾、补血、益气、缓急、息风等药对合用。

（二）阴虚阳亢

主要表现：肢麻体颤，肌肉眴动，步履不稳，舌麻或偏斜；兼眩晕而头目发胀，目睛干涩，耳鸣，腰膝酸软，舌红，苔薄黄少津或光红无苔，脉弦数或弦细。

治疗：滋阴潜阳、平肝息风，方以左归丸合镇肝息风汤为主；药宜生地黄、山萸肉、泽泻、炒知母、龟甲、鳖甲、生牡蛎、明天麻、白芍、钩藤、刺蒺藜、连翘、牡丹皮、沙参、全蝎等。

和调要点：该证为脏腑、阴阳不和，阴不制阳，虚阳亢盛，虚风内动而肢麻体颤、步履不稳；治宜滋阴潜阳、平肝息风；药宜滋阴、潜阳、平肝、息风、缓急等药对合用。

（三）痰瘀阻络

主要表现：肢麻僵滞，挛急不用，身体抖颤，动作无定不稳；或言謇语涩，舌歪舌颤，表情漠然，舌麻或偏斜或舌颤不止；或头目眩晕而昏蒙、头重如裹；脘痞腹胀，呕恶不适，甚或呕吐痰涎，嗜卧不醒。

治疗：涤痰化瘀、降浊开窍，方以通窍活血汤合半夏白术天麻汤为主；药宜明天麻、法半夏、白术、石菖蒲、陈皮、厚朴、麝香、红花、丹参、桔梗、枳壳、石菖蒲、益智仁、僵蚕、桑枝等。

和调要点：该证为脏腑、气血不和，痰瘀久积，瘀阻经脉，络气受阻而肢麻僵滞、挛急；治宜涤痰化瘀、降浊开窍；药宜涤痰、化瘀、降浊、开窍、通络、止痉等药对合用。

三、颤抖

颤抖，即躯体或肢体抖动、振颤不宁，轻者自觉不舒，重者影响动作而不能正常行走或完成动作，主要为风、气、火、痰、瘀、虚为患。

（一）气机郁滞

主要表现：躯体或肢体抖颤，以微颤为主，动作不精准，尚能完成较为粗放的动作，或持续而作，或可间歇性发生，情志刺激或气结较甚、劳逸不均之时则加剧或发作；常兼烦躁易怒，夜寐不安。

治疗：疏肝理气、解郁缓急止痉，方以柴胡疏肝散合桑枝饮为主；药宜桑叶、白芍、制香附、槟榔、乌梅、合欢皮、桑枝、刺蒺藜、僵蚕、防风、白芷、丹参、连翘、焦黄柏等。

和调要点：该证为肝郁气结，脏腑气机不和，络气受扰而身体抖颤；治宜疏肝理气、解郁缓急止痉；药宜平肝、疏肝、解郁、理气、祛风、清热、缓急、止痉等药对合用。

（二）气火上逆

主要表现：头摇头晕头胀，或肢体发胀而抖颤，甚或手足无措，肢体不稳；或兼头胀痛，甚或暴痛，目胀红赤，情志不宁，烦躁难安，躁动不已。

治疗：清肝泻火、平肝降逆，方宜天麻钩藤饮合枳实散；药宜明天麻、石决明、代赭石、龙胆草、夏枯草、钩藤、生地黄、炒知母、桑叶、白芍、刺蒺藜、枳实、炒栀子、赤芍等。

和调要点：该证为脏腑、气机不和，肝火内炽，肝郁气逆，气火上逆，清窍受扰或身体抖颤；治宜清肝泻火、平肝降逆；药宜重镇降逆、清肝泻火、平肝息风、降气、清热等药对合用。

（三）气血不足

主要表现：肢软而抖颤不定，劳累或动则尤甚；兼身体瘦弱，气短懒言。

治疗：调补气血，方以人参养荣丸为主；药宜熟地黄、白术、怀山药、太子参、炙黄芪、枳壳、枸杞、丹参、当归、大枣、五味子、乌梅、白芍、全蝎等。

和调要点：该证为脏腑、气血不和，血虚气弱而虚风内动，风扰经脉而肢软、抖颤；治宜调补气血；药宜补益脾肾、补血、益气、缓急、息风等药对合用。

（四）肾精不足

主要表现：躯体或肢体瘦弱而抖颤，骨骼纤细或萎缩，筋脉拘急不展，形衰神疲，腰膝酸软，行走无力；或兼头目晕眩，耳鸣、耳障，甚则失聪，齿松龈萎。

治疗：补肾填精、补髓益智、息风止痉，方以左归丸合蒺藜散为主；药宜熟地黄、生地黄、山萸肉、炒知母、鳖甲、鹿角胶、猪脑髓、怀牛膝、杜仲、菟丝子、枸杞、当归、益智仁、五味子、刺蒺藜、蜈蚣等。

和调要点：该证为脏腑、阴阳不和，肝肾不足，肾精亏虚，虚风内动，风扰经脉，筋脉失养而体瘦、抖颤；治宜补肾填精、补髓益智、息风止痉；药宜补养肝肾、填肾精、补髓海、益气血、缓急、息风等药对合用。

（五）痰蒙清窍

主要表现：身麻肢麻，肢体僵滞，身体抖颤，动作无定不稳；或言謇语涩，舌歪舌颤；反应迟钝，表情漠然，舌头发麻或偏斜，或舌颤不止；或兼头目眩晕而昏蒙、嗜卧乏力。

治疗：涤痰化瘀、降浊开窍、息风止痉，方以半夏白术天麻汤为基础加减；药宜明天麻、法半夏、白术、石菖蒲、陈皮、厚朴、金钱草、丹参、益智仁、地龙、僵蚕、蜈蚣、桑枝、豨莶草等。

和调要点：该证为脏腑、气机失和，痰湿中阻，瘀滞经络，风邪内生而窜络，心窍被蒙；治宜涤痰化瘀、降浊开窍、息风止痉；药宜涤痰、化瘀、降浊、开窍、息风、止痉等药对合用。

四、痫病

痫病抽搐常呈阵发性突然发作，强直抽搐；甚则跌扑，昏不识人，口吐涎沫或口中声出怪异，如猪牛羊吼叫，醒后抽搐停止而神志复常。

（一）气虚痰蒙

主要表现：多在睡卧中发作，抽搐而吐涎沫，泡沫清稀量多，吼声较弱；兼素体虚弱，反复发作，健忘而嗜卧，头晕而蒙，胸闷呕恶，或咳吐痰涎，纳呆不食。

治疗：益气健脾、豁痰开窍，方宜六君子汤合半夏白术天麻汤加减；药宜生黄芪、明天麻、法半夏、陈皮、白术、苍术、佩兰、石菖蒲、浙贝母、薏苡仁、茯苓、厚朴、金钱草等。

和调要点：该证为脏腑失和，气虚不运，痰湿内聚，清窍被蒙；治宜益气健脾、豁痰开窍；药宜益气、健脾、化湿、豁痰、理气、开窍等药对合用。

（二）风痰闭窍

主要表现：突然跌倒，不省人事，抽搐吐涎而声吼，或二便失禁；兼素有眩晕而头昏、胀痛，情志不畅而心急、心悸，胸闷呕恶。

治疗：涤痰息风、解郁开窍、止痉定痫，方以定痫丸合温胆汤为主；药宜明天麻、川贝母、胆南星、礞石、姜半夏、苍术、石菖蒲、郁金、槟榔、琥珀、炙远志、僵蚕、地龙、厚朴、金钱草等。

和调要点：该证为脏腑失和，痰湿内聚，气郁失畅，风邪内动，风痰阻络，清窍闭阻；治宜涤痰息风、解郁开窍、止痉定痫；药宜涤痰、化湿、解郁、安神、息风、开窍、止痉等药对合用。

（三）痰火扰心

主要表现：突然跌扑或突遇刺激而神昏不识人，抽搐吐沫；面红目赤，平素心烦易怒，胸闷脘痞，呕恶不舒，口苦黏腻，或头重头晕胀；便秘不解，尿短黄或赤涩疼痛。

治疗：清火涤痰、清心泻肝、涤痰开窍，方宜龙胆泻肝汤合滚痰丸加减；药宜龙胆草、夏枯草、黄芩、黄连、黄柏、炒栀子、胆南星、礞石、川贝母、白芥子、枳实、竹茹、金钱草、赤芍等。

和调要点：该证为脏腑失和，心肝火旺，痰阻气郁，痰火相携，闭阻心窍；治宜清火涤痰、清心泻肝、涤痰开窍；药宜清心、泻肝火、涤痰、除湿热、利下焦、凉血、开窍等药对合用。

（四）瘀滞脑窍

主要表现：突发抽搐，或是不对称肢体抽搐，或四肢抽动，或单侧肢体抽搐；兼平素头部刺痛，思维迟缓；言语不畅甚或言謇语涩，心悸胸闷，面色瘀滞晦暗或紫暗。

治疗：活血祛瘀、通窍止痉，方宜通窍活血汤合息风汤加减；药宜麝香、蒲黄、川芎、红花、丹参、蜈蚣、地龙、生黄芪、桔梗、枳壳、石菖蒲、益智仁等。

和调要点：该证为脏腑、气血失和，瘀血阻滞，虚风内生，脑窍瘀阻；治宜活血祛瘀、通窍止痉；药宜活血、祛瘀、益气、通窍、止痉诸药对合用。

（五）气血亏虚（心脾两虚）

主要表现：神气不充而神昏抽搐，筋脉拘急势缓，抽动幅度较小而无力；面色萎黄或㿠白无华，气短懒言，思维迟缓或记忆力衰退，心悸健忘，或头部空虚而晕，纳呆便溏。

治疗：益气补血、安神开窍、息风止痉，方以十全大补汤合止痉散为主加减；药宜炙黄芪、人参、明天麻、白术、怀山药、白芍、枸杞、桂圆肉、益智仁、五味子、炙远志、桔梗、炙升麻、全蝎、炙甘草等。

和调要点：该证为脏腑、气血失和，心脾两虚，气血不足，心神脑窍失养；治宜益气补血、安神开窍、息风止痉；药宜补益心脾、益气、补血、安神、开窍、息风、止痉等药对合用。

（六）髓海不足（心肾精血不充）

主要表现：频发抽搐而神思不清，昏蒙恍惚，发时吼声无力；形衰神疲，头晕目眩、健忘不寐，目睛干涩，腰膝酸软。

治疗：填精补髓、补益心肾、安神止痉，方以天王补心丹为主加减；药宜人参、白芍、猪脑髓、熟地黄、生地黄、山萸肉、泽泻、炒知母、龟甲、杜仲、枸杞、当归、丹参、益智仁、五味子、蜈蚣、刺蒺藜等。

和调要点：该证为脏腑、气血失和，心肾俱虚，精血乏源，髓海失养，脑窍不利；治宜填精补髓、补益心肾、安神止痉；药宜填精、补髓、养心、益肾、安神、止痉等药对合用。

五、足履不稳

足履不稳，即行走时如足踩棉花，头重脚轻，下足无定；或身体前倾，足履滞后，行走不稳；总为风邪为患，常见于西医学之高血压及小脑共济失调症。

（一）气火上逆

主要表现：气冲脑热而足履不稳，情志不宁则甚；头目眩晕而胀痛，甚或暴痛，目胀红赤；兼烦躁难安，躁动不已，甚或手足无措，肢体不稳，寝食不安。

治疗：清肝泻火、平肝降逆，以天麻钩藤饮为主；药宜明天麻、石决明、龙胆草、夏枯草、钩藤、生地黄、炒知母、桑叶、白芍、炒枣仁、沉香、连翘、丹参、赤芍、玉竹、地龙等。

和调要点：该证为脏腑、气机失和，肝气逆乱，火热内盛，气火相携，循经上冲，清窍受扰；治宜清肝泻火、平肝降逆；药宜清肝、泻火、养阴、柔肝平肝、降逆、息风等药对合用。

（二）阴虚阳亢

主要表现：足履不稳，如踩棉花，头重脚轻，甚则跌扑；兼眩晕而头胀，耳鸣，肢麻体颤，肌肉瞤动，舌麻或偏斜。

治疗：滋阴潜阳、平肝息风，方以镇肝息风汤为主；药宜生地黄、炒知母、龟甲、鳖甲、杜仲、生牡蛎、石决明、代赭石、明天麻、白芍、钩藤、刺蒺藜、连翘、赤芍、玉竹、全蝎等。

和调要点：该证为脏腑、阴阳失和，肝肾阴亏，虚风内动，虚阳上亢，清窍受扰；治宜滋阴潜阳、平肝息风；药宜滋阴、潜阳、重镇、平肝、息风、止痉等药对合用。

（三）小脑共济失调

1. 气结络阻

主要表现：难以正常动作，身颤体颤，行走身体前倾而无定，足履不稳而难控，手抖不已；常兼言謇语涩，头摇头晃，烦躁难安，夜寐不安。

治疗：行气通络、缓急止痉，方以逍遥散合自拟桑枝饮为主；药宜桑叶、白芍、制香附、槟榔、乌梅、钩藤、刺蒺藜、桑枝、豨莶草、防风、石菖蒲、丹参、蜈蚣、全蝎、明天麻等。

和调要点：该证为脏腑、气机失和，气机郁结，风邪内动，络气阻滞，经脉拘急；治宜行气通络、缓急止痉；药宜行气、通络、息风、缓急、止痉等药对合用。

2. 肾精不足

主要表现：行走无力而困难，身体前倾而迈步痿软，无力无定，足履不稳，躯体或肢体抖颤，骨骼纤细或萎缩，腰膝酸软；或兼头目晕眩，耳鸣、耳障，齿松龈萎。

治疗：补肾填精、补髓通窍、息风止痉，方以左归丸合自拟蒺藜散为主；药宜熟地黄、山萸肉、炒知母、龟甲、鳖甲、鹿角胶、猪脑髓、怀牛膝、杜仲、菟丝子、生黄芪、枸杞、当归、白芍、五味子、沙参、蜈蚣、全蝎等。

和调要点：该证为脏腑、阴阳不和，肝肾不足，肾精亏虚，虚风内动，风扰清窍，筋脉弛缓；治宜补肾填精、补髓通窍、息风止痉；药宜补养肝肾、填肾精、补髓海、益气血、缓急、息风等药对合用。

六、肌肉瞤动

肌肉瞤动，即体表肌肤不受意识的控制，不由自主地抖动、抽动、跳动或蠕动；可发于全身各部，但以面部、唇部、眼睑、眉宇等部位为多，总以风动为要。

（一）气血不足

主要表现：面部、唇周、目胞或肢体肌肉跳动或蠕动，幅度较小，且感倦怠乏力，气短懒言。

治疗：调补气血、缓急止痉，方以归脾汤为主；药宜潞党参、炙黄芪、枳壳、桔梗、炙升麻、白术、枸杞、桂圆、丹参、大枣、五味子、乌梅、白芍、全蝎、防风等。

和调要点：该证为脏腑、气血失和，虚风内动，筋肉挛急；治宜调补气血、缓急止痉；药宜益气、补血、缓急、息风、止痉等药对合用。

（二）阴亏风动

主要表现：面部或肢体肌肉跳动或抖动，甚则幅度较大且伴身体颤抖或手指握物不稳，或肢麻体颤；或兼眩晕而头胀，耳鸣，言謇语涩，舌麻或偏斜。

治疗：滋阴潜阳、平肝息风，方以知柏地黄汤合镇肝息风汤为主；药宜生地黄、炒知母、龟甲、鳖甲、杜仲、明天麻、石决明、生牡蛎、桑叶、白芍、钩藤、刺蒺藜、全蝎、连翘、牡丹皮等。

和调要点：该证为脏腑、阴阳失和，肝阴亏虚而动风，风邪窜扰经脉，筋肉挛急收引；治宜滋阴潜阳、平肝息风；药宜滋阴、潜阳、平肝、息风、止痉诸药对合用。

（三）气郁络拘

主要表现：肌肉跳动或抖动，常呈游走无定之状；常兼肢体微颤，发作程度与情志及劳累状态密切相关；或兼神情黯淡，烦躁易怒。

治疗：疏肝理气、缓急止痉，方以逍遥散合桑枝饮为主；药宜桑叶、白芍、制香附、槟榔、乌梅、合欢皮、炒枣仁、桑枝、刺蒺藜、僵蚕、全蝎、防风、丹参、连翘、焦黄柏等。

和调要点：该证为脏腑、气机失和，肝气郁结，气结失畅，络气闭阻，筋肉收引挛急；治宜疏肝理气、缓急止痉；药宜柔肝疏肝、清肝、理气、通络、缓急、止痉等药对合用。

七、疳积异动

疳积为中医特有之传统病名，指运化失和，代谢不力，营养不良，体失所养，心智不优，心神不宁之病。

传统意义上的疳积，多指小儿稚阴稚阳之体发育不良、心智不全诸症。从临床实际看，成人因工作、生活、情志等诸多因素不如愿，而致身体机能紊乱，心智受限者，也可出现疳积之症，纳食不佳，烦躁不安，动作无定，与外界交往受限，不合群体等。

（一）脾弱肝旺

主要表现：多见面部肌肉瞤动而挤眉弄眼、撮鼻弄唇，甚者肌肉跳动或抽动；发育不良，形体瘦羸，面部虫斑，面色晦暗；兼坐立不安，躁动不已，易动难静，难以完成精细动作；夜寐喜俯卧，或磨牙，口流清涎，纳呆不食，大便干结或溏结不调。

治疗：健脾疏肝、调和气血、缓急止痉，方以柴芍六君子汤为主；药宜炒柴胡、桑叶、白芍、槟榔、炒使君子、乌梅、益智仁、苏条参、茯苓、法半夏、焦黄柏、连翘、丹参等。

和调要点：该证为脏腑失和，肝脾不调，肝旺太过，脾弱失运，气血失和，筋肉拘急；治宜健脾疏肝、调和气血、安神缓急；药宜疏肝、健脾、调气、养血、安神、缓急等药对合用。

（二）气血不足

主要表现：面部肌肉蠕动或挤眉弄眼，发育不良，形体痿软，面色㿠白或萎黄，神倦乏力，喜静恶动；兼口流清涎，纳呆脘痞，大便稀溏或溏结不调。

治疗：健脾益气养血、缓急止痉，方以人参养荣丸为主；药宜米炒白术、炒扁豆、莲子肉、太子参、炙黄芪、枳壳、枸杞子、丹参、五味子、益智仁、白芍、刺蒺藜等。

和调要点：该证为脏腑失和，心脾虚弱，气血不足，经脉失养而拘急；治宜健脾益气养血、缓急止痉；药宜健脾、益气、养血、缓急等药对合用。

（三）心窍郁闭

主要表现：面部肌肉蠕动或颤动，或挤眉弄眼、撮鼻弄唇；不愿与人交往，少言寡语，甚或默默不语，目光呆滞，对事物漠然，动作迟缓或定位不稳；或兼言语謇涩，表达困难。

治疗：通窍醒脑、缓急止痉，方宜半夏白术天麻汤合通窍活血汤加减；药宜明天麻、礞石、白芥子、甜瓜蒌、红花、蒲黄、麝香、石菖蒲、金钱草、地龙、僵蚕、刺蒺藜、益智仁等。

和调要点：该证为脏腑失和，痰瘀内结，络气痹阻，心窍郁闭，脑窍被蒙；治宜通窍醒脑、缓急止痉；药宜涤痰、化瘀、通窍、醒脑、缓急诸药对合用。

（四）心脾积热（郁热生风）

主要表现：不自主地吐舌弄舌，卷舌不展，或言语謇涩不清；或撮鼻弄唇，或挤眉弄眼无定；或面部虫斑，皮肤暗滞，噪动不安，或自闭不语；或纳呆不食，或厌食，或偏食；大便多干结而秘，尿短黄。

治疗：清心泻火、清热理脾、缓急止痉，方宜清心莲子饮加减；药宜全莲子、黄芩、连翘、焦黄柏、紫花地丁、炒知母、地骨皮、白芍、槟榔、炒使君子、乌梅、牡丹皮、厚朴、生甘草。

和调要点：该证为脏腑失和，心脾积热，郁热生风，心神被扰，经脉挛急；治宜清心泻火、清热理脾、缓急止痉；药宜清心、理脾、清热、泻火、缓急、止痉诸药对合用。

加减：若吐弄舌无休止，唇红而干，烦躁不宁，加大白芍、乌梅用量，加刺蒺藜、莲子心、龙胆草、炒栀子；若言语謇涩不清，加石菖蒲、防风、益智仁；若尿短黄而赤，加淡竹叶、灯心草、赤芍。

第十章　气机失畅及身心失和类病证的和调之治

气机的正常、有序运行，是人体阴阳和、气血和、脏腑和、志意和、内外和的重要基础与关键。

气机失和失畅，导致人体阴阳不和、气血失和、脏腑失调、志意失和、心身失和、内外不和，出现很多病证。本章举隅探讨典型的气机失和失畅病证的诊治。

人的生理与心理、脏腑与情志活动密切相关。正常时，综合协调并和谐和顺；病变时，相互影响而失和失畅。因之，气机失畅与心身失和之病证，常常是相互影响，夹杂而现；治疗往往也需要综合考虑并相互借鉴。

第一节　气机失畅

一、概述

气机是人体气的运动变化规律及其状态。人体生命活动的正常运行，全赖气机运行的有力、有序、通畅、和谐、和顺。气机的运行与五脏六腑相关。五脏六腑之功能变化，皆为脏腑之气的运动变化。五脏之中，又以肝主疏泄、条畅气机为气之枢要。肝主疏泄的状态，直接影响并决定着人身的气机状态。气机失和失畅导致的病证，往往是人体机能紊乱、功能失调类的疾患。

病变时，脏腑之气的变化，有着偏盛与偏衰、有余与不足的不同，也就有着实与虚的差异。气机失畅失和，气机受阻、郁滞不行而气滞、气结、气乱，为实证；正气偏衰、不足，无力不运，为虚证。概括起来，气机不畅为实，气机不运为虚。

气机不畅所致病证，属于实证，主因气机郁滞，甚而阻滞不通所致；主要可见气滞、气结、气乱之证。

气机不运所致病证，属于虚证，皆源于脏腑之气不足。不同的脏腑气虚，均会出现相应的气机不运而影响相应的功能，主要有心气虚弱、肝气不足、脾气虚弱、肺气不足、肾气亏虚。

气机失畅之治，首当调理气机，分虚实而治。

气机不畅之实证，当以调畅气机，祛除病因，消除实邪，予以理气、行气、降气、破气诸法。如疏肝理气、醒脾理气、宣肃肺气，疏肝解结、宽胸解结、破气通腑、行气通络，平肝降逆、安神定志、通络降气等。

气机不运之虚证，则当补益正气，促进气运为先，根据脏腑之气的虚损情况，分别施以养心益气、柔养肝气、健脾益气、补益肺气、固养肾气等法。

二、气肿

气肿，为身肿之一，即身体或肢体肿胀，皮色多不变，按之凹陷，放手即起。

身肿分为水肿与气肿。水肿，按之凹陷，放手难起；主因水湿停滞不化所致。其诊治已在本书前面进行了讨论。

（一）气机郁滞

主要表现：身体自觉肿胀或鼓起，胸腹或肢体局部鼓胀而隆起，触之如按气囊，按之凹陷，放手即起；常兼烦躁不宁，夜寐不安，嗳气叹息，或呃逆、腹胀脘痞、胁肋不舒。

治疗：疏肝理气、解郁散结，方宜疏肝散合四磨汤加减；药宜炒柴胡、桑叶、白芍、制香附、郁金、槟榔、乌药、木香、檀香、枳实、丹参、生甘草等。

和调要点：该证为气机不畅之失和，肝气郁结，经脉不通而身肿；治宜疏肝理气、解郁散结；药宜疏肝、理气、解郁、散结诸药对合用。

（二）中气不足

主要表现：身体自觉肿胀或发紧，尤以四肢为甚，动则尤甚，按之凹陷而松软，放手即起，皮色多不变或淡暗；常兼气短懒言，倦怠乏力，不耐劳作，或纳呆不食，大便稀溏，小便清长。

治疗：健脾和中、益气升提、摄纳消肿，方宜补中益气汤或归脾汤加减；药宜炙黄芪、潞党参、枳壳、桔梗、炙升麻、炒柴胡、白芍、怀山药、白术、丹参、枸杞、炙甘草等。

和调要点：该证为脏腑失和，脾虚不运，中气虚弱，升提力弱，摄纳不能，气机不运，气行乏力，脉气不动而身肿；治宜健脾和中、益气升提、摄纳消肿；药宜健脾、益气、理气、升提、养血诸药对合用。

（三）肾气亏虚

主要表现：身体肿胀发紧，行走无力，按之凹陷而松手即起；常伴腰膝酸软，头晕目眩，记忆力减退或健忘失眠；或齿松发落，女子经行愆期或经行量少。

治疗：补肾益气、摄纳消肿，方宜人参蛤蚧散加减；药宜熟地黄、生地黄、山萸肉、泽泻、蛤蚧、黄精、人参、炙黄芪、枳壳、白术、大枣、五味子、丹参、炙甘草等。

和调要点：该证为脏腑失和，气机不运，肾之真气不足，气动乏源，脉气散漫而身肿；治宜补肾益气、摄纳消肿；药宜补肾、益气、填精、补髓、摄纳消肿等药对合用。

三、身胀

气机失和失畅而身胀，主因情志不畅等因素致气机不畅、阻滞郁结而致身体、肢节发胀发硬而僵滞，外形无异；需排除外感邪气侵袭，无风寒湿邪或风热湿邪所致者。

（一）肝气结滞

主要表现：胁肋胀痛、自觉发硬，或局部鼓胀不舒或疼痛，触之较软，聚散无定；常兼情绪低落，郁抑沉默，久之则对事物或外界刺激漠然或淡漠无应。

治疗：疏肝理气、行气解结，方宜逍遥散合四磨汤加减；药宜桑叶、白芍、炒柴胡、枳实、槟榔、青皮、檀香、降香、乌药等。

和调要点：该证为脏腑失和，肝气郁滞，气机不畅，经脉气滞而身胀；治宜疏肝理气、行气解结；药宜疏肝、理气、行气、通气、解结等药对合用。

加减：胁肋胀痛而硬结较甚，加沉香、川楝子、乳香、没药；郁抑较甚，神情漠然或淡漠无应，目睛呆滞，可加石菖蒲、胆南星、合欢皮、蒲黄；局部鼓胀不舒，聚散无定，加大白芍、槟榔用量，加乌梅、生牡蛎、生龙骨。

（二）经脉气结

主要表现：经脉循行之部位阻滞不通、发胀或发硬，或其相应功能因阻滞不通而失常。

治疗：行气通络、消胀除闭，方宜桑枝饮加减；药宜桑枝、豨莶草、伸筋草、枳实、川楝子、青皮、沉香、檀香、荔枝核、石菖蒲等。

和调要点：该证为脏腑失和，气机不畅郁滞，循经气结而身胀；治宜行气通络、消胀除闭；药宜行气、通气、通络、消胀、除闭诸药对合用。

加减：气机逆乱而走窜发胀、游走无定，加代赭石、旋覆花、石决明；肢体僵滞而转动不灵，或拘急挛缩，加白芍、槟榔、威灵仙；情志不畅、心神不宁而烦躁、不寐，加制香附、胆南星、炒酸枣仁、五味子、生牡蛎、连翘。

四、胸腹胀满

（一）肝气不疏

主要表现：胁肋及腹部胀满不舒，情绪不宁，烦躁易怒，叹息，夜寐不安等。

治疗：疏肝理气、解郁除胀，方宜疏肝散合四磨汤加减；药宜醋炒柴胡、桑叶、白芍、郁金、制香附、合欢皮、薤白、甜瓜蒌、青皮、厚朴、檀香、乌药等。

和调要点：该证为脏腑、气机失和，肝气郁滞，结于肝之分野胁肋，累及中脘而胀；治宜疏肝理气、解郁除胀；药宜疏肝、理气、行气、解郁、除胀诸药对合用。

（二）中焦壅滞

主要表现：胃脘饱闷不舒，纳呆腹胀，或气撑呃逆，大便溏结不调。

治疗：疏利中焦、醒脾和胃，方宜半夏厚朴汤加减；药宜厚朴、枳壳、甜瓜蒌、降香、木香、白术、法半夏、陈皮、茯苓、金钱草等。

和调要点：该证为脾胃失和，胃气不降，中焦郁滞，腑气不畅，甚而上逆；治宜疏利中焦、醒脾和胃；药宜醒脾、和胃、理气、和中、化湿等药对合用。

（三）心胸气结

主要表现：胸中烦闷，或心中懊恼，闭阻不舒，如气撑于胸而胀满；或心下痞满而板结不舒，或心悸、惊剔，甚者气急不续。

治疗：宽胸散结、理气除闭，方宜四磨汤合小陷胸汤加减；药宜槟榔、沉香、乌药、法半夏、黄连、枳壳、厚朴、制香附、甜瓜蒌、薤白等。

和调要点：该证为脏腑、气机失和，气结心胸，胸腹气滞；治宜宽胸散结、理气除闭；药宜宽胸、散结、理气、行气、除闭诸药对合用。

五、全身走窜不适

（一）肝气逆乱

主要表现：自觉体内气冲无定，或呈条状冲行，或呈局部胀满撑胀，或气在体内走窜，气行部位发胀、发硬，部位移动不定，甚者局部隆起而跳动，按之柔软，聚散无定；或气冲于上，侵扰清窍而头目不适，常伴烦躁易怒，目睛胀痛。

治疗：平肝降逆、理气行气降气，方宜镇肝息风汤合四磨汤；药宜生地黄、生龙骨、生牡蛎、代赭石、桑叶、白芍、槟榔、沉香、乌药、枳实、青皮、连翘等。

和调要点：该证为脏腑、气机失和，肝气郁滞，结而逆乱，走窜无定；治宜平肝降逆、理气行气破气；药宜平肝、重镇降逆、理气、行气、降气等药对合用。

加减：烦躁、不寐，加大桑叶、白芍、槟榔用量，加乌梅、五味子；肝火气逆，头晕目眩，加石决明、菊花、夏枯草、钩藤、明天麻；气火冲心，心神不安，烦躁较甚，坐卧不安，神识飘越，加生铁落、磁石、炒栀子、胆南星。

（二）经络气结

主要表现：沿经络走向部位出现阻滞不通、发胀或发硬等征象，或经络循行部位胀满不舒或胀痛，或走窜不舒，或跳痛胀满，或关节不利。

治疗：行气通络、理气消结，方宜桑枝饮合四磨汤加减；药宜桑枝、豨莶草、海风藤、防己、枳实、沉香、檀香、乌药、青皮等。

和调要点：该证为脏腑、经络气机失和，经络气结，或闭塞不通而胀，或气逆循经而走窜，挛急跳痛；治宜行气通络、理气消结；药宜行气、舒筋、通络、理气、消结等药对合用。

加减：经络阻滞发胀而麻木，甚者痛觉、温觉降低或丧失，加蜈蚣、全蝎、石菖蒲；经络闭阻而肢节僵滞不用，难以屈伸，加木瓜、伸筋草、独活、川芎。

六、肠腑气结（肠结）

主要表现：腹胀痛而不可触碰，或触之肠形明显、发硬呈条索状；或腑气不通而便秘，或无便，或里急后重；舌暗，脉弦涩或弦紧。

治疗：行气破气、通腑散结，方宜四磨汤加减；药宜枳实、厚朴、沉香、檀香、降香、甜瓜蒌、乌药、青皮、石菖蒲等。

和调要点：该证为肠腑气机结滞而腑气不通，肠腑传化之力受阻，甚或不能传化；主要见于多种因素杂合而至，损伤肠腑，阻滞肠腑之气，致其气机郁闭而结滞，肠腑传化受阻，甚则气机完全闭阻；类似于西医学机械性肠梗阻、功能性肠梗阻等。其治在于降气、通气、行气、理气以求和，和畅肠腑气机而解除结滞；药宜理气、行气、降气、通气、通腑散结诸药对合用。

加减：手术后肠结，加草果、小茴香、木香、川楝子、荔枝核；肝气结滞或气乱，烦躁不安，走窜疼痛，加桑叶、白芍、槟榔、炒延胡索；气虚乏力，下腹坠胀，加生黄芪、桔梗、炙升麻。

注意：尚有非和调之法治之的腑实结滞而肠结之证，其主因是热结肠腑，以痞、满、燥、实为特征；其治，当以攻下之法，通腑泄热、泻实解结，用大承气汤。

七、里急后重

（一）肝脾不调（肠腑气滞）

主要表现：腹胀重坠或腹痛即泻，泻后则安；或便意频频，临厕时却排便不畅或排便不尽，肛门坠重不适；常兼心绪不宁，烦躁易怒，胁肋胀闷不舒，或口苦。

治疗：疏肝理脾、调畅气机，方宜痛泻要方合香连丸加减；药宜炒白术、炒陈皮、防风、桑叶、白芍、郁金、制香附、广木香、黄连、枳壳、厚朴等。

和调要点：该证为肝脾失和，气机失畅，腑气失和而里急后重；治宜疏肝理脾、调畅气机；药宜疏肝、理脾、理气、行气、除滞诸药对合用。广木香与黄连合用，其性味苦涩与辛散、柔与散相对，相反相成，共奏行气消滞、理气止痛之功。

（二）大肠热结（湿热蕴结）

主要表现：腹痛腹胀，甚则痛甚而泄泻，便泻不爽，里急后重，常兼下利黏液之便，甚或红白黏液。

治疗：清热燥湿、理气缓急、顺肠止利，方宜白头翁汤或芍药汤加减；药宜白头翁、秦皮、黄芩、黄连、黄柏、芍药、当归、槟榔、木香、茯苓等。

和调要点：该证为湿热蕴结，大肠气滞，传化不畅，脏腑失和，气机失畅；治宜清热燥湿、理气缓急、顺肠止利；药宜清热、燥湿、止利、理气、缓急诸药对合用。

第二节　身心失和

一、概述

身心失和，即人的生理与心理出现异常，相互影响而共同为病。

身心失和，是从发病学关系及其发病过程而论，主要指两种发病学交织，相互影响的结果。一是由于"身（体）病"，使人出现焦虑、担心、恐惧等特殊感受，引致情志不畅，气机紊乱，神明受扰而精神异常，遂见"心病"；二是由于"心（理）病"，情志不畅，心神不安，气机紊乱，引致脏腑功能紊乱，气血阴阳失和，物质变异，功能失常而"身病"。

身病及心病，均与五脏六腑相关并以五脏为主；心（理）病，则首与心、肝相关联。

身心失调的总病机，即是身心互动，心病与身病相互影响而精神情志失和、脏腑失调、功能失和或痿废。从发病学关系看，主要有心病累及身病、身病累及心病和身心同病。

心病累及身病：外界不良刺激，个人所愿不遂，情志所伤，或不内外因侵害人体，致使人的心神失主、气机紊乱、精神情志失畅而失和，累及脏腑，引致气血失和，阴阳失和而身病。

身病累及心病：身病而病重、病久，或是邪留发病，或是病情疑似难辨而病情缠绵不愈，患者出现担心、焦虑，甚而恐惧的心理趋向，造成进一步的精神紧张，出现惰性心理，终致身心失调而俱病。

身心同病：久病重病之人，往往是心病与身病俱重。此时，心病与身病的病机关系，是相互影响与相互累及的。邪实与正虚相互影响，虚证与实证并见，虚实夹杂交织。

诊治身心失和、身心性疾病，应当综合调治、调心治身。

综合调治，是从调治的手段、方法及途径而言，主要协调配合运用药物调治、心理调节、行为调摄等方法施治。

调心治身，是从调治的切入点及其目标而论；调摄心理，顺畅情志，恢复并建立积极、稳定、乐观向上的良好心态；同时，调治身体，调理脏腑，补虚泻实，和顺气血，平衡阴阳，畅达气机。

二、不寐

（一）肝郁心乱

主要表现：心烦易怒而不寐，或彻夜不眠，胸胁胀满，叹息不舒，口苦。

治疗：疏肝解郁、宁心安神，方宜疏肝散合酸枣仁汤加减；药宜酸枣仁、五味子、忍冬藤、柴胡、桑叶、白芍、制香附、郁金、佛手、金钱草、连翘、丹参、牡丹皮等。

和调要点：该证为情志、脏腑、气机失调，最终导致身心失和，肝气郁结，心神受扰而烦乱不寐；治宜疏肝解郁、宁心安神；药宜疏肝、理气、解郁、宁心、养血、安神等药对合用。

（二）气火上逆

主要表现：头目晕胀疼痛而难入寐，烦躁易怒，甚而暴躁难安，或足履不稳，或易摇易动而抖颤；兼口苦咽干，大便干结，尿黄赤。

治疗：清肝泻火、降逆定志安神，方宜龙胆泻肝汤合钩藤饮加减；药宜龙胆草、黄芩、炒栀子、连翘、玄参、磁石、生龙骨、石决明、钩藤、明天麻、生地黄、泽泻、炒知母、赤芍等。

和调要点：该证为情志、气机失调，最终导致身心失和，肝气郁结，郁而火旺，气火相携上逆，心神受扰而头晕、不寐；治宜清肝泻火、降逆定志安神；药宜清肝、泻火、凉血、重镇降逆、定志、安神等药对合用。

（三）痰火扰心

主要表现：心烦撑胀不舒而不寐，胸闷脘痞，呕恶不舒，口苦黏腻，或兼头重头晕胀，尿短黄。

治疗：清热涤痰、清心降火、和中安神，方宜黄连温胆汤加减；药宜黄连、炒栀子、京半夏、陈皮、枳实、竹茹、紫花地丁、焦黄柏、茵陈、金钱草、茯苓等。

和调要点：该证为痰热内蕴，中焦失和，积久火旺，痰火内扰心神而不寐；治宜清热涤痰、清心降火、和中安神；药宜清热、涤痰、清心、降火、和中、安神诸药对合用。

（四）气阴不足

主要表现：不寐而易醒，或多梦，口干舌燥，心悸而气短乏力，目睛干涩，视物不清；常兼夜间盗汗黏腻、甚者如油，大便干结。

治疗：益气养阴、宁心安神，方宜知柏地黄丸合补中汤加减；药宜生地黄、山萸肉、泽泻、炒知母、酸枣仁、五味子、麦冬、玉竹、炙远志、生黄芪、桔梗、枳壳、丹参、当归、白芍等。

和调要点：该证为脏腑失和，肝肾阴虚，心阴不足，心气失养，气阴不足，虚热扰心，心神失养而不寐；治宜益气养阴、宁心安神；药宜益气、滋阴、养血、宁心、安神等药对合用。

（五）气血亏虚（心脾两虚）

主要表现：夜寐难入眠，多梦易醒，气短懒言；兼心悸健忘，或头晕空虚，面色萎黄或㿠白无华，纳呆便溏，或盗汗清冷如水。

治疗：健脾益气、补血养心安神，方宜归脾汤加减；药宜炙黄芪、潞党参、白术、当归、枸杞、桂圆肉、大枣、五味子、炙远志、枳壳、炙甘草等。

和调要点：该证为脏腑失和，心脾两虚，气血不足，心神失养而不寐；治宜健脾益气、补血养心安神；药宜健脾、养心、益气、补血、安神诸药对合用。

（六）心胆气虚

主要表现：心中懊侬而虚烦，入睡不稳而不安，易惊易醒，终日惊惕不安而心悸，时感如被人追，或顾影自怜而自悲；或兼自汗、气短、胸闷。

治疗：益气活血、养心壮胆、定惊安神，方宜酸枣仁汤合通窍活血汤加减；药宜酸枣仁、五味子、忍冬藤、生牡蛎、珍珠粉、石菖蒲、蒲黄、丹参、炙远志、白芍、合欢皮、佛手、生黄芪、炙甘草等。

和调要点：该证为心身失和，心气不足，胆气虚弱，心神失养，魂魄不安而不寐；治宜益气活血、养心壮胆、定惊安神；药宜益气、活血、养心、壮胆、定惊、安神等药对合用。

（七）心肾不交

主要表现：心烦不宁而难以入睡，心悸不宁而多梦易醒，常兼头晕目眩耳鸣，面红赤，腰膝酸软，五心烦热，潮热盗汗而黏腻，咽干不饮，尿短黄或涩痛。

治疗：滋阴降火、养肾清心、交通心肾，方以黄连阿胶汤为代表加减；药宜黄连、黄芩、阿胶、生地黄、熟地黄、山萸肉、泽泻、炒知母、酸枣仁、五味子、生牡蛎、赤芍、丹参、茯神、甘草等。

和调要点：该证为脏腑、阴阳失和，肾水不足，不能上济，心火亢于上，心神受扰而不寐；治宜滋阴降火、养肾清心、交通心肾；药宜滋肾阴、降相火、清心热、凉血养血、养心神、安神诸药对合用。

三、心悸（惊悸）

（一）气滞血瘀

主要表现：心悸而惊惕不安，心烦易怒，烦躁不安而不寐，叹息不舒，胸胁胀满，口苦。

治疗：疏肝理气、活血化瘀、宁心安神，方宜疏肝散合血府逐瘀汤加减；药宜醋炒柴胡、桑叶、白芍、制香附、郁金、佛手、槟榔、枳壳、连翘、薤白、甜瓜蒌、制远志、丹参、乳香等。

和调要点：该证为脏腑、气机失和，肝气郁结，气滞而血瘀，心脉受阻，心神受扰而惊悸；治宜疏肝理气、活血化瘀、宁心安神；药宜疏肝、理气、活血、化瘀、宁心、安神等药对合用。

（二）心虚胆怯

主要表现：心悸、怔忡而胆怯，虚烦惊惕，入睡不稳而不安，易顾影自怜而自悲，气短懒言，倦怠乏力。

治疗：益气安神、养心壮胆，方宜安神定志丸、酸枣仁汤合通窍活血汤加减；药宜人参、生黄芪、茯神、石菖蒲、生牡蛎、生龙骨、酸枣仁、五味子、佛手、蒲黄、炙远志、白芍、炙甘草等。

和调要点：该证为脏腑、心身失和，心气虚弱，胆气不足，心神不宁而心悸、怔忡；治宜益气安神、养心壮胆；药宜益气、活血、养心、安神、壮胆诸药对合用。

（三）气血亏虚

主要表现：心悸而气短懒言，健忘，或兼头晕空虚，面色萎黄或㿠白无华，夜难入眠，纳呆便溏，或动则汗出而清冷如水。

治疗：补益气血、健脾养心、安神养神，方宜归脾汤加减；药宜炙黄芪、潞党参、薤白、炙远志、枳壳、白术、当归、枸杞、桂圆肉、丹参、酸枣仁、炙甘草等。

和调要点：该证为脏腑、气血失和，心脾两虚，气血亏虚，心神失养而心悸；治宜健脾益气、补血养心安神；药宜健脾、养心、益气、补血、安神诸药对合用。

（四）气虚血瘀

主要表现：心悸而气短、心胸刺痛，唇舌紫暗，面色晦暗或青灰，舌淡白或淡暗，苔薄白，脉细涩。

治疗：益气活血、养心安神，方宜补中汤合血府逐瘀汤加减；药宜炙黄芪、潞党参、薤白、枳壳、桔梗、炙升麻、炙远志、丹参、蒲黄、乳香、炙甘草等。

和调要点：该证为脏腑、气血失和，心脾气虚，无力运血，瘀血阻滞，心脉痹阻，心神失养而心悸、刺痛；治宜益气活血、养心安神；药宜益气、活血、通脉、养心诸药对合用。

四、健忘

（一）气血不足

主要表现：体虚而健忘，头部空虚无记忆，心悸而失眠；兼气短懒言，面色萎黄或㿠白无华，纳呆便溏。

治疗：补益心脾、补养气血、益智养神，方以人参养荣汤为主加减；药宜炙黄芪、潞党参、白术、益智仁、酸枣仁、五味子、薤白、炙远志、枳壳、桂圆肉、丹参、大枣、熟地黄、怀山药、炙甘草等。

和调要点：该证为脏腑、气血失和，心脾两虚，气血不足，髓海心神失养而健忘；治宜补益心脾、补养气血、益智养神；药宜补脾、养心、补气、养血、益智、养神等药对合用。

（二）痰浊阻窍

主要表现：健忘而嗜卧，头晕而昏蒙，胸闷呕恶，痰涎壅盛而气阻，或咳吐痰涎，纳呆不食。

治疗：化痰降浊、宁心开窍，方以半夏白术天麻汤或温胆汤为主；药宜明天麻、法半夏、白术、苍术、石菖蒲、陈皮、佩兰、薏苡仁、茯苓、厚朴、金钱草、郁金等。

和调要点：该证为脏腑、气机失和，痰浊中阻，升降失和，清气不升，浊气不降，清窍被蒙而健忘；治宜化痰降浊、宁心开窍；药宜化痰、理气、降浊、宁心、开窍等药对合用。

（三）肾精亏虚

主要表现：健忘而头晕耳鸣，形衰神疲，腰膝酸软，目睛干涩，视物不清，健忘多梦；或兼男子遗精，女子经行量少或愆期；或潮热、五心烦热。

治疗：补养肝肾、填精补髓，方以河车大造丸为主；药宜紫河车、熟地黄、生地黄、山萸肉、泽泻、炒知母、龟甲、鳖甲、鹿角胶、杜仲、枸杞、当归、白芍、五味子、天冬等。

和调要点：该证为脏腑、阴阳失和，肝肾不足，真精亏虚，髓海失养而健忘；治宜补养肝肾、填精补髓；药宜补肝肾、养气血、填精、补髓诸药对合用。

（四）瘀阻清窍

主要表现：头刺痛而善忘，思维迟缓；言语不畅甚或言謇语涩，心悸胸闷，面色瘀滞晦暗或紫暗，唇绀而紫。

治疗：祛瘀生新、活血通窍，方宜通窍活血汤加减；药宜蒲黄、红花、丹参、麝香、生黄芪、桔梗、枳壳、石菖蒲、益智仁等。

和调要点：该证为脏腑、气血失和，瘀血停滞，脑络瘀阻，清窍不利而健忘、刺痛；治宜祛瘀生新、活血通窍；药宜祛瘀、生新、活血、行气、通窍、益智等药对合用。

五、抑郁

（一）肝气郁结

主要表现：情绪消沉，自卑自怜，多愁善感而心烦易怒；夜寐不安，或多梦易醒；性格孤僻，不愿与人交往；兼叹息不舒，胸胁胀满，口苦。

治疗：疏肝理气、解郁安神，方宜疏肝散合酸枣仁汤加减；药宜酸枣仁、五味子、忍冬藤、炒柴胡、桑叶、白芍、制香附、郁金、合欢皮、槟榔、金钱草、连翘、丹参等。

和调要点：该证为脏腑、气机失调，最终导致身心失和，肝气郁结，气滞而心神不安，心窍闭阻；治宜疏肝理气、解郁安神；药宜疏肝、理气、解郁、宁心安神、启闭等药对合用。

（二）痰浊中阻

主要表现：精神萎靡不振，嗜卧懒动，喉间痰涎壅盛而气粗气阻，头重而晕，或头重昏蒙；兼胸闷脘痞，呕恶或反胃，纳呆不食，便溏。

治疗：化痰和中、降浊开窍，方宜半夏白术天麻汤为主；药宜明天麻、法半夏、白术、苍术、石菖蒲、陈皮、佩兰、川贝母、白芥子、茯苓、厚朴、金钱草等。

和调要点：该证为脏腑、气机失调，最终导致身心失和，痰浊停蓄，中焦阻滞，升降失和，清气不升，浊气不降；治宜化痰降浊、宁心开窍；药宜化痰、理气、降浊、宁心、启闭等药对合用。

（三）痰瘀阻窍

主要表现：神情淡漠黯淡，头重头晕而刺痛，思维反应迟缓；言语不畅，甚或言謇语涩，面色瘀滞晦暗或紫暗，唇绀而紫。

治疗：涤痰化瘀、通窍启闭，方宜天麻饮合通窍活血汤加减；药宜明天麻、法半夏、苍术、石菖蒲、川贝母、白芥子、厚朴、金钱草、郁金、蒲黄、川芎、麝香、益智仁等。

和调要点：该证为脏腑、气血失调，最终导致身心失和，瘀血停滞，脑络瘀阻，心窍闭阻；治宜涤痰化瘀、通窍启闭；药宜涤痰、化瘀、行气、活血、通窍、启闭诸药对合用。

（四）肾精不足

主要表现：智力偏弱或低下，对外界反应迟缓，郁抑不语，健忘多梦，头晕耳鸣；兼形衰神疲，腰膝酸软。

治疗：填精补髓、养心安神，方以地黄饮加减；药宜猪脑髓、熟地黄、生地黄、山萸肉、泽泻、炒知母、鳖甲、鹿角胶、杜仲、枸杞、当归、白芍、五味子、益智仁、合欢皮、石菖蒲等。

和调要点：该证为脏腑、阴阳失调，最终导致身心失和，肾精亏虚，髓海不充，心神失养，心窍闭阻；治宜填精补髓、养心安神；药宜填精、补髓、养心、益智、启闭等药对合用。

六、心乱

心乱，即气机失畅，心神受扰而不宁不安，胆气不疏或虚弱，出现心悸、怔忡易惊，情绪不宁等症；其证多为虚实夹杂。

（一）心虚胆怯

主要表现：心悸，怔忡易惊，胸闷，气短，倦怠乏力；或胆怯易惊，筋弱不柔，肢体动作无力。

治疗：养心安神、益气壮胆；方宜酸枣仁汤合归脾汤加减；药宜酸枣仁、五味子、川芎、当归、桂圆肉、桑叶、白芍、制香附、合欢皮、佛手、炙远志、炙黄芪、炙甘草等。

和调要点：该证为脏腑失调，心身失和，心气虚弱，胆气不足，心神不宁而心悸、怔忡；治宜养心安神、益气壮胆；药宜养心、益气、养血、安神、壮胆等药对合用。

（二）心胆气结

主要表现：心慌、心悸，甚者气憋难续，胸闷，夜寐不安，胁肋不舒或胀痛，或口苦口干；舌暗红，脉弦涩或结、促。

治疗：调畅气机、宽胸理气、宁心利胆；方宜逍遥散合薤白散加减；药宜桑叶、白芍、制香附、郁金、炒延胡索、枳壳、薤白、甜瓜蒌、炒枣仁、五味子、连翘、金钱草、海金沙、牡丹皮、丹参等。

和调要点：该证之表现类似现代认识之心功能紊乱；其为脏腑、气机失调，最终导致身心失和，心气结滞，胆气不舒，心胆不宁而心悸；治宜调畅气机、宽胸理气、宁心利胆；药宜疏肝、利胆、宽胸、理气、宁心、活血诸药对合用。

七、神乱

神乱，即精神不安较甚，心中烦乱难定，烦躁而言语无序、语义不清，自顾自言而躁动不安，不能与外界正常交往；主要见于抑郁、焦虑之重症，气机结滞较甚而逆乱，扰及神明而心神不宁、不安，神识不常。

神乱，与烦躁、心乱同类，但较烦躁、心乱为重。烦躁、心乱仅为情绪激动不安，心中不安，思维尚为正常。神乱，既有烦躁、心乱的一些特征，但程度更重，且有神识不安而思维紊乱、动作失常之特点。若治之及时得当，可康复如常；若失治或误治，则进一步发展为狂越之病。

温热病之热入心包证，也可见神乱，但其主因热极生风而身心被扰，治疗主为清热解毒、凉血安神、醒脑开窍，不属身心失和之证。

（一）气火上越

主要表现：暴躁易怒而头胀晕、疼痛，自顾自言、语义难明而不能与人交流；兼面紫红而暗，目胀红赤，躁动不安，动作失控而不稳，甚则肢体不稳，寝食不安。

治疗：清肝平肝降逆、清心泻火、安神定志，方宜生铁落饮合镇肝息风汤加减；药宜生铁落、磁石、生龙骨、生牡蛎、明天麻、炒栀子、连翘、生地黄、炒知母、白芍、夏枯草、钩藤、枳实、降香、赤芍等。

和调要点：该证为脏腑、气机失调，最终导致心身失和，肝气结滞较甚而逆乱，火热炎上，气火相协上越，清窍心神被扰而神乱；治宜清肝平肝降逆、清心泻火、安神定志；药宜重镇降逆、清肝平肝、清心泻火、安神定志等药对合用。

（二）痰火扰心

主要表现：烦躁不安，目光呆滞或咄咄逼人，目睛转动不灵，神识不清而言语不明，胸闷脘痞，呕恶不舒，口苦黏腻，或兼头重而晕胀，大便暴注、灼热或干结，尿短黄。

治疗：清心降火、清热涤痰、开窍宁志安神，方宜滚痰丸合黄连温胆汤加减；药宜大黄、礞石、沉香、黄芩、黄连、炒栀子、京半夏、陈皮、枳实、竹茹、紫花地丁、焦黄柏、金钱草等。

和调要点：该证为脏腑、气机失调，最终导致身心失和，痰热内蕴，心火炽盛，痰火上扰，心神被扰，心窍被阻而神乱；治宜清心降火、清热涤痰、开窍宁志安神；药宜清心、降火、清热、涤痰、降气、宁志诸药对合用。

（三）痰瘀阻窍

主要表现：烦躁不安而神情黯淡，头晕而刺痛，反应迟缓，言语不畅甚或言謇语涩；兼呕恶脘痞、胸闷，面色瘀滞晦暗或紫暗，唇绀而紫涩。

治疗：涤痰化瘀、通窍安神，方宜半夏白术天麻汤合通窍活血汤加减；药宜明天麻、法半夏、白术、苍术、石菖蒲、川贝母、白芥子、厚朴、金钱草、郁金、蒲黄、川芎、麝香、莪术、益智仁等。

和调要点：该证为脏腑、气机失调，导致身心失和，痰瘀结滞，脉气受阻，脑窍不通而神乱；治宜涤痰化瘀、通窍安神；药宜涤痰、化湿、化瘀、行气、通窍、益智等药对合用。

八、神蒙（呆傻、呆痴）

神蒙（神识昏蒙），民间亦多称为呆傻、痴呆，即神识不清，意识昏蒙，智力受损，难辨事理，目光呆滞。

（一）痰蒙清窍

主要表现：神识昏蒙，难有清醒时，嗜卧，头晕而重，目光呆滞而凝重；兼胸闷呕恶，痰涎壅盛而气阻，或咳吐痰涎，纳呆，便溏。

治疗：化痰降浊、醒神开窍，方宜半夏白术天麻汤合滚痰丸加减；药宜礞石、沉香、石菖蒲、明天麻、厚朴、法半夏、白术、苍术、陈皮、薏苡仁、茯苓、川贝母、白芥子、金钱草等。

和调要点：该证为脏腑、气机失调，导致身心失和；痰浊停蓄，升降失和，清气不升，浊气不降，心窍心神被蒙；治宜化痰降浊、醒神开窍；药宜化痰、化湿、降浊、行气、醒神、开窍等药对合用。

（二）气血不足

主要表现：神气不足而神识不明，思维迟缓或不明，面色萎黄或㿠白无华，气短懒言；兼心悸健忘，或头空虚而晕，纳呆便溏。

治疗：补养气血、养心安神启智，方宜十全大补汤加减；药宜炙黄芪、人参、白术、白芍、当归、桂圆肉、川芎、大枣、石菖蒲、益智仁、五味子、炙远志、熟地黄、枳壳、炙甘草等。

和调要点：该证为脏腑、气血失和，五脏亏虚，气血匮乏，髓海心神失养；治宜调补五脏，大补气血、养心安神启智；药宜补气、补血、养心、安神、启智等药对合用。

（三）肾精亏虚

主要表现：反应迟钝，神识不清而头晕耳鸣，形衰神疲，腰膝酸软。

治疗：补养肝肾、填精补髓，方以河车大造丸为主；药宜紫河车、熟地黄、生地黄、山萸肉、泽泻、炒知母、龟甲、鳖甲、鹿角胶、杜仲、菟丝子、枸杞、当归、白芍、益智仁、五味子等。

和调要点：该证为脏腑、阴阳失和，肝肾精亏，髓海不充，心神脑窍失养；治宜补养肝肾、填精补髓；药宜双补肝肾阴阳、补养气血、填精、补髓、益智等药对合用。

（四）瘀阻清窍

主要表现：头刺痛而神识昏蒙，思维迟缓，言语不畅甚或言謇语涩，心悸胸闷，面色瘀滞晦暗或紫暗，唇绀而紫，舌瘀斑或舌下青筋瘀滞。

治疗：活血化瘀、通窍安神，方宜通窍活血汤加减；药宜蒲黄、川芎、桃仁、红花、麝香、丹参、生黄芪、枳壳、桔梗、炙升麻、石菖蒲、益智仁等。

和调要点：该证为脏腑、气血失和，瘀血停滞，瘀阻脑络，脑窍不通；治宜活血化瘀、通窍安神；药宜活血、破瘀、益气、通窍、安神诸药对合用。

第十一章 皮肤及形体失和类病证的和调之治

经脉、筋骨、肌肤与毛发，构成了人的身体构架与体表组织，具有护卫人体，保护五脏六腑，参与吐故纳新，生化敷布气血，调节体温，抵御外邪侵袭的诸多功能，并使人有相应的一人一貌的正常形态与外形。

通过经络的连接及气血的运行，外在的组织与内在的脏腑紧密相连，如环无端，形成一个整体。人体处于阴阳和、气血和的健康状态时，位于体表的肌肤及外显的形体明润光泽、富有弹性与常形。人体阴阳气血失和，脏腑失调，或是病邪侵袭而病时，肌肤及形体也会随之变化；同时，肌肤及形体遭受病邪侵袭而受损，或是自身病变较甚时，也会累及内在的脏腑经脉而内外俱病。

据此，诊治外显的皮肤及形体的异常及其病证，应当注意坚持内外相连、整体辨治、内外同调。

第一节 皮肤异常

一、概述

皮肤异常，即是排除生活环境、职业特点、偶发因素等影响外，皮肤出现异常变化。

皮肤与黏膜并联，皮肤与毛发并存，共同起着保护机体、参与代谢、调节体温、排除废物的重要作用。皮肤与黏膜之病，有的是其自身局部受损的表现；有的则是人体脏腑受损、全身病变在体表的反映。

诊察皮肤之病，需要注意辨别生理性异常与病理性变化的区别。对于病理性的皮肤异常，应注意辨别其属于皮肤局部受损的，还是人体脏腑受损、全身病变的反映。

皮肤之病的发病关系甚为特殊。一般而言，主要有以下四组：一是外邪侵袭或损伤，邪毒蕴结而皮肤自身病变反应于外；二是邪毒蕴结皮肤而致气血失和，内传于脏腑；三是全身性疾病时，气血失和，肌肤随之而应；四是气血失和，脏腑失调之病外显或外传于体表。

治疗皮肤病，要针对其总的病机关键，既要直接治疗皮肤之疾，还应辨治其体内之异；总的治疗原则就是：内外同治，祛邪解毒、调和气血、调理脏腑；达到脏腑和顺、气血和平、内外和谐，皮肤（黏膜、毛发）才能正常而用，发挥功能。

二、口糜

（一）心火亢盛

主要表现：口舌生疮，火辣热痛，或舌尖、舌体两侧疮疡显露，或舌面如针刺芒刺，红点显露，或中有黄白脓点，舌面干燥少津；兼尿短黄或短赤、涩痛难尽，大便干结，心烦易怒。

治疗：清心降火、利尿通淋，方宜导赤散加减；药宜生地黄、泽泻、木通、淡竹叶、灯心草、紫花地丁、焦黄柏、黄连、连翘、赤芍等。

和调要点：该证为脏腑失和，心火亢盛，灼烧心经，移热于表里之腑小肠，遂见口舌生疮、辣痛，尿短黄等；治宜清心降火、利尿通淋；药宜清心、降火、凉血、利尿、通淋诸药对合用。

（二）胃热炽盛

主要表现：口腔黏膜或舌面糜烂，成点成块，色红赤，或牙龈黏膜溃烂，热痛、灼痛，口臭而嗳气酸腐，大便秘结。

治疗：清泄胃热、降火泄热，方以清胃散为代表；药宜生石膏、炒知母、天花粉、芦根、生地黄、玄参、黄连、赤芍、牡丹皮等。

和调要点：该证为脏腑失和，胃热炽盛，胃失和降，热邪循经上炎，热灼口窍及牙龈，胃热传腑，肠腑热积；治宜清泄胃热、降火泄热；药宜清胃、泄热、降火、凉血诸药对合用。

（三）阴虚火旺

主要表现：口干舌燥，口内干热少津或无津，口内黏膜或舌面、舌体糜烂而成红斑、红点而色红绛，灼痛；或兼胃脘嘈杂，善饥而不欲食，大便干结，肌肤发干。

治疗：滋养阴津、清热泻火，方以知柏地黄汤为主；药宜生地黄、山萸肉、泽泻、炒知母、龟甲、鳖甲、沙参、麦冬、玄参、焦黄柏、赤芍、牡丹皮、白芥子、莱菔子等。

和调要点：该证为脏腑、阴阳失和，阴虚火旺，火热循胃经上炎，灼伤口窍，消津耗液；治宜滋养阴津、清热泻火；药宜滋阴、生津、清热、泻火、凉血诸药对合用。

（四）湿热蕴结

主要表现：口中黏腻而热或苦，口中黏膜及舌面、舌体溃烂而红斑瘀滞，中有脓点高凸，脓液黄白；或兼便泻腥臭或肛门热辣，尿黄。

治疗：清热利湿，方以三仁汤或茵陈蒿汤为主；药宜滑石、杏仁、茵陈、金钱草、龙胆草、淡竹叶、焦黄柏、生薏苡仁、皂角刺、厚朴、炒栀子、连翘等。

和调要点：该证为脏腑失和，湿热蕴结胃经，口窍热盛，甚则瘀滞溃烂，湿热侵及中下二焦，腑气失畅；治宜清热利湿；药宜清热、利湿、化湿、利尿、祛脓诸药对合用。

（五）脾虚湿盛

主要表现：口淡黏腻，口中黏膜糜烂成块、成斑而色暗，脓液清稀。

治疗：健脾益气、燥湿、化湿，方宜四君子汤或参苓白术散加减；药宜潞党参、茯苓、莲子肉、生薏苡仁、白术、苍术、佩兰、陈皮、厚朴、石菖蒲等。

和调要点：该证为脏腑失和，脾虚失运，湿邪不化，循经至脾窍（口中），湿浊久积而口糜；治宜健脾益气、燥湿，化湿；药宜健脾、益气、燥湿、化湿等药对合用。

三、唇烂

（一）风毒蕴结

主要表现：唇周红肿而湿疹发痒，常奇痒无比，疹内少量浆液，时有少量渗出，皮肤表面皮屑；时有痒痛，且呈唇周走窜痒痛或肌肉瞤动。

治疗：祛风止痒、清热解毒，方宜泻黄散加减；药宜生石膏、炒栀子、炒知母、黄连、玄参、防风、荆芥、白芷、刺蒺藜、白鲜皮、赤芍、茜草、生甘草等。

和调要点：该证为脏腑、内外失和，风毒外袭，蕴结口唇，热毒灼伤，肉腐血壅，风邪窜络；治宜祛风止痒、清热解毒；药宜清热、凉血、解毒、祛风、止痒等药对合用。

（二）脾胃湿热

主要表现：唇部肿胀而红，唇周疱疹，浆液饱满，渗水渗液，甚或流脓溃烂，痒痛不已，口不能张；大便或干结或溏泻。

治宜：清热渗湿，解毒止痒，方宜甘露消毒丹加减；药宜滑石、黄芩、黄连、黄柏、连翘、川贝母、白鲜皮、皂角刺、露蜂房、木通、金钱草、生甘草等。

和调要点：该证为脏腑失和，脾胃湿热，蕴结脾窍，肌肤瘀滞溃烂；治宜清热渗湿，解毒消肿；药宜清热、渗湿、利湿、解毒、祛脓、消肿诸药对合用。

（三）阴虚火旺

主要表现：唇周红而发胀、发硬、发痒、发痛，如硬壳环唇似茧；唇色暗红，口唇干燥皲裂，起皮脱屑；口干咽燥，大便秘结，尿短赤。

治疗：养阴清热、破茧软坚，方宜知柏地黄丸合消风散加减；药宜生地黄、山萸肉、泽泻、炒知母、焦黄柏、鳖甲、麦冬、沙参、粉葛、浙贝母、皂角刺、防风、白芷、赤芍、紫草等。

和调要点：该证为脏腑、阴阳失和，阴虚火旺，火热循胃经上炎，消津耗液，口唇干裂，唇硬似茧；治宜养阴清热、破茧软坚、止痒止痛；药宜养阴、清热、凉血、软坚、止痒诸药对合用。

四、白斑（含白癜风）

（一）白癜风

白癜风，或称为"白驳风"，以局部或泛发性的色素脱失形成浅白色，或乳白色，或苍白无血色的瓷白色白斑为特征。

1.血虚生风

主要表现：白斑渐显如瓷，病起则发展较快，表皮无异常，常显神情黯淡，精神萎靡，烦躁不安。

治疗：调和气血、养血疏风，方宜四物汤加减；药宜桑叶、白芍、枸杞、当归、丹参、熟地黄、生地黄、山萸肉、泽泻、炒知母、枳壳、生黄芪、防风、刺蒺藜等。

和调要点：该证为脏腑、气血失和，血虚生风，肌肤失养；治宜调和气血、养血疏风；药宜益气、养血、活血、清虚热、疏风诸药对合用。

2.肝肾不足

主要表现：白斑稳定而病久，白斑边缘色素加深，更显白斑毫无血色而微青，肌肤发干。

治疗：补养肝肾、调肤养肤，方宜六味地黄丸加减；药宜熟地黄、生地黄、山萸肉、泽泻、炒知母、杜仲、续断、补骨脂、当归、丹参、紫草、防风等。

和调要点：该证为脏腑失和，肝肾不足，阴血不足而生风，肌肤失养；治宜补养肝肾、调肤养肤；药宜补养肝肾、滋养阴血、护肤养肤等药对合用。

续断、补骨脂，为治疗白癜风的主要药对。二药合用，温肾助阳，补益肝肾，相辅相成，对于促进色素代谢、增长，退白斑而修肌肤、增红润，具有较好效果。

（二）汗斑（散发白斑）

主要表现：皮肤表面散在发白之点，但微显常色而有血色，表皮正常，无痒无痛。

治疗：疏风宣表、调畅腠理玄府，方宜消风汤；药宜防风、白芷、荆芥、苏梗、桔梗、炙升麻、丹参、牡丹皮、紫草等。

和调要点：该证为内外、脏腑失和，风邪外袭，肺卫失宣，腠理玄府失畅；治宜疏风宣表、调畅腠理玄府；药宜疏风、升举、宣达、活血、消斑诸药对合用。

（三）外阴白斑

1.湿热蕴结下焦

主要表现：外阴白斑部位潮湿、瘙痒、疼痛，局部糜烂渗出；常伴白带量多色黄，尿短黄。

治疗：清热利湿解毒，方宜自拟苦参汤；药宜苦参、地肤子、白鲜皮、皂角刺、防风、白芷、泽泻、炒知母、败酱草、萆薢、紫花地丁、焦黄柏、赤芍、牡丹皮等。

和调要点：该证为内外、脏腑失和，湿热蕴结，下焦瘀滞，水道不利，湿盛渗液，肤损色脱；治宜清热利湿解毒；药宜清热、燥湿、利湿、解毒、凉血、祛风、护肤诸药对合用。

2.肝肾不足

主要表现：外阴白斑干燥而瘙痒，疼痛而干，局部少量起屑；常伴大便干结，尿短少。

治疗：滋阴清热、润燥止痒，方宜知柏地黄丸加减；药宜生地黄、山萸肉、泽泻、炒知母、杜仲、玉竹、白鲜皮、防风、白芷、焦黄柏、当归、牡丹皮、赤芍等。

和调要点：该证为内外、脏腑失和，肝肾阴亏，虚热滋生，热毒瘀滞，下焦失养；治宜滋阴清热、润燥止痒；药宜滋养肝肾之阴、润燥、清热、祛风止痒等药对合用。

五、肤暗肤黄

（一）肝郁气滞

主要表现：面色青晦，似表面涂灰，暗斑隐隐；兼神情不舒，烦躁易怒，夜寐不安，胁肋胀满或疼痛。

治疗：疏肝理气、消斑养肤，方宜逍遥散加减；药宜炒柴胡、桑叶、白芍、制香附、炒栀子、合欢皮、防风、白芷、白鲜皮、牡丹皮、丹参等。

和调要点：该证为脏腑、气血失和，肝气郁滞，失于疏泄，气血阻滞，肌肤失养；治宜疏肝理气、消斑养肤；药宜疏肝、理气、活血、消斑、养肤诸药对合用。

（二）气血不足

主要表现：面色萎黄而暗滞无泽，黄褐斑块遍布颜面，神疲乏力，气短懒言，纳呆便溏。

治疗：调补气血、养颜修肤，方宜归脾汤加减；药宜党参、生黄芪、枳壳、桔梗、炙升麻、白术、怀山药、牡丹皮、枸杞子、当归、白芷等。

和调要点：该证为脏腑、气血失和，心脾虚弱，气血不足，肌肤失养，日久成斑；治宜调补气血、养颜修肤；药宜补益心脾、益气、养血、养颜、祛斑、修肤诸药对合用。

（三）气阴不足

主要表现：面干色黑红而紫暗，色斑发暗，似从肌肤底层发出而根深，肌肤干瘪无泽，表面粗糙似起皮脱屑，抚之糙手，神疲乏力，口舌干燥。

治疗：滋养气阴、柔润护肤，方宜六味丸合补中益气汤；药宜生地黄、山萸肉、泽泻、炒知母、生黄芪、枳壳、白芍、玉竹、沙参、防风、白芷、当归、紫草等。

和调要点：该证为脏腑、阴阳、气血失和，气虚不运，阴亏不润，肌肤失荣而干；治宜滋养气阴、柔润护肤；药宜滋养阴血、补益脾气、柔润、护肤等药对合用。

（四）瘀血停滞

主要表现：面色青紫，或黧黑而现瘀斑瘀点，肌肤干燥，甚或甲错起皱如鱼鳞。

治疗：活血化瘀、消斑修肤，方以血府逐瘀汤为代表；药宜生地黄、红花、牡丹皮、丹参、紫草、当归、粉葛、枳壳、桔梗、防风、白芷等。

和调要点：该证为脏腑、气血失和，瘀血停滞，络脉瘀阻，肌肤失养而干；治宜活血化瘀、消斑修肤；药宜活血、化瘀、消斑、理气、修肤诸药对合用。

（五）肝胆不利

主要表现：面色萎黄而青，或青紫晦暗，肤干而细小颗粒状色斑沉着；常伴全身皮肤色黄而晦暗，口苦。

治疗：疏肝利胆、退黄护肤，方宜茵陈蒿汤为代表；药宜茵陈蒿、海金沙、金钱草、紫花地丁、炒栀子、焦黄柏、连翘、郁金、茯苓、丹参、牡丹皮、蒲黄、防风、白芷、白鲜皮等。

和调要点：该证为脏腑失和，肝胆不利，胆气外溢，充斥肌肤而萎黄、青晦；治宜疏肝利胆、退黄护肤；药宜疏肝、利胆、清热、退黄、活血、护肤等药对合用。

六、黑化症

皮肤黑化症，即无明显诱因，身体某一局部皮肤均匀性发黑，类似现代医学的皮肤黑化病。

(一)脾虚湿盛

主要表现：肤黑多发于面部，脖颈部以上皮肤发黑，黑色如锅底烟灰，浮于其表，松浮粗糙，晦暗无泽；伴有脾肾亏虚，湿盛肿胀，女子经行紊乱且多先期而至。

治疗：补脾益肾、化湿利湿、化斑修肤，方宜六君子汤合防风汤加减；药宜苏条参、枳壳、莲子肉、茯苓、法半夏、熟地黄、山萸肉、泽泻、杜仲、防风、白芷、白鲜皮、丹参、牡丹皮等。

和调要点：该证为脏腑、气血、津液失和，脾虚或脾肾亏虚，水湿不化，泛滥瘀聚肌肤，久而瘀滞色深渐黑，似烟灰松浮；治宜补脾益肾、化湿利湿、化斑修肤；药宜补脾、益肾、化湿、利湿、祛瘀化斑、修肤诸药对合用。

(二)气阴两亏

主要表现：肤黑，色素沉着由内向外显露，质地致密但无光泽，如涂刷哑光油漆而闷亮发干；身体乏力，气短懒言，或经行先期而量少色淡，大便干结，小便黄而短少。

治疗：益气养阴（滋养肝肾、补益肺肾）、化斑修肤；方宜补中益气汤合六味地黄丸加减；药宜生地黄、熟地黄、山萸肉、泽泻、炒知母、杜仲、麦冬、龟甲、生黄芪、防风、白芷、白鲜皮、牡丹皮、紫草等。

和调要点：该证为脏腑、气血、阴阳失和，肝肾或肺肾阴亏，气虚失运，肌肤失养，色深而黑，质地致密无泽；治宜益气养阴、化斑修肤；药宜滋养肝肾肺阴、益气、化斑、修肤等药对合用。

七、瘢痕挛缩

瘢痕挛缩，即肌肤受损，溃烂、结痂、脱痂之后，受多种因素影响，形成瘢痕不消，甚者瘢痕挛缩、疙瘩硬化。

（一）气血壅滞

主要表现：患部红肿渐消之时或消除之后，患部肿胀发硬但仍有一定弹性，挛缩突起、疼痛；或仍兼渗液流脓，或表面仍有糜烂、溃烂。

偏热盛者，大便干结，尿短赤，舌红，苔黄腻，脉弦滑数；偏寒湿盛者，大便稀溏，纳呆不食，舌淡红而暗，苔白腻，脉细弱。

治疗：理气活血、散瘀消瘢；药宜枳实、浙贝母、白芥子、皂角刺、丹参、牡丹皮、川芎。

和调要点：该证为久病之后，脏腑、气血失和，气血壅滞，肌肤失养，挛急收引；治宜理气活血、散瘀消瘢；药宜理气、活血、涤痰软坚、散瘀、消瘢诸药对合用。

加减：偏湿热者，加败酱草、蒲公英、焦黄柏、紫花地丁、赤芍；偏寒湿者，加佩兰、苍术、陈皮、怀山药、茯苓、法半夏。

（二）痰瘀互结

主要表现：患部肿胀而硬，弹性下降，瘢痕挛缩高凸而硬，疙瘩明显，触之碍手；刺痛或灼痛，皮肤青紫或青灰，唇紫瘀斑，舌暗红或青紫，舌面瘀点瘀斑。

治疗：涤痰祛瘀、软坚消瘢，方以血府逐瘀汤合涤痰汤为主；药宜浙贝母、白芥子、炒莱菔子、路路通、皂角刺、三棱、莪术、丹参、枳实、法半夏、茯苓等。

和调要点：该证为久病之后，气血失和，痰瘀互结，气血壅滞，肌肤挛急，收引硬结；治宜涤痰祛瘀、软坚消瘢；药以涤痰、祛瘀、软坚、散结、消瘢等药对合用。

（三）络脉痹阻

主要表现：患部发硬，瘢痕挛缩而肌肤纹理消失，表面光红但硬结，或呈片、块、条索状，兼有痰瘀互结，肌痹、皮痹之象。

治疗：涤痰破瘀、软坚散结、通痹止痛，方宜桑枝饮合血府逐瘀汤、涤痰汤；药宜桑枝、豨莶草、海风藤、浙贝母、路路通、皂角刺、三棱、莪术、䗪虫、丹参、川芎、枳实、延胡索等。

和调要点：该证为久病之后，内外、气血失和，气血瘀滞，络脉痹阻，肌肤弛废不张，弹性下降，挛急发硬；治宜涤痰破瘀、软坚散结、通痹止痛；药宜涤痰、破瘀、软坚、散结、通痹、止痛诸药对合用。

八、银屑病

银屑病，俗称牛皮癣，中医称之为"白疕"，为一种常见的慢性皮肤病；可发生于全身，分为泛发型与局限型两类。

（一）风热湿邪郁表

主要表现：皮损初起，多在四肢及身体上部，呈扁平丘疹而结实，似浮于皮肤表面，皮色正常或微红色，或红褐色，皮肤表面瘙痒较表浅。

治疗：清热化湿、祛风止痒，方宜羌活胜湿汤加减；药宜羌活、佩兰、牛蒡子、柽柳、防风、白芷、赤芍、牡丹皮、金银花、连翘、木贼等。

和调要点：该证为内外、气血失和，风热湿邪外侵，郁于肌表，风邪窜络而疹起、肤损；治宜清热化湿、祛风止痒；药宜清热、化湿、祛风、凉血、止痒等药对合用。

（二）肝郁火热

主要表现：皮疹较厚，多发于头颈部、胸部，似从肌肤发出，色红或暗红，表面尚干燥，皮疹痒而热痛；兼情志不畅则痒痛加剧，心烦易怒，口苦咽干，夜寐不安。

治疗：清肝泻火、疏肝止痒痛，方宜龙胆泻肝汤加减；药宜龙胆草、生地黄、菊花、夏枯草、桑叶、白芍、制香附、郁金、槟榔、赤芍、丹参、牡丹皮、木贼等。

和调要点：该证为内外、脏腑、气机失和，肝经郁热，火邪内盛，煎熬血液，肌表受损；治宜清肝泻火、疏肝止痒止痛；药宜清肝、泻火、凉血、疏肝、止痛、止痒诸药对合用。

（三）湿热蕴结

主要表现：皮疹似从肌肉中发出，多发于肌肤厚实部位，胸腹、背部、肘窝、腘窝、下焦之前后二阴、腹股沟等部；苔藓样变化明显，皮疹增厚而表面如苔藓之膜覆盖，潮湿，渗液，有少量脱屑。

治疗：清热渗湿、去腐护肤，方宜普济消毒饮加减；药宜土茯苓、蒲公英、败酱草、紫花地丁、金钱草、焦黄柏、苦参、白鲜皮、地肤子、皂角刺、牡丹皮、丹参、生甘草等。

和调要点：该证为内外、脏腑失和，湿热蕴结肌表，瘀滞成毒，湿热熏蒸，肌肤受损；治宜清热渗湿、去腐护肤；药宜清热、祛毒、渗湿、去腐、化瘀、护肤诸药对合用。

（四）热积毒瘀

主要表现：在原有皮疹及皮损之后，肌肤色暗红，或焮红，或紫暗，流脓渗液，痒痛更甚，灼痛热痛；大便干结，尿短黄。

治疗：清热解毒、去腐生肌、修肤护肤，方宜仙方活命饮加减；药宜黄连、焦黄柏、败酱草、蒲公英、重楼、漏芦、浙贝母、皂角刺、白芷、防风、赤芍、茜草、金银花、连翘、生地黄、炒知母。

和调要点：该证为内外、脏腑失和，热积深重，毒瘀肌表，肉腐血壅，肌肤受损；治宜清热解毒、去腐生肌、祛脓止痒、修肤护肤；药宜清热、解毒、去腐排脓、凉血、止痒、修肤护肤等药对合用。

（五）热郁阴亏

主要表现：皮疹微高凸，或与正常皮肤相平，色红或暗红，表面鳞屑覆盖而脱屑，灼热而奇痒难耐；兼周围肌肤干燥或皲裂，大便秘结，尿短赤。

治疗：滋阴清热、祛风护肤，方宜六味地黄汤加减；药宜生地黄、山萸肉、泽泻、炒知母、地骨皮、秦艽、龟甲、鳖甲、粉葛、沙参、防风、白芷、刺蒺藜、蝉蜕、牡丹皮、赤芍、焦黄柏、连翘等。

和调要点：该证为内外、脏腑失和，热郁积久，热灼阴亏，肌肤受损，热极生风，窜络奇痒；治宜滋阴清热、祛风护肤；药宜滋阴、清热、凉血、祛风、护肤等药对合用。

九、红斑狼疮

红斑狼疮，以发热、红斑皮损、皮疹瘢痕、黏膜溃疡、关节疼痛、月经不调等为主要特征。

（一）湿热毒瘀

主要表现：皮肤潮红或出现多片鲜红色斑，继而皮损起疹，主要分布于日光照射部位，面、颈、躯干上部、上肢伸侧及手足、指（趾）背，累及口唇黏膜等。

皮损之红斑、皮疹呈现多样型，颧面部多见蝴蝶状红斑；皮疹糜烂，甚者渗液流水；小关节疼痛，指端水肿性红斑，黏膜溃烂。

多兼发热，缠绵难愈，或身热不扬，口苦咽干，大便干结或泄泻灼热，尿短黄，或涩痛淋漓。

治疗：清热渗湿、解毒散瘀，方宜黄连解毒汤加减；药宜黄芩、黄连、黄柏、败酱草、土茯苓、皂角刺、玄参、露蜂房、紫花地丁、苦参、赤芍、牡丹皮、紫草、茯苓等。

和调要点：该证为内外、脏腑失和，湿热蕴结，毒瘀肌肤，日久肤损；治宜清热渗湿、解毒散瘀；药宜清热、渗湿、解毒、凉血、散瘀诸药对合用。

加减：皮损热痛，加柴胡、重楼；尿短赤、涩痛，加淡竹叶、木通；肢节疼痛，加桑枝、豨莶草、秦艽、海桐皮、络石藤、雷公藤等。

（二）热盛血瘀

主要表现：皮肤紫暗或潮红，皮损扩大而瘀滞，从肌肤深部发出，呈结节或斑块，数量及形态大小无定；或斑块，色暗红或紫暗，皮疹溃烂而渗液流脓，腥臭，痒痛；兼面部青紫晦暗，或胸闷痛，或气促难喘，或胁肋疼痛，或关节疼痛，腰痛而尿短赤、淋漓涩痛，尿量少，或脱发。

治疗：清热凉血、活血化瘀，方以身痛逐瘀汤为代表；药宜生地黄、赤芍、桃仁、丹参、牡丹皮、皂角刺、槐花、败酱草、蒲公英、白芥子、桑枝、豨莶草等。

和调要点：该证为内外、脏腑失和，热积日久，煎灼血液，热盛血瘀，肌肤瘀滞，肉腐血壅；治宜清热凉血、活血化瘀、祛腐生肌；药宜清热、凉血、活血、化瘀、祛腐、通络等药对合用。

加减：瘀斑结节疼痛较甚，加乳香、没药；结节较大较硬，加莪术、三棱、穿山甲、路路通；肢体疼痛较甚，加秦艽、海桐皮、络石藤、雷公藤等。

（三）肝肾不足

主要表现：皮肤紫暗而干瘪，狼疮红斑色暗而干，起屑脱屑，皮疹渗液较少但创面久不愈合，肌肤或痿软或发硬；兼面部青紫晦暗，胸闷气喘，腰痛而尿短少，或腰膝酸软，便秘，或脱发。

治疗：补益肝肾、益气活血、化斑通痹，方宜地黄饮子加减；药宜生地黄、熟地黄、山萸肉、泽泻、炒知母、何首乌、黄精、麦冬、杜仲、续断、生黄芪、当归、紫草、丹参、木瓜、桑枝等。

和调要点：该证为内外、脏腑失和，肝肾不足，阴血虚弱，气血不荣，血液瘀滞，肌肤失养；治宜补益肝肾、益气活血、化斑通痹；药宜补益肝肾、益气、养血、化斑、通痹等药对合用。

加减：皮损较干，加百部、女贞子、旱莲草；关节痹痛较甚，加秦艽、海桐皮、络石藤、雷公藤等。

十、狐惑病（白塞综合征）

中医狐惑病（东汉·张仲景《金匮要略·百合病狐惑阴阳毒》），亦即现代医学所认识的白塞综合征，也称之为（眼、口、阴部）溃疡三联综合征，即眼部不适、口舌生疮、下阴瘙痒溃疡，伴有奇痒、疼痛。

其主要临床表现为眼部红赤而糜烂，口舌生疮，下焦溃疡而男性阴囊溃疡、女性大小阴唇及阴道壁疼痛性溃疡，体表皮肤出现结节性红斑、丘疹化脓、痤疮样皮疹等。

患此病患者十分痛苦，心理压抑，情志不宁。治疗需要内外兼治，调心治体。

（一）湿热毒蕴

主要表现：眼部红赤糜烂而潮湿，口舌生疮溃烂而中有脓点，周边色深而暗红，下焦溃疡之面湿润而浸红，中有白点或红点，甚者流脓，其味腥臭，痒痛不已；或皮肤红斑结节、疹子红赤溃烂、渗液流脓，关节红肿热痛；常兼烦躁不安，心烦易怒，口苦，胁痛，大便干结，尿短黄或短赤而涩痛。

治疗：清热渗湿、解毒祛脓，方宜龙胆泻肝汤合知柏地黄汤加减；内外同治。

内服：生地黄、泽泻、炒知母、龙胆草、山慈菇、白花蛇舌草、黄柏、败酱草、白鲜皮、苦参、皂角刺、赤芍、牡丹皮、防风、白芷、木贼、生甘草等。

外用：防风、白芷、苦参、地肤子、败酱草、紫草、炉甘石、枯矾，煎水清洗或熏洗患部；冰硼散喷涂患部。

和调要点：该证为内外、脏腑失和，湿热毒蕴，毒瘀肌肤黏膜，肤损脓渗；治宜内外同治，注意清热渗湿、解毒祛脓、消肿止痛止痒；药宜清热、渗湿、解毒、凉血、祛脓、消肿、止痛止痒等药对合用。

（二）痰瘀互结

主要表现：眼部不适，目胀，目睛发红而糜烂不甚；口舌生疮溃烂而脓液黏稠，色或黄或白绿，周边色紫或青紫，下焦溃疡渗液较少但黏稠，痒痛并刺痛、灼痛；或皮肤红斑结节，疹子溃烂而发暗，脓液黏滞；常兼胸脘痞闷不舒，烦躁易怒，口苦黏腻，大便稀溏或发黏不爽，尿短黄。

治疗：清热凉血、涤痰化瘀、祛腐生肌，方宜涤痰汤合逐瘀汤加减。

内服：败酱草、黄连、黄柏、炒知母、连翘、浙贝母、白芥子、丹参、莪术、白鲜皮、皂角刺、穿山甲、桔梗、炙升麻、金钱草、木贼等。

外用：防风、白芷、苦参、地肤子、蛇床子、败酱草、丹参，煎水清洗或熏洗患部；冰硼散喷涂患部。

和调要点：该证为内外、脏腑失和，痰瘀互结，痰湿黏滞郁热，瘀损血络，脓成渗液，肌肤黏膜受损；治宜内外同治，注意清热凉血、涤痰化瘀、祛腐生肌；药宜清热、凉血、涤痰、化瘀、祛腐、生肌诸药对合用。

（三）肝肾不足

主要表现：诸症缠绵不愈，眼部不适而视物不清、微红赤而干涩、发痒发胀、糜烂不甚；口舌生疮溃烂而无脓液、色黑红或紫暗而干痛，下焦溃疡干涩痒痛；或皮肤红斑结节、皮疹糜烂而发干发痒、热痛；常兼倦怠乏力、经行量少，或停经，腰膝酸软。

治疗：滋阴降火、护肤修肤，方宜知柏地黄汤加减。

内服：可选用生地黄、山萸肉、泽泻、炒知母、杜仲、龟甲、麦冬、黄柏、菊花、当归、紫草、白鲜皮、生黄芪、粉葛、防风等。

外用：防风、白芷、苦参、当归、肉苁蓉、丹参、牡丹皮，煎水清洗或熏洗患部；黄连软膏涂搽患部。

和调要点：该证为内外、脏腑失和，肝肾不足，冲任亏虚，阴血虚弱，气血不和，血瘀而干，肌肤失养；治宜内外同治，注意滋阴降火、护肤修肤；药宜滋养肝肾、滋阴、降火、润燥、修肤等药对合用。

十一、鱼鳞病

鱼鳞病，即肌肤干而起皱，或脱屑，表皮如网格、鱼鳞显现，抚之不碍手或仅感粗糙，多发于下肢胫腓骨干部位，也有发于上肢者。

（一）血瘀生风

主要表现：肌肤表面黑白相间分明，点状发黑发紫或紫暗，间有色淡之条纹而呈鱼鳞状，肌肤干燥，抚之粗糙。

治疗：活血化瘀、消斑修肤，方宜血府逐瘀汤合消风汤加减；药宜生地黄、炒知母、桃仁、丹参、红花、牡丹皮、莪术、白芍、玉竹、粉葛、防风、白芷、白鲜皮、桔梗等。

和调要点：该证为内外、脏腑失和，血瘀生风，瘀阻肌肤，肌表失和；治宜活血化瘀、消斑修肤；药宜清热、活血、化瘀、消斑、润燥、修肤诸药对合用。

（二）血虚生风

主要表现：肌肤表面黑白相间呈鱼鳞状，但不甚分明，发暗之点色黄褐，或紫暗，肌肤干瘪而无泽，面色萎黄或苍白发青。

治疗：养血补血、化瘀消斑，方宜四物汤合消风汤加减；药宜熟地黄、生地黄、白芍、山萸肉、泽泻、当归、丹参、牡丹皮、生黄芪、粉葛、防风、白芷、白鲜皮等。

和调要点：该证为内外、脏腑失和，阴血不足，血虚生风，肌肤失养失润；治宜养血补血、化瘀消斑；药宜清虚热、养血、补血、化瘀、消斑、护肤等药对合用。

第二节 形体异常

一、概述

形体异常，即人体外显的形状与体态出现偏颇，但需分辨属于正常生理状态的异常还是处于病变状态的异常。

处于病变状态并需要诊治的形体异常，即指其形体明显异常，且已影响正常生理活动或工作生活者。其皆非一时一日而成，多为久病或慢性渐成，或有较为特殊的原有疾患，多为内伤之疾，气血不和、脏腑失调、阴阳失和、痰瘀内结所致。

形体异常的治疗，宜坚持长治、久治，针对其原有疾患而治，消除痼疾，调和气血、脏腑、阴阳，涤痰化瘀。同时，还应注意以下几方面。

一是注意综合调治全身与诊治局部并举，恢复功能并兼修形体；针对病机而治，补虚泻实。

二是把握治疗标准，主要力求恢复其正常功能。

三是注意要多角度、多方面调治。或以药物治之，或做饮食调理，或做健康运动，或养成科学的起居习惯，或调摄情志，方可取得较好效果。

二、肥胖

病态肥胖者，即体重超过正常标准 20% 以上，且出现形体臃肿，行动不便，或机体功能下降、痿弱废用。其治应当辨证用药并综合调治。

（一）辨证用药

1.痰阻清窍

主要表现：身形臃肿，反应迟缓，目睛不灵或呆滞，头常发木或晕，时有呕恶，面色晦暗无泽。

治疗：涤痰开窍、消脂减肥，方以半夏白术天麻汤为主；药宜明天麻、浙贝母、礞石、胆南星、石菖蒲、白术、法半夏、茯苓、怀山药、金钱草、焦黄柏、焦山楂等。

和调要点：该证为脏腑、津液失和，痰阻清窍，心窍被蒙，气机失畅，运化失和而肥胖；治宜涤痰开窍、消脂减肥；药宜涤痰、化湿、醒脑、开窍、消脂等药对合用。

2. 痰湿壅盛

主要表现：体胖形臃，大腹便便，肌肤油腻或泡浮，脘腹痞闷，呕恶厌油腻，纳呆不食，口苦或口中发甜或淡，大便稀溏。

治疗：涤痰化湿、消脂祛赘，方以藿朴夏苓汤为主；药宜藿香、厚朴、陈皮、白术、苍术、茯苓、法半夏、砂仁、荷叶顶、白芥子、炒莱菔子、焦山楂、茵陈、海金沙等。

和调要点：该证为脏腑、津液失和，痰湿内聚，气机失畅，运化失常，脂质蓄积而肥胖；治宜涤痰开窍、消脂祛赘；药宜涤痰、化湿、渗湿、消食、消脂等药对合用。

3. 脾肾阳虚

主要表现：形胖体软，赘肉松弛，少气懒言，身倦乏力，行动困难，形寒身冷，腰膝酸软，胃脘隐痛或冷痛，喜温喜按，大便稀溏或泄泻不止。

治疗：温补脾肾、消脂渗湿，方宜桂附理中丸为主；药宜附子、肉桂、炮姜、白术、怀山药、法半夏、枳壳、生黄芪、苏条参、桔梗、炙升麻、白芥子、金钱草等。

和调要点：该证为脏腑、阴阳、津液失和，脾肾阳虚，气虚不运，水湿失于温化，积而为脂；治宜温补脾肾、健脾益气、消脂渗湿；药宜温肾阳、补脾气、消脂、渗湿诸药对合用。

4. 痰瘀互结

主要表现：形胖发暗，肌肤晦暗而青紫或青灰，面色青晦，肢体发暗或麻木不适；女子经行愆期或量少色暗，男子阳痿不举。

治疗：涤痰化瘀、消脂祛脂，方以血府逐瘀汤合涤痰汤为主；药宜桃仁、红花、丹参、川芎、生三七粉、莪术、浙贝母、白芥子、炒莱菔子、焦山楂、枳壳、桑枝等。

和调要点：该证为脏腑、气血、津液失和，痰瘀互结，运化失健，脂质不化，气血不和，经脉不畅；治宜涤痰化瘀、消脂祛脂；药宜涤痰、化瘀、破瘀、通络、祛脂诸药对合用。

（二）综合调治

1. 合理膳食

科学控制饮食，优化膳食结构，减少进食次数，固定进食时间，消除不良偏嗜。

2. 运动健身

根据自身体质状况和兴趣爱好，选择恰当而适宜自身的运动。适度健身运动，可以消除多余脂质，瘦体健身，保持健康形体。适度健身运动重在坚持，运动量要适度。

3. 科学起居

起居有常，按时作息，劳作有常；不过逸、不过劳。

4. 调摄情志

保持良好的心态，调畅情志，才能使气血和畅，摄纳有度，运化畅行，减少或消除多余脂质。

三、消瘦

病态消瘦，即是肌消肉削，筋显骨立，体倦体虚而影响正常的生活、工作与学习。形体稍微偏瘦，但无体倦体虚诸症者，不作为病态论治。

（一）气血不足

主要表现：形体瘦削，肉少筋瘪，面色萎黄或㿠白无泽，气短懒言。

治疗：调补气血，方宜人参养荣汤或十全大补汤为主；药宜人参、黄芪、白术、怀山药、莲子肉、熟地黄、枸杞、丹参、当归、大枣、炙甘草等。

和调要点：该证为脏腑、气血失和，心脾虚弱，气血乏源，经脉肌肉失养；治宜调补气血；药宜养心、健脾、益气、补血等药对合用。

（二）脾气虚弱

主要表现：形瘦瘘弱，精神萎靡乏力，大便溏泻，纳呆不食，胃脘痞满不舒而喜温按。

治疗：健脾益气，方宜六君子汤加减；药宜白术、白扁豆、莲子肉、茯苓、法半夏、枳壳、陈皮、砂仁、人参、黄芪、大枣、枸杞、生甘草等。

和调要点：该证为脏腑、气血失和，脾气虚弱，生化无力，水谷不化，气血乏源，经脉肌肉失养；治宜健脾益气；药宜健脾、益气、养血等药对合用。

（三）肝肾不足

主要表现：形体瘦赢，骨骼纤细，筋脉细弱，肌肉干瘪，皮肤起皱而无泽；腰膝痿软，目干不适。

治疗：滋养肝肾、填精养血，方宜当归四物汤加减；药宜熟地黄、生地黄、山萸肉、杜仲、续断、猪脑髓、核桃仁、当归、枸杞、丹参、白芍、玉竹、怀山药等。

和调要点：该证为脏腑、阴阳失和，先天不足，肝肾精亏，阴血不足，体失充养；治宜滋养肝肾、填精养血；药宜补肾、养肝、填精、补血诸药对合用。

（四）肝郁血瘀

主要表现：形瘦发暗，肌肤青晦或甲错起屑，焦虑烦躁，夜寐不安；或兼胁肋不适，或女子颈项色黑量少，口唇青紫或发绀。

治疗：疏肝理气、活血化瘀，方宜逍遥散合血府逐瘀汤加减；药宜桑叶、白芍、制香附、郁金、枳壳、槟榔、合欢皮、连翘、丹参、牡丹皮、红花、莪术等。

和调要点：该证也称为"干血痨"。为脏腑、气血、气机失和，肝气郁结，气滞血瘀，血干凝滞，体失充养；治宜疏肝理气、活血化瘀；药宜疏肝、理气、活血、破瘀、化瘀诸药对合用。

四、肌肉萎缩

肌肉萎缩，即骨骼无异常或无大异，而肌肉逐渐减少或痿软消减，甚者肌消肉减而形脱；或废用而退化，甚者痿废不用。

肌肉萎缩，可见于全身，也可见于局部。见于全身者，多为气血亏虚，或脾肾两亏；见于局部者，多属血虚生风。

（一）气血亏虚

主要表现：肌肉痿软而萎缩，恶动喜静卧，身屈内收；面色萎黄或㿠白无泽，神倦乏力，少气懒言。

治疗：大补气血、养血生肌，方以十全大补汤为主；药宜熟地黄、生地黄、党参、炙黄芪、桂圆、枸杞、当归、丹参、枳壳、桔梗、炙升麻、炒白术、莲子肉、炙甘草等。

和调要点：该证为脏腑、气血失和，元气大亏，血虚不充，久而失养，肌肉缺养而痿软、萎缩；治宜大补气血、养血生肌；药宜补气、补血、养血、健脾、生肌诸药对合用。

（二）脾肾两亏

主要表现：全身肌肉萎缩较甚，随肌肉萎缩，骨骼逐渐纤细而形体缩小，甚者内脏受损而痿废，厌食或不食，吞咽困难，气短息微，难以动作。

治疗：补益脾肾、填精补髓，方宜泰山磐石散加减；药宜熟地黄、党参、炙黄芪、白芍、续断、杜仲、菟丝子、紫河车、猪脑髓、当归、丹参、枳壳、白术、怀山药、砂仁、炙甘草等。

和调要点：该证为脏腑、气血失和，先天不足，后天失养，脾肾两亏，真精不足，气血两亏，五脏虚弱，筋骨肌肉失养而痿软、萎缩；治宜补益脾肾、填精补髓；药宜健脾、补肾、益气、填精、补髓、养血、生肌诸药对合用。

（三）血虚生风

主要表现：局部肌肉痿软甚或萎缩，局部肌肤凹陷，表皮形态及肤色多无变化，或伴局部肌肤不适、刺痛掣痛，或局部肌肉䐃动，走窜灼痛或掣痛；或肌肤麻木无感觉而发软等。

治疗：养血息风、生肌通络，方宜四物汤合消风汤加减；药宜熟地黄、生地黄、白芍、当归、丹参、防风、白芷、刺蒺藜、蜈蚣、全蝎、生黄芪、桑枝、生甘草等。

和调要点：该证为脏腑、气血、气机失和，阴血不足，血虚生风，风窜血络肌肉而局部肌肉痿软、萎缩，拘急；治宜养血息风、生肌通络；药宜养血、息风、止痉、通络、生肌等药对合用。

五、皮痹肌痹（硬化症）

皮痹、肌痹，即以皮肤肌肉硬化为主要特征的病证，类似于现代医学之硬化症（硬皮病）；以局限性或弥漫性皮肤增厚及纤维化为特征，并累及心、肺、肾、消化道等内脏器官，属于全身性筋膜（结缔组织）类疾病；随病势的演进，可分为水肿、萎缩、硬化三个阶段。

（一）风湿痹阻

1. 风湿痹阻而偏寒者

主要表现：皮肤发紧、发硬而光亮，皮肤发麻，关节肿痛，大便溏稀，舌淡暗，苔白腻。

治疗：祛风除湿、散寒通痹，方宜自拟桑枝饮；药宜桑枝、海风藤、桂枝、枳实、独活、川乌、威灵仙、防己、藁本、白芷、木瓜、杜仲、续断等。

和调要点：该证为内外、气血失和，风湿侵袭，相协寒邪，痹阻经脉肌表，渐而肌表络脉痹阻而硬；治宜祛风除湿、散寒通痹；药宜祛风除湿、温热散寒、通络强筋、通痹等药对合用。

2. 风湿痹阻而偏热者

主要表现：皮肤发紧、发硬而微红肿光亮，关节灼热或疼痛，大便干结或灼热不爽，尿短黄，舌暗红，苔黄腻。

治疗：祛风除湿、除热通痹，方宜宣痹汤加减；药宜防己、防风、白芷、羌活、桑枝、滑石、杏仁、连翘、焦黄柏、黄连、生地黄、炒知母、赤芍、牡丹皮等。

和调要点：该证为内外、气血失和，风湿侵袭，热邪相行，经脉肌表瘀阻而硬；治宜祛风除湿、除热通痹；药宜祛风、除湿、利湿、清热、凉血、通痹诸药对合用。

（二）脏腑虚弱

主要表现：皮肤发紧、发胀而逐渐萎缩，弹性下降而变硬，皮色晦暗无泽，倦怠乏力，气短懒言；或兼动则气喘，或腰膝酸软，行走无力；或呼吸困难，喘息难定而胸痛；或心悸、胸闷、胸痛；大便稀溏，尿少或清长。

治疗：滋养肝肾、补益脾肾，方以补肾丸为基础加减；药宜熟地黄、生地黄、山萸肉、杜仲、续断、补骨脂、枸杞子、丹参、党参、炙黄芪、枳壳、白术、怀山药、桑寄生、桑枝、木瓜、威灵仙等。

和调要点：该证为脏腑、气血失和，肝脾肾不足，五脏虚弱，精枯血瘀，气虚不运，体失滋养，肌表络脉瘀阻而痹；治宜滋养肝肾、补益脾肾；药宜滋养肝肾、补脾、益肾、活血养血、舒筋、通络诸药对合用。

（三）痰瘀互结

主要表现：皮肤萎缩发硬、干瘪，皮肤纹理消失，僵硬如革，皮色青紫或紫暗或暗黑；发于面部者，颜面紧缩而干瘪如皮革蒙面；发于四肢者，如皮革外裹而皮滑无肉，肢体肢节难以屈伸；发于胸腹者，表面干结发硬如革板蒙皮，呼吸难续，吞咽困难。

治疗：涤痰破瘀、软坚除痹，方宜血府逐瘀汤合涤痰汤加减；药宜桃仁、红花、莪术、三棱、牡丹皮、川芎、皂角刺、路路通、穿山甲、浙贝母、白芥子、莱菔子、金钱草、生黄芪、枳壳等。

和调要点：该证为脏腑、气血失和，痰湿内聚，瘀血停滞，痰瘀互结，肌肉络脉瘀阻而痹；治宜涤痰破瘀、软坚除痹；药宜涤痰、化湿、活血、破瘀、软坚、除痹等药对合用。

六、指（趾）甲回缩

指（趾）甲回缩，即指（趾）甲未受外伤，或未受外力影响，突然停止生长；主因为气血不足，爪甲不荣而生长不力。

主要表现：常见指（趾）甲不长，边缘被肌肉包裹，爪前肉显而指（趾）尖无甲。

治疗：补益气血、健脾益气、补养肝肾，方以人参养荣汤为基础加减；

药宜熟地黄、山萸肉、泽泻、炒知母、杜仲、续断、苏条参、生黄芪、枳壳、怀山药、白术、白芍、枸杞、当归、丹参等。

和调要点：该证为脏腑、气血失和，肝肾不足，气血亏虚，爪甲肌肉失养而甲缩；治宜补益气血、健脾益气、补养肝肾；药宜健脾益气、补血养血、补益肝肾等药对合用。

加减：血虚生风，兼见瘙痒，加枸杞、防风、荆芥、白鲜皮；湿热蕴结，兼见甲沟边缘糜烂、渗液，加败酱草、苦参、白鲜皮、皂角刺。

第十二章　其他失和类病证的和调之治

在前几章，依据患者的临床症状或体征或功能变化等病状特点，进行"失和"病机的归类讨论。依据笔者的体验，临证中，尚有不少疑难病证需要探讨，却难以归类于前述章节之中。

专列此章进行讨论：非典型性包块，女科及男科之部分疑难失和病状，儿科部分疑难失和病状，以及部分杂病之失和病状。

第一节　非典型性包块

一、概述

非典型性包块，是与典型性包块（肿瘤）相对而言的。

典型性包块，即实质性包块，亦称之为肿瘤，有良性与恶性之别。其诊治，有"除恶务尽"，切除包块之论；也有"带瘤生存"，保守而治，延长患者生命，改善生存质量，实为"和调"之策。对于诊治肿瘤之实质性包块，古往今来，著述论述颇丰。在此本论不再赘述。

非典型性包块，即在典型性包块之外，尚有一些包块一时难以定性，或其变化多端，聚散无定，发病规律性不明显；或较长时期存在，或阶段性出现，或即现即消，或游走不定，大小无形而易变，诊治不易。但需及时诊治，或去除病痛，或消除隐患，避免转为实质性包块。

非典型性包块的主要病机，多为气机不畅而郁滞，局部经气不通而结滞；或痰湿内聚不化而成核，或瘀血停滞而成块，或痰瘀互结而成块成包，或是毒邪瘀积。

治疗非典型性包块，宜为和而调，以调达和，根据各病状之具体病机，纠正寒热之病性，清除病因，消散包块。气机结滞成包者，宜以理气、行气、破气或益气，调畅气机为要。热毒蕴结成块者，当釜底抽薪，消除病因，祛解毒邪，清热解毒，消散瘀积，消痈散结，祛腐排脓。痰湿、痰饮停蓄而成包块，当治以涤痰化湿除饮，散结消肿之法。瘀血停滞而成包块，则宜以活血化瘀、破瘀消肿散结为要。痰瘀互结而成包块，则总宜涤痰化瘀而治。

二、皮下多发性痰核

皮下痰核，类似于西医学之多发性皮下脂肪瘤，即在皮下出现瘀滞小核，小如米粒，大如鹌鹑蛋；固定不移，或突出于肌肤表面或局部微凸起，触之硬度中等而碍手，但无坚硬感或气囊感，多无疼痛感或灼热感。

（一）气郁痰凝

主要表现：散在多发性肌肤表面微凸起，皮下可触及痰核，大小不等，或大如蚕豆，或小如米粒，质地中等硬度或微软；推之无根，可稍微移动，可兼见气团游走无定或搏动；皮色多无变化；常兼情志不畅，烦躁或郁闷不舒，或咽喉不适而梅核气，或胁肋胀满不适，腹胀呃逆。

治疗：疏肝理气、消结散核，方宜四磨汤合滚痰丸加减；药宜桑叶、醋炒柴胡、白芍、郁金、制香附、合欢皮、槟榔、檀香、沉香、乌药、路路通、贝母、荔枝核等。

和调要点：该证为脏腑、气机失和，肝气郁滞，失于疏泄，痰湿瘀聚成核，经脉不畅，聚于肌肤之下；治宜疏肝理气、消结散核；药宜柔肝疏肝、理气、行气、涤痰、消结散核诸药对合用。

（二）气虚痰凝

主要表现：皮下痰核成团，肌肤表面可微凸起或微肿胀，多呈圆形，触之硬度中等或稍软，皮色多不变或微光亮；常兼神疲乏力，胸闷脘痞，纳呆不食，或呕恶不适，大便稀溏。

治疗：健脾燥湿、涤痰消核，方宜六君子汤合二陈平胃散加减；药宜苏条参、生黄芪、茯苓、白术、苍术、陈皮、法半夏、浙贝母、白芥子、皂角刺、枳壳、厚朴等。

和调要点：该证为脏腑、气机、津液失和，脾气虚弱，运化无力，痰湿凝聚成核，积于皮下肌肤；治宜健脾燥湿、涤痰化湿消核；药宜健脾、燥湿、涤痰、益气、理气、消核等药对合用。

（三）痰瘀互结

主要表现：皮下小团成结，凸起之处小包块明显，触之质地较硬，推之不移；皮色或无异常，或微暗滞，或青灰、青紫，或有瘀斑；兼有局部刺痛，唇色紫暗。

治疗：涤痰祛瘀、消结散核，方宜涤痰汤合血府逐瘀汤加减；药宜川贝母、白芥子、莱菔子、皂角刺、路路通、苍术、白术、京半夏、桃仁、红花、丹参等。

和调要点：该证为脏腑、气血、津液失和，痰湿凝聚，运化不利，血运受阻而成瘀，痰瘀互结成核，停于皮下肌肤；治宜涤痰祛瘀、消结散核；药宜涤痰、祛瘀、消结、散核等药对合用。

三、气性包块

该类包块，主因气机郁滞结滞而成，发无定时，部位或固定局限或游走不定，触之柔软而有弹性。

（一）肝气结滞

主要表现：身体某一局部凸起，多发于颈部或胸腹、胁肋之肌肤较为丰富而弹性较大的部位；自觉发胀或无胀感，或自觉跳动感；外观包块不规则，皮色多不变；触之柔软，按之微陷下，放之即起而复常，多按压无痛；常兼情志不畅，情绪不宁，烦躁易怒等。

治疗：疏肝行气、消肿除胀，方宜四磨汤合疏肝散加减；药宜枳实、川楝子、荔枝核、郁金、桑叶、白芍、郁金、制香附、合欢皮、槟榔等。

和调要点：该证为脏腑、气机失和，肝气结滞，局部气结，肌肤肿胀，鼓起成包；治宜疏肝行气、消肿除胀；药宜疏肝、行气、消肿、除胀诸药对合用。

（二）肝气逆乱

主要表现：身体局部出现软性包块，时聚时散，或成团鼓起跳动，或局部发胀发硬而僵滞成块；或气性包块走窜无定，时聚时散，触之柔软而无痛；兼心烦不已，躁扰不宁，或头晕脑胀；或目赤目胀。

治疗：平肝降逆、降气行气消肿，方宜生铁落饮合四磨汤加减；药宜生铁落、磁石、生牡蛎、代赭石、檀香、沉香、川楝子、荔枝核、枳实、青皮、桑叶、白芍、槟榔等。

和调要点：该证为脏腑、气机失和，肝气结滞较甚，逆乱无定，聚散无常，走窜移动；治宜平肝降逆、降气行气消肿；药宜平肝、降逆、降气、行气、消肿等药对合用。

四、痰瘀结滞包块

痰瘀互结包块，即痰湿停蓄，或是瘀血停滞；甚则，日久痰瘀交互阻滞凝结。

（一）痰凝成核

主要表现：身体局部团块鼓胀或团核发硬发紧，但皮色多不变，或微暗滞青灰；或发于肌肤之下，或凝积于脏腑或筋膜深部，或自觉喉部如物堵塞；常伴烦躁不安，局部疼痛，大便或干结不解，或稀溏泄泻。

治疗：涤痰化湿、散结消核，方宜涤痰汤加减；药宜川贝母、白芥子、莱菔子、皂角刺、路路通、石菖蒲、枳壳、厚朴、法半夏等。

和调要点：该证为脏腑、气机、津液失和，运化无力，痰湿凝聚，久而积块；治宜涤痰化湿、散结消核；药宜涤痰、燥湿、理气、散结、消核等药对合用。

（二）瘀血停滞

主要表现：肌肤之下，或体内深部包块发硬或紧缩，多有刺痛，触之较硬，边缘较清楚；皮色青紫或晦暗，周边或有青丝、红丝。

治疗：活血化瘀、破瘀散结，方宜血府逐瘀汤加减；药宜桃仁、红花、丹参、川芎、莪术、乳香、没药、枳实、槟榔、郁金等。

和调要点：该证为脏腑、气血失和，血运不畅，积久成瘀，瘀血结滞，积而成块，脉络不通而痛；治宜活血化瘀、破瘀散结；药宜活血化瘀、破瘀、散结、止痛等药对合用。

（三）痰瘀互结

主要表现：主要为痰湿内聚成核与瘀血停滞成块之证并见，包块硬度中等，或微发软，皮色微暗滞或青紫、刺痛，呕恶。

治疗：涤痰破瘀、软坚散结，方宜涤痰汤合血府逐瘀汤加减；药宜川贝母、白芥子、莱菔子、皂角刺、路路通、桃仁、红花、丹参、莪术、枳壳、厚朴、甜瓜蒌等。

和调要点：该证为脏腑、气血、津液失和，痰湿凝聚，运化不利，血运受阻而成瘀，痰瘀互结，久积成块；治宜涤痰破瘀、软坚散结；药宜涤痰、破瘀、软坚、行气、散结诸药对合用。

五、乳房包块

（一）肝郁气结

主要表现：乳房胀痛而发硬成结有块，或全乳房胀痛有块，或乳头乳晕发胀而硬结，或乳房局部小粒或块状包块；常兼经行不畅或愆期，量少色黑；烦躁不安，夜寐不安。

治疗：疏肝理气、散结除胀，方宜疏肝散合消核丸加减；药宜桑叶、白芍、醋炒柴胡、郁金、炒延胡索、制香附、枳壳、皂角刺、路路通、白芥子、莱菔子、益母草、牡丹皮等。

和调要点：该证为脏腑、气机失和，肝气不舒，渐而气结，乳房结滞；治宜疏肝理气、消核除胀；药宜疏肝、理气、活血、散结、除胀、止痛等药对合用。

（二）气虚痰凝

主要表现：乳房不甚饱满或发育不全，但包块小粒成核，散在分布，胀痛不显，或触之无明显疼痛，质地中等而无明显硬结抵抗之感；常兼形体羸弱，神疲乏力，经行先期而量少色淡，脘腹不舒，呕恶不食，大便稀溏。

治疗：益气健脾或补脾益肾、化湿涤痰、消核散结，方宜补中益气汤合涤痰汤加减；药宜潞党参、生黄芪、枳壳、桔梗、炙升麻、白术、茯苓、法半夏、熟地黄、杜仲、浙贝母、白芥子、皂角刺、路路通等。

和调要点：该证为脏腑、气机、气血失和，先天肾精不足，后天脾气虚弱，运化无力，乳房发育不全，痰湿凝聚；治宜益气健脾或补脾益肾、化湿涤痰、消核散结；药宜健脾、益肾、益气、涤痰、化湿、散结等药对合用。

（三）痰瘀互结

主要表现：乳房胀痛或刺痛而硬结较甚，包块较硬，触之疼痛而拒按，可为散在细小核粒，也可为较大团块成核；常兼经行紊乱，先后无定期，脘腹不舒，舌苔厚腻。

治疗：涤痰化瘀、破瘀消核，方宜消核丸合血府逐瘀汤加减；药宜郁金、制香附、川贝母、白芥子、莱菔子、皂角刺、路路通、穿山甲、桃仁、益母草、莪术、檀香、枳壳等。

和调要点：该证为脏腑、气血、津液失和，乳房痰瘀互结，积滞成块；治宜涤痰化瘀、破瘀消核；药宜涤痰、化瘀、破瘀、顺气、消核等药对合用。

六、颈部包块

（一）肝郁痰凝

主要表现：常在颈部两侧出现条索状肿大或微小颗粒状包块。

条索状肿大者，外观明显异常而凸起，甚者成包如囊而坠胀，或按之柔软而发胀，或按之有核而微硬；微小颗粒状包块者，或局部痰核凸起，或外观无异，细触之方可察，多如黄豆、蚕豆大小，按压质硬；多兼情志不畅，情绪不宁，夜寐不安。

治疗：疏肝解郁、理气化痰，方宜疏肝散合涤痰汤加减；药宜桑叶、白芍、郁金、制香附、枳壳、青皮、路路通、贝母、荔枝核等。

和调要点：该证为脏腑、气机失和，肝气郁滞，痰湿瘀聚，聚于颈部；治宜疏肝解郁、理气化痰、消核散结；药宜疏肝、解郁、理气、化痰、散结诸药对合用。

加减：颈部双侧肿胀较甚，伴有身热、心慌、目干涩者，加败酱草、皂角刺、生地黄、山萸肉、泽泻、炒知母、菊花；痰核较硬，加皂角刺、穿山甲、白芥子、莱菔子；情绪不宁，烦躁而不寐，加连翘、炒酸枣仁、五味子、槟榔；喉间如物堵塞，咯之不出，咽之不下，加川楝子、荔枝核、槟榔、胆南星；口苦、咽干、便秘，加龙胆草、金钱草、大黄。

（二）阴虚火旺并痰火积滞

主要表现：颈部肿大或包块成核，触之质硬，皮色不变或微红；常伴心悸、烦躁，目胀而干涩，甚者目睛外凸，双眼睑发紧，目不能阖；口舌干燥，五心烦热，大便干结，尿短黄。

治疗：滋阴清热、泻火解毒、涤痰散结，方宜知柏地黄丸合海藻玉壶汤加减；药宜生地黄、山萸肉、泽泻、炒知母、海藻、昆布、龙胆草、玄参、连翘、焦黄柏、浙贝母、白芥子、炒栀子、沙参、麦冬、赤芍、牡丹皮等。

和调要点：该证为脏腑、阴阳、气机失和，素体阴虚，虚火（热蓄积），肝气不舒，日久郁滞，气机不畅，运化失畅，痰核湿瘀聚于颈部；治宜滋阴清热、泻火解毒、涤痰散结；药宜滋阴、清热、泻火、解毒、凉血、涤痰、散结等药对合用。

（三）热毒蕴结

主要表现：颈部、咽喉、颌下、耳后或耳下疼痛而有块成包，小者如黄豆，大者如鹌鹑蛋，甚则如鸡蛋，局部肿胀或包块凸起，甚者红肿热痛，触之或微软或发硬发紧，拒按而痛甚；或伴高热，或无热，但烦渴引饮，口干舌燥，大便干结，尿短黄。

治疗：清热泻火解毒、软坚散结消肿，方宜普济消毒饮加减；药宜败酱草、蒲公英、连翘、玄参、射干、马勃、皂角刺、路路通、龙胆草、生地黄、泽泻、炒知母、赤芍、牡丹皮、生甘草等。

和调要点：该证为脏腑失和，热毒蕴结，火热瘀阻，成核成块，聚于颈部；治宜清热泻火解毒、软坚散结消肿；药宜清热、泻火解毒、凉血、软坚散结诸药对合用。

七、少腹瘀肿包块

少腹为非典型性瘀肿包块易发之部位，少腹属于人体下焦，内有女子胞宫（子宫）、卵巢，男子前列腺、膀胱以及阑尾（盲肠）、直结肠等器官。

（一）胞宫瘀阻

主要表现：少腹胞宫不适，或宫体瘀血发硬而紧缩，触之宫体较硬；或宫体疙瘩包块显现，成核而硬，触之疼痛或无痛；常兼经行紊乱，多愆期不至，或经行先期但量少色淡。

治疗：活血化瘀、软坚散结，方宜血府逐瘀汤合调经汤加减；药宜桃仁、红花、丹参、益母草、皂角刺、路路通、枳壳、桔梗、郁金、炒延胡索、生甘草等。

和调要点：该证为脏腑、气血失和，瘀血停滞，积于胞宫，久而成块，月事紊乱；治宜活血化瘀、养血调经、软坚散结；药宜活血、破瘀、养血、调经、软坚、散结、疏肝等药对合用。

（二）膀胱气结

主要表现：少腹胀满不适，或膀胱急胀，或膀胱麻木不仁，触之发硬或拒按，多伴尿少或无尿，或点滴而出，淋漓涩痛，少腹胀满不适。

治疗：通关启闭、利尿消肿，方宜通关散合三仁汤加减；药宜杏仁、滑石、生薏苡仁、白蔻仁、瞿麦、萹蓄、沉香、石菖蒲、桑白皮、川贝母、皂角刺、路路通、猪苓等。

和调要点：该证为脏腑、气机失和，膀胱气化失和，气机结滞，不能通利，尿液排泄不畅，少腹壅滞；治宜通关启闭、利尿消肿、消积除滞；药宜通关、启闭、利尿、消肿、消积除滞等药对合用。

（三）少腹热毒蕴结

主要表现：少腹局限性疼痛，触之有包块碍手但较柔软，或中有液体感，拒按，或有局限性红肿热痛，甚者刺痛、灼痛；常兼尿短黄，大便秘结或暴注泄泻灼热。

治疗：清热解毒、缓急止痛、消痈散结，方宜仙方活命饮加减；药宜败酱草、蒲公英、焦黄柏、桃仁、牡丹皮、赤芍、防风、白芷、乳香、没药、浙贝母、皂角刺、穿山甲、川楝子、生甘草等。

和调要点：该证为脏腑、气机失和，热毒蕴结，成脓成痈，少腹壅滞，二便失畅；治宜清热解毒、缓急止痛、消痈散结；药宜清热、解毒、凉血、消痈、散结、缓急、止痛诸药对合用。

（四）肠痈成包

主要表现：右少腹局限性鼓胀包块，触之较柔软，或中有液体感，疼痛拒按，屈身弯腰护腹，或包块热痛，甚者刺痛、灼痛；常兼尿短黄，大便秘结。

治疗：清热解毒、凉血破瘀、消痈散结，方宜大黄牡丹汤加减；药宜大黄、桃仁、牡丹皮、赤芍、败酱草、焦黄柏、广木香、枳实、薏苡仁、皂角刺、穿山甲、白芷、生甘草等。

和调要点：该证为脏腑、气机失和，热毒蕴结，肠腑瘀滞，痈脓积于肠腑（阑尾）成包；治宜清热解毒、凉血破瘀、消痈散结；药宜清热、解毒、凉血、破瘀、行气、消痈、散结诸药对合用。

第二节　女科及男科部分疑难失和病证

一、更年期综合征

在人生长壮老已的生命历程中，更年期为人体逐渐由壮而衰的阶段，也就是人由中年、壮年转入老年的过渡期；肾气由盛渐衰，天癸物质由盈渐绝，若干衰老征渐显。

在此阶段，若养护得当，调适有常，心身和谐，则体康无恙。反之，则极易出现生理功能紊乱、心理不定的更年期综合征，男女概莫能外。

若人体罹患更年期综合征，则物质不足与功能紊乱并存，生理改变与心理变化并见，生理心理改变与机体老化同现。

治疗更年期综合征，应以和调为要，多种方法结合并用，药物治疗与心理治疗协调，系统治疗与平素养生互补，自我调摄情志与良好行为养成并进，辨病论治与辨证论治结合而用药。辨病论治，其病机主为肝肾之精渐亏，气血不足，治宜填精补髓，益气生血，延缓衰老；辨证论治，则当分证型而治。

（一）肝郁气滞

主要表现：情绪不宁或不稳，不易与人正常交往，或精神不振，消沉不语；或亢奋而烦躁不安，语多不静；或兼易惊易惕，夜寐不安；头晕胀不舒，或胁肋胀满不舒，叹息，大便干结，尿短黄。

治疗：疏肝理气、宁心安神，方宜逍遥散加减；药宜桑叶、白芍、醋炒柴胡、制香附、郁金、合欢皮、檀香、槟榔、牡丹皮、丹参、生甘草等。

和调要点：该证为脏腑、气机失和，肝郁气滞，情志不宁，神识不安；

治宜疏肝理气、宁心安神；药宜疏肝、理气、活血、宁心、安神等药对合用。

加减：夜寐不安较甚，加炒酸枣仁、忍冬藤、五味子；精神不振、消沉不语，加佛手、香橼、石菖蒲、益智仁；亢奋而烦躁不安、语多不静，加炒栀子、连翘、莲子心、磁石；头晕胀不舒，加钩藤、刺蒺藜、菊花、夏枯草；胁肋胀满不舒较甚，加青皮、枳实、沉香；易惊易惕，加生牡蛎、生龙骨。

（二）气阴不足

主要表现：夜寐身烘热，或五心烦热，盗汗而汗出黏腻，甚则骨蒸潮热，腰膝酸软；女子经行紊乱或停经，不事劳累，心悸而气短乏力；不寐或多梦，目睛干涩，口干舌燥。

治疗：滋阴清热、益气养阴、宁心安神，方宜知柏地黄丸合补中汤加减；药宜生地黄、山萸肉、泽泻、炒知母、杜仲、鳖甲、龟甲、五味子、玉竹、生黄芪、枳壳、丹参、当归、白芍等。

和调要点：该证为脏腑、阴阳失和，心肾阴亏，气虚不运，气阴不足，虚火内生，心神失养而不宁；治宜滋阴清热、益气养阴、宁心安神；药宜滋阴、清热、益气、养血、宁心、安神等药对合用。

（三）气血两亏

主要表现：不事劳累，神倦乏力，气短懒言，精神不振，心悸健忘，或头晕空虚，面色萎黄或㿠白无华；兼夜难入寐，或夜寐多梦而易醒；夜寐盗汗或动则自汗，均汗出清冷如水；纳呆便溏，尿清长或频。

治疗：补养气血、健脾养心、安神宁志，方宜归脾汤加减；药宜炙黄芪、潞党参、白术、怀山药、枸杞、桂圆肉、丹参、五味子、浮小麦、炙远志、桔梗、枳壳、薤白、炙甘草等。

和调要点：该证为脏腑、气血失和，心脾虚弱，气血两亏，心神失养；治宜补养气血、健脾养心、安神宁志；药宜健脾、养心、补气、养血、安神、宁志诸药对合用。

（四）肝肾不足

主要表现：形体羸弱，肉削骨立，形衰神疲，腰膝酸软；目睛干涩，视物不清；健忘多梦，头晕耳鸣；或潮热、五心烦热。

治疗：补养肝肾、填精补髓，方以河车大造丸为主；药宜紫河车、熟地黄、生地黄、山萸肉、泽泻、炒知母、杜仲、菟丝子、枸杞、当归、白芍、五味子、制远志、明天麻、天冬、麦冬等。

和调要点：该证为脏腑、阴阳失和，肝肾精亏，髓海不充，体失濡养，清窍空虚；治宜补养肝肾、填精补髓；药宜补养肝肾、滋养阴血、填精、补髓、安神等药对合用。

二、经行紊乱

经行紊乱，即经行先后不定期，表现为经行先期与经行愆期交替而发；月经量无常势，经行量少或量多，色黑、有块，或淋漓不尽。其治，总以调养肝肾、调畅气机为要。

（一）经行先期（崩漏）

经行先期，即月经提前而至，先期7天以上者，甚者1月经行2次以上；较严重者可见经行暴注而下，血下如崩；或经行淋漓不止，如水滴而漏不止，如崩似漏。

1. 气虚不摄

主要表现：经行先期，量多如崩而色红，或量少色淡；少腹坠胀，或疼痛，神倦乏力，气短懒言，面色萎黄或㿠白无华。

治疗：益气摄血、调经止血，方宜补中益气汤合归脾汤加减；药宜炙黄芪、潞党参、枳壳、桔梗、炙升麻、枸杞、丹参、白及、怀山药、炙甘草等。

和调要点：该证为脏腑、气血失和，中气不足，气虚不摄，经血无制而先期如崩；治宜益气摄血、调经止血；药宜益气、摄血、养血、止血诸药对合用。

加减：量多如崩而色红，加荆芥炭、藕节、阿胶珠；量少色淡，加桂圆肉、当归、阿胶珠；少腹疼痛，加炒延胡索、白芷。

2. 气虚血瘀

主要表现：经行先期，量或多或少，但色褐红或暗红，夹有瘀血块或经血黏滞难排；少腹坠胀疼痛而刺痛，甚或腹部硬结；兼神倦乏力，气短懒言，面色萎黄或㿠白无华。

治疗：益气活血、祛瘀生新，方宜补中益气汤合桃红四物汤加减；药宜炙黄芪、潞党参、枳壳、桔梗、炙升麻、丹参、益母草、红花、桃仁、怀山药等。

用药方法：桃仁、红花，宜小剂量试探性入药，中病即止。

和调要点：该证为脏腑、气血失和，中气不足，气虚无力运血，血行不畅而瘀滞，气虚而经行先期，血瘀而经行不畅、刺痛；治宜益气活血、祛瘀生新；药宜益气、活血、祛瘀（生新）、调经诸药对合用。

加减：腹痛较甚，加炒延胡索、台乌药、白芷；瘀血块较多，少腹硬结，加虻虫、水蛭；血块粒小，但血出较甚，加白及、藕节、阿胶珠。

3. 肝肾不足

主要表现：经行先期但量少色淡，素体羸弱，形衰神疲，腰膝酸软；兼目睛干涩，健忘多梦，头晕耳鸣。

治疗：补养肝肾、养血调经，方以左归丸与右归丸合用加减；药宜熟地黄、生地黄、山萸肉、泽泻、杜仲、菟丝子、鹿角胶、枸杞、当归、白芍、五味子等。

和调要点：该证为脏腑、阴阳、气血失和，肝肾不足，阴血乏源，冲任不调；治宜补养肝肾、养血调经；药宜（肝肾）阴阳双补、养血、调经、安神等药对合用。

4. 血热妄行

主要表现：经行先期，量多色鲜红，或有瘀块而色褐红；兼见面色红赤，或烦躁不安，口干舌燥，大便干结，尿黄或红黄，或尿灼热涩痛。

治疗：清热凉血、止血调经，方宜知柏地黄汤合小蓟饮子加减；药宜生地黄、山萸肉、泽泻、牡丹皮、赤芍、茜草、小蓟、玄参、炒知母。

和调要点：该证为脏腑、气血失和，胞宫血热，血随热行，离经外溢；治宜清热凉血、止血调经；药宜清热、凉血、止血、调经等药对合用。

（二）经行愆期

经行愆期，即月经延后而至，愆期7天以上者；甚者，数月不行，是为闭经。

1. 肝郁气结

主要表现：经行愆期不至，短则延期7日以上不至，长则多月未行；常伴乳房胀痛或乳房小结，情绪不宁，烦躁易怒，夜寐不安；大便干结，尿短黄。

治疗：疏肝理气、调经通经，方宜丹栀逍遥散加减；药宜桑叶、白芍、醋炒柴胡、制香附、枳壳、郁金、合欢皮、檀香、益母草、丹参等。

和调要点：该证为脏腑、气机失和，肝郁气滞，疏泄失畅，经行不畅；治宜疏肝理气、调经通经；药宜平肝、疏肝、理气、活血、通经等药对合用。

2. 气滞血瘀

主要表现：经行愆期不至，少腹刺痛，或经行瘀血成块色暗，甚则数月经闭不行；常伴乳房或小结胀痛、刺痛，胸胁胀满刺痛；烦躁易怒，夜寐不安；大便干结，尿短黄。

治疗：疏肝理气行气、活血祛瘀通经，方宜逍遥散合血府逐瘀汤加减；药宜桑叶、白芍、制香附、郁金、檀香、枳壳、枳实、桃仁、红花、益母草、泽兰、王不留行、乳香、没药等。

和调要点：该证为脏腑、气机、气血失和，肝气郁结，气滞血瘀，经行瘀阻；治宜疏肝理气行气、活血祛瘀通经；药宜疏肝、理气、行气、活血、祛瘀、通经、止痛等药对合用。

3. 气血不足

主要表现：经行常愆期，量少色淡；少腹坠胀或隐痛，得按则舒；兼神气不充，乏力倦怠，气短懒言，视物不清，面色萎黄或㿠白无华。

治疗：补益气血、养血通经，方宜十全大补汤加减；药宜人参、黄芪、熟地黄、枸杞、丹参、当归、桂圆肉、白术、白芍、五味子、枳壳、大枣、炙甘草等。

和调要点：该证为脏腑、气血失和，心脾虚弱，气血两亏，经血乏源；治宜补养气血、养血通经；药以补气、补血、养血、通经等药对合用。

4. 肝肾不足

主要表现：经行愆期，量少色淡，甚而点滴经行则净；素体羸弱，形衰神疲，腰膝酸软；兼健忘多梦，头晕耳鸣。

治疗：补养肝肾、调养冲任，方宜左归丸与右归丸加减；药宜熟地黄、生地黄、山萸肉、泽泻、杜仲、菟丝子、鹿角胶、枸杞、当归、丹参、益母草、白芍、五味子等。

和调要点：该证为脏腑、阴阳、气血失和，肝肾不足，阴血乏源，冲任失和；治宜补养肝肾、调养冲任；药宜（肝肾）阴阳双补、养血、活血等药对合用。

5. 寒凝胞宫

主要表现：经行愆期而少腹冷痛，喜温喜按，经行瘀滞成块，血色暗滞；兼形寒肢冷，面色青灰，口唇青紫。

治疗：温经通脉、补虚通经，方宜温经汤加减；药宜当归、川芎、莪术、肉桂、吴茱萸、怀牛膝、熟地黄、人参等。

和调要点：该证为脏腑、阴阳失和，阳气不足，寒邪内生，血失温煦，凝滞胞宫；治宜温经通脉、补虚通经；药宜温经、驱寒、益气、通经诸药对合用。

加减：少腹冷痛，甚而绞痛，喜温按，加荜澄茄、小茴香；四末逆冷，加干姜、熟附片、桂枝；腹痛，便溏泄泻，加莲子肉、怀山药、砂仁、生姜。

三、不孕不育

男育女孕，高质量的生育，需双方高度和谐配合而成，也是双方心智、情志、身体诸条件高度和谐的结晶。女子不孕，男子不育，双方相互影响。解决不孕不育，男女皆有责。保孕保育，往往需要男女同调；保胎安胎，男女同责。从治疗用药的角度看，应注意男女分治。

（一）女子不孕

女子不孕，常与月经不调并见。诊治女子不孕，需与调治月经并举。

1. **肝郁气滞**

主要表现：月经不调，先后无定期，但以经行愆期甚或闭经为主，经行量少色黑、有块，或经行不畅、点滴而出，双乳胀痛或有小结；常兼情绪不宁或不稳，或烦躁，夜寐不安。

治疗：疏肝理气、调和气血、调经安宫，方宜逍遥散合四物汤加减；药宜桑叶、白芍、炒柴胡、制香附、郁金、合欢皮、当归、熟地黄、桑椹、丹参、益母草等。

和调要点：该证为脏腑、气血、气机失和，肝郁气滞，疏泄失畅，经血不畅，胞宫失和而不孕；治宜疏肝理气、调和气血、调经安宫；药宜疏肝、理气、养血、调经、养宫等药对合用。

2. **气血亏虚**

主要表现：经行紊乱，或愆期或先期，但量少色淡；少腹坠胀或隐痛；兼神气不充，气短懒言，面色萎黄或㿠白无华。

治疗：补养气血、调经安宫，方宜人参养荣汤或十全大补汤加减；药宜人参、黄芪、白术、莲子肉、熟地黄、杜仲、菟丝子、枸杞、丹参、当归、大枣、炙甘草等。

和调要点：该证为脏腑、气血失和，脾肾不足，气血两亏，经血乏源，胞宫失养；治宜补养气血、调经安宫；药宜补脾、养肾、益气、补血、调经、养宫通经等药对合用。

3. **胞宫虚寒**

主要表现：经行先后无定期，经行少腹冷痛而喜温喜按，经行有块而紫暗凝滞；兼神疲乏力，腰膝软弱无力，形寒肢冷或厥逆；大便稀溏，尿清长或频仍。

治疗：温阳补肾、温热散寒、调经暖宫，方宜金匮肾气丸合温经汤加减；药宜熟附片、干姜、熟地黄、生地黄、山萸肉、泽泻、淫羊藿、肉苁蓉、杜仲、菟丝子、鹿角胶、枸杞、当归等。

和调要点：该证为脏腑、阴阳失和，肾阳不足，血失温煦，寒邪凝滞，胞宫失温；治宜温阳补肾、温热散寒、调经暖宫；药宜温阳、补肾、祛寒、暖宫、养血、调经诸药对合用。

4. 肝肾不足

主要表现：经行先后无定期，但量少色淡，带下亦少；素体羸弱，腰膝酸软；兼健忘多梦，头晕耳鸣。

治疗：补养肝肾、调经冲任，方以左归丸合右归丸加减；药宜熟地黄、生地黄、山萸肉、泽泻、杜仲、菟丝子、肉苁蓉、鹿角胶、枸杞、当归、白芍、五味子等。

和调要点：该证为脏腑、阴阳、气血失和，肝肾不足，阴血乏源，冲任失和，胞宫失养；治宜补养肝肾、调养冲任；药宜（肝肾）阴阳双补、养血、活血、养宫等药对合用。

5. 痰瘀结滞

主要表现：经行多愆期而至，瘀滞不畅，瘀血成块，甚则数月经闭不行；兼少腹不适或板结或胀痛、刺痛，或乳房胀痛、刺痛。

治疗：理气行气、涤痰化瘀、散结安宫；方宜逍遥散合血府逐瘀汤加减；药宜桑叶、白芍、制香附、郁金、枳壳、青皮、浙贝母、白芥子、莱菔子、桃仁、益母草、泽兰、丹参、王不留行等。

和调要点：该证为脏腑、气血失和，痰瘀互结，瘀阻胞宫；治宜理气行气、涤痰化瘀；药宜柔肝、理气、行气、涤痰、化瘀、散结、安宫等药对合用。

（二）男子不育

男子不育，其因甚杂，精、气、神常显紊乱或不充，多兼心身失调。诊治男子不育，当注意调气、调神、调身。

1. 肝郁气结

主要表现：多自觉无性欲，阳具无感觉，甚则厌恶房事；或自觉阳具发胀不适但勃起不坚、临房早泄；兼情志不畅，烦躁或郁闷不已，不易与人相处，叹息，口苦，胁肋闷胀疼痛。

治疗：疏肝理气、调和气血、启畅精关，方宜疏肝散加减；药宜桑叶、白芍、炒柴胡、青皮、枳壳、制香附、郁金、合欢皮、桑椹、菟丝子、当归、丹参等。

和调要点：该证为脏腑、气机失和，肝郁气滞，疏泄失畅，经脉郁闭，精气失和而不育；治宜疏肝理气、调和气血、启畅精关；药宜疏肝、理气、和血、启畅精关等药对合用。

2. 气火逆乱

主要表现：多自觉性欲较甚但临房早泄，或擅自动念而精液自出、手淫，或梦中遗精；兼烦躁不宁，头目不适，或眩晕胀痛，甚或暴痛，目胀红赤；夜不思寐，寝食不安。

治疗：清肝泻火、宁心安神、守关固精，方宜镇肝息风汤合龙胆泻肝汤加减；药宜明天麻、钩藤、龙胆草、菊花、生牡蛎、生龙骨、生地黄、炒知母、桑叶、白芍、枳实、牡丹皮、赤芍、女贞子、五味子等。

和调要点：该证为脏腑、气机失和，心火内炽，肝郁气乱，心肝火旺，心神不宁，精关失和而不育；治宜清肝泻火、宁心安神、守关固精；药宜清肝、泻火、重镇降逆、凉血、宁心安神、固精诸药对合用。

3. 肝肾不足

主要表现：多为性欲低下，常兼阳痿、阳具软弱而临房不坚，或早泄、遗精、滑精；兼素体羸弱，腰膝酸软；健忘多梦，头晕耳鸣。

治疗：补养肝肾、充养精血，方宜五子衍宗丸合金匮肾气丸加减；药宜熟地黄、生地黄、山萸肉、泽泻、杜仲、女贞子、菟丝子、桑椹、沙苑子、肉苁蓉、鹿角胶、枸杞、当归、白芍、五味子等。

和调要点：该证为脏腑、阴阳、气血失和，先天不足，后天失养，肝肾不足，精血乏源而不育；治宜补养肝肾、充养精血；药宜补肾填精、滋养肝血、壮阳和阴诸药对合用。

4. 下焦湿热

主要表现：下焦不适，阴囊潮湿渗液，甚或瘙痒，阳具不举或无性欲；常兼少腹或睾丸胀满不舒，甚或疼痛；尿后余沥不尽而兼黏液，或有脓性分泌物，或尿短黄而灼热、涩痛。

治疗：清热渗湿解毒、祛瘀消肿通关，方宜普济消毒饮加减；药宜败酱草、连翘、玄参、焦黄柏、紫花地丁、苦参、蛇床子、地肤子、生地黄、泽泻、炒知母、杜仲、天花粉、赤芍、生甘草等。

和调要点：该证为内外、脏腑失和，下焦湿热，瘀阻精道，精关失和而不育；治宜清热渗湿解毒、祛瘀消肿通关；药宜清热、渗湿、利尿、解毒、凉血、祛瘀、通关等药对合用。

四、男子阳挺

阳痿与阳挺是男性性功能障碍的两种相反表现。

阳痿是男子性功能低下，阳具不举，或举而不坚，不能同房；其病，多致不育，故其治，可参上节"男子不育"。

阳挺的表现形式与阳痿相反，为阳具自举，坚挺不收。但其多无同房欲望，或临房时不能正常同房，或不射精，弊同阳痿。

（一）心肝郁火

主要表现：情绪不宁或身热则阳具自举，临房多无射精，或射精量少；兼烦躁易怒，夜寐不安，目赤目眵，口苦咽干，大便干结，尿短黄且臊味较甚。

治疗：清肝泻火、清心除烦，方宜龙胆泻肝汤合酸枣仁汤加减；药宜龙胆草、炒栀子、连翘、黄连、炒知母、生地黄、山萸肉、泽泻、炒酸枣仁、五味子、槟榔、赤芍、牡丹皮等。

和调要点：该证为脏腑、气机失和，心火肝郁交织，心神不宁，精道瘀滞，阳具强直而失和不育；治宜清肝泻火、清心除烦；药宜清肝、泻火、清心、凉血、除烦等药对合用。

（二）阴虚火旺

主要表现：多为虚烦不宁而五心烦热，甚或骨蒸潮热而阳具自举，却无性欲，或阳举而临房不坚，或早泄；或形体瘦羸，或腰膝酸软，口燥咽干。

治疗：滋阴清热、泻火除胀，方宜知柏地黄丸加减；药宜生地黄、山萸肉、泽泻、龟甲、鳖甲、炒知母、玄参、地骨皮、杜仲、女贞子、桑椹、五味子、牡丹皮、赤芍等。

和调要点：该证为脏腑、阴阳失和，肾阴不足，虚火炽盛，鼓动下焦，阳具强直而失和不育；治宜滋阴清热、泻火除胀；药宜养肾、滋阴、清热、泻火、凉血、除胀诸药对合用。

（三）气机逆乱

主要表现：心烦意乱，易动欲念，念动则阳具发胀而挺举，但临房痿软或早泄，或无射精，或梦中遗精；兼烦躁不宁，眩晕胀痛，身体胀满不适而走窜不定；夜不思寐，寝食不安。

治宜：理气行气、泻火降逆、清肝宁心，方宜四磨饮合镇肝息风汤加减；药宜明天麻、钩藤、龙胆草、生牡蛎、生龙骨、降香、沉香、枳实、生地黄、炒知母、桑叶、白芍、五味子、乌梅、牡丹皮、赤芍等。

和调要点：该证为脏腑、气机失和，肝郁气逆，心神不宁，气乱无定，阳具鼓舞，强直失和而不育；治宜理气行气、泻火降逆、清肝宁心；药宜重镇降逆、理气、降气、清肝、泻火、凉血、宁心等药对合用。

第三节 儿科部分疑难失和病证

一、小儿疳积

从基本词义看，疳为发干、过甘，积为积滞不化。疳积，即运化失健、生长发育不良之病。其基本特点为饮食不和，发育不良，毛干发枯，面黄无华，神情萎顿或烦躁，自我控制力不足，甚者心智不全；严重者阴阳失和较甚而离决，阴竭阳脱，发为险恶之证。

疳积各种年龄均可发生，但以小儿为甚，故谓之为小儿疳积。

（一）肝脾不调

主要表现：面色萎黄或虫斑显露，黄白或黑白分明；好动不静，注意力不集中，脾气较怪；纳呆不食，或厌食，或偏食或嗜食异物，喜食香燥，爱咬异物或手指；兼夜卧磨牙，或夜寐露睛；卧中口流清涎，腹胀疼痛，甚或青筋暴露，或脐周疼痛，大便稀溏，或溏结不调，或干结。

治疗：平肝健脾、益智安神，方宜肥儿丸合乌梅丸加减；药宜炒柴胡、桑叶、白芍、槟榔、炒使君子、乌梅、五味子、苏条参、白术、茯苓、厚朴、生甘草。

和调要点：该证为脏腑、气血失和，先后天失和，肝气偏旺，脾虚不运，心智受累，日久为积，发育失和；治宜平肝健脾、益智安神；药宜平肝、健脾、益智、安神等药对合用。

（二）气血不足

主要表现：面色萎黄或晦暗无泽，虫斑隐隐；肌肤干瘪，形体羸弱，厌食或纳呆不食，腹胀，便溏泄泻；昼夜口流清涎，言低语微，目光呆滞，反应较慢。

治疗：调养气血、健脾养心，方宜人参养荣汤加减；药宜炙黄芪、苏条参、白术、白芍、五味子、益智仁、当归、肉桂、熟地黄、炒扁豆、茯苓、大枣、炙甘草。

和调要点：该证为脏腑、气血失和，心脾虚弱，气血不足，体失滋养，心智失养，发育失和；治宜调养气血、健脾养心；药宜健脾、益气、补血、养心、益智等药对合用。

（三）脾肾两虚

主要表现：面色萎黄而干枯无泽、暗滞，面容苍老似老人；形瘦骨立，肌肤瘦瘪起皱，毛发枯涸，精神萎靡，反应迟钝，啼哭无力声低；兼不思食，或稍微进食则呕恶，大便稀溏，甚或下利清谷，或少便、便秘。

治疗：补脾益肾、补益气血，方宜河车八味丸加减；药宜熟地黄、紫河车、炙黄芪、苏条参、白术、怀山药、茯苓、泽泻、枸杞、牡丹皮、白芍、五味子、大枣、炙甘草。

和调要点：该证为脏腑、气血失和，先天不足，后天失养，脾肾虚弱，气血不足，精血不充，心智失养，发育不全；治宜补脾益肾、补益气血；药宜补肾、健脾、益气、补血等药对合用。

二、小儿自闭

小儿自闭，为幼儿身体及心智发育不全的特殊状况；与其先后天失调失和皆有关，有的为后天调养不当所致，有的则属于母体妊娠异常及生产时所伤。

其治，需要多方综合调治，一是必要的药物调治；二是科学合理的认知能力与行为能力训练。

（一）肝郁脾虚

主要表现：性格孤僻，不愿言语，易因某些特殊信息而产生过激反应，突然掩耳、低头、躲藏或尖叫惊悸；或烦躁不安，不愿与人交往；面色萎黄或黄绿而晦暗，形瘦体弱；兼纳呆不食，或常呃逆，腹胀，大便溏结不调或秘结。

治疗：平肝健脾、启智开闭，方宜柴芍六君汤合琥珀抱龙丸加减；药宜炒柴胡、桑叶、白芍、琥珀、槟榔、檀香、益智仁、石菖蒲、苏条参、白术、茯苓、枳壳、生甘草。

和调要点：该证为脏腑、气血、气机失和，先后天失养，肝气郁结，脾虚不运，气血不足失和，心智不全而清窍闭塞；治宜平肝健脾、启智开闭；药宜平肝、健脾、理气、安神、启智、开闭诸药对合用。

加减：尖叫惊悸，加生牡蛎、珍珠粉、佛手；烦躁不安，加连翘、莲子心；纳呆不食，呃逆，腹胀，加厚朴、砂仁、焦山楂。

（二）心窍闭阻

主要表现：表情漠然，目光呆滞，对外界事物无反应，或喃喃自语，或沉默不语；兼面色晦暗而无泽，口齿不清，或言謇语涩，反应迟缓。

治疗：宁心开窍、启智开闭，方宜苏合香丸合酸枣仁汤加减；药宜檀香、苏合香、沉香、炒酸枣仁、白芍、益智仁、石菖蒲、厚朴、枳壳、丹参、生甘草。

和调要点：该证为脏腑、气机失和，先后天失养，浊气内聚，升降失和，心窍闭阻；治宜宁心开窍、启智开闭；药宜宁心、行气、开窍、启智等药对合用。

加减：表情漠然而目光呆滞较甚，加安息香、明天麻、礞石；言謇语涩，反应迟钝，加大益智仁用量，加猪脑髓、炙远志、刺蒺藜、全蝎；形瘦骨立，加紫河车、鳖甲、枸杞、白术、怀山药；纳呆不食，大便稀溏，加砂仁、白术、茯苓、焦山楂；痰湿较甚，舌苔厚腻，加浙贝母、白芥子、礞石、胆南星。

三、小儿湿疹

辨治小儿（婴幼儿期）湿疹，应当注意：一是婴儿期（1岁前、处于哺乳期）的幼儿出现湿疹，多与哺乳相关，也称为奶疹；二是小儿疳积而伴发湿疹，在疳积表现的同时，以肤痒、疹起为特征，在此称为疳积湿疹。

（一）婴儿湿疹（奶疹）

主要表现：婴儿多较胖、皮薄，湿疹多潮湿、疹起渗液，瘙痒；哺乳后回奶而口吐乳块或奶汁，或呕恶；常兼口流清涎，大便稀溏或溏结不调。

治疗：健脾消食、疏风止痒，方宜六君子汤合防风汤加减；药宜苏条参、白术、茯苓、法半夏、厚朴、防风、白芷、荆芥、生甘草。

和调要点：该证为内外、脏腑、津液失和，小儿脏腑及肌肤娇嫩，脾虚生风，运化失健；治宜健脾消食、疏风止痒；药宜健脾、消食、疏风、护肤、止痒等药对合用。

加减：疹起较甚，渗液明显，加白鲜皮、紫草；搔抓而肌肤糜烂，渗液加剧，加莲子肉、怀山药、萆薢；奶汁积滞不化，回奶吐奶较甚，加莲子肉、砂仁、焦山楂、枳壳。

服用方法：若母乳喂养者，当母婴同调、同服方药。母亲服药为主，婴儿适量内服。

（二）疳积湿疹

1.肝脾不调

主要表现：湿疹泛发而瘙痒，或潮湿渗液，或疹粒凸起而干燥，或抓痕累累；常兼面色萎黄，面部虫斑，夜卧磨牙，躁动不安腹痛，或脐周疼痛，大便溏结不调。

治疗：平肝健脾、疏风止痒，方宜柴芍六君汤合消风汤加减；药宜桑叶、白芍、炒使君子、乌梅、苏条参、白术、厚朴、防风、荆芥、白芷、白鲜皮、牡丹皮、生甘草等。

和调要点：该证为内外、脏腑、气血失和，肝脾不调，运化失健，脾虚生风而肌肤湿疹；治宜平肝健脾、疏风止痒；药宜平肝、健脾、疏风、止痒、护肤诸药对合用。

2. 食积不化

主要表现：湿疹凸起而干，疹粒较大而皮肤粗糙，皮肤瘙痒而搔抓脱屑；常兼烦躁不安、面色晦暗或虫斑显露，口气较重，嗳腐气秽，腹鼓胀疼痛，大便溏结不调或泄泻，或便干。

治疗：消食导滞、疏风止痒，方宜保和丸合消风汤加减；药宜焦山楂、莱菔子、白芥子、茯苓、连翘、厚朴、防风、白芷、荆芥、白鲜皮、紫草、生甘草等。

和调要点：该证为内外、脏腑失和，饮食积滞，脾失健运，风邪内生而肌肤湿疹；治宜消食导滞、疏风止痒；药宜消食、导滞、疏风、止痒、护肤等药对合用。

第四节　部分杂病之失和病证

一、汗出异常

从临床实际及诊治情况看，病中汗出，尚可分为常态性汗出与异常性汗出两大类。

一般而言，符合汗出规律的常态性汗出，主要的诊治之法为：阳热蒸腾而汗出，清热止汗；表虚不固而汗出，调和营卫、固表止汗；阴虚盗汗而汗出，滋阴清热、敛汗止汗；阳虚自汗而汗出，益气固表、收摄止汗。

本文所论，为常态性汗出之外，较为特殊的异常性汗出失和之治。

（一）阴虚自汗

主要表现：昼间或微动作之时，身体烘热而汗出，数量或多，或阵发而出量少，质地黏腻沾衣；兼口干舌燥，或唇干起皮，五心烦热，甚则腰膝酸软而骨蒸潮热；大便干结，尿短黄。

治疗：滋阴清热、养阴敛汗，方宜知柏地黄汤加减；药宜生地黄、泽泻、山萸肉、牡丹皮、炒知母、地骨皮、玉竹、沙参、槟榔、乌梅、五味子、浮小麦、防风等。

和调要点：该证与常言的"阴虚盗汗、阳虚自汗"相反，为内外、脏腑、阴阳失和，阴虚而不敛阳，虚热蒸腾，阳气外越而腠理玄府自开，汗液自出；治宜滋阴清热、养阴敛汗；药宜滋阴、清热、养阴、敛汗、固表诸药对合用。

（二）气虚盗汗

主要表现：夜间汗出，但清稀清凉如水；夜寐不安而气短乏力，易于外感。

治疗：补益脾肺、益气止汗；方宜玉屏风散合牡蛎散加减；药宜生黄芪、苏条参、白术、怀山药、防风、五味子、枳壳、桔梗、炙升麻、生牡蛎、小枣、浮小麦、糯稻根等。

和调要点：该证也与常言的"阴虚盗汗、阳虚自汗"相反，为内外、脏腑、气血失和，肺脾气虚，夜卧更甚，气虚不摄，汗液不收，夜间盗出；治宜补益脾肺、益气止汗；药宜益肺、健脾、益气、止汗、固表诸药对合用。

（三）局部汗出

主要表现：身体局部汗出，各有特点及其机理。心胸汗出，多在气机不畅、心肝火旺、心神不定而心急烦躁时明显；腋窝汗出，多为汗出黏腻，多属湿热蕴结腋下；手足心汗出，多为阴虚火旺而汗出阵阵，伴有五心烦热，或为湿热熏蒸，虽无阴虚之象，也无五心烦热，但手足心汗出不止且多黏腻，尿短黄；下焦阴囊汗出，多兼下焦潮湿，二便不爽，多为湿热蕴结下焦。

治疗：清热泻火，或理气清热，或养阴清热而止汗，方宜黄连解毒汤合防风汤加减；药宜黄芩、黄连、黄柏、炒栀子、连翘、白芍、秦艽、牡丹皮、防风。

和调要点：该类汗出之证，为局部的脏腑、气血失和，总为邪热在内蒸腾，热迫汗液外出；治疗总为清热泻火，或理气清热，或养阴清热而止汗，还需结合具体部位及相关兼症而治；药宜相应的相关药对合用。

加减：心胸汗出、心神不定时，加乌梅、槟榔、炒酸枣仁、五味子、合欢皮；腋窝汗出黏腻，加紫花地丁、萹蓄、金钱草、赤芍；手足心汗出伴五心烦热，加生地黄、山萸肉、炒知母、地骨皮、生牡蛎、生龙骨；手足心汗出不止且黏腻，加紫花地丁、金钱草、海金沙、赤芍；下焦阴囊汗出而黏腻，潮湿，加苦参、败酱草、紫花地丁、蛇床子、金钱草。

（四）汗出失衡

主要表现：汗出于身体的某一部分而不对称，或上半身、下半身汗出，或身体、肢体的单侧汗出，或上下无汗而颈项汗出，多兼有气机不畅，情志不宁，手足发麻，夜寐不安。

治疗：调畅气机、调和营卫、止汗敛汗；方宜疏肝散合防风汤加减；药宜桑叶、白芍、制香附、郁金、槟榔、合欢皮、枳壳、桑枝、防风、白芷、五味子、生牡蛎等。

和调要点：该证为内外、气机失和，经脉失畅，络气紊乱，营卫不和，腠理玄府启闭失畅；治宜调畅气机、调和营卫、止汗敛汗；药宜畅气机、通络气、和营卫、止汗敛汗等药对合用。

（五）反季汗出

主要表现：反季节汗出，天冷时反而皮肤发热汗出，天热时却是皮肤发冷而无汗，肌肤多干燥紧缩，甚则起屑；皮肤发暗，脉多弦。

治疗：调理气机、调畅腠理玄府，方宜逍遥散合防风汤加减；药宜防风、藁本、白芷、炒柴胡、桑叶、白芍、郁金、制香附、枳壳、桔梗、炙升麻、糯稻根、丹参。

和调要点：该证为内外、脏腑失和，气机失和，络气紊乱，腠理玄府启闭失和，反季节时令特点而汗出；治宜调理气机、调畅腠理玄府；药宜疏肝、理气、益升降、调肺卫、畅汗出等药对合用。

（六）汗液发黄

主要表现：汗出发黄，或肌肤黄染，或衣物汗迹发黄；多为汗液黏滞，常兼胸腹胀满、脘腹痞闷、口苦、便溏、尿短黄等。

治疗：清热化湿、利胆退黄、清利止汗，方宜茵陈蒿汤合防风汤加减；药宜茵陈蒿、金钱草、海金沙、败酱草、紫花地丁、焦黄柏、茯苓、赤芍、牡丹皮、防风、白芷等。

和调要点：该证为内外、脏腑失和，湿热内蕴，熏蒸肝胆，胆汁外溢，随汗外出；治宜清热化湿、利胆退黄、清利止汗；药宜清热、化湿、利湿、凉血、利胆退黄、止汗等药对合用。

二、结石

结石，为人体运化失和失常，代谢产物不化，留为砂砾，结滞成石，多发生于肝与胆、肾与膀胱。其治针对结石，当以散结消石、排石缓急为要点；对于肝胆结石，当疏肝利胆；对于肾与膀胱结石，当利尿通淋。

辨病用药，一是宜用散结消石之药，常用金钱草、海金沙、紫花地丁、瞿麦、琥珀、浙贝母、白芥子、路路通、皂角刺；二是排石缓急（止痛）之药；多用白芍、乌梅、槟榔、厚朴、枳壳、降香、郁金、延胡索。辨证用药，当视具体证候病机而用药。

（一）肝与胆结石

1. 主要诊治

主要表现：胁肋胀痛，甚则绞痛难耐，口苦咽干，烦躁不宁，舌红苔黄腻，脉弦数或弦紧。

治宜：清热利湿、缓急止痛、排砂祛瘀，方以疏肝散及茵陈蒿汤为代表；药宜海金沙、金钱草、茵陈蒿、琥珀、桑叶、白芍、乌梅、槟榔、郁金、厚朴、黄连、焦黄柏、滑石、赤芍、茜草等。

若伴有疼痛剧烈，甚则绞痛，加青皮、炒延胡索、乳香、樟脑、冰片等。

和调要点：该证为脏腑、津液失和，湿热内蕴日久，砂石瘀聚阻滞，肝胆不利失和而痛；治宜清热利湿、缓急止痛、排砂祛瘀；药宜清热利湿、利胆排砂、疏肝柔肝、缓急止痛、凉血诸药对合用。

2. 分证（随症）加减用药

（1）气郁结滞：尚兼有情志不畅，胁肋胀痛为主，烦躁易怒，夜寐不安；宜加制香附、合欢皮、佛手、枳实、沉香。

（2）痰瘀结滞：尚兼有胁肋胀痛而刺痛，恶心厌油或脘腹闷胀不舒，或身黄而晦暗无泽，面色青晦而紫暗，口唇青紫；宜加白芥子、莱菔子、路路通、甜瓜蒌、苍术、丹参、莪术等。

（3）湿热蕴结：兼见身黄染，甚则皮色如橘皮黄而光亮，胁肋胀满疼痛，恶心厌油，脘腹痞满不舒，或兼身热，口苦较甚而黏腻，大便干结不解或暴注泄泻灼热，尿短黄；宜加龙胆草、败酱草、蒲公英、紫花地丁、萹蓄等。若便秘较甚，加生大黄、枳实。

（二）肾与膀胱结石

1. 主要诊治

主要表现：腰部、少腹、膀胱、尿道疼痛，甚者绞痛；尿短黄灼热、淋漓不畅而涩痛，甚者尿中带血，或裹夹砂石，舌暗红或红绛，苔黄腻，脉弦涩或弦数；甚则水肿、癃闭等。

治疗：清热利湿、利尿通淋、排砂祛瘀、缓急止痛；方宜石韦散加减；药宜石韦、滑石、车前子、木通、紫花地丁、萹蓄、焦黄柏、海金沙、金钱草、琥珀、川楝子、生地黄、炒知母、茜草、赤芍等。

和调要点：该证为湿热内蕴，砂石瘀聚，瘀滞下焦，肾与膀胱气化失和而痛；治宜清热利湿、利尿通淋、排砂祛瘀、缓急止痛；药宜清热、凉血、利尿、通淋、排砂、祛瘀、缓急止痛等药对合用。

2. 分证（随症）加减用药

（1）下焦湿热：尚兼有腰部、腹部胀痛，下焦潮湿、瘙痒，宜加败酱草、苦参、地肤子；若大便干结，加生大黄。

（2）气虚痰凝：兼腰部、腹部坠胀疼痛，腰膝酸软，尿液较清，宜加熟地黄、杜仲、续断、怀山药等；若气短懒言，排尿无力，可加生黄芪、潞党参、桔梗、炙升麻。

索引

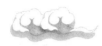

常用和剂名目

一、和调表里类

1. 桂枝汤（《伤寒论》） 183
2. 桂枝汤（《万病回春》） 184
3. 桂枝汤（《圣济总录》） 184
4. 桂枝汤（《活人方》） 184
5. 桂枝汤（《幼科直言》） 184
6. 小柴胡汤（《伤寒论》） 184
7. 小柴胡汤（《女科切要》） 185
8. 清脾饮（清脾汤）（《济生方》）
    185
9. 防风汤（《圣济总录》） 185
10. 防风汤（《宣明论方》） 185
11. 防风汤（《重订严氏济生方》）
    186
12. 小青龙汤（《伤寒论》） 186
13. 大青龙汤（《伤寒论》） 186
14. 大柴胡汤（《伤寒论》） 186
15. 柴胡加芒硝汤（《伤寒论》） 187
16. 柴胡桂枝干姜汤（《伤寒论》）
    187
17. 香苏散（《世医得效方》） 187
18. 香苏散（《太平惠民和剂局方》）
    187
19. 香葛汤（《世医得效方》） 187

20. 参苏饮（《太平惠民和剂局方》）
    188
21. 六和汤（《太平惠民和剂局方》）
    188
22. 冲和散（《百一选方》） 188
23. 神术散（《太平惠民和剂局方》）
    188
24. 二香散（《世医得效方》） 189
25. 藿香正气散（《太平惠民和剂局
    方》） 189
26. 藿香正气汤（《疡医大全》） 189
27. 不换金正气散（《太平惠民和剂
    局方》） 189
28. 大正气散（正气散）（《太平惠民
    和剂局方》） 190
29. 调胃白术散（白术散）（《太平惠
    民和剂局方》） 190
30. 黄芩汤（《伤寒论》） 190
31. 消风通窍汤（自拟） 190

二、和调脏腑类

32. 四逆散（《伤寒论》） 191
33. 逍遥散（《太平惠民和剂局方》）
    191
34. 逍遥散（《内科摘要》） 191

35. 逍遥散（《幼科直言》）191

36. 加减逍遥散（《疬科全书》）192

37. 痛泻要方（《丹溪心法》）192

38. 利胆和胃汤（自拟）192

39. 清心除烦汤（自拟）192

40. 清热和中汤（《医宗金鉴》）193

41. 四君子汤（《太平惠民和剂局方》）193

42. 加味四君子汤（《三因极一病症方论》）193

43. 加减四君子汤（《太平惠民和剂局方》）193

44. 六君子汤（《医学正传》）194

45. 加减六君子汤（《辨证录》）194

46. 香砂六君子汤（《古今名医方论》卷一引柯韵伯方）194

47. 和中散（《太平惠民和剂局方》）194

48. 和中散（《普济方》）194

49. 理中丸（《伤寒论》）195

50. 附子理中丸（《太平惠民和剂局方》）195

51. 平胃散（《太平惠民和剂局方》）195

52. 调气平胃散（《证治准绳·类方》）195

53. 调胃白术散（白术散）（《幼幼新书》）196

54. 加味二陈汤（《医统》）196

55. 香砂和胃丸（佚名）196

56. 温胃汤（《会约医镜》）196

57. 白豆蔻散方（《奇效良方》）197

58. 桔梗圆方（桔梗散）（《太平圣惠方》）197

59. 和中丸（《脾胃论》卷下）197

60. 和中丸（《丹溪心法》）197

61. 藿香安胃散（《脾胃论》）197

62. 木香散方（《太平惠民和剂局方》）198

63. 丁香散方（《太平圣惠方》）198

64. 人参散方（《太平惠民和剂局方》）198

65. 芦根汤（《备急千金要方》）198

66. 芦根汤（《圣济总录》）199

67. 清养保肺汤（自拟）199

68. 黄连阿胶（鸡子黄）汤（《伤寒论》）199

三、和调阴阳类

69. 六味地黄丸（《中国药典》）199

70. 六味地黄丸（《证治准绳》）200

71. 知柏地黄丸（《中国药典》）200

72. 杞菊地黄丸（《中国药典》）200

73. 大补阴丸（《丹溪心法》）200

74. 左归饮（《景岳全书》）200

75. 芍药甘草汤（《伤寒论》）201

76. 益胃汤（《温病条辨》）201

77. 桂附八味丸（《中国药典》）201

78. 金匮肾气丸（《金匮要略》）201

79. 右归饮（《景岳全书》）202

80. 金水六君煎（《景岳全书》）202

四、和调气血类

81. 补中益气汤（《内外伤辨惑论》）202

82. 当归补血汤（《内外伤辨惑论》）

202

83. 归脾汤（《严氏济生方》） 203

84. 人参圆方（《圣济总录》） 203

85. 十全大补汤（《太平惠民和剂局方》） 203

86. 血府逐瘀汤（《医林改错》） 203

87. 通窍活血汤（《医林改错》） 204

88. 益气活血汤（《名医治验良方》） 204

89. 加减逍遥散（《古今医鉴》） 204

90. 升阳除湿汤（调经升麻除湿汤）（《兰室秘藏》） 204

91. 桂枝汤（《伤科补要》） 205

92. 桑枝饮（自拟） 205

五、和调津液类

93. 二陈汤（《太平惠民和剂局方》） 205

94. 二陈汤（《普济方》） 205

95. 苓桂术甘汤（《金匮要略》） 206

96. 桂枝汤（《保命集》） 206

97. 加减逍遥散（《太平惠民和剂局方》） 206

98. 和胃二陈煎（《景岳全书》） 206

99. 苓术二陈煎（《景岳全书》） 207

100. 胃苓汤（《丹溪心法》） 207

101. 廓清饮（《景岳全书》） 207

102. 小分清饮（《景岳全书》） 207

103. 萆薢分清饮（《医学心悟》） 207

104. 苍术丸（《景岳全书》） 208

105. 括痰丸（《景岳全书》） 208

106. 二术二陈汤（《医统》） 208

107. 半夏白术天麻汤（《脾胃论》）

208

108. 升阳除湿汤（《兰室秘藏》） 209

109. 小半夏汤（《金匮要略》） 209

110. 小半夏加茯苓汤（《金匮要略》）209

111. 大半夏汤（《世医得效方》） 209

112. 大半夏汤（《千金要方》） 209

113. 大半夏汤（《外台秘要》） 210

114. 秫米半夏汤（半夏秫米汤）（《黄帝内经》） 210

115. 丁香散方（《医方类聚》） 210

116. 清瘀化滞汤（自拟） 210

六、和调寒热类

117. 半夏泻心汤（《伤寒论》） 211

118. 生姜泻心汤（《伤寒论》） 211

119. 甘草泻心汤（《伤寒论》） 211

120. 大黄黄连泻心汤（《伤寒论》）211

121. 附子泻心汤（《伤寒论》） 211

122. 加味二陈汤（《济阳纲目》） 212

123. 黄芩二陈汤（《景岳全书》） 212

124. 调中丸（《御药院方》） 212

125. 生姜和中汤（《脾胃论》） 212

126. 清燥汤（《脾胃论》） 213

127. 助阳和血补气汤（《脾胃论》）213

128. 黄芩加半夏生姜汤（《伤寒论》）213

七、和调虚实类

129. 强胃汤（《脾胃论》） 213

130. 异功散（《小儿药证直诀》） 214

131. 调中丸（《幼幼新书》） 214

132. 黑逍遥散（《医宗己任编》） 214

133. 桔梗圆方（桔梗散）（《太平圣惠方》） 214

134. 气阴平和汤（自拟） 214

八、和调气机类

135. 疏肝散（汤）（《证治准绳·类方》） 215

136. 柴胡疏肝散（汤）（《张氏医道》） 215

137. 桂枝汤（《千金方》） 215

138. 逍遥散（《医学入门》） 215

139. 泻心汤（《奇效良方》） 216

140. 泻心汤（《金匮要略》） 216

141. 大和中饮（《景岳全书》） 216

142. 小和中饮（《景岳全书》） 216

143. 枳实消痞丸（《兰室秘藏》） 217

144. 保和丸（《丹溪心法》） 217

145. 解肝煎（《景岳全书》） 217

146. 二术煎（《景岳全书》） 217

147. 越鞠丸（《丹溪心法》） 217

148. 木香顺气丸（《沈氏尊生书》） 218

149. 十香丸（《景岳全书》） 218

150. 大半夏汤（《金匮要略》） 218

151. 升阳举陷汤（升陷汤）（《医学衷中参西录》） 218

152. 升阳汤（《脾胃论》） 219

153. 升阳汤（《仙拈集》） 219

154. 和顺调气方（自拟） 219

155. 瓜蒌薤白白酒汤（《金匮要略》） 219

156. 芍药枳术丸（《景岳全书》） 220

157. 神香散（《景岳全书》） 220

158. 大腹皮散方（《普济方》） 220

159. 丁香散方（《太平惠民和剂局方》） 220

160. 温胃汤（《备急千金要方》） 220

161. 半夏散（《太平圣惠方》） 221

162. 宣肃止嗽汤（自拟） 221

163. 宣通理肺汤（自拟） 221

164. 祛风理肺汤（自拟） 221

165. 苏子降气汤（《太平惠民和剂局方》） 222

九、和调情志类

166. 加味二陈汤（《玉案》） 222

167. 人参散方（《太平圣惠方》） 222

168. 半夏散（《伤寒论》） 222

169. 温胆汤（《三因极一病症方论》） 223

170. 半夏散（《太平圣惠方》） 223

171. 半夏散（《太平圣惠方》） 223

172. 理气化瘀启窍汤（自拟） 223

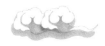

常用药对名目

1. 防风与荆芥　224

2. 防风与白芷　225

3. 防风与藁本　226

4. 防风与刺蒺藜　226

5. 防风与薄荷　227

6. 防风与桑叶　227

7. 防风与羌活　227

8. 防风与细辛　228

9. 防风与白鲜皮　228

10. 防风与苦参　229

11. 防风与僵蚕　229

12. 防风与蜈蚣　230

13. 防风与全蝎　230

14. 防风与五味子　231

15. 藁本与白芷　231

16. 藁本与苍耳子　232

17. 苍耳子与辛夷花　232

18. 羌活与独活　233

19. 桂枝与防风　233

20. 桂枝与白芍　233

21. 桂枝与独活　234

22. 桂枝与桑枝　234

23. 桂枝与鸡血藤　234

24. 干姜与附子　235

25. 麻黄与细辛　235

26. 麻黄与荆芥　236

27. 麻黄与生石膏　236

28. 麻黄与杏仁　237

29. 桑白皮与葶苈子　237

30. 桑白皮与葶苈子、杏仁　237

31. 杏仁与前胡　238

32. 苏子与白芥子、莱菔子　238

33. 紫菀与款冬花　238

34. 桑叶与菊花　239

35. 桑叶与连翘　239

36. 桑叶与白芍　239

37. 桑叶与柴胡　240

38. 柴胡与白芍　240

39. 柴胡与黄芩　241

40. 菊花与金银花　241

41. 菊花与木贼　241

42. 菊花与青葙子　242

43. 菊花与密蒙花、谷精草　242

44. 菊花与草决明　242

45. 菊花与炒栀子　243

46. 金银花与连翘　243

47. 连翘与焦柏　244

48. 连翘与莲子心　244

49. 焦黄柏与炒知母　244

50. 焦黄柏与黄连　245

51. 黄芩与黄连　245

52. 黄连与木香　246

53. 黄连与制香附　246

54. 干姜与黄连　246

55. 厚朴与枳壳　247

56. 枳实与木香　247

57. 枳实与降香　248

58. 降香与檀香　248

59. 降香与木香　248

60. 柿蒂与丁香　249

61. 降香与竹茹　249

62. 桔梗与炙升麻　249

63. 薤白与甜瓜蒌　250

64. 薤白与制远志　250

65. 郁金与槟榔　251

66. 郁金与延胡索　251

67. 礞石与胆南星　252

68. 礞石与浙贝母　252

69. 礞石与黄连　252

70. 胆南星与槟榔　253

71. 槟榔与制香附　253

72. 炒使君子与槟榔　253

73. 制香附与合欢皮　254

74. 合欢皮与佛手　254

75. 炒酸枣仁与五味子　255

76. 炒酸枣仁与忍冬藤　255

77. 五味子与珍珠母　255

78. 五味子与生牡蛎　256

79. 五味子与石菖蒲　256

80. 石菖蒲与龙胆草　256

81. 生牡蛎与生龙骨　257

82. 生牡蛎与石决明　257

83. 天麻与石决明　257

84. 天麻与石菖蒲　258

85. 石决明与菊花　258

86. 石决明与钩藤　259

87. 钩藤与夏枯草　259

88. 延胡索与台乌　259

89. 延胡索与川楝子　260

90. 延胡索与姜黄　260

91. 延胡索与乳香、没药　261

92. 黄连与浙贝母　261

93. 黄连与法半夏　261

94. 茵陈与金钱草　262

95. 金钱草与海金沙　262

96. 海金沙与琥珀　263

97. 紫花地丁与金钱草　263

98. 紫花地丁与桑螵蛸　263

99. 败酱草与蒲公英　264

100. 败酱草与土茯苓　264

101. 白鲜皮与苦参　265

102. 白鲜皮与马齿苋　265

103. 白鲜皮与皂角刺　266

104. 五倍子与炒地榆　266

105. 紫花地丁与瞿麦　266

106. 紫花地丁与萆薢　267

107. 萆薢与泽泻　267

108. 泽泻与五味子　267

109. 怀山药与莲子　268

110. 怀山药与白术　268

111. 怀山药与炒神曲　269

112. 怀山药与炒莱菔子　269

113. 怀山药与焦山楂　269

114. 怀山药与芡实　270

115. 怀山药与法半夏　270

116. 生地黄与炒知母　270

117. 生地黄与杜仲　271

118. 杜仲与女贞子　271

119. 杜仲与菟丝子　272

120. 女贞子与菟丝子　272

121. 菟丝子与覆盆子、桑椹　273

122. 续断与补骨脂　273

123. 续断与金毛狗脊　274

124. 炒知母与地骨皮、银柴胡　274

125. 炒知母与秦艽　275

126. 炒知母与浙贝母、乌贼骨　275

127. 乌贼骨与瓦楞子　275

128. 炒知母与桑枝　276

129. 桑枝与枳实　276

130. 丹参与牡丹皮　276

131. 丹参与紫草　277

132. 丹参与蒲黄　277

133. 丹参与莪术　278

134. 丹参与枸杞　278

135. 枸杞与当归　278

136. 枸杞与桂圆　279

137. 枸杞与菊花　279

138. 玄参与赤芍　280

139. 茜草与小蓟　280

140. 白及与藕节　280

141. 阿胶珠与白及　281

142. 生黄芪与败酱草　281

143. 生黄芪与皂角刺、槐角　282

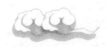

［1］李庆生.中医诊治疾病的基本原理（上）、（下）［J］.中国中医药报，2012，6（18）：4；2012，6（20）：4

［2］李庆生，陈子珺，田芳.从学科特点论临床中药学与中药临床学［J］.中药材，2002，25（1）：49-52

［3］李庆生.临床中药学应当坚持医药结合全方位发展 ——关于临床中药学发展若干问题的思考［J］.天津中医药，2006，23（2）：93-96

［4］李庆生.医药结合保护濒危中药资源［J］.中国中医药报，2003，11（19）：7

［5］李庆生，袁嘉丽，陈文慧.中医学"邪正"应包括微生态与免疫的平衡与非平衡［J］.中医杂志，2005，46（7）：489-491

［6］李庆生，袁嘉丽，陈文慧.中医学"正气"应包括微生态与免疫平衡［J］.云南中医学院学报，2005，28（1）：1-7

［7］李庆生，袁嘉丽，陈文慧.微生态失调与免疫功能紊乱属中医学"邪气"范畴［J］.中医药学刊，2005，23（2）：199-202

［8］李庆生，袁嘉丽，李杰，等.从急性上感风热型急性期和痊愈期的呼吸道微生态变化探讨外感疾病的"正胜邪退"［J］.上海中医药大学学报，2006，20（3）：40-42

［9］王禄然，郝征.基于阴阳和合理论探析张仲景补中求和的临床意义［J］.新中医，2018，50（5）：230-232

［10］田永衍，王庆其，凌鹏，等.张仲景之后医家对"和"法的发展［J］.中医杂志，2013，54（9）：1630-1632

［11］张苇航，何新慧.景岳"和法"探析［J］.上海中医药杂志，2007，41（3）：52-53

［12］王锡振，蔡维波，范宝康，等.浅议和法［J］.西部中医药，2010，23（5）：6-7

［13］郭明明，吴浩恺，孙文正，等．明医——孙光荣教授走过来的七十年［M］．北京：中国中医药出版社，2010

［14］陈丽云，严世芸．"和"的追求：传统哲学视域中的中医学理［J］．华东师范大学学报（哲学社会科学版），2011，2：29-36

［15］朱光．论中医之"和"［J］．中国中医药报，2019，1（18）：4

［16］王新陆，田思胜．儒家"致中和"思想与中医稳定理论［J］．中国中医基础医学杂志，1999，5（9）：49-51

［17］薛武更．国医大师孙光荣"中和"思想与临证经验集萃［M］．北京：人民卫生出版社，2017.

［18］张其成．中医药文化核心价值"仁和精诚"内涵［J］．中国中医药报，2019，1（21）：4

［19］宋镇星．论"和"是中医学理论体系的核心［J］．中华中医药杂志，2011，26（4）：666-671

［20］张志豪．谈谈《伤寒论》的和法［J］．中医杂志，1983，2：56-57

［21］戈敬恒．论和法［J］．江苏中医药，1984，6：4-7

［22］聂惠民．论《伤寒论》之"和法"［J］．中华中医药杂志，2002，17（4）：199-202

［23］陈彩凤，陈文勇，李云英，等．《伤寒论》和法辨析［J］．四川中医，2012，30（8）：17-18

［24］王桂枝，张梅红，谷万里．《老子》学说对中医调平思想的影响［J］．江苏中医药，1994，16（2）：37-38

［25］赵杰，刘秀梅．审美范畴"和"在《内经》中的特点［J］．内蒙古中医药，2000，19（增刊）：92-93

［26］任媛媛．周志杰主任"意在中和"学术思想数据解析［J］．陕西中医，2015，36（12）：1637-1638

［27］邰东梅．儒家"中和观"对中医生理学的影响［J］．辽宁中医杂志，2001，31（11）：909-910

［28］白正勇，李淼．中医"和"论［J］．吉林中医药，2005，25（2）:1-3

［29］张光霁，董一帆．"和"在中医学中的体现［J］．浙江中医杂志，2013，48（8）：588-589

［30］耿彦婷，王欢，宋庆桥，等．基于"和"哲学的中医"和"思维探究［J］．中华中医药杂志，2017，32（6）：2376-2379

［31］陈元，何清湖，易法银，等．从"和"的视角探究中医学的思维方

式［J］.中华中医药杂志，2018，33（11）：4827-4829

［32］烟建华.《内经》学术研究基础——《内经》和合思想研究［M］.北京：中国中医药出版社，2010.

［33］柴可夫，钱俊文.论和法的应用必须与时俱进［J］.中华中医药杂志，2002，17（8）：454-455

［34］李高申.张仲景"和"字析微［J］.陕西中医，2009，30（7）：357-358

［35］吴心立.试论"阴阳和"的实质是阳主阴从［J］.甘肃中医，2009，22（8）：22-23

［36］谢涛，徐健众.从和合思想论脾胃是五脏气机和合的中心［J］.北京中医药，2016，35（7）：679-680

［37］吴以岭，魏聪，贾振华，等.脉络学说的核心理论——营卫承制调平［J］.中医杂志，2013，54（1）：3-7

［38］何新慧，张苇航，朱娇玉，等.和法析要［J］.中华中医杂志，2004，19（3）：160-161

［39］田金洲.试论《伤寒论》调整气机求"和""通"的治疗思想［J］.广西中医药，1986，9（2）：4-6

［40］潘光明.试论和法的含义与运用范围［J］.国医论坛，2002，17（6）：10-11

［41］张树生.中医自稳调节概说［J］.中医杂志，2016，57（20）：1719-1723

［42］盛国光.小柴胡汤和法运用发微［J］.中医杂志，2008，49（3）：208-210

［43］熊克难.论少阳病的和解与清解［J］.吉林中医药，1984，5：6-7

［44］王江，周永学，谢永波.广义和法析议［J］.河北中医，2013，35（2）：211-212

［45］初杰.试论和解剂的归属［J］.辽宁中医杂志，2006，33（1）：27

［46］傅索翰，徐仲才，徐景藩，等.和法的临床运用与体会［J］.中医杂志，1989，10：4-11

［47］蒋自强，于晓敏.艾滋病发热的治疗应以调和营卫为主［J］.河南中医，2009，29（9）：848-850

［48］甘盼盼.和法在隐匿型冠心病中的临床运用［J］.新中医，2014，46（12）：233-234

［49］李琤，李达."和法"方药在血液病治疗中的应用现状与展望［J］.中华中医药杂志，2012，27（9）：2378-2380

［50］付长庚，龙霖梓，谢琛，等.调和阴阳畅达气血治疗高血压病——史大卓治疗高血压病经验举隅［J］.辽宁中医杂志，2010，37（10）：1892-1893

［51］石瑞舫.失眠重在和解枢机［J］.中国中医药报，2010，8（1）：5

［52］李远鹏.试论"和"与肝胆疾病的辨证论治［J］.新中医，2013，45（2）：3-5

［53］滑永志，夏军权.和法在功能性胃肠疾病中的应用［J］.新中医，2014，46（6）：243-24

［54］戴彦成，张亚利.唐志鹏用"和法"治疗溃疡性结肠炎经验拾萃［J］.江西中医药，2007，38（299）：46

［55］林路平，邝卫红，张美娟，等.试论和法在肠易激综合征中的应用［J］.新中医，2013，45（8）：8-10

［56］张中旭.李鲤教授应用和法治疗功能性便秘经验［J］.河南中医，2009，29（1）：28-29

［57］权红.方和谦运用调和肺气法治疗咳嗽临床经验［J］.北京中医药，2011，30（9）：662-663

［58］邱则仁.和法治疗慢性咽喉炎［J］.黑龙江中医药，1995，2：31-32

［59］王丽，张改华，饶向荣，等.和解法治疗肾病的理论思想及临床应用［J］.北京中医药，2018，37（1）：69-73

［60］占永力，周静媛，霍保民.和解法对延缓慢性肾功能衰竭病程进展的研究［J］.中国中西医结合杂志，1995，15（2）：71-73

［61］蔡炎辉.和解法在儿科临床应用［J］.福建中医药，1994，25（4）：35-36

［62］苏琳，毛燕茹，李云波，等.调和五脏法治疗围绝经期综合征浅析［J］.辽宁中医杂志，2014，41（12）：2584-2585

［63］周群，高秋生，刘莹莹，等.和法在妇科癥瘕中的应用［J］.河南中医，2009，29（9）：872-873

［64］孟萍，高晓静，傅淑清，等.盱江医家傅淑清"和法"辨治多囊卵巢综合征经验介绍［J］.国医论坛，2014，29（4）：17-18

［65］陈文伯.调和阴阳治则在男性不育症中的应用［J］.北京中医杂志，1992，1：49-50

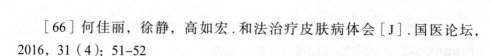
　　[66] 何佳丽, 徐静, 高如宏. 和法治疗皮肤病体会 [J]. 国医论坛, 2016, 31 (4): 51-52

　　[67] 李敏. 调和阴阳治慢性荨麻疹 [J]. 中国中医药报, 2012, 5 (23): 4

　　[68] 陈贞. 吕培文运用中医调和法治疗外科疾病经验 [J]. 北京中医药, 2014, 33 (11): 821-823

　　[69] 陈勇毅. 和法在老年病治疗中的运用 [J]. 浙江中医杂志, 2003, 8: 352-353

　　[70] 任华萍. 试论和法及其在肿瘤病治疗中的应用 [J]. 上海中医药杂志, 2008, 42 (5): 26-28

　　[71] 陈元, 何清湖, 易法银, 等. 中医学 "和" 的价值 [J]. 中医杂志, 2018, 59 (8): 640-642

　　[72] 周石卿《伤寒论》中有关和法应用的探论 [J]. 福建中医药, 1963, 4: 22-23

　　[73] 曲夷.《伤寒论》调和阴阳治则的运用 [J]. 上海中医药杂志, 2016, 50 (8): 35-37

　　[74] 王虎平, 吴红彦. 也谈和法 [J]. 甘肃中医, 2008, 21 (1): 1-2

　　[75] 李伟林. 从和解少阳法解读并运用若干东垣方 [J]. 浙江中医杂志, 2007, 42 (1): 4-5

　　[76] 王宏伟, 朱生樑, 马淑颖, 等. "和、消" 二法在中医药治疗胃食管反流病中的体现 [J]. 四川中医, 2008, 26 (5): 12-13

　　[77] 曹贵珠. 浅谈《伤寒论》的和法及其应用 [J]. 江苏中医药, 1985, 136 (3): 40-41

　　[78] 郑学龙. 刍议张仲景运用和法 [J]. 福建中医药, 1987, 6: 5-7

　　[79] 王小流.《伤寒论》和法小议 [J]. 国医论坛, 2002, 17 (6): 3

　　[80] 潘光明. 试论和法的含义与运用范围 [J]. 国医论坛, 2002, 17 (6): 10-11

　　[81] 谭勇, 姜春燕. 和法在《伤寒论》中的运用 [J]. 北京中医, 2004, 23 (2): 108-109

　　[82] 张津玮, 孙熙罡. 李永成教授临床应用 "和法" 经验探析 [J]. 河北中医, 2015, 37 (7): 972-973

　　[83] 张颖颖. 试议和肝之法 [J]. 新中医, 2009, 41 (8): 116-118

　　[84] 江长康. 小柴胡汤 "和解少阳" 内涵浅识 [J]. 四川中医, 2012, 30 (8): 54-55

［85］马良忠.从仲景经方浅谈中医调和脾胃理论［J］.四川中医，2017，35（7）：38-40

［86］乔连厚，张剑宇，刘冬岩.《血证论》和法浅析［J］.山西中医，1992，8（6）：3-14

［87］夏克举.论《血证论》中和法的应用［J］.山东中医杂志，1998，17（4）：149-150

［88］李长安，崔红生，毕伟博.和血之我见［J］.中华中医药杂志，2016，31（9）：3543-3545

［89］戚迎梅，马桂磊.和法与小柴胡汤［J］.中国中医药报，2007，8（23）：5

［90］胡渊龙，罗伟康.基于阴阳理论的和解剂定义新内涵［J］.陕西中医，2017，38（3）：380-381

［91］赵立宇，黄朝，洪庆祥.和法亦贵阴阳互用——《备急千金要方》《太平圣惠方》中有关证治初探［J］.河北中医，2001，23（3）：231-232

［92］毛佩，王鹏龙，张宇忠.《伤寒论》"和"之思想探析［J］.吉林中医药，2018，38（1）：9-12

［93］周衡.试论和法及其在《金匮》的运用［J］.黑龙江中医药，1984，4：12-14

［94］徐珊.医如其人和为圣度［J］.浙江中医杂志，2012，47（2）：83-84

［95］何赛萍，徐晓东.论和法的涵义及配伍规律［J］.中国医药学报，2002，17（8）：456-457

［96］赵祥斐，李岩，程素利，等.桂枝汤归属和法之小议［J］.四川中医，2012，30（8）：16-17

［97］曹柏龙，杨建宇.医道中和：国医大师孙光荣临证心法要诀——"中和"学术思想及临床经验概述［M］.北京：中国中医药出版社，2017.

［98］年莉.论和解少阳法及其临床运用［J］.陕西中医，1986，7：324-325

［99］王昆文.半夏为调和阴阳之要药［J］.中国中医药报，2011，8（24）：4

［100］李文君.论《伤寒论》之"和"［J］.山东中医杂志，2009，28（4）：221-222

［101］吴煜，袁菊花，郑丽平.从《内经》"和"思想探讨肿瘤疾病的成因与治疗［J］.新中医；2014，46（10）：5-7

［102］熊克难．论少阳病的和解与清解［J］．吉林中医药，1984，5：6-7

［103］柴瑞震．《伤寒论》"和法"应用研究［J］．河南中医，2009，29（2）：108-110

［104］李伟林．从和解少阳法解读并运用若干东垣方［J］．浙江中医杂志，2007，42（1）：4-5

［105］苗明三，孙玉信，王晓田．中药大辞典［M］．太原：山西科学技术出版社，2019.

［106］李庆生．中医之和、和法及和调思想辨析［J］．中国中医药报，2019，8（19）：4

［107］李庆生．过敏性疾病应重视病证结合从"风"论治用药［J］．云南中医中药杂志，1998，3：9-11